Weitere Titel bei Ullstein Medical

Fletcher • Fletcher • Wagner

Klinische Epidemiologie

FLETCHER · FLETCHER · WAGNER

Klinische Epidemiologie

Grundlagen und Anwendung

Deutschsprachige Ausgabe adaptiert und herausgegeben von JOHANNES HAERTING UND CHRISTOPH RINK

ULLSTEIN MEDICAL

Robert H. Fletcher, M. D., M. Sc., Professor, Department of Ambulatory Care and Prevention, Harvard Medical School and Harvard Community Health Plan, Department of Epidemiology, Harvard School of Public Health, Department of Medicine, Brigham and Women's Hospital, Boston, Massachusetts

Suzanne W. Fletcher, M. D., M. Sc.
Professor, Department of Ambulatory Care and Prevention, Harvard Medical School and Harvard Community Health Plan, Department of Epidemiology, Harvard School of Public Health, Department of Medicine, Brigham and Women's Hospital, Boston, Massachusetts

Edward H. Wagner, M. D., M. P. H.
Director, Center for Health Studies, Group Health Cooperative of Puget Sound, Professor of Sealth Services, University of Washington, Seattle, Washington

Herausgeber der deutschsprachigen Ausgabe:

Prof. Dr. rer. nat. habil. Johannes Haerting
Direktor des Instituts für Medizinische Epidemiologie, Biometrie und Medizinische Informatik, Medizinische Fakultät, Martin-Luther-Universität Halle-Wittenberg

Priv.-Doz. Dr. med. habil. Christoph Rink,
Chefarzt der Klinik für Innere Medizin II, HELIOS Klinikum Aue, Akademisches Lehrkrankenhaus der Technischen Universität Dresden, Aue/Sachsen

Übersetzerin:
Dr. phil. Erika Eiselt

Die Deutsche Bibliothek-CIP-Einheitsaufnahme

Fletcher, Robert H.:
Klinische Epidemiologie : Grundlagen und Anwendung / Fletcher/Fletcher/Wagner. Deutschsprachige Ausg. adaptiert und hrsg. von Johannes Haerting und Christoph Rink. [Übers.: Erika Eiselt]. - Wiesbaden : Ullstein Medical, 1999
Einheitssacht.: Clinical epidemiology <dt.>
ISBN 3-86126-147-2

Das vorliegende Werk ist eine Übersetzung aus dem Amerikanischen des Werkes „Clinical Epidemiology. The Essentials", 3. Edition, von Robert H. Fletcher, Suzanne W. Fletcher und Edward H. Wagner. © 1996Williams & Wilkins

Lektorat: Regina Pawolka
Redaktion: Dr. rer. nat. Erika Rink
Herstellung: Detlef Mädje
Illustration: Gert Nemela, Heidelberg
Satz: FEMOSET Satz & Repro GmbH, Wiesbaden
Druck und Verarbeitung:
Freiburger Graphische Betriebe

Printed in Germany

ISBN 3-86126-147-2

Vorwort der deutschen Herausgeber

Mit der Übertragung des Standardwerks von Fletcher, Fletcher und Wagner wird dem deutschsprachigen Leser erstmals ein Lehrbuch der klinischen Epidemiologie in die Hand gegeben.

„Klinische Epidemiologie“ beschreibt Methoden der Epidemiologie und medizinischen Biometrie anhand klinischer Anwendungen und Beispiele. Diese unmittelbar klinische Einbettung des Textes macht den besonderen Wert des Buches aus. Methoden werden nie losgelöst von der praktischen Fragestellung behandelt.

Für die klinisch-medizinischen Wissenschaften im deutschen Sprachraum ist ein solches Buch neu und dringend erforderlich. Auch in Deutschland kommt als Reaktion auf klinische Forschungsdefizite, Defizite bei der Umsetzung aktueller medizinisch-wissenschaftlicher Erkenntnisse in die ärztliche Praxis und als Reaktion auf die Kostenentwicklung im Gesundheitswesen eine Denkrichtung in der Medizin allmählich zum Tragen, die die klinischen Entscheidungen am individuellen Patienten aus profunden Studien heraus begründen will, die sogenannte Evidenz-basierte Medizin. Die methodischen Grundlagen einer evidenzbasierten Medizin werden im vorliegenden Buch beschrieben. In diesem Sinne erscheint die „Klinische Epidemiologie“ genau zum rechten Zeitpunkt in Deutschland, um Evidenz-basierte Medizin und deren Aufnahme in der deutschen Medizinlandschaft zu befördern und auf korrekte methodische Grundlagen zu stellen bzw. die dabei angewandten Methoden für den Mediziner verständlich zu machen.

Die deutschen Herausgeber, einen Kliniker und einen Epidemiologen, verbindet eine langjährige, fruchtbare Zusammenarbeit in klinisch-epidemiologischer Forschung. Wir hatten bei der Gestaltung der Übertragung ins Deutsche viel Freude am gemeinsamen Arbeiten an einem Text, der in der ersten Ebene bewußt klar und einfach erscheint, beim zweiten und dritten Lesen aber in eine fachliche Tiefe führt, die auch dem Experten neue Einsichten eröffnet. Diese Darstellungsform erschließt sich dem interessierten Leser und deutet auf didaktische Meisterschaft der amerikanischen Autoren hin, die in Lehre und Fachkursen über viele Jahre erprobt ist.

Wir als deutsche Herausgeber tragen Verantwortung für die inhaltliche Gestaltung der Übersetzung, für Feinheiten der Angleichung an die deutsche klinische Medizin, das deutsche Gesundheitswesen und seine Strukturen sowie für einige stillschweigende Korrekturen von Druckfehlern im Original.

Wir haben Herrn Prof. Dr. H.-J. Schmidt, Kiel, für die Anregung zur Übersetzung des Buches ins Deutsche zu danken.

Unser Dank gilt vor allem der wissenschaftlichen Übersetzerin, Frau Dr. E. Eiselt, sowie der wissenschaftlichen Redakteurin, Frau Dr. E. Rink, für die ausgezeichnete Arbeit an einem äußerst komplizierten Text. Für wertvolle Hilfen bei der inhaltlichen Darstellung von Kapitel 3 danken wir herzlich Frau Dr. H. Hoyer, Jena. Wir danken dem Ullstein Medical Verlag, Wiesbaden, und seinem Leiter, Herrn H. Schwer, der Fachlektorin Frau R. Pawolka und dem Leiter des Lektorats, Herrn Dr. J. P. Prinz, für die vertrauensvolle Zusammenarbeit und die positive Aufnahme und Unterstützung bei der Einführung des Buches in Deutschland.

Wir hoffen, daß die „Klinische Epidemiologie“ in Deutschland eine geneigte Leserschaft und den Anklang findet, der ihr nun schon über drei Auflagen hinweg in der amerikanischen Originalausgabe zuteil geworden ist.

Für Anregungen und Hinweise, die deutsche Ausgabe betreffend, sind Herausgeber und Verlag jederzeit dankbar.

Johannes Haerting
Halle (Saale)
Email: johannes.haerting@medizin.uni-halle.de

Christoph Rink
Aue/Sachsen

Vorwort zur amerikanischen Ausgabe

Seit der zweiten Auflage 1988 hat sich das Entwicklungstempo in der Medizin erhöht. Diese Veränderungen haben zu einem größeren Stellenwert der Sichtweise und der Methoden der klinischen Epidemiologie geführt.

Alle Länder der Welt werden in ihrem Bemühen um eine qualitativ hohe Gesundheitsfürsorge mit zunehmenden Problemen der Kostenbegrenzung konfrontiert. Die Kluft zwischen den Anforderungen der Gesundheitsfürsorge und den Mitteln, diese zu realisieren, erfordert notwendigerweise bessere Information über die klinische Effektivität, um Prioritäten setzen zu können. Es ist offensichtlich geworden, daß nicht jede klinische Behandlung effektiv ist und daß die Ergebnisse der Behandlung den besten Weg darstellen, die Effektivität zu beurteilen. Es lassen sich Unterschiede in den Versorgungsstrukturen und Behandlungsstrategien zwischen Ärzten und Regionen beobachten, die nicht durch die Erfordernisse für den Patienten zu erklären sind. Ungeachtet dessen finden sich keine entsprechenden Unterschiede in den Resultaten. Das hat Fragen dazu aufgeworfen, welche Verfahrensweisen die besten sind. Alle diese Gründe haben in der modernen Gesellschaft den Wert guter klinischer Forschung und die Verantwortung der Forscher und aller im Gesundheitswesen Tätigen erhöht.

Besonders auf molekularem Niveau sind außerordentliche Fortschritte im Verständnis der Biologie von Krankheiten gemacht worden. Die Grundlagenforschung hat die Notwendigkeit guter patientenorientierter klinischer Forschung erhöht. Entdeckungen in den Laboratorien müssen an Patienten überprüft werden, bevor sie als klinisch relevant akzeptiert werden können. Folglich ergänzen sich Grundlagenwissenschaft und klinische Epidemiologie und sind keine Alternativen oder Konkurrenten.

Andere Aspekte der Medizin sind zeitlos. Patienten und Ärzte sind noch mit denselben Fragen über Diagnose, Prognose und Therapie konfrontiert und befinden immer noch über dieselben Ziele: Linderung von Leiden, Wiederherstellung von Funktionen und Verhinderung eines vorzeitigen Todes. Um alle diese Fragen beantworten zu können, sind dieselben Studienansätze (Kohorten- und Fall-Kontroll-Studien, randomisierte Studien u.ä.) erforderlich. Die Unsicherheiten, die jeder klinischen Information eigen sind, bleiben bestehen, selbst wenn diese auf sehr guten Studien basiert.

Bei der Vorbereitung der dritten Auflage dieses Buches haben wir versucht, sowohl die drastischen Veränderungen in der Medizin als auch das, was sich nicht verändert hat, zu berücksichtigen. Wir haben die Grundstruktur dieses Buches unverändert gelassen. In der Erkenntnis, daß einige Krankheiten, wie z. B. Aids, neu sind, und daß heute andere, wie z. B. die peptische Ulkuskrankheit, besser verstanden werden, haben wir die Beispiele durchweg auf den neuesten Stand gebracht.

Das Buch ist als Einführung in die klinische Epidemiologie gedacht und nicht für Kollegen, die das Wesentliche bereits beherrschen. Es ist unsere Absicht, die Darstellung so einfach zu halten, wie es der Gegenstand erlaubt. Das Sachgebiet wird jedoch insgesamt tiefgründiger behandelt, weil wir glauben, daß die Leser von dem Buch jetzt mehr erwarten als zu dem Zeitpunkt, an dem dieses Fachgebiet neu war.

Auch diese Auflage richtet sich in erster Linie an Ärzte, die den Wunsch haben, ein systematisches Verständnis dafür zu entwickeln, wie die ärztliche Versorgung von Patienten auf eine wissenschaftliche Grundlage gestellt wird. In der klinischen Forschung sind dieselben Grundlagen von Bedeutung. Möge das Buch auf jeder Stufe der medizinischen Aus- und Weiterbildung von Nutzen sein: vom Medizinstudenten bis hin zum praktizierenden Arzt.

Danksagung

Wir hatten die Ehre, mit großartigen Kollegen zusammenzuarbeiten. Viele von ihnen waren klinische Epidemiologen. Die vorliegende Auflage des Buches belegt, was wir von ihnen gelernt haben, und stellt unsere eigenen Bemühungen dar, die klinische Epidemiologie anzuwenden. Unsere Lehrer waren die Pioniere auf diesem Fachgebiet: Archie Cochrane, John Cassell, Alvan Feinstein, David Sackett, Kerr White und andere. In letzter Zeit haben wir von den vielen jungen Ärzten auf der ganzen Welt gelernt, die von dieser Denkweise über Krankheit und medizinische Behandlung überzeugt sind und ihre Überzeugungen in die klinische Praxis umgesetzt haben. Viele sind Mitglieder angesehener Programme – wie z. B. dem *International Clinical Epidemiology Network (INCLEN)* und dem *Robert Wood Johnson Clinical Scholars Program* – die Anzahl der Gruppen ist aber zu zahlreich geworden, um jede einzelne an dieser Stelle anzuführen.

Die *Fletchers* sind dem Redaktionsstab der *Annals of Internal Medicine,* unseren Kollegen während der vier Jahre, in denen wir Herausgeber waren, besonders dankbar. Publikationen in angesehenen klinischen Zeitschriften sind die schriftliche Dokumentation der klinischen Epidemiologie, und wir haben sehr viel aus unseren Bemühungen, die Manuskripte auszuwählen und zu verbessern, gelernt. Wir konnten die Arbeit an der dritten Auflage dieses Buches beginnen – eine beängstigende Aufgabe inmitten des Umzugs aus dem American College of Physicians in Philadelphia nach Boston – dank der Gastfreundschaft von Herrn Dr. Steven Jones und Frau Dr. Wendy Levinson an den Legacy Portland Hospitals. Sie waren unsere Gastgeber, als wir uns in Oregon während unseres akademischen Forschungsjahres aufhielten. Tom Inui hat uns in unser neues akademisches Heim, das Department of Ambulatory Care and Prevention an der Harvard Medical School und den Harvard Community Health Plan, eingeladen und uns die Mitarbeiter und Mittel zur Verfügung gestellt, die wir brauchten, um das Buch zu Ende schreiben zu können.

Ed Wagner ist dankbar dafür, daß ihm die Möglichkeit eingeräumt wurde, die Anwendung der klinischen Epidemiologie durch

Forschung, Planung und Verbesserung der Behandlung für die 0,5 Millionen registrierter Patienten der *Group Health Cooperative of Puget Sound* zu untersuchen. Mein Beitrag zu dieser Auflage verdankt viel der Anregung und Unterstützung meiner Kollegen am *Center for Health Studies,* dem *Group Health delivery system,* an der Universität von Washington.

Diese Auflage spiegelt unsere Erfahrungen aus der Zeit wider, die wir drei gemeinsam an der Fakultät für Medizin und Epidemiologie an der Universität von North Carolina in Chapel Hill verbrachten. Nun, 13 Jahre später und an verschiedenen Orten, schätzen wir die Bedeutung der vielen Kollegen, die uns geholfen haben, unser Verständnis für die klinische Epidemiologie zu verbessern und klarer auszudrücken, mehr denn je.

Inhalt

Kapitel 1

Einleitung

Ein 51 Jahre alter Mann bittet Sie um eine Konsultation wegen Schmerzen in der Brust. Ihm ging es gut, bis er vor 2 Wochen Beklemmungen in der Mitte der Brust bemerkte, während er bergauf ging. Die Schmerzen hörten nach 2 bis 3 Minuten Ruhe auf. Ähnliche Beschwerden sind seit dieser Zeit öfter aufgetreten, manchmal während Belastung und manchmal in Ruhe. Er raucht täglich eine Schachtel Zigaretten, und man hat ihm gesagt, daß sein Blutdruck „ein bißchen hoch" sei. Sonst geht es ihm gut und er nimmt keine Medikamente. Er hat jedoch Angst um seine Gesundheit, besonders vor einer Herzkrankheit. Eine vollständige klinische Untersuchung und ein Ruhe-EKG ergeben einen Normalbefund. Nur der Blutdruck ist auf 150/95 mmHg erhöht.

Dieser Patient hat wahrscheinlich viele Fragen. Bin ich krank? Wie sicher ist das? Falls ich krank bin, was ist die Ursache meiner Erkrankung? Wie wird sie mich beeinträchtigen? Was kann dagegen getan werden? Welche finanzielle Belastung ergibt sich für mich daraus?

Als der behandelnde Arzt dieses Patienten müssen Sie diese Fragen beantworten. Zugleich sind diese Fragen Leitlinie Ihrer Handlungen. Ist die Wahrscheinlichkeit einer ernsten, behandelbaren Krankheit hoch genug, um sofort über eine einfach Erklärung und die Bestätigung hinaus zu gehen und weitere diagnostische Tests anzuordnen? Wie gut differenzieren verschiedenartige Untersuchungen zwischen den möglichen Ursachen für Brustschmerz: Angina pectoris, Ösophagusspasmus, muskulärer Schmerz, Angst und ähnliches. Wie hilfreich ist beispielsweise ein Belastungs-EKG entweder zur Bestätigung oder zum Ausschluß einer Koronararterienerkrankung? Für wie lange muß der Patient mit Schmerzen rechnen, falls man eine Koronarkrankheit feststellt? Wird diese Krankheit seine Lebenserwartung verkürzen? Wie wahrscheinlich ist es, daß andere Komplikationen, z. B. Herzinsuffizienz, Myokardinfarkt oder Atherosklerose anderer Organe, auftreten? Verringert die Reduktion seiner Risikofaktoren für eine Koronarkrankheit – Zigarettenkonsum und Hypertonie – sein Gesamtrisiko? Sollte sich der Patient einer Koronararterien-Bypassoperation unterziehen, obwohl seine Schmerzen medikamentös beherrscht werden können?

Ärzte nutzen unterschiedliche Informationsquellen, um diese Fragen zu beantworten: ihre eigenen Erfahrungen, den Rat ihrer Kollegen und die medizinische Fachliteratur. Im allgemeinen sind sie auf frühere Beobachtungen in ähnlichen Fällen angewiesen, um voraussagen zu können, was mit dem gerade zu behandelnden Patienten geschehen wird. Die Art und Weise, in der solche Beobachtungen gemacht und interpretiert werden, bestimmt, ob die getroffenen Entscheidungen richtig sind, und folglich, wie hilfreich diese Entscheidungen für die Patienten sein werden.

1.1 Klinische Epidemiologie

Die klinische Epidemiologie ist die Wissenschaft der Erstellung von Vorhersagen zu individuellen Patienten durch Zählung klinischer Ereignisse bei ähnlichen Patienten unter Nutzung streng wissenschaftlicher Methoden für Untersuchungen an Patientengruppen, um zu sichern, daß die Vorhersagen genau sind. Das Ziel der klinischen Epidemiologie ist es, Methoden der klinischen Beobachtung zu entwickeln und anzuwenden, die durch Vermeidung von systematischem Fehler und Zufall zu gültigen Schlußfolgerungen führen. Sie ist eine wichtige Vorgehensweise, um die Informationen zu erhalten, die Ärzte brauchen, um richtige Entscheidungen für die Behandlung von Patienten zu treffen.

1.1.1 Klinische Medizin und Epidemiologie

Der Begriff *klinische Epidemiologie* ist von seinen beiden Ausgangsdisziplinen klinische Medizin und Epidemiologie abgeleitet. Klinische Epidemiologie ist „klinisch", weil sie versucht, klinische Fragen zu beantworten und die klinische Entscheidungsfindung durch das beste zur Verfügung stehende Beweismaterial zu unterstützen. Sie ist „epidemiologisch", weil viele Methoden, die benutzt werden, um diese Fragen zu beantworten, von Epidemiologen entwickelt worden sind und weil die Behandlung eines individuellen Patienten im Zusammenhang mit der größeren Population, von der der Patient ein Teil ist, gesehen werden muß.

Klinische Medizin und Epidemiologie haben einen gemeinsamen Ursprung (1). Die Begründer der Epidemiologie waren größtenteils Ärzte. Erst im Laufe dieses Jahrhunderts haben sich die beiden Disziplinen mit separaten Lehrmeinungen, Ausbildungsmöglichkeiten, Fachzeitschriften und Arbeitsstellen auseinander entwickelt. In letzter Zeit ist Ärzten und Epidemiologen immer bewußter geworden, daß ihre Fachgebiete zueinander in Beziehung stehen und jedes ohne das andere seine Grenzen hat (2).

1.1.2 Traditionelles klinisches Verständnis

Ärzte haben spezielle Erfahrungen und Erfordernisse, die die Art und Weise der Beantwortung klinischer Fragen bedingen. Im großen und ganzen haben sie mit einzelnen Patienten zu tun. Sie kennen alle ihre Patienten persönlich, sie erheben deren Anamnese, führen die klinische Untersuchung durch und empfinden tiefe persönliche Verantwortung für das Wohlergehen eines jeden Patienten. Es ist ihr Ziel zu erkennen, was für jeden einzelnen Patienten charakteristisch ist. Es widerstrebt ihnen, Patienten in grobe Kategorien von Risiko, Diagnose oder Behandlung zusammenzufassen und die Zugehörigkeit der Patienten zu diesen Kategorien in Wahrscheinlichkeiten auszudrücken.

Es ist die Aufgabe der praktisch tätigen Ärzte, ständig einen Patienten nach dem anderen ärztlich zu versorgen. Das ist eine anspruchsvolle Aufgabe. Deshalb neigen sie dazu, die Patienten, die in einer anderen medizinischen Einrichtung behandelt werden oder sich überhaupt keiner medizinischen Behandlung unterziehen, in ihren Betrachtungen zu vernachlässigen, wenngleich diese Patienten genauso krank sein können, wie die Patienten, die sie behandeln.

Die klinische Ausbildung ist durch das Studium der Biochemie, Anatomie und Physiologie und anderer traditioneller Grundlagenwissenschaften auf die Pathomechanismen einer Krankheit ausgerichtet. Diese Wissenschaften beeinflussen die Medizinstudenten in ihrer prägenden Studienzeit und beherrschen klinische Forschung und wissenschaftliche Publikationen. Diese Ausbildung fördert den Glauben, daß man die gesamte Medizin versteht, wenn man die Krankheit eines individuellen Patienten verstanden hat. Das würde bedeuten, daß man allein aus der Kenntnis der Krankheitsmechanismen den Verlauf einer Krankheit gültig vorhersagen und die einzig geeignete Therapie auswählen könnte.

1.1.3 Die Notwendigkeit einer zusätzlichen „Grundlagenwissenschaft"

Diese traditionelle Methode leistet den praktisch tätigen Ärzten gute Dienste, solange es die Umstände zulassen. Sie hat eine Menge vielversprechender therapeutischer Möglichkeiten eröffnet, z. B. Impfstoffe, antimikrobielle und vasoaktive Medikamente und synthetische Hormone. Sie leistet Gutes bei der Korrektur des Säure-Basen-Status bei der Diagnose und der Behandlung von Nervenkompressionen.

Klinische Voraussagen auf der Grundlage der Biologie der Krankheit darüber, was Patienten „ausbrüten", sollten aber normalerweise als vorläufige Hypothesen betrachtet werden, die durch die klinische Forschung geprüft werden müssen, weil die Pathomechanismen nur teilweise bekannt sind und viele andere Faktoren in der genetischen und der materiellen und sozialen Umwelt das Resultat beeinflussen. So ist z. B. nachgewiesen worden, daß entgegen allen Vorhersagen die Ernährung von Diabetikern mit einfachen Zuckern keine schlechteren metabolischen Effekte hervorruft als ihre Ernährung mit komplexen Zuckern, daß gewisse antiarrhythmische Medikamente tatsächlich Arrhythmien verursachen und daß Medikamente, die die rheologischen Eigenschaften der Sichelzellen günstig beeinflussen, nicht unbedingt die Häufigkeit und Schwere von Sichelzellkrisen reduzieren.

Persönliche Erfahrung ist ebenfalls eine Grundlage für die klinische Entscheidungsfindung. Kein einzelner Arzt kann jedoch genügend persönliche Erfahrung haben, um alle die subtilen, langfristigen, sich gegenseitig beeinflussenden Beziehungen zu erkennen, durch die die meisten chronischen Krankheiten charakterisiert sind (s. Kap. 6).

Deshalb ist für Ärzte, die sich selbst Klarheit über die Brauchbarkeit klinischer Informationen verschaffen wollen, ein gewisses

Verständnis der klinischen Epidemiologie genauso wichtig wie das Verständnis der Anatomie, Pathologie, Biochemie und Pharmakologie. Die klinische Epidemiologie ist in der Tat eine der Grundlagenwissenschaften, eine Grundlage, auf der die moderne Medizin ausgeübt wird.

1.1.4 Bestandteile der klinischen Epidemiologie

Sowohl die persönliche Erfahrung als auch die Verankerung der Medizin in der Biologie einer Krankheit sind wichtig. Aber sie berücksichtigen einige Tatsachen der klinischen Wissenschaft nicht, die wie folgt zusammengefaßt werden könnten:

- In den meisten klinischen Situationen sind Diagnose, Prognose und Behandlungsergebnisse für die einzelnen Patienten nicht sicher und müssen deshalb als Wahrscheinlichkeiten ausgedrückt werden.
- Die Wahrscheinlichkeit für einen einzelnen Patienten wird am besten durch die Bezugnahme auf frühere Erfahrungen mit Gruppen ähnlicher Patienten geschätzt.
- Weil klinische Beobachtungen an Menschen durchgeführt werden, denen freisteht zu tun, was sie wollen, und von Ärzten mit unterschiedlichen Sachkenntnissen und Fehlern gemacht werden, können die Beobachtungen durch systematische Fehler beeinflußt werden und deshalb zu falschen Schlüssen führen.
- Alle Beobachtungen, die klinischen eingeschlossen, werden auch durch das Spiel des Zufalls beeinflußt.
- Um Irrtümer zu vermeiden, sollten sich Ärzte auf Beobachtungen verlassen, die auf wohlbegründeten wissenschaftlichen Prinzipien beruhen, einschließlich Methoden zur Reduktion von systematischen Fehlern und der Abschätzung des Einflusses des Zufalls.

1.1.5 Der soziale Bezug der klinischen Epidemiologie

Wichtige Entwicklungen in der modernen Gesellschaft haben die Anerkennung der Methoden und Sichtweisen der klinischen

Epidemiologie beschleunigt. Die Kosten für medizinische Versorgung erreichen den Punkt, an dem selbst Wohlstandsgesellschaften nicht mehr in der Lage sind, die gesamte Versorgung, die die Menschen wollen, zu bezahlen. Studien haben große Unterschiede in der klinischen Praxis ohne dementsprechende Unterschiede in den Ergebnissen der Behandlung gezeigt, was den Schluß zuläßt, daß nicht alle gängigen und teuren Verfahren nützlich sind. Bessere Methoden zur Beurteilung klinischer Beweisführung sind entwickelt worden und werden angewendet. Diese Beobachtungen haben zu der Übereinkunft geführt, daß klinische Behandlung auf solider, überzeugender Forschung beruhen und anhand ihrer Ergebnisse beurteilt werden sollte und daß die Kosten dafür die gesellschaftliche Leistungsfähigkeit nicht übersteigen dürfen. Außerdem werden die einzelnen Patienten immer stärker im Bezug auf die größere Gruppe, deren Teil sie sind, gesehen, sowohl um exakte Voraussagen über sie zu treffen als auch, um bei der Entscheidung zu helfen, welcher Gebrauch der begrenzten medizinischen Ressourcen für die Mehrheit der Menschen von Nutzen ist.

1.2 Grundlagen

Das Grundanliegen der klinischen Epidemiologie ist es, solche Methoden der klinischen Beobachtung und Interpretation anzuwenden, die zu gültigen Schlußfolgerungen führen. Die glaubwürdigsten Antworten auf klinische Fragen beruhen auf den folgenden Prinzipien.

1.2.1 Klinische Fragen

Typische Fragen, die an die klinische Epidemiologie gestellt werden, sind in Tabelle 1.1 aufgelistet. Das sind dieselben Fragen, mit denen Arzt und Patient im Beispiel am Anfang dieses Kapitels konfrontiert wurden. Sie sind Inhalt der meisten Arzt-Patienten-Gespräche.

Tab. 1.1: Klinische Fragen

Problem	Frage
Normabweichung	Ist der Patient krank oder gesund?
Diagnose	Wie genau sind die Tests, die genutzt werden, um die Krankheit zu diagnostizieren?
Häufigkeit	Wie oft tritt eine Krankheit auf?
Risiko	Welche Faktoren sind mit einem erhöhten Krankheitsrisiko assoziiert?
Prognose	Was sind die Folgen einer Krankheit?
Therapie	Wie verändert die Therapie den Verlauf der Krankheit?
Prävention	Verhindert eine gezielte Maßnahme bei gesunden Menschen die Entstehung einer Krankheit? Verbessern frühzeitige Erkennung und Therapie den Verlauf der Krankheit?
Ursache	Welche Umstände führen zu einer Krankheit? Was sind die pathogenetischen Mechanismen der Krankheit?
Kosten	Wieviel kostet die Behandlung einer Erkrankung?

1.2.2 Resultate des Krankheitsprozesses

Die klinischen Ereignisse von primärem Interesse in der klinischen Epidemiologie sind die Folgen für die Gesundheit als Resultate des Krankheitsprozesses, die für die Patienten und dieje-

Tab. 1.2: Klinische Endzustände einer Krankheit[1]

Tod	ein schlechtes Endresultat, wenn vorzeitig eingetreten
Krankheit[2]	ein Komplex von Symptomen, physischen Zeichen und Laborwert-Normabweichungen
Beschwerden	Symptome, wie z. B. Schmerzen, Übelkeit, Atemnot, Juckreiz und Tinnitus
Körperbehinderung	beeinträchtigte Fähigkeit, übliche Tätigkeiten zu Hause, in der Arbeit oder während der Freizeit auszuüben
Unzufriedenheit	emotionale Reaktion auf die Krankheit und ihre Behandlung, wie Traurigkeit oder Zorn

[1] Vielleicht gehören auch Not, Elend, Armut auf diese Liste auf Grund der finanziellen Kosten dieser Erkrankung (für einzelne Patienten oder die Gesellschaft) als wichtige Folge einer Krankheit.

[2] oder Erkrankung, die Erfahrungen des Patienten mit der Krankheit.

nigen, die sie betreuen, von besonderer Bedeutung sind (Tab. 1.2). Das sind die Ereignisse, die die Ärzte versuchen zu verstehen, vorherzusagen, zu beurteilen und zu verändern, wenn sie Patienten betreuen. Ein wichtiger Unterschied zwischen klinischer Epidemiologie und anderen medizinischen Wissenschaften besteht darin, daß die Ereignisse, die für die klinische Epidemiologie von Interesse sind, nur unmittelbar an lebenden Menschen studiert werden können und nicht an Tieren oder Teilen von Menschen, wie z. B. humorale Transmitter, Gewebekulturen, Zellmembranen und genetische Sequenzen.

Klinische Endzustände können nicht durch laborbiologische Endpunkte vollwertig ersetzt werden, ohne direkte Hinweise darauf, daß diese beiden assoziiert sind. Tabelle 1.3 faßt einige laborbiologische und klinische Endzustände für die moderne Therapie eines Patienten mit HIV-Infektion zusammen. Aus dem, was über die Biologie der HIV-Infektion bekannt ist, ist einleuchtend, daß sich die klinischen Endzustände der Krankheit, wie z. B. opportunistische Infektionen, das Kaposi-Sarkom oder Tod, besser gestalten würden, wenn durch eine therapeutische Maßnahme die Abnahme der CD4+-Zellzahlen und des p34-Antigens vermindert würde. Es gibt jedoch Belege dafür, daß das nur unvollständige Marker für eine Krankheitsprogression und den Effekt einer Therapie sind. Es geht zu weit anzunehmen, daß sich das Befinden eines Patienten als Ergebnis der Behandlung bessern würde, nur weil es die biologischen Marker tun, weil viele andere Faktoren das Endergebnis bestimmen könnten. Klinische Entscheidungen sollten deshalb auf dem direkten Beweis beruhen, daß die klinischen Endzustände der Krankheit selbst verbessert werden.

Tab. 1.3: Biologische und klinische Endzustände: Therapie der Human-Immunodeficiency-Virusinfektion

Krankheit	therapeutische Maßnahmen	Endzustände: biologische	Endzustände: klinische
HIV-Infektion	Zidovudine	CD4+-Zellen	opportunistische Infektionen
	DDI	p34-Antigenämie	Lebensqualität
	DDC	Virämie	Tod
		Assoziation bekannt oder angenommen?	

1.2.3 Zahlen und Wahrscheinlichkeit

Klinische Wissenschaft ist am aussagefähigsten, wenn die Messungen quantitativ sind, zum einen deshalb, weil die zahlenmäßige Information eine bessere Überprüfung, eine präzisere Kommunikation zwischen den Ärzten und auch zwischen Ärzten und Patienten erlaubt, zum anderen wegen der Möglichkeit der Fehlerabschätzung. Klinische Endzustände, wie Tod, Symptome oder Behinderungen können gezählt und als Zahlen ausgedrückt werden. Obwohl qualitative Beobachtung in der klinischen Medizin auch wichtig ist, ist sie nicht Teil der klinischen Epidemiologie, soweit sie nicht quantifizierbar ist.

Der individuelle Patient wird entweder einen klinischen Endzustand erleben oder nicht. Aber es ist selten möglich, exakt vorherzusagen, ob das so sein wird oder nicht. Vielmehr nutzen die Ärzte Forschungsergebnisse und ihre eigenen Erfahrungen, um die Wahrscheinlichkeiten dafür anzugeben, daß der Endzustand eintreten wird. Die Methode der klinischen Epidemiologie berücksichtigt, daß klinische Vorhersagen ungewiß sind, daß sie aber quantifiziert werden können, indem Vorhersagen als Wahrscheinlichkeiten ausgedrückt werden, z. B. daß eine symptomatische Koronarkrankheit bei einem von hundert Männern mittleren Alters pro Jahr auftritt, daß Zigarettenkonsum das Risiko zu sterben, in allen Altersstufen verdoppelt und daß die Einnahme von Östrogenen das Risiko von Frakturen infolge Osteoporose um die Hälfte reduziert.

1.2.4 Populationen und Stichproben

Im allgemeinen sind *Populationen* große Menschengruppen in einem bestimmten Umfeld (wie z. B. North Carolina) oder mit einem gewissen Charakteristikum (wie z. B. älter als 65 Jahre). Diese Populationen umfassen relativ unausgewählte Menschen in der Gesellschaft, die übliche Population für epidemiologische Studien, natürlich ebenso wie Gruppen von Menschen, die wegen ihrer Behandlung in einer ambulanten Einrichtung oder einem Krankenhaus oder wegen eines bestimmten Charakteristikums, wie z. B. des Nachweises oder der Schwere einer Krankheit, wie es in klinischen Studien häufiger der Fall ist, ausgewählt worden sind. Folglich spricht man von der allgemeinen Population, einer Krankenhauspopulation oder einer Population von Patienten mit einer speziellen Krankheit.

Eine Stichprobe ist eine Teilmenge einer Population und ist aus dieser Population selektiert. Klinische Forschung wird üblicherweise an Stichproben durchgeführt. Man ist an den Charakteristika der definierten Population interessiert, muß sie aber aus praktischen Gründen durch Beschreibung einer Stichprobe schätzen.

1.2.5 Bias

Bias[1] „kann auf jeder Stufe des medizinischen Erkenntnisprozesses auftreten und bezeichnet die Tendenz, Ergebnisse zu produzieren, die systematisch von den wahren Werten abweichen" (3). Angenommen, es hat sich herausgestellt, daß die Behandlung A besser ist als die Behandlung B. Welche Arten von Bias könnten dieses Ergebnis zustande bringen, wenn es nicht wahr wäre? Vielleicht wurde die Behandlung A an gesünderen Patienten vorgenommen als B. Dann könnten die Ergebnisse eher auf den systematischen Unterschied im Gesundheitszustand zwischen den Patienten zurückzuführen sein, unabhängig davon, ob sie behandelt wurden oder nicht, als auf Unterschiede in der Wirksamkeit der Behandlung. Oder A schmeckt vielleicht besser als B, so daß die Patienten die Arznei regelmäßiger eingenommen haben. Oder A ist vielleicht ein neues, sehr populäres Medikament und B ein altes, so daß Untersucher und Patienten eher geneigt sind anzunehmen, daß das neue Medikament besser wirkt, ob es nun wirklich so ist oder nicht. Alles das sind Beispiele für einen möglichen Bias.

Beobachtungen an Patienten (sowohl zum Zweck der Patientenbehandlung als auch der Forschung) sind für Bias besonders anfällig. Solche Beobachtungen tendieren einfach dazu, unkontrol-

[1] Anmerkung der deutschen Herausgeber: Bias ist ein englischer Ausdruck, der sich nur unscharf und nur unter eingeschränkten Umständen mit „Verzerrung", „systematischer Fehler" übersetzen läßt. Deswegen soll der englische Ausdruck hier beibehalten werden.

liert zu sein. Als Teilnehmer an einer Studie haben Menschen die „unbefriedigende“ Angewohnheit so zu handeln, wie es ihnen gefällt, und nicht unbedingt das zu tun, was erforderlich wäre, um strengen wissenschaftlichen Anforderungen genügen zu können. Sobald Forscher versuchen, mit ihnen beispielsweise ein Experiment in einem Laboratorium durchzuführen, gehen die Dinge gewöhnlich schief. Einige Menschen weigern sich teilzunehmen, während andere während der Untersuchungen aufgeben oder wieder andere eine andere Behandlung wählen. Und außerdem sind einige der wichtigsten Dinge bei Menschen – Gefühle, Befinden, Leistungsvermögen – im allgemeinen schwieriger zu messen als körperliche Merkmale wie z. B. Blutdruck oder die Natriumkonzentration im Serum. Außerdem neigen Ärzte dazu zu glauben, daß ihre angeordnete Therapie erfolgreich ist. (Die meisten Patienten würden nicht gern zu einem Arzt gehen, der anders empfindet.) Diese Haltung, so wichtig sie in der Praxis der Medizin auch ist, macht klinische Beobachtungen für einen Bias besonders anfällig.

Obwohl Dutzende Möglichkeiten von Bias definiert worden sind (4), fallen die meisten in eine der folgenden drei großen Kategorien (Tab. 1.4).

Tab. 1.4: Bias in der klinischen Beobachtung

Selektionsbias tritt auf, wenn Vergleiche angestellt werden zwischen Gruppen von Patienten, die sich in Determinanten des klinischen Endzustands außer dem, der untersucht wird, unterscheiden.
Informationsbias tritt auf, wenn die Meß- und Erhebungsmethoden zwischen den Gruppen von Patienten uneinheitlich sind.
Confounding tritt auf, wenn zwei Faktoren miteinander assoziiert sind und der Effekt des einen mit dem anderen vermengt oder durch den Effekt des anderen verzerrt wird.

Selektionsbias tritt auf, wenn Vergleiche angestellt werden zwischen Patientengruppen, die sich in anderen als in den Hauptfaktoren, die untersucht werden, unterscheiden, wodurch das Endresultat der Studie beeinflußt wird. Patientengruppen unterscheiden sich oft in vieler Hinsicht, beispielsweise bezüglich Alter, Geschlecht, Schwere der Krankheit, Vorliegen anderer Krankheiten und der Behandlung, die sie erhalten. Wenn man zwei Gruppen miteinander vergleicht, die sich in einem speziell interessierenden Charakteristikum unterscheiden (zum Beispiel einer Therapie oder einer vermuteten Krankheitsursache), aber auch in anderer Hinsicht unterschiedlich sind, und diese Unterschiede selbst in Beziehung zu dem klinischen Endresultat stehen, so ist der Vergleich verzerrt (biased), und es kann wenig ausgesagt werden über den eigenständigen Effekt des untersuchten interessierenden Charakteristikums. In dem oben angeführten Beispiel wäre ein Selektionsbias aufgetreten, wenn Patienten mit der Behandlung A gesünder wären als diejenigen mit Behandlung B.

Informationsbias tritt auf, wenn die Methoden zur Informationsgewinnung systematisch uneinheitlich sind bei den unterschiedlichen Patientengruppen. Ein Beispiel für einen potentiellen Informationsbias wäre die Verwendung von Informationen ausschließlich aus Krankenunterlagen, um zu klären, ob Frauen, die die Pille zur Geburtenkontrolle einnehmen, ein größeres Risiko zur Thromboembolie haben als diejenigen, die die Pille nicht einnehmen. Angenommen, es würde eine Studie zum Vergleich der Häufigkeit der Anwendung oraler Kontrazeptiva bei Frauen, die wegen einer Thrombophlebitis in ein Krankenhaus aufgenommen wurden, und einer Gruppe von Frauen, die wegen anderer Gründe im Krankenhaus sind, durchgeführt. Es ist gut möglich, daß Frauen mit Thrombophlebitis, die sich des Zusammenhangs zwischen Östrogenen und thrombotischen Vorgängen bewußt sind, weil sie über diesen Zusammenhang schon gehört haben, über die Einnahme oraler Kontrazeptiva vollständiger berichten könnten als Frauen ohne Thrombophlebitis. Aus denselben Gründen könnten Ärzte Informationen über die Einnahme oraler Kontrazeptiva vollständiger bei Frauen mit Phlebitis als bei Frauen ohne Phlebitis erhalten und erfassen. Wenn das so ist, könnte ein Zusammenhang zwischen oralen Kontrazeptiva und Thrombophlebitis auf Grund der Art und Weise, in der die Medikamentenanamnese erhoben wurde, gefunden werden und nicht, weil wirklich ein Zusammenhang besteht.

Confounding[2] tritt auf, wenn zwei Faktoren miteinander assoziiert sind und der Effekt des einen Faktors mit dem des anderen

2 Anmerkung der deutschen Herausgeber: Confounding ist ein dem medizinisch-biologischen Prozeß und den resultierenden Daten inhärentes Phänomen. Ein Confounder muß ein eigenständiger Risikofaktor sein, und er muß mit dem interessierenden Faktor statistisch assoziiert sein. Die verschiedenen Formen von Bias werden dagegen von technischen Umständen des Studiendesigns und der Studiendurchführung ausgelöst. Es erweist sich deshalb als zweckmäßig, Confounding und Bias begrifflich zu unterscheiden.

vermengt wird oder durch den Effekt des anderen verzerrt wird. Das könnte infolge eines Selektionsbias, durch Zufall oder weil die beiden Faktoren wirklich in der Natur assoziiert sind, auftreten.

Beispiel

Ist die Infektion mit bestimmten Herpesviren eine Ursache für das Zervixkarzinom? Es ist übereinstimmend beobachtet worden, daß die Prävalenz einer Herpesvirusinfektion bei Frauen mit Zervixkarzinom höher ist als bei jenen ohne. Aber sowohl das Herpesvirus als auch eine Reihe anderer Infektionen, die selbst mögliche Ursachen für das Zervixkarzinom sind, werden durch sexuellen Kontakt übertragen. Außerdem gibt es deutliche Hinweise dafür, daß eine Infektion mit bestimmten menschlichen Papillomviren (HPV) zum Zervixkarzinom führt. Vielleicht ist die höhere Prävalenz einer Herpesvirusinfektion bei Frauen mit Zervixkarzinom nur eine Folge größerer sexueller Aktivität und ist so indirekt mit einer echten Ursache assoziiert, die auch sexuell übertragen wird (Abb. 1.1). Um zu beweisen, daß eine Herpesvirusinfektion mit einem Zervixkarzinom unabhängig von anderen Ursachen assoziiert ist, wäre es notwendig, die Effekte der Herpesviren in einem Umfeld zu beobachten, das frei von den anderen Faktoren ist, die mit erhöhter sexueller Aktivität assoziiert sind (5).

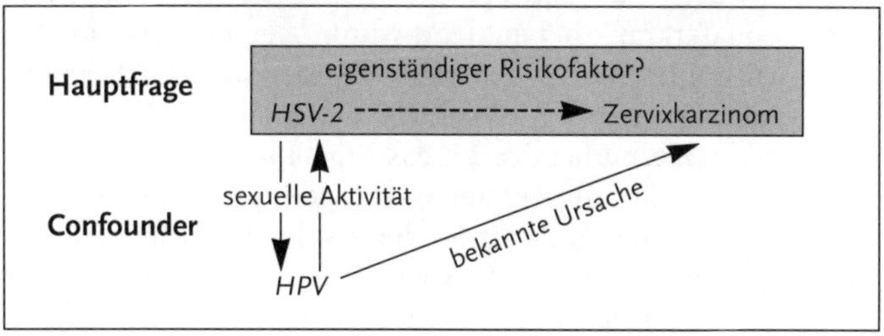

Abb. 1.1: Confounding: Ist das Herpesvirus 2 (HSV-2) eine mögliche Ursache für Zervixkarzinom? Nur dann, wenn die Assoziation von HSV-2 mit Zervixkarzinom unabhängig von einer humanen Papilloma-Virus-(HPV-)Infektion besteht, die als Ursache für Zervixkarzinom bekannt ist. Beide Viren stehen mit erhöhter sexueller Aktivität im Zusammenhang und sind deswegen untereinander assoziiert.

Selektionsbias und Confounding schließen sich nicht gegenseitig aus. Sie werden aber getrennt beschrieben, weil sie zu Problemen an unterschiedlichen Stellen bei einer klinischen Beobachtung oder Studie führen. Der Selektionsbias ist in erster Linie zu beachten, wenn Patienten für eine Beobachtung ausgewählt werden, und so ist er wichtig bei der Planung einer Studie. Mit Confounding muß man sich während der Datenanalyse auseinandersetzen, wenn die Beobachtungen abgeschlossen sind.

Oft wird in derselben Studie mehr als ein Bias wirksam, wie in dem folgenden hypothetischen Beispiel gezeigt wird.

Beispiel

Eine Studie wurde durchgeführt, um zu ermitteln, ob regelmäßige körperliche Bewegung das Risiko einer koronaren Herzkrankheit (KHK) herabsetzt. Ein Übungsprogramm wurde den Arbeitnehmern einer Fabrik angeboten und die Rate der im folgenden auftretenden Koronarereignisse wurde zwischen Arbeitnehmern, die freiwillig an dem Programm teilnahmen, und denen, die nicht teilnahmen, verglichen. Koronarereignisse wurden mittels regelmäßiger, freiwilliger Kontrollen, einschließlich einer sorgfältigen Anamnese, eines Elektrokardiogramms und der Durchsicht von Routineuntersuchungsprotokollen festgestellt. Die Gruppe, die an den Übungen teilnahm, hatte niedrigere Raten einer KHK. Allerdings rauchten die Personen dieser Gruppe auch weniger Zigaretten.

In diesem Beispiel könnte ein Selektionsbias vorliegen, wenn die freiwilligen Teilnehmer an dem Übungsprogramm schon vor Beginn des Programms bezüglich einer Koronarkrankheit weniger gefährdet waren, z. B. weil sie niedrigere Serumlipidwerte oder eine geringere familiäre Belastung für eine Koronarkrankheit hatten. Ein Informationsbias könnte aufgetreten sein, weil die Mitglieder der Übungsgruppe eine größere Chance hatten, daß ihre Koronarerkrankung entdeckt wurde, weil ein größerer Teil von ihnen routinemäßig untersucht wurde. Schließlich könnte die Schlußfolgerung, daß körperliche Bewegung das Risiko einer Koronarerkrankung herabsetzt, das Ergebnis von Confounding sein, wenn der Zusammenhang von körperlicher Bewegung und Koronarereignissen in dieser Studie aus der Tatsache resultiert, daß Zigarettenkonsum ein Risikofaktor für die Koronarkrankheit ist und die Übungsgruppe weniger rauchte.

Die Möglichkeit für einen Bias bedeutet nicht, daß dieser Bias in einer bestimmten Studie wirklich vorliegt. Beschäftigt sich ein Forscher oder Leser konstruktiv mit der Biasproblematik, ist es vor allen Dingen notwendig zu wissen, wo und wie ein Bias zu suchen ist und was dagegen getan werden kann. Aber man sollte hier nicht aufhören. Es ist auch nötig festzustellen, ob ein Bias tatsächlich vorliegt und wie groß er wahrscheinlich sein wird, um zu entscheiden, ob dessen Effekt wichtig genug ist, die Ergebnisse der Studie in einer klinisch bedeutungsvollen Art und Weise zu verändern.

1.2.6 Zufall

Beobachtungen zu Krankheiten werden gewöhnlich an einer Stichprobe von Patienten gemacht und nicht an allen Patienten, die die in Frage kommende Krankheit haben. Beobachtungen an einer Stichprobe von Patienten, selbst wenn sie unverzerrt (unbiased) erfolgen, können die gegebene Situation in der Population als ganzer auf Grund der Wirkungen des Zufalls falsch widerspiegeln. Wenn jedoch die Beobachtungen an vielen solcher Patientenstichproben wiederholt würden, so würden die Ergebnisse für die Stichproben um den wahren Wert herum schwanken. Die Abweichung einer Beobachtung an einer Stichprobe von dem tatsächlichen Wert der Population, verursacht allein durch den Zufall, wird *Zufallsschwankung* genannt.

Wir alle sind vertraut mit dem Zufall als Erklärung dafür, daß eine Münze nicht exakt zu 50% mit der Wappenseite nach oben fällt, wenn sie, sagen wir, einhundertmal in die Luft geworfen wird. Derselbe Effekt, Zufallsschwankung, trifft bei der Beurteilung der Behandlungen A und B, die oben diskutiert wurden, zu. Angenommen, alle Quellen für Bias wurden aus einer Studie zu den relativen Wirkungen einer der beiden Therapieformen entfernt. Außerdem angenommen, daß die beiden Therapieformen tatsächlich gleichermaßen effektiv sind und jede den Gesundheitszustand der behandelten Patienten um etwa 50% verbessert. Selbst dann könnte allein wegen des Zufalls eine einzelne Studie, die in jeder Behandlungsgruppe nur wenige Patienten umfaßt, leicht zu dem Ergebnis kommen, daß die Behandlung A bei einem größeren Teil der Patienten zu gesundheitlicher Besserung führt als die Behandlung B oder umgekehrt.

Der Zufall kann alle Phasen bei einer klinischen Beobachtungen oder einer klinischen Studie beeinflussen. In der Beurteilung der Therapieformen A und B tritt Zufallsschwankung bei der Auswahl von Patienten für die Studie, bei der Auswahl der Therapiegruppen und bei den Messungen und Beobachtungen, die an den Gruppen vorgenommen werden, auf.

Im Gegensatz zum Bias, der die Werte in die eine oder in die andere Richtung lenkt, führen Zufallsschwankungen zu Beobachtungen, die mit gleicher Wahrscheinlichkeit oberhalb und unterhalb des wahren Wertes liegen. Als Folge davon neigt das Mittel vieler unverzerrter Beobachtungen an Stichproben dazu, mit dem tatsächlichen Wert in der Population übereinzustimmen, selbst wenn die Ergebnisse einzelner kleiner Stichproben das vielleicht nicht tun.

Der Nutzen der Statistik besteht nun darin, die Wahrscheinlichkeit dafür zu schätzen, daß der Zufall, die Zufallsschwankung allein, die Ergebnisse der klinischen Beobachtung und der klinischen Studien erklären kann. Statistikkenntnisse können dazu beitragen, diese Wahrscheinlichkeit zu reduzieren, indem sie es ermöglichen, ein besseres Studiendesign und bessere Studienanalysen zu formulieren. Zufallsschwankungen können aber niemals völlig ausgeschlossen werden, so daß Zufall immer in Betracht gezogen werden sollte, wenn die Ergebnisse klinischer Beobachtungen bewertet werden.

Die Beziehung zwischen Bias und Zufall ist in Abbildung 1.2 dargestellt. Der diastolische Blutdruck eines einzelnen Patienten dient als Beispiel. Der wahre Blutdruck, der mittels einer intraarteriellen Kanüle ermittelt werden kann, beträgt für diesen Patienten 80 mmHg. Aber diese Methode ist für Routinemessungen nicht anwendbar; der Blutdruck wird im allgemeinen indirekt unter Verwendung eines Blutdruckmeßgeräts gemessen. Das einfache Gerät neigt zu Fehlern oder Abweichungen vom wahren Wert. In der Abbildung zeigt sich der Fehler bei allen Ablesungen vom Blutdruckmeßgerät, die alle rechts vom wahren Wert liegen. Die Abweichungen der Ablesungen vom Blutdruckmeßgerät nach rechts (Bias) können verschiedene Ursachen haben, z. B. ein schlecht geeichtes Blutdruckmeßgerät, falsche Manschettengröße oder einen schwerhörigen Arzt. Ein Bias könnte sich ergeben, wenn unterschiedliche Töne gewählt wurden, um den diastolischen Blutdruck zu ermitteln. Die üblichen Endpunkte – Phase IV- und Phase V-Korotkoff-Töne – neigen dazu, oberhalb bzw. unterhalb des tatsächlichen diastolischen Druckes zu liegen, und sogar das ist bei adipösen Menschen nicht mehr vorhersagbar. Einzelne Blutdruckmessungen sind auch fehlerbehaftet auf Grund der Zufallsschwankung bei der Messung, wie das in der Abbildung 1.2 durch die Streuung der Blutdruckmessungen um den mittleren Wert (90 mmHg) herum dargestellt ist.

Die beiden Fehlerquellen – Bias und Zufall – schließen sich gegenseitig nicht aus. In den meisten Situationen liegen beide vor. Der Hauptgrund für die Unterscheidung zwischen beiden ist, daß mit ihnen unterschiedlich umgegangen wird.

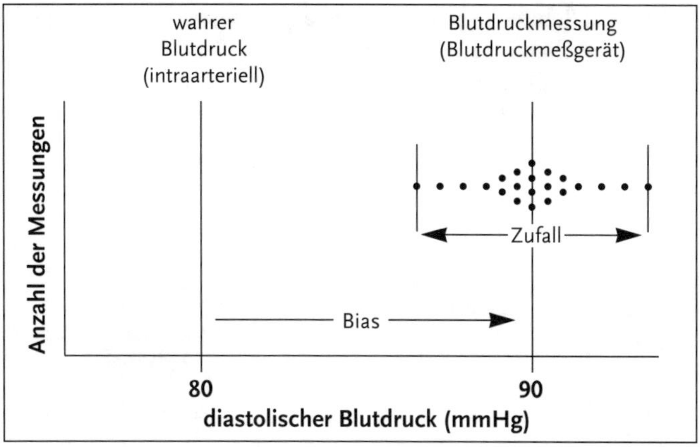

Abb. 1.2: Zusammenhang zwischen Bias und Zufall: Intraarterielle Blutdruckmessungen und Messungen mit einem herkömmlichen Blutdruckmeßgerät.

Bias kann zumindest theoretisch verhindert werden, indem klinische Untersuchungen exakt durchgeführt oder mittels exakter Datenanalyse korrigiert werden. Falls ein Bias nicht beseitigt wird, kann er oft durch den kritischen Leser entdeckt werden. Der größte Teil dieses Buches beschäftigt sich damit, wie ein Bias erkannt, vermieden oder möglichst gering gehalten werden kann. Zufall andererseits kann nicht eliminiert werden, aber sein Einfluß kann durch ein geeignetes Studiendesign reduziert werden und der verbleibende Zufallsfehler kann mit Hilfe der Statistik geschätzt werden. Die Statistik kann auch dazu beitragen, die Einflüsse bekannter systematischer Fehler zu beseitigen. Aber keine noch so umfangreiche statistische Auswertung kann den Effekt unbekannter Ursachen für Bias in den Daten korrigieren. Einige Statistiker würden so weit gehen vorzuschlagen, daß statistische Verfahren nicht auf Daten angewendet werden dürfen, deren Studienplanung dürftig war und sie deswegen anfällig für Bias sind, weil sonst die Gefahr besteht, daß einer irreführenden Arbeit fälschlicherweise zu Glaubwürdigkeit verholfen wird.

1.2.7 Interne und externe Validität

Wenn man Schlußfolgerungen über eine Population aus Beobachtungen an einer Stichprobe ziehen möchte, ergeben sich zwei grundlegende Fragen (Abb. 1.3):

1. Sind die Schlußfolgerungen aus der Untersuchung gültig für die Menschen in der Stichprobe?
2. Wenn ja, repräsentiert die Stichprobe die Bezugspopulation annähernd richtig?

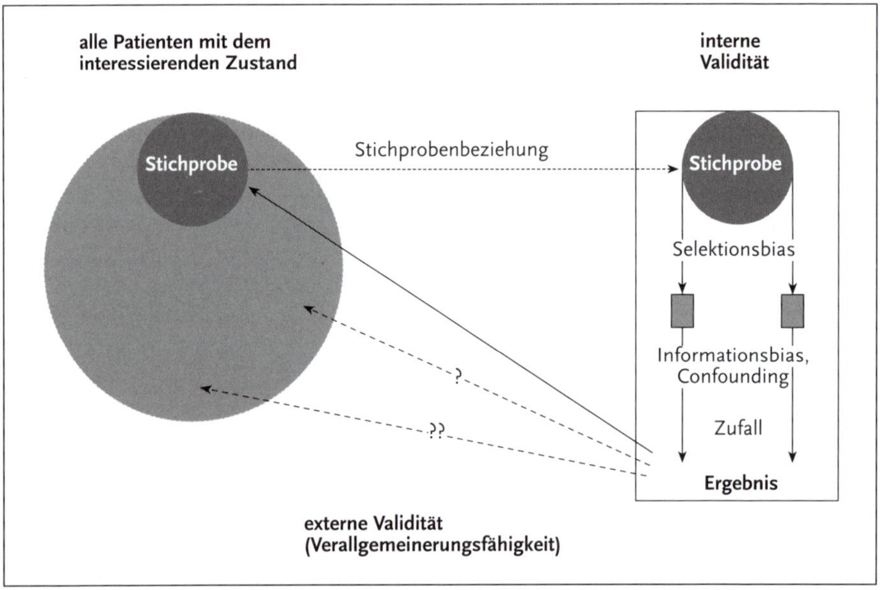

Abb. 1.3: Interne und externe Validität.

Interne Validität ist der Grad, bis zu welchem die Resultate einer Studie für die Stichprobe von Patienten, die untersucht wurde, korrekt sind. Sie ist „intern", weil sie für die Bedingungen der betreffenden Patientengruppe, die beobachtet wurde, gilt und nicht unbedingt für andere. Die interne Validität klinischer Untersuchungen wird dadurch bestimmt, wie gut die Planung, die Datensammlung und die Analysen durchgeführt werden. Sie wird durch alle oben diskutierten Biasarten und die Zufallsschwankungen beeinträchtigt. Die interne Validität ist eine notwendige, aber nicht hinreichende Bedingung dafür, daß eine klinische Beobachtung sinnvoll wird.

Externe Validität (Generalisierbarkeit oder Verallgemeinerungsfähigkeit) ist der Grad, bis zu welchem die Ergebnisse einer Beobachtung unter anderen Umständen Bestand haben. Für den einzelnen Arzt stellt externe Validität die Antwort auf die Frage dar: „Angenommen, daß die Ergebnisse einer Studie richtig sind, treffen sie dann auch auf meinen Patienten zu?" Verallgemeinerungsfähigkeit drückt die Gültigkeit der Annahme aus, daß Patienten in einer Studie mit anderen Patienten vergleichbar sind.

Eine absolut unanzweifelbare Studie mit hoher interner Validität kann völlig in die Irre führen, wenn ihre Ergebnisse auf die falschen Patienten übertragen werden.

Beispiel

Wie hoch ist das Risiko, daß ein abdominales Aortenaneurysma rupturiert? Ärzte, die Patienten mit einem Aneurysma sehen, müssen diese Fakten kennen, um eine kluge Entscheidung über die Notwendigkeit eines elektiven chirurgischen Eingriffs zu treffen. Die Antwort hängt davon ab, welche Arten von Patienten beschrieben wurden. Gewöhnlich wird bei einem Aneurysma über 5 cm Durchmesser zu einer Operation geraten. Patienten mit einem Aneurysma unter 5 cm im Durchmesser haben eine etwa zehnmal höhere Rupturrate während einer 5jährigen Beobachtungszeit als in der Allgemeinbevölkerung, wenn sie in Spezialsprechstunden betreut werden (Abb. 1.4) (6). Das kann so sein, weil Patienten auf Grund von Symptomen oder Zeichen einer drohenden Ruptur in Spezialsprechstunden überwiesen werden. Wenn Ärzte in der Allgemeinpraxis die Resultate der Forschung aus Spezialkliniken verwenden sollten, um eine Ruptur vorauszusagen, würden sie das Risiko außerordentlich überschätzen und vielleicht die falsche Entscheidung über die Notwendigkeit einer elektiven Operation treffen.

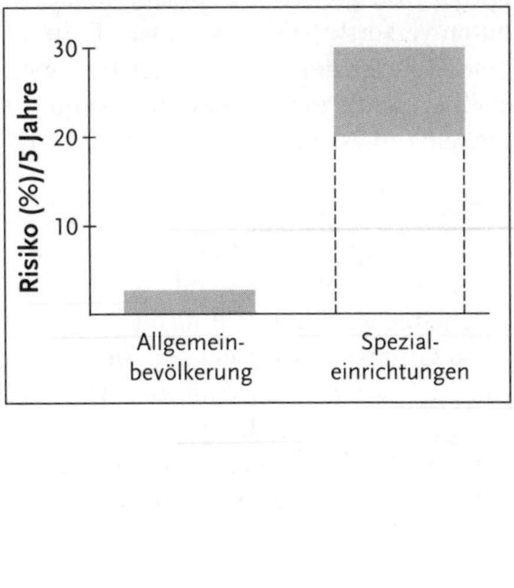

Abb. 1.4: Stichprobenbias: Spanne der Risiken für die Ruptur eines abdominalen Aortenaneurysmas (< 5,0 cm Durchmesser) (schraffierte Fläche) während der folgenden 5 Jahre in Abhängigkeit davon, ob der Patient aus der Allgemeinbevölkerung oder einer Spezialeinrichtung kommt (6).

Die Verallgemeinerungsfähigkeit klinischer Beobachtungen, auch wenn diese eine hohe interne Validität aufweisen, ist eine Frage der subjektiven Bewertung, zu der selbst Experten eine unterschiedliche Meinung haben könnten.

Beispiel

Die Physicians' Health Study wies nach, daß niedrig dosiertes Aspirin (325 mg jeden zweiten Tag) bei männlichen Ärzten ohne bekannte koronare Herzkrankheit einen Myokardinfarkt verhinderte (7). Die 11 037 Ärzte, die zufällig ausgewählt waren, Aspirin einzunehmen, hatten eine um 44% niedrigere Herzinfarktrate als die 11 034 Ärzte, die ein Placebo einzunehmen hatten. Die Studie wurde sorgfältig durchgeführt und hatte eine wissenschaftlich korrekte Studienanlage. Ihre Ergebnisse hielten der wissenschaftlichen Kritik stand. Es waren jedoch nur gesunde männliche Ärzte in diese Studie einbezogen worden. Als die Ergebnisse dieser Studie erstmalig publiziert worden waren, mußten die praktisch tätigen Ärzte entscheiden, ob es gerechtfertigt wäre, Aspirin auch Frauen, Menschen mit vielen Risikofaktoren und Patienten, bei denen schon eine Koronarerkrankung bekannt war, zu verordnen. Später haben systematische Übersichtsarbeiten aller verfügbaren Studien darauf schließen lassen, daß Aspirin auch bei diesen anderen Gruppen wirksam ist (8).

Das Problem der Verallgemeinerungsfähigkeit kann kaum jemals in einer einzelnen Studie zufriedenstellend behandelt werden. Selbst eine bestimmte, geographisch definierte Population ist eine verzerrte Stichprobe von größeren Populationen; z. B. sind Krankenhauspatienten verzerrte Stichproben von Einwohnern eines Landes, Länder von Staaten, Staaten von Regionen usw. Die Durchführung einer Studie in vielen Zentren kann die Verallgemeinerungsfähigkeit verbessern, aber sie löst das Problem nicht vollständig.

Gewöhnlich ist es das Beste, was ein Untersucher für die Verallgemeinerungsfähigkeit seiner Ergebnisse tun kann, die interne Validität seiner Ergebnisse zu garantieren, die Studienpopulation entsprechend der wissenschaftlichen Fragestellung auszuwählen und die Untersuchung von Gruppen zu vermeiden, die dermaßen außergewöhnlich sind, daß deren Ergebnisse nur für wenige andere Patienten verallgemeinert werden können. Wenn alles dies berücksichtigt wurde, ist es Aufgabe anderer Studien in anderem Umfeld, die Verallgemeinerungsfähigkeit zu erweitern.

Repräsentationsbias entsteht, wenn sich die Stichprobe von Patienten systematisch unterscheidet von den Patienten, die eigentlich für die Bearbeitung der wissenschaftlichen Fragestellung geeignet wären, und von denen, für die die klinische Anwendung der Ergebnisse gedacht ist. Die meisten klinischen Studien werden in medizinischen Zentren durchgeführt, in denen gewöhnlich die Patienten des Krankheitsspektrums mit einer schweren Form der Krankheit überrepräsentiert sind. Deshalb führt der Repräsentationsbias in der klinischen Forschung zu der Tendenz, daß die Schwere einer Krankheit überbetont wird.

1.3 Nutzen der klinischen Epidemiologie

Klinische Epidemiologie zu erlernen und anzuwenden bedeutet für den schon ausgelasteten Arzt zusätzliche Investition von Zeit. Was kann man als Gewinn dafür erwarten?

Das Verständnis der Stärken und Schwächen klinischer Beweisführung, wie sie z. B. in Forschungsberichten auftritt, vermittelt intellektuelle Genugtuung und Vertrauen, wo sonst Verwirrung und Enttäuschung entstehen könnten. Die klinische Epidemiologie kann die Effizienz beim Erwerb fehlerfreier Informationen erhöhen, indem sie dem Arzt ermöglicht, auf der Basis einiger Grundregeln schnell zu entscheiden, welche Publikationen oder anderen Quellen der klinischen Information glaubwürdig sind. Im Zusammenwirken mit ärztlichen Kollegen bieten die Methoden der klinischen Epidemiologie eine zuverlässige Alternative zu anderen Wegen der Entscheidungsfindung bezüglich der Glaubwürdigkeit von Aussagen, die geprägt sind von der Überzeugung, den rhetorischen Fähigkeiten, dem Alters- und Erfahrungsvorsprung oder dem Spezialwissen des Gesprächspartners. Wenn sich klinisch tätige Ärzte aller Fachrichtungen auf die klinische Epidemiologie stützen, argumentieren sie auf der gleichen Grundlage und müssen sich lediglich auf eine Interpretation derselben vorliegenden aussagefähigen Studien verständigen. Schließlich vermittelt die klinische Epidemiologie den Ärzten eine Vorstellung vom Ausmaß, in welchem ihre Anstrengungen – im Vergleich zu anderen Faktoren, wie z. B. der Biologie einer Krankheit und der materiellen und sozialen Umwelt – die gesundheitlichen Endzustände bei ihren Patienten beeinflussen.

Auf diese Weise erfahren sie, was sie ändern können und was nicht.

Aus diesen Gründen glauben wir, daß sich die in das Erlernen der klinischen Epidemiologie investierte Zeit mehr als auszahlt.

1.4 Informationen und Entscheidungen

Das primäre Anliegen des Buches ist es, Verständnis für die Qualität klinischer Daten und ihre korrekte Interpretation zu vermitteln. Die letztendliche Entscheidungsfindung ist eine andere Angelegenheit. Korrekte, gute Entscheidungen hängen von guten Informationen ab. Aber sie umfassen noch viel mehr und schließen auch Werturteile und das Abwägen von Risiko und Nutzen mit ein.

In jüngster Zeit ist die medizinische Entscheidungsfindung eine anerkannte eigenständige Disziplin geworden. Dieses Gebiet umfaßt qualitative Studien darüber, wie Ärzte Entscheidungen treffen und wie dieser Prozeß durch systematische Fehler belastet ist und wie er verbessert werden kann. Es schließt auch quantitative Methoden ein: Entscheidungsanalyse, Kosten-Nutzen-Analyse und Kosten-Effektivitäts-Analyse. Diese quantitativen Methoden stellen den Prozeß der Entscheidungsfindung in so klarer Weise dar, daß seine Komponenten und die Folgen der Zuordnung verschiedener Wahrscheinlichkeiten und Werte zu diesen Methoden überprüft werden können.

Einige Aspekte der Entscheidungsanalyse, wie z. B. die Evaluierung diagnostischer Tests, sind in diesem Buch enthalten. Wir haben uns jedoch dafür entschieden, nicht ausführlicher auf die Problematik der medizinischen Entscheidungsfindung einzugehen. Wir begründen das damit, daß Entscheidungen nur so gut sind wie die ihnen zugrundeliegenden Informationen, weshalb wir uns auf die Darstellung der Grundlagen der Sammlung und Interpretation klinischer Informationen beschränken. Für Leser, die sich mehr in die Problematik der medizinischen Entscheidungsfindung vertiefen möchten, sind am Ende dieses Buches Literaturhinweise aufgeführt.

1.5 Aufbau des Buches

Dieses Buch ist für praktisch tätige Ärzte geschrieben, die für sich selbst die Validität klinischer Beobachtungen verstehen möchten, um imstande zu sein, die Glaubwürdigkeit ihrer eigenen Beobachtungen, die ihrer Kollegen und die Ergebnisse der Forschung in der medizinischen Literatur zu beurteilen. Wir haben nicht in erster Linie für diejenigen geschrieben, die selbst klinische Forschung betreiben, sondern für alle diejenigen, die deren Ergebnisse anwenden. Wir glauben aber, daß die grundlegenden Bedürfnisse derjenigen, die klinische Forschung betreiben, und derjenigen, die die Ergebnisse klinischer Forschung nutzen, ähnlich sind.

In den meisten Lehrbüchern der klinischen Medizin wird die Information über eine Krankheit als Antwort auf traditionelle klinische Fragen dargestellt: Diagnose, klinischer Verlauf, Therapie u.ä. Andererseits sind die meisten Bücher über klinische Forschung so aufgebaut, daß sie Forschungsansätze, wie z. B. klinische Studien, Erhebungen und Fall-Kontroll-Studien beschreiben. Diese Art und Weise, ein Buch zu konzipieren, mag denen nützen, die selbst klinisch forschen – den Bedürfnissen eines praktisch tätigen Arztes ist sie nicht angemessen.

Wir haben dieses Buch in erster Linie anhand der klinischen Fragen aufgebaut, mit denen Ärzte bei der Behandlung von Patienten konfrontiert werden. Abbildung 1.5 illustriert, wie diese Fragen mit den Kapiteln dieses Buches korrespondieren. Nehmen wir Lungenkrebs als Beispiel. Die Fragen beziehen sich auf den vollständigen natürlichen Verlauf der Krankheit, beginnend mit der Zeit, wo Menschen ohne Lungenkrebs zum erstenmal gegenüber einem Risikofaktor exponiert sind, bis zu dem Punkt, an dem einige Personen an dieser Krankheit erkranken und als Patienten in Erscheinung treten, bis schließlich zu dem Punkt, da die Endstadien der Krankheit manifest sind.

In jedem Kapitel beschreiben wir Forschungsansätze, die angewandt werden, um die klinischen Fragen des jeweiligen Kapitels zu beantworten. Einige Ansätze, wie z. B. Kohortenstudien, sind anwendbar für die Beantwortung unterschiedlicher Arten klinischer Fragestellungen. Aus Gründen der Darstellung haben wir jede Strategie primär in einem Kapitel besprochen und einfach auf die Diskussion verwiesen, wenn die Methode für andere Fragen in anderen Kapiteln von Bedeutung ist.

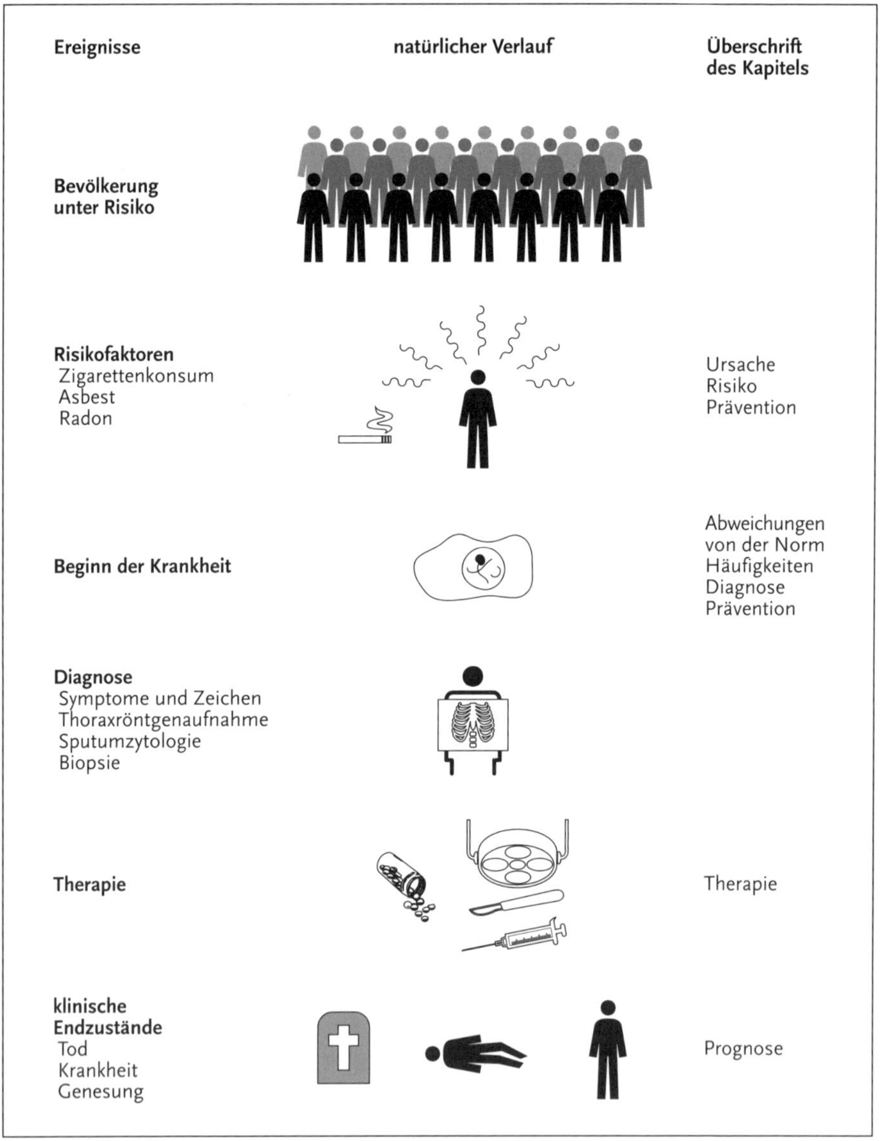

Abb. 1.5: Aufbau des Buches.

KAPITEL 2

Normalität und Abweichungen von der Norm

Ärzte verwenden viel Zeit darauf, zwischen „normal" und „nichtnormal" zu unterscheiden. Wenn man mit etwas konfrontiert wird, das von dem Üblichen außerordentlich abweicht, ist es leicht, beides auseinanderzuhalten. Uns allen sind Bilder in Lehrbüchern klinischer Diagnostik bekannt, die eine massive Hepatosplenomegalie, riesige Kröpfe oder schwere Veränderungen an den Händen durch Rheumatoidarthritis demonstrieren. Es ist keine besondere Leistung, diesen Grad der Abweichung von der Norm zu erkennen. Häufiger jedoch müssen Ärzte geringere Unterschiede zwischen normal und nichtnormal erkennen. Ist flüchtiger Brustschmerz eine Angina pectoris oder belanglos? Ist ein weiches systolisches Herzgeräusch Zeichen eines Herzklappenfehlers oder harmlos? Ist eine leicht erhöhte alkalische Phosphatase im Serum ein Hinweiszeichen für eine Leberkrankheit, für einen asymptomatischen Morbus Paget oder nichts Wichtiges?

Entscheidungen darüber, was nicht normal ist, sind äußerst schwierig bei relativ unausgewählten Patienten, die man gewöhnlich außerhalb der Krankenhäuser findet. Wenn Patienten zum Zwecke spezieller Behandlung schon selektiert worden sind, wie das der Fall ist in den meisten Fachambulanzen, ist es gewöhnlich klar, daß irgend etwas nicht in Ordnung ist. Dann besteht die Aufgabe darin, die Diagnose zu präzisieren und das Problem zu lösen. In Allgemeinsprechstunden jedoch finden sich Patienten mit subtilen Krankheitszeichen unter solchen, die Alltagsbeschwerden gesunder Menschen haben. Es ist nicht möglich, allen diesen Beschwerden bis ins letzte nachzugehen. Welche der vielen Patienten mit Bauchschmerzen haben eine selbstlimitierende Gastroenteritis und welche eine beginnende Appendizitis? Welche Patienten mit Halsschmerzen und Heiserkeit haben eine allergische Pharyngitis und welche die seltene, aber potentiell letale Haemophilus-Epiglottitis? Das sind Beispiele dafür, wie schwierig und wichtig es sein kann, verschiedene Arten von Normabweichungen zu unterscheiden.

Der springende Punkt für die Unterscheidung zwischen normal und nichtnormal ist es, jene klinischen Beobachtungen, die eine ärztliche Handlung erfordern, von denen zu trennen, die lediglich zur Kenntnis genommen zu werden brauchen. Beobachtungen, von denen man meint, daß sie normal seien, werden gewöhnlich als „innerhalb des Normbereichs", „unauffällig" oder „ohne Bedeutung", „ohne Besonderheit" (o.B.) beschrieben und werden lediglich in den Krankenunterlagen dokumentiert. Die von der Norm abweichenden Befunde werden unter der Überschrift „Befunde" oder „Diagnosen" vermerkt und sind die Grundlage für Maßnahmen.

Die einfache Unterteilung von klinischen Befunden in normal oder nichtnormal ist zweifellos grob und führt gelegentlich zu Fehlbeurteilungen. Die Rechtfertigung dieses Verfahrens besteht darin, daß es oft unpraktisch oder unnötig ist, die rohen Daten in allen ihren Details in Betracht zu ziehen. Wie Bertrand Russell sagte, „um vollkommen verständlich zu sein, muß man ungenau sein, und um vollständig genau zu sein, muß man unverständlich sein". Ärzte bevorzugen es in der Regel, sich auf die Seite der Verständlichkeit zu schlagen – verständlich für sich selbst und für andere, sogar auf Kosten einer gewissen Exaktheit. Ein weiterer Grund für die Vereinfachung von Daten ist, daß jede klinische Tätigkeit mit einer Entscheidung endet – eine abschließende Bewertung durchzuführen oder zu warten, eine Behandlung auszuwählen oder sich noch einmal zu vergewissern. Unter diesen Umständen ist eine gewisse grobe Klassifikation der Befunde in vorhanden/nicht vorhanden nötig.

Diagnoseliste	rohe Daten					
1. Hypertonie	verschiedene Blutdruckmessungen (mmHg): 170/105, 150/85, 170/90, 170/95					
2. Diabetes mellitus	Glukose-Toleranz-Test:					
	Zeit (h)		0	0,5	1	2
	Plasmaglukose (mg/dl)		110	190	170	140
3. Niereninsuffizienz	Laborwerte:					
	Kreatinin	2,7 mg/dl				
	Harnstoffstickstoff	40 mg/dl				
	Bikarbonat	18 mÄquiv./l				

Tab. 2.1: Zusammenfassung klinischer Daten: Diagnoseliste eines Patienten und Daten, auf denen sie beruht

Tabelle 2.1 gibt ein Beispiel dafür, wie relativ einfache Begriffe für Abweichungen von der Norm aus komplexeren klinischen Daten abgeleitet sind. Auf der linken Seite ist eine typische Diagnoseliste, eine Darstellung wichtiger medizinischer Probleme des Patienten, aufgeführt. Auf der rechten Seite finden sich einige der Daten, auf denen die Entscheidungen für diese Diagnosen beruhen. Die Schlußfolgerungen aus den Daten, die durch die Diagnoseliste widergespiegelt werden, sind keineswegs unumstritten. Zum Beispiel ist der Mittelwert der vier diastolischen Blutdruckmessungen 94 mmHg. Einige Ärzte könnten argumentieren, daß dieser Blutdruckwert die Bezeichnung „Hypertonie" nicht rechtfertigt, weil er nicht besonders hoch ist und weil es unter Umständen nachteilig ist, dem Patienten zu sagen, daß er krank sei, und ihm Medikamente zu verordnen. Andere Ärzte wiederum könnten die Diagnose für richtig halten, weil sie daran denken, daß dieser Blutdruck mit einem erhöhten Risiko für eine kardiovaskuläre Krankheit verbunden ist und daß das Risiko durch eine Therapie reduziert werden kann. Obwohl die Aufstellung der vorläufigen Diagnosen grob ist, dient sie als Grundlage für weitere Entscheidungen, z. B. zur Bestätigung der Diagnose, zur Aussage über die Prognose und zur Festlegung der Therapie. Klinische Entscheidungen werden in jedem Falle getroffen, gleichgültig ob sich der Arzt aktiv (durch zusätzliche diagnostische Tests und eine Therapie) oder passiv (keine Maßnahmen) verhält.

Dieses Kapitel beschreibt einige Methoden, mit deren Hilfe Ärzte normal von nichtnormal unterscheiden. Dazu ist es zuerst erforderlich, darüber nachzudenken, wie biologische Erscheinungen gemessen werden, wie sie variieren und zusammengefaßt werden. Danach wird aufgezeigt, wie diese Daten als Grundlage für die Bewertung eines Befundes als nicht normal genutzt werden.

2.1 Klinische Messungen

Messungen klinischer Erscheinungen bringen drei Arten von Daten hervor: Nominal-, Ordinal- und Intervalldaten.

Nominaldaten treten in Kategorien ohne jegliche innere Ordnung auf. Beispiele für Nominaldaten sind Merkmale, die durch eine kleine Anzahl von Kategorien bestimmt sind (z. B. Gewebeantigene, Geschlecht, angeborene Stoffwechseldefekte) oder sind schwerwiegende diskrete Ereignisse (z. B. Tod, Dialyse oder chirurgischer Eingriff). Diese Daten können Kategorien zugeordnet werden ohne größere Gefahr einer Fehlklassifizierung. Nominaldaten, die in zwei Kategorien eingeteilt werden können (z. B. vorhanden/nicht vorhanden, ja/nein, lebend/tot), werden dichotom genannt.

Ordinaldaten besitzen ein gewisses Ordnungssystem oder eine Rangfolge, wie z. B. klein bis groß oder gut bis schlecht, aber die Abstände zwischen den Kategorien können nicht spezifiziert werden. Einige klinische Beispiele sind Beinödeme in den Schweregraden 1 bis 4, Herzgeräusche der Stufen I bis VI (gerade eben hörbar bis hörbar mit dem von der Brustwand abgehobenen Stethoskop) und Muskelkraft Stufen I bis V (keine Bewegung bis normale Kraft).

Für *Intervalldaten* besteht eine innere Ordnung, und die Abstände zwischen aufeinanderfolgenden Werten sind gleich, unabhängig davon, wo sich ein Wert auf der Skala befindet. Es gibt zwei Arten von Intervalldaten. *Kontinuierliche* (stetige) Daten können jeglichen Wert in einem Kontinuum annehmen. Beispiele umfassen den größten Teil der Serumchemie, Gewicht, Blutdruck und partiellen Sauerstoffdruck im arteriellen Blut. Messung und Beschreibung der kontinuierlichen Variablen mögen in der Praxis beschränkt sein bis auf eine begrenzte Anzahl von Punkten in dem Kontinuum, oft auf ganze Zahlen, weil die Genauigkeit der Messung oder ihre Nutzung keine größere Präzision rechtfertigen. Beispielsweise kann eine bestimmte Blutzuckerablesung exakt 193,2846573 ...mg/dl sein, aber sie wird einfach wiedergegeben als 193 mg/dl. *Diskrete* Daten können nur spezifische Werte annehmen und werden als Anzahlen ausgedrückt. Beispiele für diskrete Daten sind die Anzahl der Schwangerschaften und Lebendgeburten einer Frau und die Anzahl der Anfälle, die ein Patient pro Monat hat.

Die folgenden Fragen entstehen bei Ordinal- und Intervalldaten: Wo hört das Normale auf und wo beginnt das Nichtnormale? Wann wird z. B. eine große, normale Prostata zu groß, um noch für normal gehalten zu werden? Ärzte haben die Freiheit, die Zäsur an jedem beliebigen Punkt zu setzen. Einige der Beweggründe für die Entscheidungen werden weiter unten in diesem Kapitel betrachtet.

2.2 Leistungsfähigkeit von Messungen

Für jede der oben beschriebenen Meßskalen kann die Leistungsfähigkeit einer Messung auf verschiedene Weise beschrieben werden, wie weiter unten diskutiert wird.

2.2.1 Validität

Wie in Kapitel 1 aufgezeigt, beschreibt *Validität (Gültigkeit)*, in welchem Ausmaß die Daten messen, was sie messen sollen – d. h. inwieweit die Resultate einer Messung dem tatsächlichen Zustand entsprechen. Für klinische Beobachtungen, die mit objektiven Methoden gemessen werden können, ist es relativ einfach, die Validität zu bestimmen.

Die beobachtete Messung wird mit einem bestimmten akzeptierten Standard verglichen. Serumnatrium kann z. B. mit einem Instrument gemessen werden, das stets neu mit Lösungen geeicht worden ist, die mit bekannten Natriumkonzentrationen hergestellt worden sind. Klinische Labormessungen werden gewöhnlich ausgedehnten und wiederholten Validitätsprüfungen (Ringversuchen, Qualitätssicherungsmaßnahmen) unterzogen. In den Vereinigten Staaten ist es beispielsweise nationaler Standard, daß Blutzuckermessungen auf ihre Genauigkeit überprüft werden, indem die Ablesungen mit hohen und niedrigen Standards am Beginn jeden Tages verglichen werden, bevor eine technische Assistentin ihren Arbeitstag beginnt, und ebenso nach irgendwelchen Veränderungen in den Arbeitsverfahren, wie z. B. einer neuen Reagentienflasche oder einer neuen Batterie für das Instrument. In ähnlicher Weise kann die Validität eines klinischen Befundes durch Ergebnisse der Chirurgie oder eine Autopsie erhärtet werden.

Andere klinische Befunde, wie z. B. Schmerz, Übelkeit, Atemnot, Depression und Angst können durch körperliche Untersuchung nicht bestätigt werden. In der klinischen Medizin erhält man Informationen über diese Phänomene durch Erhebung der Anamnese. Stärker formalisierte und standardisierte Verfahrensweisen, die in der klinischen Forschung Anwendung finden, sind strukturierte Interviews und Fragebögen. Gruppen einzelner

Fragen (Items), „Konstrukte“ genannt, werden entworfen, um spezifische Phänomene zu messen (z. B. Symptome, Gefühle, Haltungen, Kenntnisse, Meinungen). Antworten auf Fragen, die ein Konstrukt betreffen, werden in quantitative Scores umgewandelt und gruppiert, um „Skalen“ zu bilden.

Es gibt drei allgemeine Strategien für den Nachweis der Validität von Messungen, die durch klinische Befunde nicht direkt bestätigt werden können.

Inhaltliche Validität ist das Ausmaß, bis zu welchem eine bestimmte Meßmethode alle Dimensionen des Konstrukts, das man zu messen beabsichtigt, und nichts darüber hinaus, umfaßt. Eine Skala zur Messung von Schmerz würde eine inhaltliche Validität aufweisen, wenn sie Fragen über anhaltende, pochende, brennende, stechende Schmerzen umfaßt, aber nicht über Druck, Juckreiz, Übelkeit, Kribbeln u.ä.

Konstruktvalidität besteht in dem Maße, wie die Messung mit anderen Messungen desselben Phänomens übereinstimmt. Der Untersucher könnte beispielsweise zeigen, daß die Antworten auf eine Skala, die Schmerz mißt, mit anderen Manifestationen der Schwere von Schmerz, wie z. B. Schwitzen, Stöhnen, Sichkrümmen und der Nachfrage nach Schmerzmedikamenten, assoziiert sind.

Kriteriumsvalidität besteht in dem Maße, wie Messungen ein direkt zu beobachtendes Phänomen voraussagen. Man könnte z. B. sehen, ob Antworten auf einer Skala, die Schmerz mißt, eine vorhersagbare Beziehung zu Schmerzen bekannter Stärke enthalten: leichte Schmerzen auf Grund geringer Abnutzungserscheinungen, mäßige Schmerzen durch einfachen Kopfschmerz oder ein peptisches Ulkus und starken Schmerz durch eine Nierenkolik.

Validität ist nicht, wie oft behauptet wird, entweder vorhanden oder nicht vorhanden. Man kann mit diesen Strategien eher für oder gegen die Validität einer Skala unter den Bedingungen, unter welchen sie gebraucht wird, argumentieren, um andere zu überzeugen, daß die Skala mehr oder weniger valide ist.

Auf Grund ihrer Ausbildung neigen Ärzte dazu, präzise Messungen vorzuziehen, die ihnen die physikalischen und biologischen Wissenschaften bieten, und sie vermeiden oder verwerfen andere Methoden, speziell unter Forschungsaspekten. Aber die Beseitigung von Symptomen, die Zufriedenheit und das Wohlbefinden des Patienten gehören zu den wichtigsten Resultaten der Behandlung, sie sind zentrales Anliegen sowohl der Patienten als auch der Ärzte. Um aber die klinischen Entscheidungen zu steuern, muß die Forschung diese nicht präzise meßbaren Faktoren einbeziehen, damit das „Bild" der Medizin durch die Forschung nicht zu verfälscht gezeichnet wird.

Feinstein (1) drückt das so aus:

Der Begriff „hart" wird gewöhnlich auf Daten angewendet, die zuverlässig sind und in aller Regel eine Maßeinheit haben (z. B. Laboratoriumsdaten, demographische Daten und finanzielle Kosten), aber die klinische Leistung, Bedürfnisse und Erwartungen sowie die familiären Daten sind „weich". Sie sind von subjektiven Darstellungen der Untersucher und der Untersuchten abhängig und werden gewöhnlich mehr durch Worte als durch Zahlen ausgedrückt.
Um solche weichen Daten zu vermeiden, werden Behandlungsresultate gewöhnlich auf Laborinformationen beschränkt, die objektiv, meßbar und zuverlässig sein können – aber dadurch auch „entmenschlicht" sind. Wenn uns gesagt würde, daß das Serumcholesterol 230 mg/dl beträgt, daß die Thoraxröntgenaufnahme eine Herzvergrößerung zeigt und daß das EKG Q-Zacken aufweist, würden wir nicht wissen, ob der Behandelte ein Hund oder ein Mensch ist. Wenn uns aber gesagt würde, daß die Arbeitsfähigkeit wiederhergestellt wurde, daß die Medizin gut schmeckte und leicht einzunehmen war und daß die Familie über die Ergebnisse glücklich war, würden wir die Befunde als zu einem Menschen gehörig erkennen.

2.2.2 Reliabilität

Reliabilität (Zuverlässigkeit) beschreibt das Maß, bis zu welchem wiederholte Messungen eines stabilen Zustandes, die durch unterschiedliche Untersucher und verschiedene Instrumente, zu verschiedenen Zeiten und an verschiedenen Stellen vorgenommen werden, zu gleichen Ergebnissen führen. *Reproduzierbarkeit* und *Präzision* sind andere Namen für diese Eigenschaft.

Die Zuverlässigkeit von Labormessungen wird durch wiederholte Messungen ermittelt, z. B. derselben Serum- oder Gewebsprobe, manchmal durch unterschiedliche Menschen und mit unterschiedlichen Instrumenten. Die Zuverlässigkeit der Angabe von Symptomen kann dadurch bestätigt werden, daß diese durch unterschiedliche Untersucher unter unterschiedlichen Bedingungen ähnlich beschrieben werden.

Die Beziehungen zwischen Reliabilität und Validität sind in Abbildung 2.1 dargestellt. Ein Instrument (ein Labormeßgerät oder ein Fragebogen), das benutzt wird, um eine Vielzahl von Messungen durchzuführen, kann im Durchschnitt valide sein (akkurat), aber nicht reliabel, weil die Werte, die man erhält, stark um den wahren Wert streuen. Andererseits kann ein Instrument sehr zuverlässig sein, aber systematisch vom wahren Wert abweichen. Eine einzelne Messung mit geringer Reliabilität hat eine geringe Validität schon deshalb, weil es wahrscheinlich ist, daß sie allein wegen des Zufalls stark vom wahren Wert abweicht.

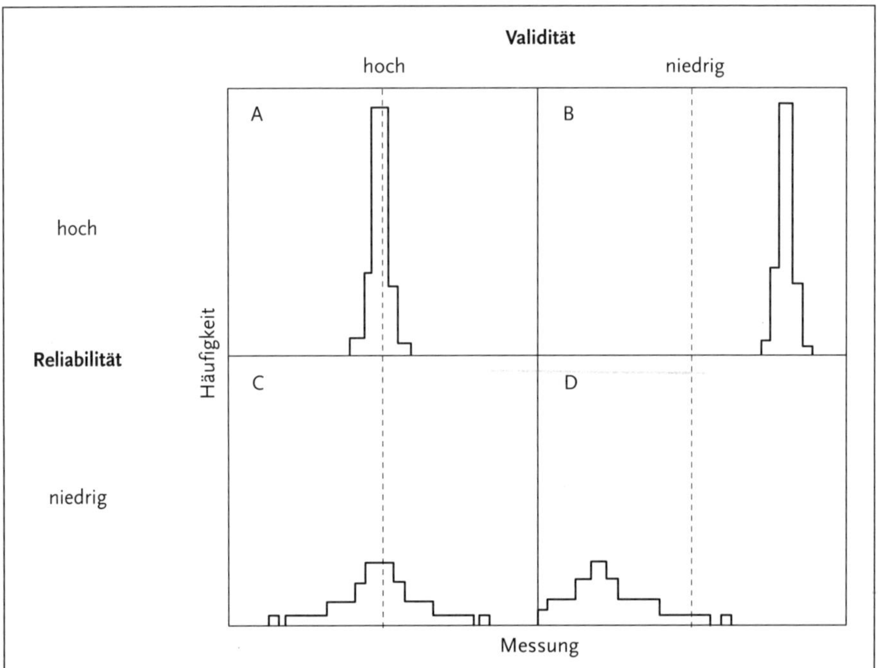

Abb. 2.1: Validität und Reliabilität. A: Hohe Validität und hohe Reliabilität. B: Niedrige Validität und hohe Reliabilität. C: Hohe Validität und niedrige Reliabilität. D: Niedrige Validität und niedrige Reliabilität. Die unterbrochenen Linien repräsentieren die wahren Werte.

2.2.3 Meßbereich

Ein Instrument kann möglicherweise sehr niedrige oder sehr hohe Werte des Merkmals nicht registrieren, wodurch die erhaltene Information eingeschränkt wird. So ist die erste Generation von Geräten zur Messung des thyreoideastimulierenden Hormons im Serum (TSH) nicht für die Diagnosestellung einer Hyperthyreose oder für die präzise Einstellung der Thyroxinverordnung geeignet gewesen, weil die Methode keine niedrigen TSH-Werte nachweisen konnte. In ähnlicher Weise mißt die Skala der Aktivitäten des täglichen Lebens (Activities of Daily Living) die Fähigkeit eines Menschen zu essen, stuhl- und harnkontinent zu sein, auf die Toilette zu gehen, sich anzuziehen und zu baden, aber nicht die Unfähigkeit zu lesen, zu schreiben oder Klavier zu spielen – Aktivitäten, die für einzelne Patienten äußerst wichtig sein könnten.

2.2.4 Veränderungssensibilität

Ein Instrument ist *veränderungssensibel* in dem Maße, wie sich seine Resultate entsprechend den veränderten Bedingungen ändern. Die Klassen I bis IV der New York Heart Association (keine Symptome, Symptome bei leichter und mittlerer Belastung und Symptome in Ruhe) erfassen beispielsweise keine geringfügigen Veränderungen der Herzinsuffizienz, Veränderungen, die aber der Patient registriert. Dagegen werden durch die Messung der Ejektionsfraktion im Herzlabor bereits Veränderungen erfaßt, die der Patient noch nicht merkt.

2.2.5 Interpretierbarkeit

Ein Nachteil von Fragebogenskalen, der im allgemeinen bei klinischen Untersuchungen nicht auftritt, besteht darin, daß die Resultate für Ärzte und Patienten möglicherweise nicht verständlich sind. Wie schlimm ist es beispielsweise, einen Skalenwert von 72 auf der Zung-Depressionsskala zu haben? Um diesen

Nachteil auszugleichen, können die Untersucher die Skalenwerte an vertrauten Phänomenen „festmachen“, z. B. durch die Angabe, daß Menschen mit einem Score unter 50 als normal angesehen werden, und die mit einem Score von 70 oder darüber schwer oder extrem depressiv sind und unverzüglicher Hilfe bedürfen.

2.3 Variabilität

Klinische Messungen desselben Phänomens können einen Bereich von Werten annehmen, abhängig von den Umständen, unter denen die Messungen gemacht werden. Um falsche Schlußfolgerungen aus Daten zu vermeiden, sollten sich Ärzte der Quellen der Variabilität in einer gegebenen Situation bewußt sein und wissen, welche dieser Quellen wahrscheinlich mehr, welche weniger und welche auch gar nicht für die Variabilität bei allem, was man beobachtet, von Bedeutung sind.

Die Gesamtvariabilität ist die Summe der Variabilitäten aus dem Meßvorgang, den biologischen Differenzen innerhalb eines Individuums zu unterschiedlichen Zeitpunkten und aus den biologischen Differenzen von Mensch zu Mensch (Tab. 2.2).

Tab. 2.2: Quellen der Variabilität

Quelle	Definition
Messvorgang	
Instrument	Die Mittel zur Durchführung der Messung
Beobachter	Die Person, die die Messung durchführt
Biologie	
intraindividuell	Veränderungen innerhalb eines Menschen mit der Zeit und der Situation
interindividuell	biologische Unterschiede von Mensch zu Mensch

2.3.1 Variabilität der Messungen

Alle Beobachtungen unterliegen einer Variabilität auf Grund des Einflusses der Instrumente und der beteiligten Untersucher. Die Bedingungen der Messung können zu einem verzerrten Ergebnis (geringe Validität) oder zu einem zufälligen Fehler (geringe Reliabilität) führen. Es ist möglich, diese Quelle der Variabilität durch Gewissenhaftigkeit bei den Messungen und durch die Einhaltung eines Standardprotokolls zu reduzieren. Wenn aber Messungen mehr auf menschlichem Urteil als auf Ergebnissen von Geräten beruhen, kann die Variabilität besonders groß und schwer zu kontrollieren sein.

Beispiel

Die Herzfrequenz eines Fetus wird oft durch Auskultation überwacht, bei der ein Irrtum des Untersuchers möglich ist. Elektronisches Monitoring ermittelt die wahre Frequenz. Eine ungewöhnlich hohe oder niedrige fetale Herzfrequenz ist ein Zeichen für eine fetale Notsituation und für die Notwendigkeit einer vorzeitigen Entbindung.
Day et al. (2) verglichen die fetalen Herzfrequenzen, die vom Krankenhauspersonal durch Auskultation gewonnen wurden, mit Frequenzen, die durch elektronisches Monitoring (Abb. 2.2) aufgezeichnet wurden. Wenn die wahre fetale Herzfrequenz im Normbereich lag, waren die durch Auskultation bestimmten Frequenzen gleichmäßig um den wahren Wert herum verteilt, d.h. es lag nur ein Zufallsfehler vor. Wenn aber die wahre fetale Herzfrequenz ungewöhnlich hoch oder niedrig war, waren die Frequenzen, die durch Auskultation angegeben wurden, systematisch verzerrt in Richtung auf den Normalwert. Es bestand die Tendenz, niedrige Frequenzen als höher und hohe Frequenzen als niedriger als die wahren Frequenzen anzugeben.

Diese Studie verdeutlicht sowohl zufällige als auch systematische Fehler bei klinischen Beobachtungen. In diesem Fall könnte der Bias in Richtung normaler Frequenzen deswegen entstanden sein, weil das Krankenhauspersonal hoffte, daß es dem Fetus gut ginge, und weil das Personal zögerte, eine größere Intervention zu unternehmen, die auf ihrer Beobachtung einer abnorm hohen oder niedrigen Herzfrequenz beruhen würde.

Variabilität bei Messungen entsteht auch, weil Messungen nur an einer Stichprobe des beschriebenen Phänomens durchgeführt werden, die möglicherweise nicht repräsentativ für das Ganze ist. Oft ist der *Stichprobenanteil* (der Teil des Ganzen, der in der Stichprobe enthalten ist) sehr klein. Eine Leberbiopsie repräsentiert beispielsweise nur ungefähr 1/100000 der Leber. Weil nur ein so kleiner Teil des Ganzen untersucht wird, besteht

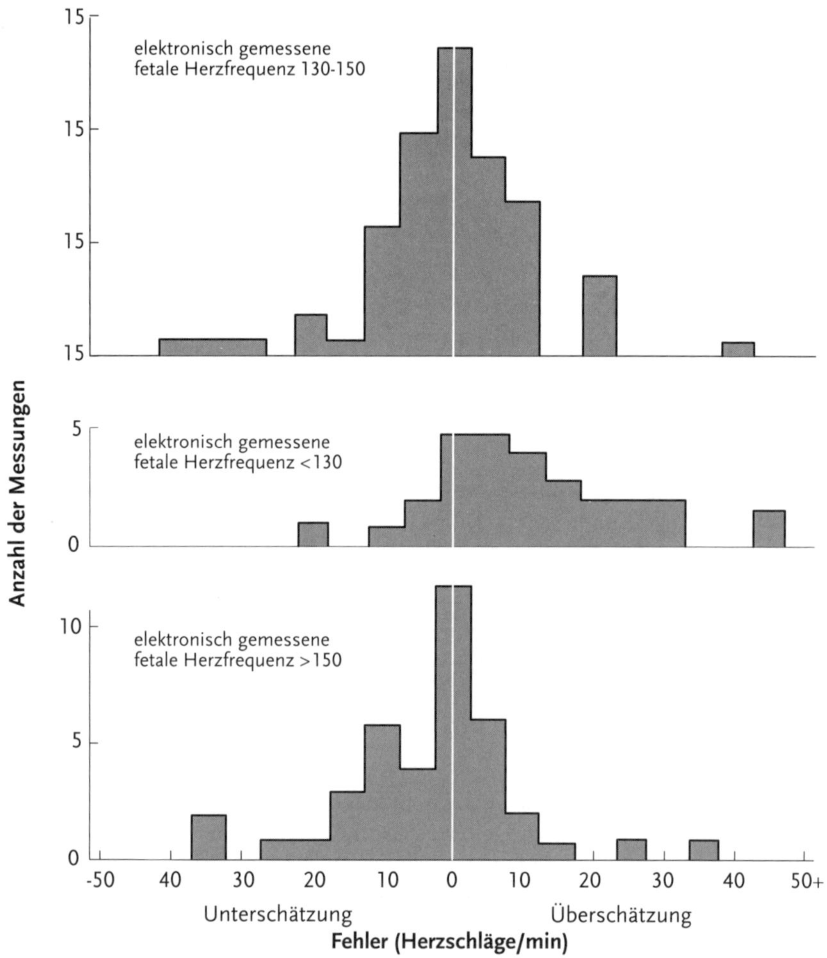

Abb. 2.2: Untersuchervariabilität. Fehler bei der Angabe der Herzfrequenz des Fetus in Abhängigkeit davon, ob die wahre Rate, die durch elektronisches Monitoring nachgewiesen wird, innerhalb des Normbereichs liegt, erniedrigt oder erhöht ist. (Nach Day E, Maddern L, Wood C. Auscultation of foetal heart rate: an assessment of its error and significance. Br Med J 1968;4:422–424).

die Möglichkeit für eine beträchtliche Variabilität von einer Stichprobe zur anderen.

Wenn Messungen mit verschiedenen unterschiedlichen Methoden durchgeführt werden (z. B. unterschiedliche Laboratorien, Assistentinnen oder Instrumente), können einige der Bestimmungen unzuverlässig sein oder zu systematischen Abweichungen vom korrekten Wert führen und so zu einer Streuung der erhaltenen Werte beitragen.

2.3.2 Biologische Variabilität

Variabilität entsteht auch infolge biologischer Veränderungen innerhalb der Individuen im Laufe der Zeit. Die meisten biologischen Phänomene ändern sich ständig. Eine Messung zu einem bestimmten Zeitpunkt ist eine Stichprobe von Messungen während einer bestimmten Zeitspanne und kann vom wahren Wert dieser Messungen abweichen.

Beispiel

Ärzte nutzen die Häufigkeit der ventrikulären Extrasystolen (VES) als Hilfsmittel zur Ermittlung der Notwendigkeit und der Beurteilung der Effektivität einer Therapie. Aus praktischen Gründen führen sie relativ kurze Beobachtungen durch, entweder die Palpation des Pulses für eine Minute oder die Beurteilung eines EKG (eine Aufzeichnung von etwa 10 Sekunden). Die Häufigkeit von VES schwankt bei einem bestimmten Patienten jedoch im Laufe der Zeit. Um eine größere Stichprobe der VES-Rate zu erhalten, wird gelegentlich ein transportables EKG (Holter-EKG über 24 Stunden) genutzt. Aber das Monitoring selbst über längere Zeiträume kann irreführend sein. Abbildung 2.3 zeigt Beobachtungen an einem Patienten mit VES, die ähnlich denen anderer untersuchter Patienten sind (3). Die VES pro Stunde schwankten von weniger als 20 bis zu 380 über eine 3-Tages-Periode je nach Tag und Tageszeit. Die Autoren schlußfolgerten: „Wenn nur zwei 24-Stunden-Aufzeichnungsperioden verglichen werden, ist eine Reduktion der VES-Häufigkeit von mehr als 83% erforderlich, um die Reduktion der VES-Rate als Therapieeffekt von einer biologischen oder spontanen Variabilität unterscheiden zu können."

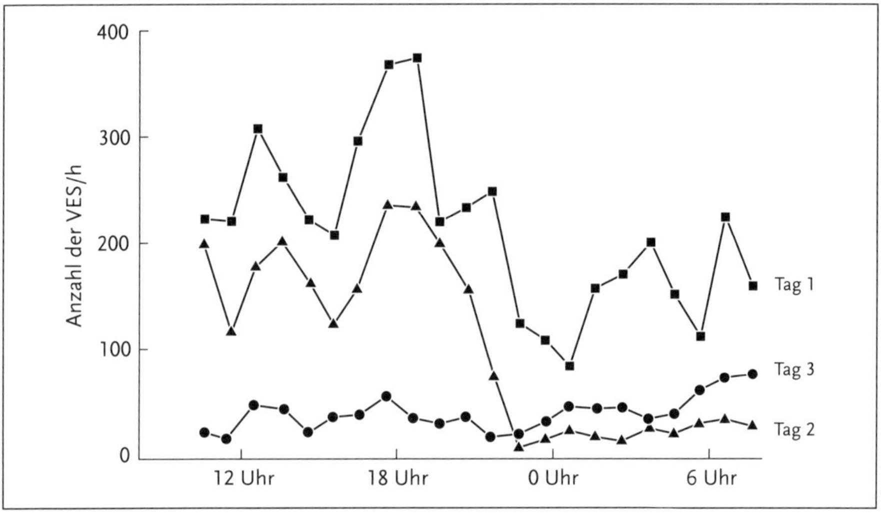

Abb. 2.3: Biologische Variabilität. Anzahl der ventrikulären Extrasystolen (VES) für einen unbehandelten Patienten an 3 aufeinanderfolgenden Tagen. (Aus: Morganroth J, Michelson EL, Horowitz LN, Josephson ME, Pearlman AS, Dunkman WB. Limitations of routine long-term electrocardiographic monitoring to assess ventricular ectopic frequency. Circulaton 1978;58:408–414.)

Variabilität entsteht auch infolge von Unterschieden zwischen den Menschen. Biologische Unterschiede zwischen den Menschen überwiegen in vielen Situationen. Mehrere Studien haben gezeigt, daß hoher Blutdruck bei einzelnen, gelegentlichen Messungen mit einer späteren kardiovaskulären Krankheit korreliert, obwohl diese Einzelmessungen allen anderen Fehlermöglichkeiten unterliegen.

2.3.3 Gesamtvariabilität

Die verschiedenen Quellen der Variabilität sind kumulativ. Das wird in Abbildung 2.4 bezüglich der Messung des Blutdruckes dargestellt. Die Variabilität der Messung trägt dazu relativ wenig bei, obwohl sie bis zu 12 mmHg zwischen verschiedenen Untersuchern beträgt. Andererseits variiert der Blutdruck jedes Patienten im Laufe des Tages sehr, so daß eine einzelne Blutdruckmessung den üblichen Blutdruckwert für den Patienten nicht widerspiegeln muß. Ein großer Teil dieser Abweichungen ist nicht zufällig: Der Blutdruck ist im allgemeinen höher, wenn die Menschen wach oder aufgeregt sind, einen Arzt aufsuchen oder Medikamente ohne Rezept einnehmen. Natürlich sind wir außerordentlich daran interessiert zu wissen, wie sich der Blutdruck eines Menschen im Vergleich zu anderen, vergleichbaren Individuen verhält und ob die Blutdruckhöhe mit Komplikationen der Hypertonie und der Effektivität der Therapie zusammenhängt.

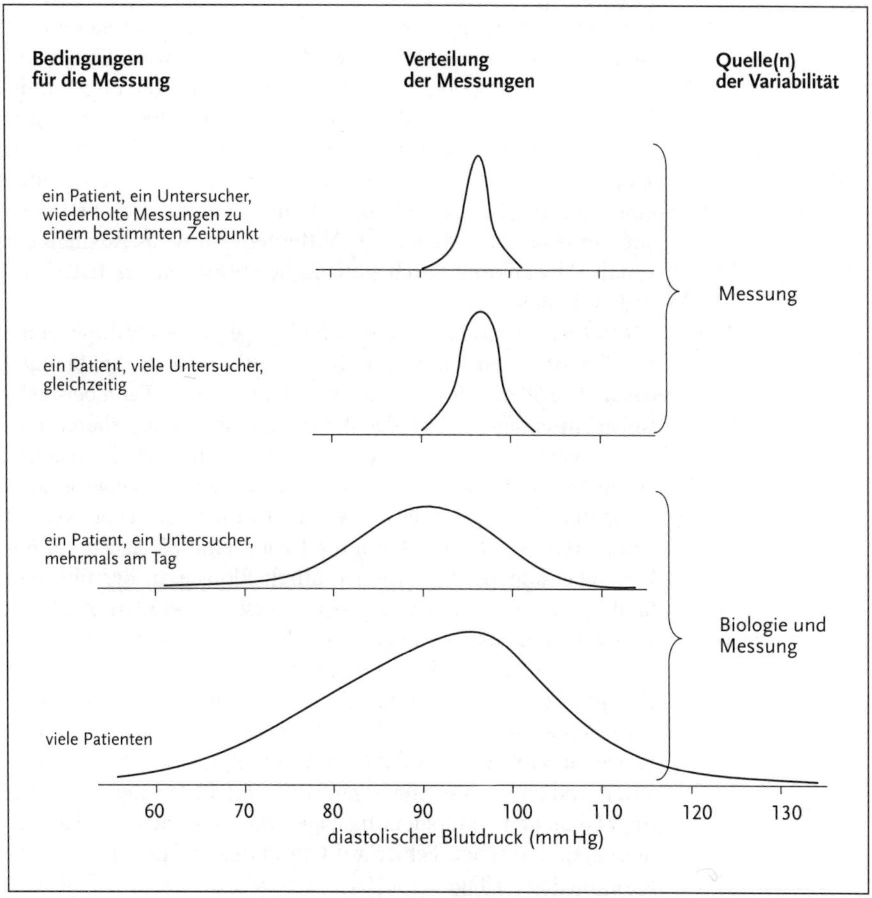

Abb. 2.4: Quellen der Variabilität. Messung des diastolischen (Phase V) Blutdrucks. (Daten aus Fletcher RH and Fletcher SW; and Boe J, Humerfelt S, Wedervang F, Oecon C. The blood pressure in an population [Special Issue]. Acta Med Scand 1957;321:5–313).

2.3.4 Auswirkung der Variabilität

Eine andere Interpretation der Variabilität bezieht sich auf ihren Nettoeffekt, ihre Auswirkungen auf die Validität und die Reliabilität einer Messung und wie diese beeinflußt werden können.

Zufallsschwankungen, z. B. durch instabile Instrumente oder viele Beobachter mit verschiedenem Bias, tendieren dazu, sich gegenseitig auszugleichen, und führen im Durchschnitt zu keiner Nettoverzerrung des wahren Zustandes eines Phänomens, wenn eine Reihe von Messungen durchgeführt wird. Einzelmessungen können jedoch fehlerhaft sein. Die Ungenauigkeit, die sich aus der Zufallsschwankung ergibt, kann durch Erhebung einer größeren Stichprobe verringert werden, z. B. durch das Zählen von mehr Zellen eines Blutausstriches, die Untersuchung eines größeren Blickfeldes eines Urinsediments oder die Untersuchung von mehr Patienten. Außerdem kann das Ausmaß der Zufallsschwankung durch statistische Methoden geschätzt werden (s. Kap. 9).

Andererseits unterscheiden sich die Ergebnisse, die durch einen Bias belastet sind, systematisch vom wahren Wert, unabhängig davon, wie oft die Messungen wiederholt werden. Wenn beispielsweise ein Patient mit Verdacht auf eine infiltrative Lebererkrankung untersucht wird (vielleicht als Folge einer erhöhten alkalischen Phosphatase im Serum), kann eine einzige Leberblindbiopsie in Abhängigkeit davon, wie die Herde in der Leber verteilt sind, irreführend sein. Wenn die Läsion eine Metastase im linken Leberlappen ist, würde sie durch Biopsie an der üblichen Stelle (dem rechten Leberlappen) übersehen werden. Andererseits wäre eine Biopsie wegen einer Miliartuberkulose, die durch eine Vielzahl von kleinen Granulomen in der gesamten Leber charakterisiert ist, nur durch Zufallsschwankung ungenau. Entsprechendes gilt für das VES-Beispiel. Hier wurden alle hohen Werte für VES, wie in Abbildung 2.3 gezeigt, am ersten Tag registriert und die meisten niedrigen Werte am dritten Tag. Die Raten für VES an den Untersuchungstagen waren Schätzungen mit einem systematischen Fehler auf Grund der Variabilität der VES-Rate von Tag zu Tag.

2.4 Verteilungen

Daten, die auf Intervallskalen gemessen werden, werden oft in einer Abbildung dargestellt, die *Häufigkeitsverteilung (Histogramm)* genannt wird. Diese zeigt die Anzahl (oder den Anteil) einer definierten Gruppe von Menschen, die die verschiedenen Meßwerte oder Meßwertbereiche haben (Abb. 2.5). Die Darstellung von Intervalldaten als Häufigkeitsverteilung übermittelt die Informationen relativ detailliert.

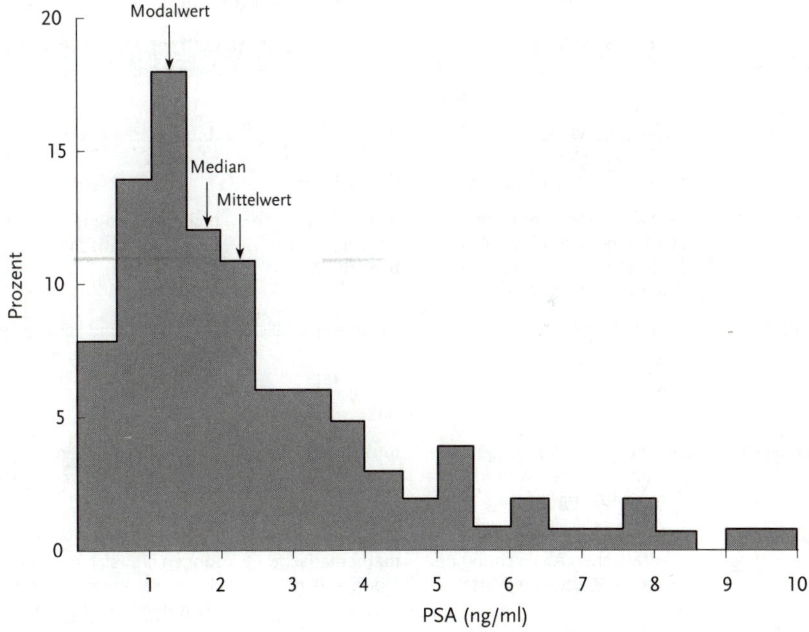

Abb. 2.5: Kennziffern der zentralen Tendenz. Die Verteilung der prostataspezifischen Antigen-(PSA-)Werte bei anscheinend gesunden Männern. (Daten aus: Kane RA, Littrup PJ, Babaian R, Drago JR, Lee F, Chesley A, Murphy GP, Mettlin C. Prostate-specific antigen levels in 1695 men without evidence of prostate cancer. Cancer 1992;69:1201–1207).

2.4.1 Beschreibung von Verteilungen

Es erweist sich als günstig, Verteilungen von Einzelwerten zu verdichten. Diese Verdichtung von Daten ist tatsächlich zwingend, wenn eine große Anzahl von Werten dargestellt und verglichen werden soll. Zwei Grundeigenschaften von Verteilungen werden für diese Verdichtungen genutzt: die *zentrale Tendenz (die Mitte der Verteilung)* und die *Streuung*. Verschiedene Möglichkeiten, die zentrale Tendenz und die Streuung auszudrücken, zusammen mit ihren Vor- und Nachteilen, sind in Tabelle 2.3 zusammengefaßt und in Abbildung 2.5 dargestellt.

Ausdruck	Definition	Vorteile	Nachteile
	zentrale Tendenz		
Mittelwert	$\frac{\text{Summe der Werte für die Beobachtungen}}{\text{Anzahl der Beobachtungen}}$	gut geeignet für mathematische Operationen	durch extreme Werte beeinflußt
Median	Der Wert in der geordneten Folge aller Werte, an dem die Anzahl der Beobachtungen darüber gleich der Anzahl darunter ist	nicht leicht durch extreme Werte beeinflußbar	nicht gut geeignet für mathematische Operationen
Modalwert	Der am häufigsten auftretende Wert	leicht verständlich	manchmal sind keine oder viele häufigste Werte vorhanden
	Variabilität		
Spannweite	Die Spanne vom niedrigsten bis zum höchsten Wert in einer Verteilung	umfaßt alle Werte	durch extreme Werte außerordentlich beeinflußbar
Standardabweichung*	Wurzel aus der mittleren quadratischen Abweichung der einzelnen Werte vom Mittelwert	gut geeignet für mathematische Operationen	für nichtnormale Verteilungen läßt sich damit kein definitiver Anteil der Beobachtungen beschreiben
Perzentil, Dezil, Quartil usw.	beschreibt den Anteil aller Beobachtungen, die unterhalb des angegebenen Wertes liegen	beschreibt die „Außergewöhnlichkeit" eines Wertes ohne Annahmen über die Form einer Verteilung	für statistische Operationen nicht gut geeignet

Tab. 2.3: Kennziffern der zentralen Tendenz und der Variabilität

$$* \sqrt{\frac{\Sigma (x-\bar{x})^2}{n-1}}$$

wobei x = jede Beobachtung, $\bar{x}$ = Mittelwert aller Beobachtungen, n = Anzahl der Beobachtungen

2.4.2 Empirische Verteilungen

Die Häufigkeitsverteilungen von vier Routineblutuntersuchungen (Kalium, alkalische Phosphatase, Glukose und Hämoglobin) sind in Abbildung 2.6 dargestellt. Im allgemeinen liegen die Werte in der Nähe der Mitte und, außer im zentralen Abschnitt der Kurven, gibt es keine „Buckel" oder Unregelmäßigkeiten. Die oberen und unteren Enden der Verteilungen bilden Ausläufer, wobei der Schweif auf der einen Seite oft länger ist als der

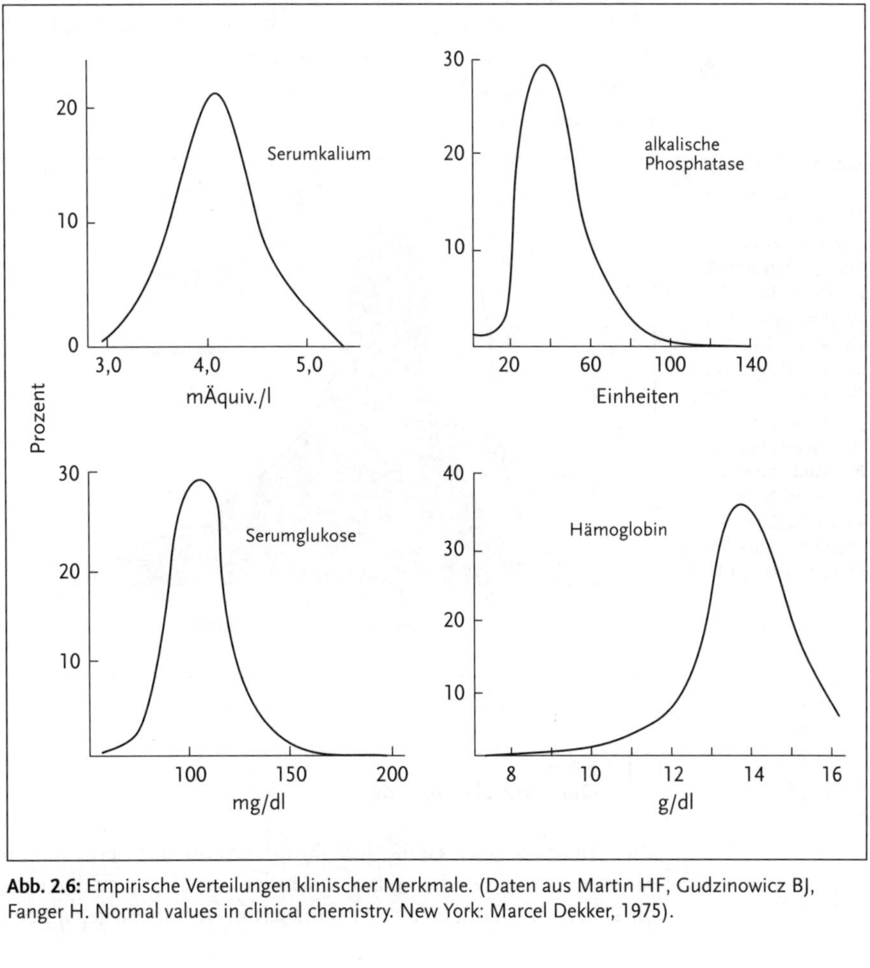

Abb. 2.6: Empirische Verteilungen klinischer Merkmale. (Daten aus Martin HF, Gudzinowicz BJ, Fanger H. Normal values in clinical chemistry. New York: Marcel Dekker, 1975).

Schweif auf der anderen, d. h. die Kurven sind „schief" in Richtung des längeren Endes. Während einige Verteilungen schief in Richtung höherer Werte sind (rechtsschief), verlaufen andere schief in Richtung niedrigerer Werte (linksschief). Alle diese Verteilungen sind mit anderen Worten eingipflig (unimodal), ungefähr glockenförmig, aber nicht unbedingt symmetrisch. Eine weitergehende Ähnlichkeit untereinander besteht nicht.

Die Verteilung der Werte für viele Labortests ändert sich mit den Charakteristika der Patienten, wie z. B. Alter, Geschlecht, Rasse und Ernährung. Abbildung 2.7 zeigt, wie die Verteilung eines solchen Tests, Harnstoffstickstoff im Serum ($U^{+}N$), sich mit dem Alter ändert. Ein $U^{+}N$ von 25 mg/dl wäre außergewöhnlich hoch für einen jungen Menschen, aber nicht besonders auffällig für einen älteren.

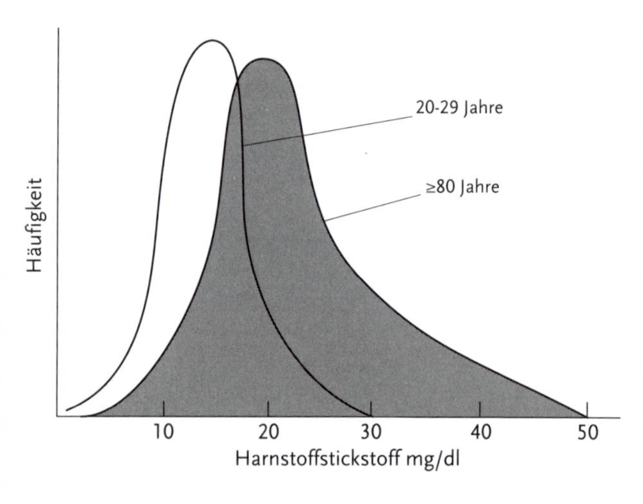

Abb. 2.7: Die Verteilung der klinischen Merkmale verändert sich mit dem Alter: Harnstoffstickstoff im Serum für Personen im Alter von 20 bis 29 Jahren im Vergleich zu Personen von 80 Jahren und älter. (Daten aus Martin HF, Gudzinowicz BJ, Fanger H. Normal values in clinical chemistry. New York: Marcel Dekker, 1975).

2.4.3 Die Normalverteilung

Die „Normal- oder Gauß-Verteilung" basiert auf statistischer Theorie. Obwohl sie keine zwangsläufige Beziehung zu den empirischen Verteilungen hat, wird manchmal davon ausgegangen, daß die Normalverteilung den empirischen Verteilungen nahe kommt. Die Normalverteilung beschreibt ursprünglich die Häufigkeitsverteilung wiederholter Messungen desselben physikalischen Gegenstandes mit demselben Instrument. Die Streuung von Werten spiegelt allein die Zufallsabweichung wider. Eine Normalverteilung ist in Abbildung 2.8 dargestellt. Die Kurve ist symmetrisch und glockenförmig. Sie hat die mathematische Eigenschaft, daß sich zwei Drittel aller Beobachtungen in einem Bereich von plus/minus einer Standardabweichung vom Mittelwert befinden und ungefähr 95% innerhalb von zwei Standardabweichungen.

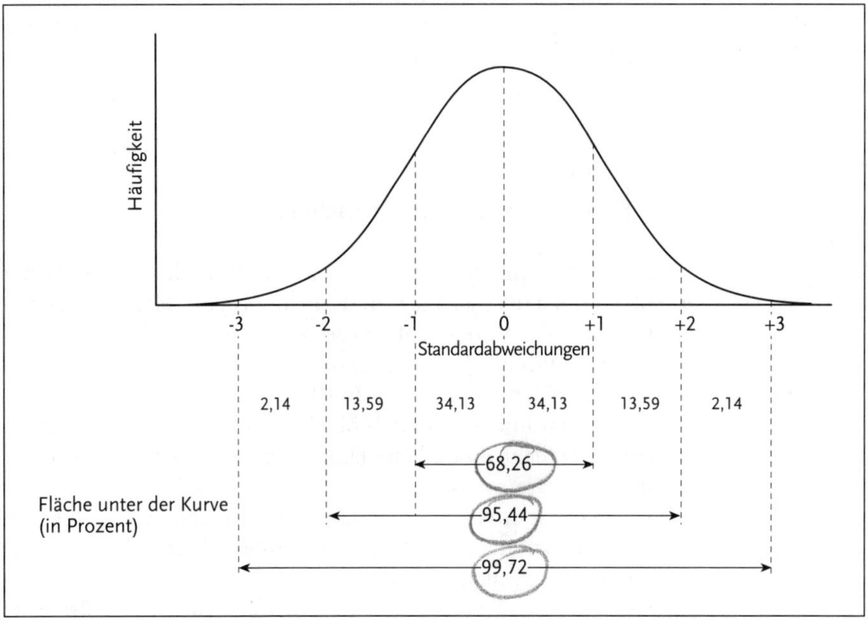

Abb. 2.8: Die Gauß-Normalverteilung

Obgleich klinische Verteilungen oft einer Normalverteilung ähneln, ist die Ähnlichkeit nur grob. Ein Statistiker (4) drückt es so aus:

Es ist eine experimentelle Tatsache, daß die Verteilungen der meisten physiologischen Variablen annähernd glatt, eingipflig und schief sind und daß der Bereich Mittelwert ± 2 Standardabweichungen nicht die gewünschten 95% umfaßt. Wir haben keine mathematischen, statistischen oder anderen Aussagen, die uns erlauben, die Form der Verteilung von physiologischen Merkmalen vorauszusagen.

Die Normalverteilung ist aus der mathematischen Theorie abgeleitet und spiegelt ausschließlich eine Zufallsschwankung wider. Dagegen resultieren empirische Verteilungen von klinischen Merkmalen aus einer Vielzahl von Variationsquellen, besonders den biologischen Unterschieden zwischen den Menschen. Folglich ist es meist eher zufällig, wenn Verteilungen von klinischen Messungen einer Normalverteilung ähneln. Dessenungeachtet wird es oft als Vorteil angesehen, daß klinische Messungen „normal" verteilt sind, weil Mittelwerte und Standardabweichungen relativ leicht zu berechnen und mathematisch gut zu handhaben sind.

2.5 Kriterien für Normabweichungen

Es wäre vorteilhaft, wenn die Häufigkeitsverteilungen klinischer Messungen für „normale" und „nichtnormale" Menschen so unterschiedlich wären, daß diese Verteilungen genutzt werden könnten, um zwei oder mehr unterschiedliche Populationen zu unterscheiden. Das ist der Fall für spezielle DNA- und RNA-Sequenzen und Antigene (Abb. 2.9A), die entweder vorhanden sind oder nicht, obwohl ihre klinischen Manifestationen vielleicht nicht so klar umrissen sind.

Die meisten Verteilungen klinischer Variabler werden jedoch nicht einfach in „normal" und „nichtnormal" eingeteilt, weil sie schon an sich nicht dichotom sind und keine scharfe Trennung oder zwei Gipfel zeigen, die normale und nichtnormale Resultate charakterisieren. Dafür gibt es verschiedene Gründe.

Für viele Laboruntersuchungen gibt es nicht einmal theoretische Gründe für die Annahme, daß verschiedene Populationen (Gesunde und Kranke) existieren. Eine Krankheit wird allmählich erworben und folglich gibt es einen fließenden Übergang von niedrigen zu hohen Werten mit zunehmender Schwere der Krankheit. Laboruntersuchungen, die ein Organversagen widerspiegeln, wie z. B. Serumkreatinin für die Niereninsuffizienz, verhalten sich so.

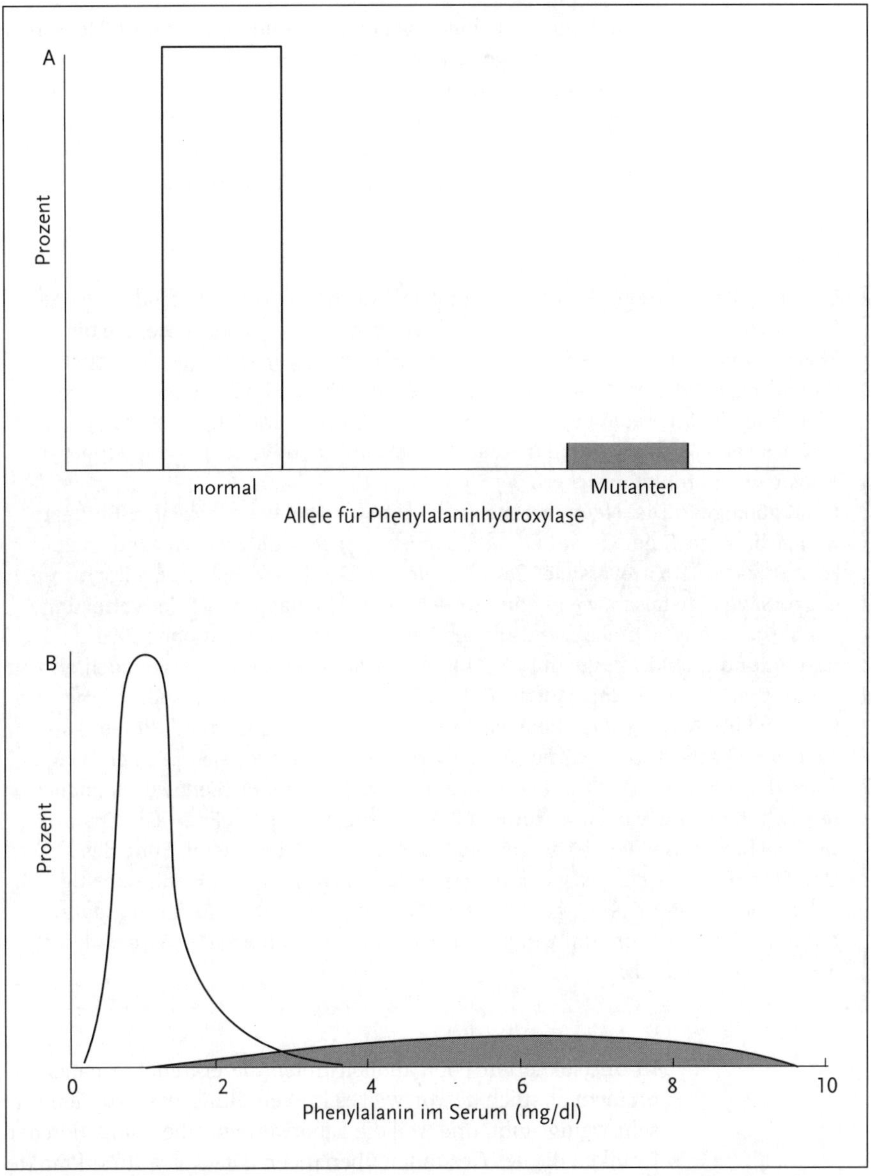

Abb. 2.9: Screeninguntersuchung auf Phenylketonurie (PKU) bei Säuglingen: Dichotome und sich überlappende Verteilungen von normal und nichtnormal. A: Allele, die für die Phenylalaninhydroxylase kodieren, sind entweder normal oder Mutanten. B: Die Verteilungen der Phenylalaninkonzentrationen im Serum Neugeborener mit und ohne PKU überlappen sich und sind von außerordentlich unterschiedlicher Größenordnung. (Die Prävalenz der PKU, tatsächlich etwa 1/10 000, ist übertrieben dargestellt, so daß ihre Verteilung in der Abbildung zu sehen ist).

In anderen Situationen gehören gesunde und kranke Menschen tatsächlich zu getrennten Populationen. Wenn aber die beiden Populationen miteinander vermischt werden, können sie nicht als getrennt erkannt werden, weil die Werte für die Kranken schwanken, sich mit den Werten der Gesunden überlappen oder sich nur wenige Kranke in der Population befinden.

Beispiel

Die Phenylketonurie (PKU) ist eine Krankheit, die durch fortschreitende geistige Retardierung in der Kindheit charakterisiert ist. Mutationen der Allele, die die Phenylalaninhydroxylase kodieren, führen zu einer Dysfunktion dieses Enzyms und bei normaler Ernährung zu einer Akkumulation von Phenylalanin. Die Diagnose, die im ersten Lebensjahr offensichtlich wird, wird durch ständig erhöhte Phenylalaninwerte (ein Vielfaches des üblichen Wertes) und niedrige Tyrosinwerte im Blut gesichert.

Es ist gängige Praxis, Neugeborene auf PKU mittels eines Phenylalanin-Bluttests wenige Tage nach der Geburt zu untersuchen, um sie rechtzeitig behandeln zu können, bevor ein irreversibler Schaden eintritt. Der Test klassifiziert jedoch einige Säuglinge falsch, weil in diesem Alter eine Überlappung in der Verteilung der Serumphenylalaninkonzentrationen bei Säuglingen mit und ohne PKU besteht und weil Säuglinge mit PKU nur einen kleinen Anteil der Untersuchten ausmachen, nämlich ungefähr 1/10 000 (Abb. 2.9B). Einige Neugeborene mit PKU sind im Normbereich, entweder weil sie noch nicht genügend Protein aufgenommen haben oder weil sie eine Allelkombination haben, die mit einer milden Form der Krankheit assoziiert ist. Einige Kinder, die keine PKU entwickeln, haben relativ hohe Werte, weil ihre Mütter z.B. einen nichtnormalen Phenylalaninstoffwechsel haben. Der Test ist so angelegt, daß er schon am unteren Ende des Überlappungsbereichs zwischen normalen und nichtnormalen Werten positiv ist, um die meisten Säuglinge mit dieser Krankheit zu finden, auch wenn dann nur ungefähr einer von fünf Säuglingen mit einem nicht normalen Screeningtest wirklich eine PKU hat.

In unselektierten Populationen treten die erkrankten Patienten oft nicht deutlich hervor, weil es im Verhältnis zu Gesunden nur sehr wenige gibt, und weil die Laborwerte für die Population der Kranken die der Gesunden überlappen. Die Kurve für erkrankte Menschen wird „überdeckt" durch die größere Kurve der nichterkrankten Menschen. Wenn andererseits nichterkrankte und erkrankte Populationen in eher gleich großen Anteilen vermischt werden, vielleicht durch Auswahl von Testpersonen mit einer ungewöhnlich hohen Wahrscheinlichkeit der Krankheit, dann könnte die sich ergebende Verteilung tatsächlich zweigipflig (bimodal) sein. Selbst dann wäre es nicht möglich, einen Wert zu bestimmen, der erkrankte und nichterkrankte Personen klar trennt (s. Kap. 3).

Wenn es keine scharfe Trennlinie zwischen normal und nicht normal gibt und der Arzt entscheiden kann, wo die Trennlinie gezogen wird, welche Grundregeln sollte er dann anwenden, um eine Entscheidung zu treffen? Drei Arten von Normabweichungen haben sich als nützlich herausgestellt: charakterisiert der Wert etwas Unübliches, etwas Krankhaftes oder etwas Behandelbares? Für einen gegebenen Meßwert besteht zwischen den drei Kriterien keine notwendige Beziehung, so daß das, was unter Anwendung des einen Kriteriums für nicht normal gehalten wird, unter Anwendung des anderen aber normal sein kann.

2.5.1 Nicht normal = ungewöhnlich

„Normal" bezieht sich oft auf den am häufigsten auftretenden oder den üblichen Zustand. Alles, was oft geschieht, wird als normal betrachtet, und alles, was selten geschieht, ist nicht normal. Das ist eine statistische Definition, die auf der Häufigkeit eines Charakteristikums in einer definierten Population beruht. Im allgemeinen besteht die Referenzpopulation aus Menschen ohne Krankheit, aber das muß nicht unbedingt der Fall sein. Wir können z. B. sagen, daß es normal ist, nach einem chirurgischen Eingriff Schmerzen oder wegen eines Ekzems Juckreiz zu haben.

Es ist verlockend, sich genauer festzulegen, indem man mit mathematischen Mitteln definiert, was nicht normal ist. Ein übliches Verfahren, den Schnittpunkt zwischen normal und nicht normal zu bestimmen, ist die in gewisser Weise willkürliche Übereinkunft, daß alle Werte, die über 2 Standardabweichungen vom Mittelwert entfernt liegen, „nicht normal" sind. In der Annahme, daß sich die betreffende Verteilung einer Normalverteilung (Gauß-Verteilung) nähert, würden dann 2,5% der Beobachtungen an jedem Schweif der Verteilung liegen und für nicht normal angesehen werden.

Natürlich sind, wie schon erläutert wurde, die meisten biologischen Merkmale nicht normalverteilt. Folglich ist es besser,

Werte durch die Festlegung eines Anteils der tatsächlichen Verteilung, also über Perzentile, als ungewöhnlich zu definieren. Auf diese Weise ist es möglich, eine direkte Aussage darüber zu treffen, wie selten ein Wert ist, ohne Annahmen über die Form der Verteilung, aus der dieser Wert stammt, zu machen.

Üblicherweise wird eine statistische Definition dessen, was normal ist, benutzt. Es gibt aber verschiedene Fälle, in denen das vieldeutig oder irreführend sein kann.

Erstens wäre, wenn alle Werte, die über einem willkürlichen statistischen Limit, z. B. dem 95. Perzentil liegen, für nicht normal gehalten würden, die Prävalenz aller Krankheiten dieselbe, nämlich 5 Prozent. Das steht in Widerspruch zu dem, was wir über Krankheitshäufigkeiten wissen.

Zweitens gibt es keine allgemeine quantitative Beziehung zwischen dem Grad der statistischen „Ungewöhnlichkeit“ und einer klinischen Erkrankung. Die Beziehung ist nur für die betreffende Krankheit charakteristisch. Für manche Merkmale gilt, daß Abweichungen vom „Üblichen“ nur bei ganz extremen Werten, die ziemlich weit über das 95. oder sogar das 99. Perzentil hinausgehen, mit einer Krankheit, zumindest in wesentlicher Ausprägung, assoziiert sind.

Beispiel

Die Weltgesundheitsorganisation (WHO) hält eine Anämie dann für gegeben, wenn die Hämoglobinwerte (Hb) unter 12 g/dl bei erwachsenen nichtschwangeren Frauen liegen. In einer britischen Erhebung bei Frauen zwischen 20 und 64 Jahren lag der Hb-Wert unter 12 g/dl bei 11% von 920 nichtschwangeren Frauen. Das war zweimal mehr als man erwarten würde, wenn das Kriterium für die Normabweichung das Überschreiten der Grenze von 2 Standardabweichungen wäre (5). Aber die Frage ist, ob die Frauen mit Hb-Werten unter 12 g/dl in irgendeiner Weise „krank“ auf Grund ihres relativ niedrigen Hb-Wertes waren. Dazu sind zwei Möglichkeiten denkbar: Der niedrige Hb-Wert kann mit Symptomen verbunden sein, oder er ist die Manifestation einer ernsten zugrundeliegenden Krankheit. Symptome, wie z.B. Müdigkeit, Schwindelgefühl und Reizbarkeit, waren nicht mit dem Hb-Wert korreliert, zumindest nicht bei Frauen, deren Hb-Wert oberhalb 8,0 lag. Außerdem erhöhte zwar oral verabreichtes Eisen, das Frauen mit einem Hb-Wert zwischen 8,0 und 12,0 erhielten, den Hb-Wert um durchschnittlich 2,30 g/dl, führte aber zu keiner deutlicheren Verbesserung der

Symptome als bei den Frauen, die Placebo erhielten. Was die ernste, zugrundeliegende Krankheit betrifft, kann ein zufällig festgestellter niedriger Hb-Wert die Manifestation von Krebs, chronischer Infektion oder rheumatischer Krankheiten anzeigen. Aber das trifft nur für einen sehr kleinen Anteil von Frauen mit niedrigem Hb-Wert zu.
Folglich ist eine Anämie nur bei Hb-Werten unter 8,0 g/dl, die bei weniger als 1 Prozent dieser Frauen auftrat, ein ernsthaftes gesundheitliches Problem.

Drittens können bei manchen Labortests Werte über den gesamten Bereich, von niedrig bis hoch, mit einem Erkrankungsrisiko assoziiert sein. Für Serumcholesterol besteht eine fast dreifache Risikoerhöhung von „niedrignormalen" bis zu „hochnormalen" Werten.

Viertens sind einige extreme Werte eindeutig ungewöhnlich, aber gegenüber den häufiger vorkommenden Werten eher günstig. Das trifft besonders für das untere Ende einiger Verteilungen zu. Wer wäre nicht froh, einen Serumkreatininwert von 0,4 mg/dl oder einen systolischen Blutdruck von 105 mmHg zu haben? Beide Werte sind außergewöhnlich niedrig, aber sie bedeuten einen besseren Gesundheitszustand oder ein niedrigeres Risiko.

Fünftens schließlich können Patienten bei Laboruntersuchungen, die eigentlich aussagekräftig für eine Krankheit sind, Werte in einem Bereich haben, wie er für gesunde Menschen üblich ist, obwohl sie eindeutig krank sind. Beispiele dafür sind ein Hydrozephalus mit niedrigem Hirndruck, ein Glaukom mit normalen Druckwerten oder auch ein normokalzämischer Hyperparathyreoidismus.

2.5.2 Nicht normal = mit Krankheit assoziiert

Ein besser begründeter Ansatz, normal von nicht normal zu unterscheiden, besteht darin, solche Beobachtungen als „nicht normal" zu bezeichnen, die in der Regel mit Krankheit, Behinderung oder Tod, d. h. klinisch bedeutungsvollen Abweichungen von dem, was man „Gesundheit" nennt, assoziiert sind.

Beispiel

Was ist ein „normaler" Alkohol-(Ethanol-)Konsum? Verschiedene Studien haben eine U-förmige Beziehung zwischen Alkoholkonsum und Mortalität nachgewiesen: hohe Todesraten bei Abstinenzlern, niedrigere bei mäßigen Trinkern und hohe Mortalität bei starken Trinkern (Abb. 2.10). Man hat vermutet, daß geringere Todesraten bei erhöhtem Alkoholkonsum am unteren Teil der Kurve auftreten, weil der Alkohol die Serumkonzentration der High-density-Lipoproteine erhöht, was vor Herzkreislaufkrankheiten schützt. Andererseits reduzieren Menschen ihren Alkoholkonsum, wenn sie krank werden, und das könnte die hohe Sterblichkeitsrate, die mit niedrigem Alkoholkonsum verbunden ist, erklären (6). Hohe Todesraten bei hohem Konsum sind weniger umstritten: Alkohol ist eine Ursache verschiedener tödlicher Erkrankungen (Herzkrankheiten, Krebs und Schlaganfall). Die Interpretation der Ursachen für die U-förmige Kurve entscheidet darüber, ob es genauso „ nicht normal" ist, Abstinenzler zu sein, wie es „nicht normal" ist, viel Alkohol zu trinken.

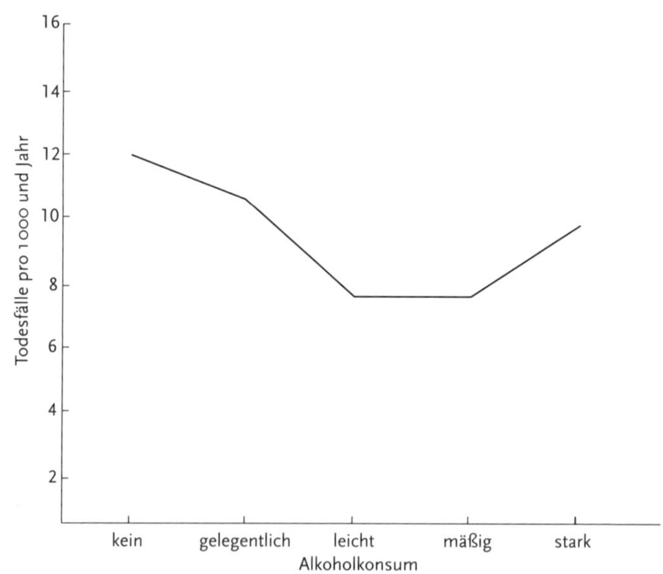

Abb. 2.10: Nicht normal, weil mit Krankheiten assoziiert. Der Zusammenhang zwischen Alkoholkonsum und Mortalität. (Aus: Shaper AG, Wannamethee G, Walker M. Alcohol and mortality in British men: explaining the U-shaped curve. Lancet 1988;2:1267–1273).

2.5.3 Nicht normal = behandelbar

Für einige Krankheitszustände, besonders für solche, die an sich keine Beschwerden verursachen (d. h. asymptomatisch sind), ist es besser, eine Messung nur dann für nicht normal zu halten, wenn die Behandlung dieses Zustandes, der durch den Meßwert angezeigt wird, zu einer besseren Prognose führt. Das ist deshalb so, weil nicht alles, was mit einem erhöhten Risiko assoziiert ist, erfolgreich behandelt werden kann. Möglicherweise wird durch die Beseitigung dieses asymptomatischen Zustandes das Risiko nicht beseitigt, entweder, weil dieser Zustand selbst nicht die Ursache der Krankheit ist, sondern nur mit einer Ursache assoziiert ist, oder weil schon ein irreversibler Schaden eingetreten ist. Ferner kann es unvertretbare negative psychische Effekte auslösen, Menschen als „nicht normal" zu bezeichnen, wenn eine Therapie ihre Prognose nicht verbessern kann.

Was wir als behandelbar ansehen, verändert sich mit der Zeit. Bestenfalls beruhen therapeutische Entscheidungen auf den Belegen gut durchgeführter klinischer Studien (Kap. 8). In dem Maße, wie sich neues Wissen aus den Ergebnissen klinischer Studien ergibt, kann sich der Schwellenwert, ab dem eine Therapie für nützlich gehalten wird, ändern. So hat sich z. B. durch die Anhäufung von Belegen aus Studien zur Therapie der Hypertonie die Festlegung dazu, welche Hypertoniewerte zu behandeln sind, geändert. Je mehr Studien durchgeführt wurden, desto niedriger sind allmählich die diastolischen Blutdruckwerte geworden, für die gezeigt wurde, daß sich eine Therapie lohnt.

2.6 Regression zur Mitte

Wenn Ärzte mit einem unerwarteten abnormalen Testergebnis konfrontiert werden, sind sie geneigt, diese Untersuchung zu wiederholen. Oft ist das Ergebnis des zweiten Testes dem Normalbereich näher. Warum ist das so? Soll dadurch das Ergebnis bestätigt werden?

Bei Patienten, die auffallen, weil sie einen extremen Wert in einer Verteilung aufweisen, kann man normalerweise erwarten, daß sie weniger extreme Werte bei Folgemessungen haben werden. Das hat rein statistische Gründe und geschieht nicht, weil sich der Gesundheitszustand des Patienten unbedingt gebessert hat. Das Phänomen wird *Regression zur Mitte* genannt.

Regression zur Mitte entsteht auf folgende Art und Weise (Abb. 2.11): Personen werden zur Aufnahme in eine Studie oder zu weiterer Diagnostik oder Therapie ausgewählt, weil bei ihnen die erste Messung eines Merkmals jenseits eines willkürlich gewählten Schwellenwertes am Schweif einer Verteilung von Werten für alle untersuchten Patienten lag. Einige von ihnen bleiben bei nachfolgenden Messungen oberhalb dieses Wertes, weil ihre wahren Werte regelmäßig höher sind als der Durchschnittswert. Aber andere, bei denen während des anfänglichen Screenings Werte oberhalb des Schwellenwertes gefunden wurden, haben normalerweise niedrigere Werte. Sie fielen nur deswegen auf, weil sie zum Zeitpunkt der ersten Messung infolge Zufallsschwankung einen hohen Wert hatten. Wenn die Messung noch einmal durchgeführt wird, haben diese Menschen niedrigere Werte als während des ersten Screenings. Dieses Phänomen drückt also den Mittelwert der Untergruppe von Patienten, die ursprünglich Werte oberhalb des Schnittpunktes hatte, immer mehr in Richtung Durchschnittswert hinunter.

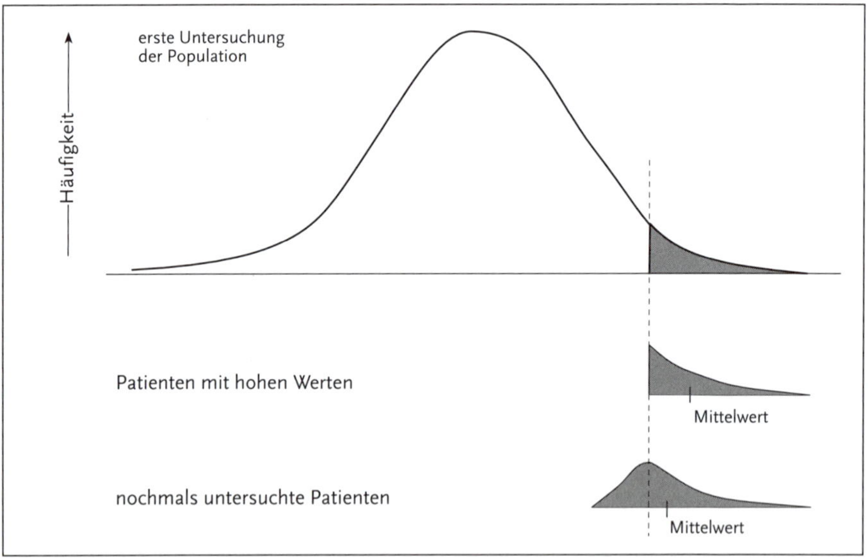

Abb. 2.11: Regression zur Mitte

Folglich rücken Patienten, die auf Grund eines außergewöhnlich hohen oder niedrigen Laborbefundes herausgefunden wurden, im Durchschnitt näher an das Zentrum der Verteilung heran, wenn der Test wiederholt wird. Außerdem sind später erhobene oder gemessene Werte wahrscheinlich exaktere Schätzungen des wahren Wertes, den man erhalten würde, wenn die Messungen für einen einzelnen Patienten viele Male wiederholt würden. Folglich ist die althergebrachte Praxis, Laboruntersuchungen, die sich als nicht normal herausgestellt haben, zu wiederholen und den zweiten Test, der oft innerhalb normaler Grenzen liegt, für den korrekten zu halten, nicht nur Wunschdenken. Das hat eine korrekte theoretische und auch eine empirische Grundlage. Es ist z. B. nachgewiesen worden, daß die Hälfte der Serum-T_4-Werte, die beim Screening außerhalb normaler Grenzen lagen, bei Wiederholung innerhalb des Normbereiches waren (7). Je extremer aber der Wert der ersten Untersuchung war, desto weniger ist es wahrscheinlich, daß er bei Wiederholung im Normbereich liegt.

2.7 Zusammenfassung

Klinische Befunde und Laborergebnisse werden auf Nominal-, Ordinal- und Intervallskalen beschrieben. Obgleich viele klinische Beobachtungen in eine kontinuierliche Werteskala gehören, werden sie oft aus praktischen Gründen zu dichotomen Kategorien (normal/nichtnormal) vereinfacht. Beobachtungen klinischer Eigenschaften schwanken auf Grund von Meßfehlern, Differenzen innerhalb des einzelnen Individuums in Abhängigkeit von der Zeit und auf Grund von Unterschieden zwischen den Individuen. Die Leistungsfähigkeit einer Meßmethode wird durch Validität (mißt sie, was sie messen soll?), Reliabilität (ergeben wiederholte Messungen derselben Sache dasselbe Resultat?), Meßbereich, Veränderungssensibilität und Interpretierbarkeit charakterisiert.

Häufigkeitsverteilungen für klinische Variable haben verschiedene Formen, die durch die Beschreibung ihrer zentralen Tendenz und ihrer Streuung zusammengefaßt werden können.

Die Laborwerte von „normalen" und „nichtnormalen" Individuen überlappen sich oft. Deswegen und wegen der relativ geringen Prävalenz von „nichtnormalen" Menschen ist es in der

Regel nicht möglich, sauber zwischen diesen beiden Gruppen allein unter Verwendung des Laborwertes zu unterscheiden. Die Wahl eines Punktes, an dem das Normale endet und Nichtnormales beginnt, ist willkürlich und steht oft im Zusammenhang mit einer der drei Definitionen für Normabweichungen: abweichend von der Norm, weil statistisch ungewöhnlich, weil mit einer Krankheit assoziiert oder weil behandelbar. Wenn Patienten mit extremen Werten eines Testes gefunden werden und dieser Test wiederholt wird, liegen die beim zweiten Mal gemessenen Werte wahrscheinlich näher an dem zentralen (statistisch normalen) Teil der Häufigkeitsverteilung. Dieses Phänomen wird Regression zur Mitte genannt.

Diagnose

Auf viererlei Art entstehen die Vorstellungen in uns: Die Dinge sind entweder das, was sie uns zu sein scheinen; oder scheinen uns nicht so zu sein und sind es auch nicht; oder sie sind es, scheinen es aber nicht zu sein; oder sie sind es nicht und scheinen es doch zu sein. Das Rechte zu treffen in allen diesen Fällen, ist Sache des Weisen.

Epiktet,
um 50–130 n.Chr.

Ärzte widmen einen großen Teil ihrer Zeit der Aufgabe, Diagnosen für die Beschwerden und Normabweichungen zu stellen, die sich bei ihren Patienten finden. Die Diagnosen werden nach Durchführung verschiedener diagnostischer Tests gesichert. Erfahrene Ärzte nutzen ihr gutes Urteilsvermögen, ihre profunden Literaturkenntnisse und ein grobes Raster, um die Informationen schnell einzuordnen. Dessenungeachtet gibt es aber Grundprinzipien, mit denen ein Arzt vertraut sein sollte, wenn er diagnostische Tests interpretiert. Dieses Kapitel beschäftigt sich mit derartigen Prinzipien.

Unter einem *diagnostischen Test* versteht man im allgemeinen einen Test, der in einem Laboratorium durchgeführt wird. Aber die Prinzipien, die in diesem Kapitel diskutiert werden, sind ebensogut auf klinische Informationen aus Anamnese, klinischer Untersuchung und bildgebenden Verfahren anwendbar. Sie sind auch anwendbar, wenn eine bestimmte Konstellation von Befunden als diagnostischer Test dient. So könnte man vom Wert neurologischer Prodromalsymptome, Kopfschmerzen, Übelkeit und Erbrechen beim Diagnostizieren der klassischen Migräne sprechen oder vom Wert von Hämoptyse und Gewichtsverlust bei Zigarettenrauchern als Indikatoren für Lungenkrebs.

3.1 Vereinfachung von Daten

In Kapitel 2 wurde aufgezeigt, daß klinische Merkmale, einschließlich der Daten aus diagnostischen Tests, auf Nominal-, Ordinal-

oder Intervallskalen ausgedrückt werden. Ungeachtet der Art der Daten, die ursprünglich bei den diagnostischen Verfahren entstehen, reduzieren Ärzte die Daten generell auf eine einfachere Form, um sie in der Praxis nutzbar zu machen. Die meisten Ordinalskalen sind Beispiele für diesen Vereinfachungsprozeß. Es ist offensichtlich, daß Herzgeräusche von sehr laut bis unhörbar variieren können. Aber der Versuch, subtile Abstufungen der Intensität der Geräusche auszudrücken, ist für die klinische Entscheidungsfindung unnötig. Einfache Ordinalskalen – Grad I bis VI – leisten denselben Dienst. Häufiger werden komplexe Daten auf eine einfache Dichotomie reduziert, z. B. vorhanden/nicht vorhanden, abnormal/normal oder krank/gesund. Das wird besonders dann gemacht, wenn die Untersuchungsergebnisse zu einer Therapieentscheidung verwendet werden. Zu jedem beliebigen Zeitpunkt sind Entscheidungen über therapeutische Maßnahmen Entweder-oder-Entscheidungen. Entweder die Behandlung wird begonnen oder zurückgestellt.

Die Nutzung von Blutdruckdaten für die Entscheidung zur Therapie ist ein Beispiel dafür, wie wir die Informationen für praktische klinische Zwecke vereinfachen. Der Blutdruck wird im allgemeinen bis zu einer Genauigkeit von 5 mmHg, d. h. auf einer Intervallskala, gemessen. Die meisten Richtlinien zur Behandlung der Hypertonie, wie z. B. die des Joint National Committee on the Detection, Evaluation, and Treatment of Hypertension (1), wie auch die meisten Ärzte wählen einen bestimmten Wert (z. B. 95 mmHg diastolischer Druck), bei dem eine medikamentöse Therapie begonnen werden soll. Zu diesem Zweck haben Ärzte die Intervalldaten in Nominaldaten (in diesem Fall dichotome) umgewandelt. Bleiben wir bei diesem Beispiel. Das Joint National Committee empfiehlt Ärzten, einen Behandlungsplan in Abhängigkeit davon zu wählen, ob der diastolische Blutdruck des Patienten „leicht erhöht“ (90 bis 94 mmHg), „mäßig erhöht“ (95 bis 114 mmHg) oder „stark erhöht“ (höher als 115 mmHg) ist. Das ist eine Ordinalskala.

3.2 Die Genauigkeit eines Testergebnisses

Eine Diagnose zu stellen, ist ein unvollkommener Prozeß, der eher eine Wahrscheinlichkeitsaussage als eine Gewißheit darstellt. In der Vergangenheit wurde die diagnostische Sicherheit oder Unsicherheit eines Arztes bei einer klinischen Diagnose mit Worten wie *ausgeschlossen* oder *möglich* wiedergegeben. In zunehmendem Maße drückt der moderne Arzt die Möglichkeit, daß ein Patient eine Krankheit hat, als Wahrscheinlichkeit aus. Wenn das der Fall ist, muß sich der Arzt mit den mathematischen Beziehungen zwischen den Eigenschaften diagnostischer Testverfahren und den Informationen, die sie in verschiedenen klinischen Situationen liefern, vertraut machen. In vielen Fällen wird das Verständnis dieser Probleme dem Arzt helfen, eine gewisse Unsicherheit im Umgang mit diagnostischen Tests zu überwinden. In anderen Fällen trägt es lediglich dazu bei, daß der Arzt erkennt, daß seine Unsicherheit „ein höheres Niveau" erreicht hat.

Eine einfache Möglichkeit, die Beziehung zwischen den Ergebnissen eines Tests und der wahren Diagnose zu betrachten, wird in Abbildung 3.1 aufgezeigt. Der Test wird entweder als positiv (abnorm) oder negativ (normal) und die Krankheit entweder als vorliegend oder als nicht existent dargestellt. Dann gibt es vier mögliche Interpretationen der Testergebnisse, zwei davon sind richtig und zwei falsch. Der Test hat die richtige Antwort gegeben, wenn er positiv ist bei Vorliegen einer Krankheit oder negativ, wenn keine Erkrankung vorliegt. Andererseits ist der Test irreführend, wenn er positiv ist und keine Krankheit vorliegt (falschpositiv) oder wenn er negativ ausfällt, aber die Krankheit vorliegt (falschnegativ).

		Krankheit	
		vorhanden	nicht vorhanden
Test	positiv	richtig-positiv a	falsch-positiv b
	negativ	falsch-negativ c	richtig-negativ d

Abb. 3.1: Der Zusammenhang zwischen einem diagnostischen Testergebnis und dem Auftreten einer Krankheit. Es gibt zwei Möglichkeiten für ein korrektes Testergebnis (richtig-positiv und richtig-negativ) und zwei Möglichkeiten für ein nichtkorrektes Testergebnis (falsch-positiv und falsch-negativ).

3.2.1 Der Goldstandard

Die Beurteilung der Genauigkeit eines Tests beruht auf seiner Beziehung zum Wissen, ob die Krankheit tatsächlich vorliegt oder nicht. Dieses Wissen wird als „Goldstandard“ bezeichnet. Wie es sich herausstellt, ist der Goldstandard oft schwer faßbar. Manchmal ist der Standard für die Beurteilung der Genauigkeit selbst ein relativ einfacher und billiger Test, z. B. ein Rachenabstrich auf β-hämolysierende Streptokokken der Gruppe A, um den klinischen Verdacht einer Streptokokkenangina zu bestätigen, oder ein Antikörpertest auf HIV. Das ist aber meist nicht der Fall. Häufiger muß man auf relativ komplizierte, teure oder riskante Untersuchungsverfahren zurückgreifen, um sicherzugehen, daß die Krankheit vorliegt oder nicht. Dazu gehören Biopsie, Probeexzision oder explorative Laparotomie und natürlich die Autopsie.

Bei Krankheiten, die nicht selbstlimitierend sind und gewöhnlich erst einige Jahre nach ihrem ersten Verdacht manifest werden, können die Ergebnisse der Verlaufskontrolle als Goldstandard dienen. Die meisten Krebsarten und chronische degenerative Erkrankungen gehören in diese Kategorie. Für diese Krankheiten ist eine diagnostische Sicherung selbst dann möglich, wenn eine sofortige Bestätigung der Resultate eines Untersuchungsverfahrens unterbleibt, weil der verfügbare Goldstandard zu riskant, kompliziert oder zu teuer ist. Sorgfältig muß die Dauer der Verlaufskontrolle festgelegt werden, die einerseits lang genug sein muß, damit sich die Erkrankung manifestieren kann, aber andererseits nicht so lang, daß neue Krankheitsfälle nach der ursprünglichen Untersuchung entstehen können.

Weil es fast immer kostspieliger und gefährlicher ist, diese präziseren Methoden der Wahrheitsfindung zu nutzen, ziehen Ärzte und Patienten wenigstens anfangs einfachere Untersuchungen dem gründlichen Goldstandard vor. Thoraxröntgen und Sputumabstriche werden eher genutzt, die Ursache einer Pneumonie zu bestimmen, als eine Lungenbiopsie mit Untersuchung des erkrankten Lungengewebes. In ähnlicher Weise werden Elektrokardiogramm und Serumenzyme öfter genutzt, um die Diagnose eines akuten Myokardinfarkts zu erhärten als eine Herzkatheteruntersuchung oder als bildgebende Verfahren. Die einfacheren Verfahren werden als Ersatz, als Näherungsverfahren für kompliziertere, aber genauere Methoden benutzt, um das Vorliegen einer Krankheit festzustellen, allerdings mit dem Wissen, daß sich daraus ein gewisses Risiko der Fehlklassifizierung ergibt. Dieses Risiko ist durch die Gefahrlosigkeit und Handhabbarkeit der einfacheren Tests gerechtfertigt. Aber einfachere Verfahren sind nur anwendbar, wenn die Risiken der Fehlklassifizierung bekannt sind und als ausreichend niedrig bewertet werden. Das erfordert fundierte Daten, um die Genauigkeit der Näherungsverfahren im Vergleich mit einem entsprechenden Standard bewerten zu können.

3.2.2 Fehlende Informationen über negative Tests

Klinische Studien, die den Wert diagnostischer Tests beschreiben, sollten Angaben zu allen vier Feldern, die in Abbildung 3.1 dargestellt sind, liefern. Ohne diese Daten ist es nicht möglich, die Risiken einer Fehlklassifizierung zu beurteilen und kritische Fragen zur Leistungsfähigkeit eines Tests zu beantworten. Vorausgesetzt, daß es das Ziel ist, alle vier Felder auszufüllen, muß festgestellt werden, daß es manchmal schwer ist, das tatsächlich zu tun. Es kann sein, daß eine objektive und valide Methode, die Diagnose zu stellen, zwar existiert, aber aus ethischen oder praktischen Gründen nicht zur Verfügung steht, um die Eigenschaften eines diagnostischen Verfahrens formal darzustellen. Man muß die Bedingungen, unter denen die meisten Informationen über diagnostische Tests gewonnen werden, bedenken. Publizierte Mitteilungen kommen hauptsächlich aus einem klinischen und nicht aus einem Forschungsumfeld. Unter diesen Umständen nutzen Ärzte den Test bei der Behandlung ihrer Patienten. Sie halten sich aber im wohlverstandenen Interesse ihrer Patienten nur dann für berechtigt, eine ausgedehntere Bewertung dieser Tests vorzunehmen, wenn vorausgehende diagnostische Prüfungen dieser Tests positiv ausgegangen sind. Es widerstrebt ihnen natürlich, eine aggressive Abklärung einzuleiten, die mit Risiken und Kosten verbunden ist, wenn der Test negativ ausgegangen ist. Die Folge ist, daß Informationen über negative Tests, gleichgültig ob richtignegativ oder falschnegativ, in der medizinischen Literatur weniger vollständig sind.

Dieses Problem wird anhand einer bekannten Studie zum Nutzen des Bluttests zum Nachweis des prostataspezifischen Antigens (PSA) bei der Diagnose des Prostatakrebses illustriert (2).

Patienten mit PSA oberhalb eines Grenzwertes wurden einer Biopsie unterzogen, nicht aber Patienten mit PSA unterhalb des Grenzwertes. Verständlicherweise widerstrebte es den Autoren, Männer einer unangenehmen Untersuchung ohne begründeten Verdacht zu unterziehen. Folglich hat die Studie nicht dazu beigetragen, die Falschnegativrate für PSA-Screening festzustellen.

3.2.3 Fehlende Informationen über Testergebnisse bei nicht erkrankten Menschen

Wie bereits oben diskutiert, sind Ärzte verständlicherweise abgeneigt, komplizierte Untersuchungen an Patienten durchzuführen, die keine Probleme haben. Die Bewertung der Leistungsfähigkeit eines Testverfahrens kann aber äußerst irreführend sein, wenn der Test nur bei Patienten mit der untersuchten Erkrankung angewandt wird.

Beispiel

Eine Magnetresonanztomographie-(MRT-)Untersuchung der Lendenwirbelsäule wird häufig zur Beurteilung bei Patienten mit Schmerzen im unteren Rückenbereich genutzt. Bei vielen Patienten wird mittels MRT ein Bandscheibenvorfall festgestellt, was oft dazu dient, die Schmerzen zu erklären und eine Behandlung einzuleiten.

MRT-Untersuchungen wurden an 98 asymptomatischen freiwilligen Probanden durchgeführt (3). Die Ergebnisse wurden von Radiologen ausgewertet, die den Symptomenstatus der Patienten nicht kannten. Verdickte oder prominente Bandscheiben wurden in fast zwei Dritteln der asymptomatischen Probanden festgestellt, was nur leicht unter der Häufigkeit ähnlicher Normabweichungen bei Patienten mit Rückenschmerzen lag. Die Autoren schlußfolgerten, daß solche Befunde „häufig zufällig“ sein können.

3.2.4 Fehlende objektive Standards für eine Krankheit

Für einige Krankheitszustände gibt es einfach keine verbindlichen Kriterien für die Diagnose. Angina pectoris ist dafür ein

Beispiel. Die klinischen Manifestationen wurden vor fast einem Jahrhundert beschrieben. Aber es gibt noch immer keine bessere Methode, das Vorliegen einer Angina pectoris zu bestätigen, als eine sorgfältig erhobene Anamnese. Zweifellos stehen sehr viele objektiv meßbare Befunde mit diesem klinischen Syndrom in Zusammenhang, z. B. das Vorliegen von Koronararterienstenosen in der Angiographie, verzögerte Perfusion bei einem Thalliumbelastungstest und charakteristische Veränderungen im EKG sowohl in Ruhe als auch bei Belastung. Alle diese Phänomene werden gewöhnlich bei Patienten mit Verdacht auf Angina pectoris gefunden. Aber keines ist so eng mit dem klinischen Syndrom assoziiert, daß es als Standard dienen könnte, mit dessen Hilfe eine Angina pectoris nachgewiesen oder ausgeschlossen werden kann.

Manchmal wird, gewöhnlich in dem Bemühen, „gründlich zu sein“, ein Zirkelschluß begangen. Die Validität eines Labortests wird durch Vergleich seiner Ergebnisse mit der klinischen Diagnose, die auf einer sorgfältigen Anamnese der Symptome und einer klinischer Untersuchung beruht, nachgewiesen. Ist dieser Test einmal etabliert, wird er nun genutzt, um die klinische Diagnose, die auf Grund der Anamnese und klinischen Untersuchung gestellt wurde, zu validieren! Ein Beispiel dafür wäre die Anwendung der Manometrie, um ein Reizdarmsyndrom zu „sichern“, weil das Kontraktionsmuster, das durch die Manometrie aufgezeichnet und für das Reizkolon für charakteristisch gehalten wird, vorher als typisch für diese Diagnose nach dem klinischen Eindruck beurteilt wurde.

3.2.5 Die Folgen unvollkommener Standards

Auf Grund solcher Schwierigkeiten ist es manchmal für praktisch tätige Ärzte nicht möglich, Informationen darüber zu erhalten, wie gut die von ihnen genutzten Untersuchungsverfahren mit einem absolut glaubwürdigen Standard übereinstimmen. Sie müssen als ihren Validitätsstandard einen anderen Test wählen, der zugegebenermaßen unvollkommen ist, aber als der beste zur Verfügung stehende gilt. Das kann sie zwingen, einen schlechten Test mit einem gleich schlechten zu vergleichen, wovon einer als Standard der Validität dient, weil er schon länger im Gebrauch ist oder durch übereinstimmende Meinung von Experten für überlegen gehalten wird. Dadurch kann ein Paradoxon entstehen. Wenn ein neuer Test mit einem alten (aber ungenauen) Standardtest verglichen wird, kann der neue Test als schlechter erscheinen, obwohl er tatsächlich besser ist. Wenn der neue Test beispielsweise empfindlicher ist als der Standardtest, würden die zusätzlichen Patienten, die mit dem neuen Test identifiziert wurden, für falschpositiv im Vergleich zu dem alten Test gehalten werden. Genau das war der Fall bei dem Vergleich zwischen Real-time-Ultrasonographie und der oralen Cholezystographie zum Nachweis von Gallensteinen (4). Bei fünf Patienten war die Ultraschalluntersuchung auf Gallensteine, die bei einem adäquaten Cholezystogramm übersehen worden waren, positiv. Zwei der Patienten haben sich später einem chirurgischen Eingriff unterzogen und es wurden Gallensteine gefunden, so daß für wenigstens zwei dieser Patienten das orale Cholezystogramm tatsächlich weniger exakt war als die neuere Real-time-Ultrasonographie. In gleicher Weise werden die Ergebnisse eines neuen Tests, der bei Patienten, die die Krankheit tatsächlich nicht haben, häufiger negativ ausfällt als das alte Testverfahren, für falschnegativ gehalten. Wenn also ein ungenauer Standard für die Validität genutzt wird, kann ein neuer Test nicht besser sein als der Standardtest und wird als unterlegen erscheinen, auch wenn er den wirklichen Verhältnissen besser entspricht.

3.3 Sensitivität und Spezifität

Abbildung 3.2 faßt einige Beziehungen zwischen einem diagnostischen Test und dem tatsächlichen Vorliegen einer Krankheit zusammen. Damit wird Abbildung 3.1 unter Hinzufügung einiger nützlicher Definitionen erweitert. Der größte Teil des nun folgenden Textes dieses Kapitels beschäftigt sich im einzelnen mit diesen Zusammenhängen. Abbildung 3.3 veranschaulicht diese Zusammenhänge. Als diagnostischer Test wird der klinische Eindruck des medizinischen Personals bewertet, ob Patienten, die über eine Pharyngitis klagen, eine Infektion mit β-hämolysierenden Streptokokken vom Typ A haben oder nicht. Der Goldstandard ist ein Rachenabstrich mit einer Bakterienkultur.

		Krankheit vorhanden	**Krankheit** nicht vorhanden		
Test	positiv	a	b	a+b	$PV+=\frac{a}{a+b}$
	negativ	c	d	c+d	$PV-=\frac{d}{c+d}$
		a+c	b+d	a+b+c+d	
		$Se=\frac{a}{a+c}$	$Sp=\frac{d}{b+d}$	$P=\frac{a+c}{a+b+c+d}$	
		$LQ+=\frac{\frac{a}{a+c}}{\frac{b}{b+d}}$	$LQ-=\frac{\frac{c}{a+c}}{\frac{d}{b+d}}$		

Abb. 3.2: Charakteristika und Definitionen eines diagnostischen Tests. Se=Sensitivität, Sp=Spezifität, P=Prävalenz, PV=Prädiktiver Wert, LQ=Likelihood-Quotient.

3.3.1 Definitionen

Wie in Abbildung 3.2 zu sehen ist, wird die *Sensitivität (Empfindlichkeit)* eines Tests definiert als der Anteil der Patienten mit der Krankheit, bei denen der Test für die Krankheit positiv ist. Ein sensitiver Test wird kaum Personen mit der Krankheit übersehen. *Spezifität* ist der Anteil von Patienten ohne die Krankheit, bei denen der Test negativ ausfällt. Ein spezifischer Test wird Menschen ohne die Krankheit kaum als Erkrankte fehlklassifizieren.

Bei Anwendung dieser Definition auf das Pharyngitisbeispiel (Abb. 3.3) erkennen wir, daß 37 von den 149 Patienten mit Halsschmerzen positive Kulturen hatten und das medizinische Personal 27 davon korrekt diagnostizierte. Das entspricht einer Sensitivität von 73%. Andererseits hatten 112 Patienten negative Kulturen; die behandelnden Ärzte verordneten 77 von ihnen korrekterweise keine Antibiotika. Das entspricht einer Spezifität von 69%.

		β-hämolysierende Streptokokken der Gruppe A im Rachenabstrich			
		vorhanden	nicht vorhanden		
klinische Diagnose einer Streptokokkenpharyngitis	ja	27	35	62	$PV+=\frac{27}{62}=44\%$
	nein	10	77	87	$PV-=\frac{77}{87}=88\%$
		37	112	149	

$$Se=\frac{27}{37}=73\% \qquad Sp=\frac{77}{112}=69\% \qquad P=\frac{37}{149}=25\%$$

$$LQ+=\frac{\frac{27}{27+10}}{\frac{35}{35+77}}=2{,}3 \qquad LQ-=\frac{\frac{10}{10+27}}{\frac{77}{77+35}}=0{,}39$$

Abb. 3.3: Die Genauigkeit der klinischen Diagnose einer Streptokokkenpharyngitis, verglichen mit den Ergebnissen des Rachenabstriches. (Daten aus: Fletcher SW, Hamann C. Emergency room management of patients with sore throats in a teaching hospital; influence of non-physician factors. J Comm Health 1976;1:196–204.)

3.3.2 Anwendungsfälle sensitiver Tests

Ärzte sollten Sensitivität und Spezifität eines diagnostischen Tests in Betracht ziehen, wenn ein Test ausgewählt wird. Ein sensitiver Test (d. h. ein Test, der bei Vorliegen der Krankheit meistens positiv ist) sollte gewählt werden, wenn schwerwiegende Nachteile durch das Übersehen einer Erkrankung entstehen. Das wäre z. B. der Fall, wenn ein Verdacht auf eine gefährliche, aber behandelbare Erkrankung, wie Tuberkulose, Syphilis oder Morbus Hodgkin, besteht. Sensitive Tests sind ebenso hilfreich im frühen Stadium des diagnostischen Prozesses, um die zunächst in Betracht gezogene große Anzahl von diagnostischen Möglichkeiten zu reduzieren. Diagnostische Tests werden in dieser Situation genutzt, um Krankheiten auszuschließen, d. h. zu belegen, daß bestimmte Krankheiten unwahrscheinlich sind. Beispielsweise könnte man einen HIV-Antikörper-Test frühzeitig bei der Beurteilung von Lungeninfiltraten und Gewichtsverlust durchführen, um eine mit Aids zusammenhängende Infektion auszuschließen. Kurz gesagt, ein sensitiver Test ist für den Arzt äußerst hilfreich, wenn das Testergebnis negativ ist.

3.3.3 Anwendungsfälle spezifischer Tests

Spezifische Tests sind hilfreich, um eine Diagnose, die auf Grund anderer Daten vermutet wird, zu bestätigen (oder „einzuschließen"). Dieses deshalb, weil bei Nichtvorliegen der Krankheit ein hochspezifischer Test selten positiv ist, d. h. er ergibt wenige falschpositive Ergebnisse. Hochspezifische Tests werden besonders gebraucht, wenn falschpositive Resultate dem Patienten physisch, emotionell oder finanziell schaden können. Bevor sich beispielsweise Patienten wegen Krebs einer Chemotherapie mit allen ihren Begleitrisiken, emotionalem Trauma und finanziellen Kosten unterziehen müssen, wird generell eine histologische Diagnose gefordert, anstatt sich auf weniger spezifische Tests zu verlassen. Zusammengefaßt heißt das, daß ein spezifischer Test äußerst hilfreich ist, wenn das Testergebnis positiv ausfällt.

3.3.4 Wechselbeziehung zwischen Sensitivität und Spezifität

Es ist offenkundig wünschenswert, einen Test zu haben, der sowohl hochsensitiv als auch hochspezifisch ist. Leider ist das in der Regel nicht möglich. Statt dessen gibt es eine wechselseitige

Abhängigkeit zwischen Sensitivität und Spezifität eines diagnostischen Tests. Das gilt immer dann, wenn klinische Daten einen Bereich von Werten annehmen. In solchen Situationen ist die Festlegung eines *Schwellenwertes* auf dem Kontinuum zwischen normal und nicht normal eine willkürliche Entscheidung. Als Folge kann für jedes beliebige Merkmal, das auf einer kontinuierlichen Skala ausgedrückt wird, eine Kennziffer (z. B. die Sensitivität) nur auf Kosten der anderen (z. B. der Spezifität) erhöht werden. Tabelle 3.1 demonstriert diese Wechselbeziehung für die Diagnose des Diabetes mellitus. Wenn wir fordern, daß ein Blutzuckerwert, der zwei Stunden nach Nahrungsaufnahme bestimmt wird, höher als 180 mg/dl sein muß, um einen Diabetes mellitus zu diagnostizieren, wäre bei allen Menschen, die als „diabetisch" diagnostiziert wurden, die Krankheit sicher. Aber viele andere Menschen mit Diabetes mellitus würden bei Anwendung dieser extremen Definition der Krankheit übersehen werden. Der Test wäre sehr spezifisch auf Kosten der Sensitivität. Das andere Extrem besteht darin, jemanden mit einem Blut-

Tab. 3.1: Wechselbeziehung zwischen Sensitivität und Spezifität bei der Diagnose eines Diabetes mellitus*

Blutzucker-Serumkonzentration 2 h nach Nahrungsaufnahme (mg/dl)	Sensitivität (%)	Spezifität (%)
70	98,6	8,8
80	97,1	25,5
90	94,3	47,6
100	88,6	69,8
110	85,7	84,1
120	71,4	92,5
130	64,3	96,9
140	57,1	99,4
150	50,0	99,6
160	47,1	99,8
170	42,9	100,0
180	38,6	100,0
190	34,3	100,0
200	27,1	100,0

* Public Health Service. Diabetes program guide.
Publication Nr. 506. Washington, DC: U.S. Government Printing Office. 1960.

zuckerwert über 70 mg/dl als Diabetiker zu diagnostizieren. Dann würden sehr wenige Menschen mit dieser Krankheit übersehen werden, aber die meisten gesunden Menschen würden fälschlicherweise als Diabetiker betrachtet. Der Test wäre dann sensitiv, aber unspezifisch. Es gibt keine Methode, mit der man bei nur einer einzelnen Blutzuckerbestimmung unter Standardbedingungen gleichzeitig sowohl Sensitivität als auch Spezifität des Tests verbessern kann.

Eine andere Möglichkeit, die Beziehungen zwischen Sensitivität und Spezifität für einen bestimmten Test auszudrücken, ist die Konstruktion einer Kurve, der sog. *Receiver-operating-characteristic-Kurve (ROC)*. Eine ROC-Kurve für die Anwendung einer einzelnen Blutzuckerbestimmung zur Diagnose eines Diabetes mellitus wird in Abbildung 3.4 dargestellt. Sie wird konstruiert, indem die Richtigpositivrate (Sensitivität) gegen die Falschpositivrate (1–Spezifität) über einen Bereich von Schwellenwerten aufgetragen wird. Die Achsen dieser Abbildung umfassen einen Wertebereich für Wahrscheinlichkeiten von 0 bis 1,0 (oder anders ausgedrückt, von 0% bis 100%). Abbildung 3.4 veranschaulicht das Dilemma, das durch die wechselseitige Abhängigkeit von Sensitivität und Spezifität entsteht. Bei einem Blutzuckergrenzwert von 100 mg/dl werden nur 11% der Diabetiker übersehen, aber 30% der gesunden Personen werden durch einen falschpositiven Befund beunruhigt. Die Erhöhung des Schwellenwertes auf 120 mg/dl reduziert die falschpositiven Ergebnisse auf weniger als 10% der gesunden Personen, wobei aber fast 30% der Patienten übersehen werden.

Tests, die gut zwischen gesunden und kranken Personen trennen (diskriminieren), finden sich in der linken oberen Ecke der ROC-Kurve. Für diese Tests resultiert wenig oder kein Verlust an Spezifität, wenn die Sensitivität progressiv zunimmt (wobei der Schwellenwert zunehmend niedriger wird). Erst bei höheren Werten der Sensitivität resultiert eine Verminderung der Spezifität. Tests, die weniger leisten, haben Kurven, die näher an den diagonalen Verlauf von der unteren linken in die obere rechte Ecke heranrücken. Diese Diagonale zeigt die Beziehung zwischen Richtigpositivrate und Falschpositivrate, die bei einem Test auftreten würde, der keine Information liefert, z. B. wenn der Arzt eine Münze werfen würde.

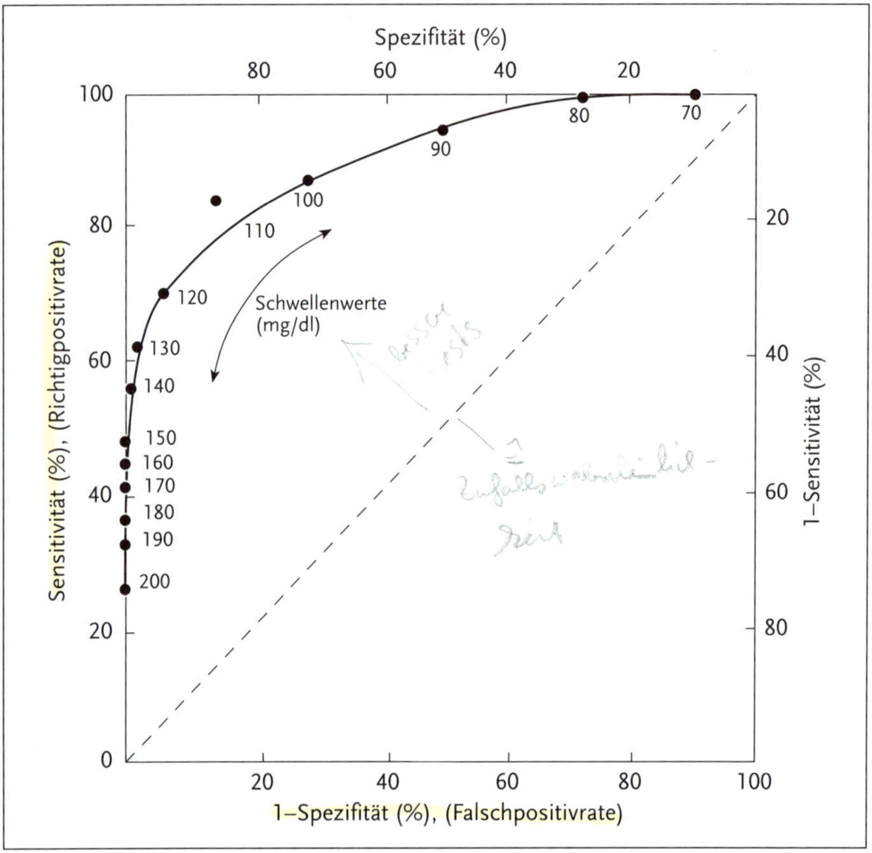

Abb. 3.4: Eine ROC-Kurve. Die Genauigkeit des Blutzuckerwertes 2 h postprandial als diagnostischer Test auf Diabetes mellitus. (Daten aus: Public Health Service. Diabetes program guide. Publication no. 506. Washington, DC: U.S. Government Printing Office, 1960.)

Die ROC-Kurve zeigt, wie eng die Beziehung zwischen Sensitivität und Spezifität für einen Test ist. Sie kann zur Festlegung des günstigsten Schwellenwertes genutzt werden. Im allgemeinen ist der beste Schwellenwert der, der an oder in der Nähe der „Schulter“ der ROC-Kurve liegt, wenn nicht klinische Gründe dafür sprechen, entweder die falschnegativen oder falschpositiven Resultate so gering wie möglich zu halten.

ROC-Kurven sind besonders für den Vergleich von konkurrierenden Tests für dieselbe Diagnose wertvoll. Die Gesamtgenauigkeit eines Tests kann als die Fläche unter der ROC-Kurve beschrieben werden. Je größer die Fläche ist, desto besser ist der Test. Abbildung 3.5 vergleicht die ROC-Kurven zweier Fragebogentests, die für eine Vorfelddiagnostik auf Alkoholismus bei älteren Menschen benutzt wurden – den CAGE-Test und den MAS-Test (Michigan Alcoholism Screening Test) (5). Der CAGE-Test ist sowohl sensitiver als auch spezifischer als der MAS-Test und schließt eine viel größere Fläche unter seiner Kurve ein.

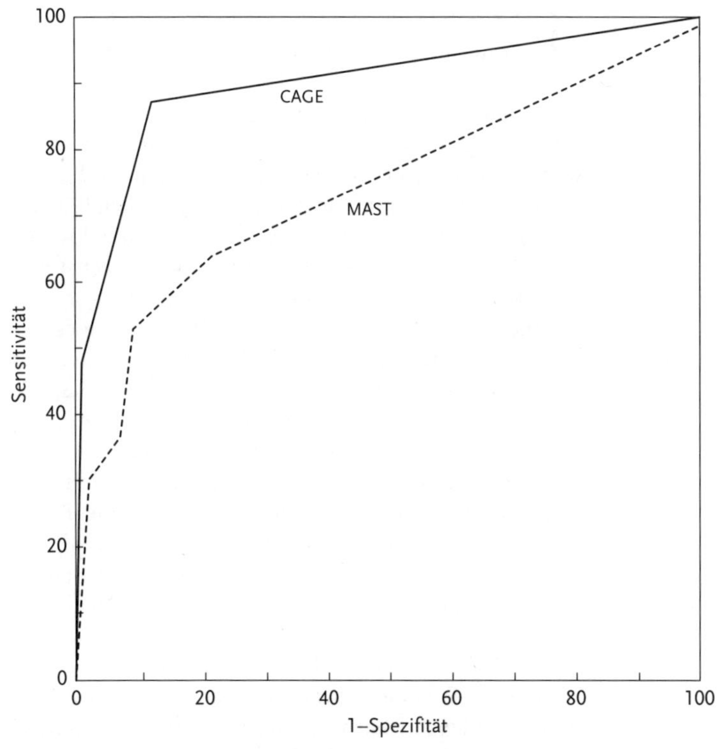

Abb. 3.5: ROC-Kurven für die CAGE- und MAST-Fragebögen bei älteren Patienten mit und ohne Alkoholismus. (Aus: Jones TV, Lindsey BA, Yount P, Soltys R, Farani-Enayat B. Alcoholism screening questionnaires: are they valid in elderly medical outpatients? J Gen Intern Med 1993;8:674–678.)

Es ist offensichtlich, daß Tests, die sowohl sensitiv als auch spezifisch sind, sehr gefragt sind und von enormem Wert sein können. Aber in der Praxis arbeiten Ärzte kaum mit sowohl hochempfindlichen als auch hochspezifischen Tests. So müssen wir derzeit andere Verfahren nutzen, um die Problematik der wechselseitigen Abhängigkeit von Sensitivität und Spezifität zu umgehen. Meist werden dazu die Ergebnisse mehrerer Tests zusammengefaßt (wie weiter unten diskutiert wird).

3.4 Ermittlung von Sensitivität und Spezifität

Nicht selten wird ein neuer diagnostischer Test, der bei seiner Einführung mit glühenden Worten beschrieben wurde, später, wenn man mehr Erfahrung damit hat, als mangelhaft befunden. Auf diese Weise nahm die Begeisterung für den klinischen Wert des karzinoembryonalen Antigens im Serum (CEA) erst zu und wich dann später starker Ernüchterung. Zunächst wurde CEA als äußerst vielversprechendes Mittel zur Diagnose eines Kolonkarzinoms angesehen. Später wurde aber nachgewiesen, daß CEA bei zahlreichen anderen Zuständen erhöht ist, so z. B. auch bei etwa 20% der Raucher ohne Karzinom. Eine solche Konfusion – anfängliche Begeisterung, abgelöst von Enttäuschung – entsteht nicht auf Grund der Unredlichkeit der ersten Untersucher oder durch unfaire Skepsis der Ärzteschaft. Sie resultiert eher aus Unzulänglichkeiten der Methoden, mit denen die Eigenschaften des Tests ermittelt wurden. Im schlimmsten Falle sind die Eigenschaften eines diagnostischen Tests, z. B. Sensitivität und Spezifität, ungenau beschrieben worden, weil ein ungeeigneter Validitätsstandard gewählt wurde, wie bereits oben erläutert. Aber zwei andere Probleme, die mit der Selektion von erkrankten und nichterkrankten Patienten zusammenhängen, können die Bestimmung der Sensitivität und Spezifität ebenso wesentlich beeinflussen. Das ist einmal das Spektrum der Patienten, auf die der Test angewendet wird, und zum anderen der Bias bei der Beurteilung der Leistungsfähigkeit des Tests. Ein drittes Problem, das zu ungenauen Schätzungen der Sensitivität und Spezifität führen kann, sind Zufallsschwankungen.

3.4.1 Das Spektrum der Patienten

Schwierigkeiten können entstehen, wenn Patienten, die für die Ermittlung der Eigenschaften des Tests genutzt werden, sich wesentlich von den Patienten unterscheiden, auf die der Test dann in der klinischen Praxis angewendet wird. Die ersten Arbeiten ermitteln oft den Wert des Tests bei Menschen, die eindeutig krank sind, im Vergleich zu Personen, die eindeutig nicht erkrankt sind, z. B. Medizinstudenten, die sich freiwillig zur Verfügung stellen. Der Test unterscheidet möglicherweise sehr gut zwischen diesen Extremen.

Selbst Patienten mit der in Frage stehenden Krankheit können sich in Schwere, Stadium oder Dauer der Krankheit unterscheiden, und die Sensitivität eines Tests wird zu höheren Werten bei schwerer betroffenen Patienten tendieren.

Beispiel

Abbildung 3.6 veranschaulicht, wie die Leistungsfähigkeit des CEA mit dem Stadium des Kolonkarzinoms variiert. Das CEA erweist sich als gut bei metastasierender Krankheit und schlecht bei einem lokal begrenzten Karzinom. Folglich hängt die Sensitivität des CEA für das „Kolonkarzinom" von der entsprechenden Verteilung der Stadien in der Patientengruppe ab, die für die Beschreibung des Testes genutzt wurde. Die Genauigkeit des Testes ist innerhalb der Krankheitsstadien stabiler als in der gesamten Patientengruppe (6).

In ähnlicher Weise haben manche Personen ohne Krankheit, wie z. B. diejenigen, bei denen eine Krankheit vermutet wird, vielleicht einen anderen Krankheitszustand, der ein positives Testergebnis verursachen könnte, wodurch die Falschpositivrate erhöht und die Spezifität des Tests vermindert wird. So ist z. B. CEA auch bei vielen Patienten mit einer Colitis ulcerosa oder einer Zirrhose erhöht. Falls Patienten mit diesen Krankheiten in die Gruppe der Nichterkrankten bei der Untersuchung der Leistungsfähigkeit des CEA für die Diagnose eines kolorektalen Karzinoms einbezogen werden, würde das zu einer Zunahme der falschpositiven Fälle führen und die Spezifität des Tests für den Krebsnachweis würde sinken.

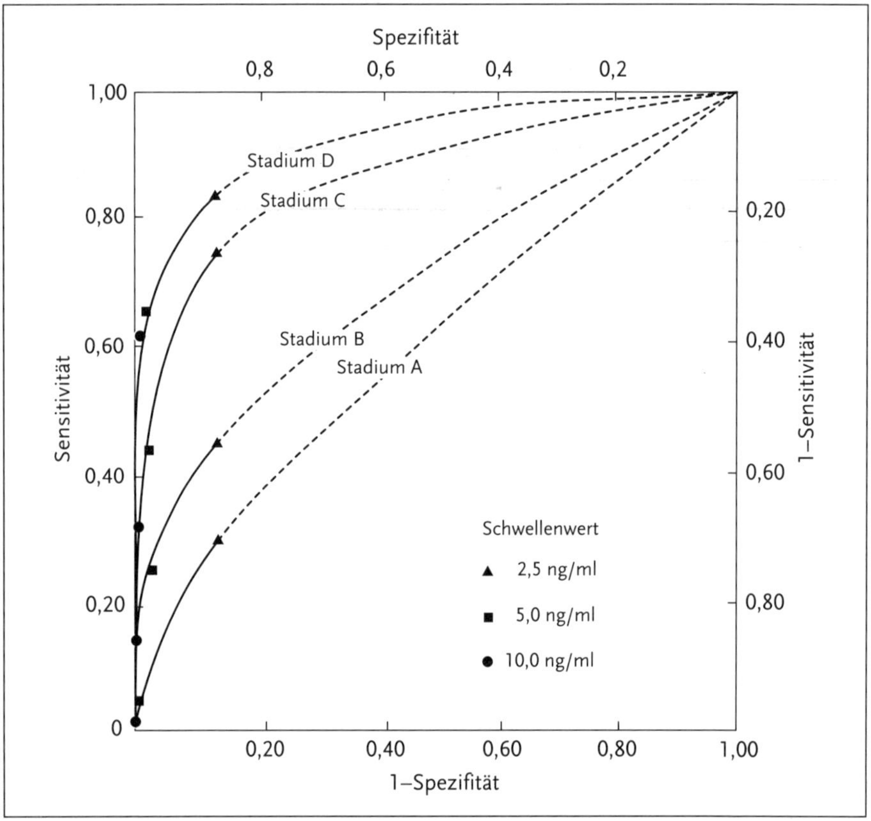

Abb. 3.6: ROC-Kurve für CEA im Serum als diagnostischer Test auf kolorektales Karzinom entsprechend dem Dukes-Stadium der Krankheit. Die Sensitivität und Spezifität eines Tests verändern sich mit dem Stadium der Krankheit. (Aus: Fletcher RH. Carcinoembryonic antigen. Ann Intern Med 1986;104:66–73.)

Theoretisch sollen Sensitivität und Spezifität eines Tests unabhängig von der Prävalenz der erkrankten Personen in der Stichprobe, in der der Test beurteilt wird, sein (vgl. Abb. 3.2). In der Praxis aber können verschiedene Charakteristika der Patienten, z. B. Stadium und Schwere der Krankheit, sowohl mit der Sensitivität und Spezifität eines Tests als auch mit der Prävalenz korrelieren, weil unterschiedliche Patienten in Situationen mit hoher und niedriger Prävalenz zu finden sind. Die Anwendung eines Tests als Screeningtest für eine Krankheit veranschaulicht diesen

Punkt (s. Kap. 8 mit ausführlicher Diskussion der Screeningproblematik). Screening bedeutet die Anwendung des Tests in einer symptomfreien Population, wo die Prävalenz der Krankheit niedrig ist und das Krankheitsspektrum vor allem frühere Stadien und weniger schwere Fälle umfaßt. In solchen Situationen tendiert die Sensitivität zu niedrigeren und die Spezifität zu höheren Werten als in den Fällen, in denen derselbe Test bei Patienten angewendet wird, bei denen der Verdacht auf Vorliegen der Krankheit besteht und sich ein größerer Teil der Patienten in einem fortgeschrittenen Stadium der Krankheit befindet.

3.4.2 Bias

Manchmal werden Sensitivität und Spezifität eines Tests nicht unabhängig von den Methoden bestimmt, mit denen die wahre Diagnose gestellt wurde. Dadurch kommt es bei der Beurteilung der Eigenschaften dieses Tests zu einem systematischen Fehler (Bias). Das kann auf verschiedene Weise geschehen. Wie bereits gezeigt, kann eine solche Situation durch die Nutzung von Daten aus der klinischen Untersuchung von Patienten mit Verdacht auf die betreffende Krankheit eintreten. Dabei würde ein positives Testergebnis den Arzt dazu bewegen, die vermutete Diagnose weiter zu verfolgen, was die Wahrscheinlichkeit erhöht, daß die Krankheit nachgewiesen wird. Andererseits kann ein negativer Test den Arzt dazu veranlassen, auf weitere Tests zu verzichten, wodurch es wahrscheinlicher wird, daß man die Krankheit übersieht, falls sie vorliegt.

In anderen Situationen kann das Testergebnis Teil der Informationen sein, die genutzt werden, um die Diagnose zu stellen. Umgekehrt sind die Testergebnisse vielleicht bewertet worden, indem andere klinische Informationen oder die endgültige Diagnose in Rechnung gestellt wurden. Radiologen sind dieser Art von systematischem Fehler häufig ausgesetzt, wenn sie Röntgenaufnahmen befunden. Weil die Befundung einer Röntgenaufnahme in gewisser Weise subjektiv ist, kann man leicht durch schon vorliegende Informationen beeinflußt werden. Jeder Arzt hat schon einmal die Situation erlebt, daß bei der Auswertung von Röntgenaufnahmen infolge eines klinischen Eindruckes etwas übersehen wird oder umgekehrt, daß er bei Durchsicht alter

Röntgenaufnahmen feststellt, daß ein Befund nicht bemerkt wurde, weil ein klinisches Ereignis zu dieser Zeit noch nicht bekannt war und deshalb die Aufmerksamkeit nicht auf die betreffende Region der Röntgenaufnahme gerichtet wurde. Infolge dieses Bias beurteilen manche Radiologen die Röntgenaufnahmen lieber zweimal, zuerst ohne und dann mit Kenntnis von klinischen Informationen. Alle diese systematischen Fehler führen zu einer Erhöhung der Übereinstimmung zwischen dem Test und dem Goldstandard. Das bedeutet, daß der Test als geeigneter erscheint, als er tatsächlich ist, beispielsweise wenn ein MRT der Lendenwirbelsäule eine Protrusion des Discus intervertebralis bei einem Patienten mit Rückenschmerzen nachweist (vgl. das o. g. Beispiel in diesem Kapitel).

3.4.3 Zufall

Sensitivität und Spezifität (oder der Likelihood-Quotient, ein weiteres Charakteristikum für diagnostische Tests, das weiter unten diskutiert wird) werden gewöhnlich aus Beobachtungen an relativ kleinen Stichproben von Personen mit und ohne Krankheit, die untersucht werden soll, geschätzt. Infolge des Zufalls können besonders bei kleinen Stichproben die wahre Sensitivität und Spezifität des Tests falsch dargestellt werden, selbst wenn kein Bias in der Studie vorliegt. Die entsprechenden beobachteten Werte für Sensitivität und Spezifität sind vereinbar mit einem Bereich der wahren Werte, der typischerweise durch die „95%-Konfidenzintervalle“[1] (s. Kap. 9) charakterisiert wird. Die Ausdehnung dieses Wertebereiches definiert den Grad an Präzision der Schätzungen von Sensitivität und Spezifität. Deshalb sollten angegebene Werte für Sensitivität und Spezifität nicht zu wörtlich genommen werden, wenn nur eine kleine Anzahl von Patienten untersucht wurde.

[1] Das 95%-Konfidenzintervall einer relativen Häufigkeit ist leicht mit der folgenden Formel zu schätzen, die auf der Binomialverteilung beruht:

$$p \pm 2\sqrt{\frac{p(1-p)}{n}}$$

wobei p die beobachtete relative Häufigkeit und n die Anzahl der beobachteten Individuen ist.

Abbildung 3.7 zeigt, wie die Präzision der Schätzung der Sensitivität mit der Anzahl der Individuen zunimmt, auf der die Schätzung beruht. In diesem speziellen Beispiel beträgt die beobachtete Sensitivität des diagnostischen Tests 75%. In Abbildung 3.7 wird dargestellt, daß der Bereich der Zufallsschwankungen für die Sensitivität von 45% bis fast 100% reichen kann, wenn die Schätzung nur auf 10 Patienten basiert. Wenn mehr Patienten untersucht werden, verengt sich das 95%-Konfidenzintervall, d. h. die Präzision der Schätzung nimmt zu.

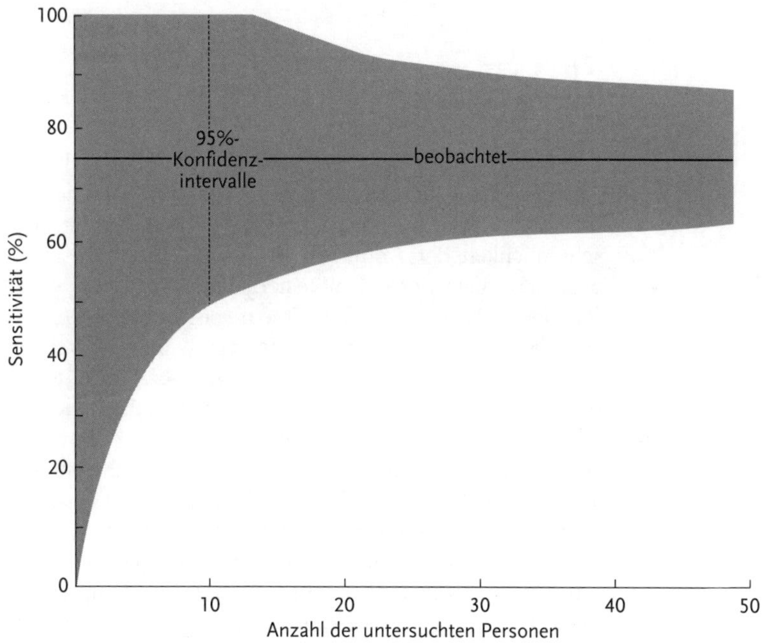

Abb. 3.7: Die Präzision der Schätzung der Sensitivität. Das 95%-Konfidenzintervall zu einer beobachteten Sensitivität von 75% entsprechend der Anzahl der beobachteten Personen.

3.5 Der prädiktive Wert

Wie oben bereits angemerkt, sind Sensitivität und Spezifität Eigenschaften eines Tests, die bei der Entscheidung berücksichtigt werden müssen, ob der Test durchgeführt werden soll oder nicht. Sind aber die Ergebnisse eines diagnostischen Tests erst einmal verfügbar, ob positiv oder negativ, sind Sensitivität und Spezifität des Tests nicht mehr relevant, weil diese Ergebnisse Personen betreffen, von denen bekannt ist, ob sie die Krankheit haben oder nicht. Wenn man aber den Erkrankungsstatus des Patienten kennt, ist es nicht mehr notwendig, diesen Test durchzuführen! Für den Arzt, der die Ergebnisse eines Tests erhalten hat, besteht die Aufgabe darin, entscheiden zu müssen, ob der Patient die Krankheit hat oder nicht.

3.5.1 Definitionen

Die Wahrscheinlichkeit der Krankheit unter der Bedingung der Kenntnis des Testergebnisses wird *prädiktiver Wert* des Tests genannt (s. Abb. 3.2). Ein *positiver prädiktiver Wert* ist die Wahrscheinlichkeit der Krankheit bei einem Patienten mit einem positiven (nicht normalen) Testergebnis. Der *negative prädiktive Wert* ist die Wahrscheinlichkeit, eine bestimmte Krankheit *nicht* zu haben, wenn das Testergebnis negativ (normal) ist. Der prädiktive Wert beantwortet die Frage: „Wenn das Testergebnis meines Patienten positiv (negativ) ist, wie stehen dann die Chancen, daß mein Patient die Krankheit hat (nicht hat)?" Der prädiktive Wert wird manchmal *A-posteriori-(Posttest-)*Wahrscheinlichkeit genannt, die Wahrscheinlichkeit einer Krankheit *nach* Bekanntsein des Testergebnisses. In Abbildung 3.3 wird das verdeutlicht. Von den Patienten, die wegen einer Streptokokkenpharyngitis mit Antibiotika behandelt wurden, haben auf Grund der Bakterienkultur weniger als die Hälfte diese Erkrankung (positiver prädiktiver Wert 44%). Der negative prädiktive Wert des klinischen Eindrucks, den das medizinische Personal gewonnen hatte, war besser. Von den 87 Patienten, bei denen keine Streptokokkenpharyngitis angenommen wurde, war bei 77 (88%) auch die Bakterienkultur negativ.

Einige Größen, die die Gesamtbedeutung eines Tests ausdrücken, sind bereits beschrieben worden. Ein solcher Ausdruck ist die *Genauigkeit (accuracy)*, womit der Anteil aller korrekten Ergebnisse, sowohl positiver als auch negativer, beschrieben wird. (Was das Pharyngitisbeispiel in Abb. 3.3 betrifft, betrug die Genauigkeit der diagnostischen Befunde der Ärzte 70%.) Die Fläche unter der ROC-Kurve ist ein weiteres brauchbares Gesamtmaß der Informationen, die durch ein Testergebnis geliefert werden. Beide Gesamtmaße sind aber zu grob, um klinisch brauchbar zu sein, weil spezifische Informationen über die einzelnen Bestandteile – Sensitivität, Spezifität und prädiktiver Wert bei spezifischen Schwellenwerten – verlorengehen, wenn man alles in einem einzigen Wert zusammenfaßt.

3.5.2 Determinanten des prädiktiven Wertes

Der prädiktive Wert eines Tests ist nicht eine Eigenschaft des Tests allein. Er wird bestimmt durch die Sensitivität und Spezifität des Tests und die Prävalenz der Krankheit in der getesteten Grundgesamtheit, wobei Prävalenz die herkömmliche Bedeutung hat – ein bestimmter Anteil von Personen in einer bestimmten Grundgesamtheit zu einem bestimmten Zeitpunkt mit der betreffenden Krankheit. Prävalenz wird auch als *A-priori-(Prätest-) Wahrscheinlichkeit* bezeichnet, die Wahrscheinlichkeit der Krankheit, *bevor* das Testergebnis bekannt ist. (Zur vollständigen Darstellung der Prävalenz s. Kap. 4.)

Die mathematische Formel, die Sensitivität, Spezifität und Prävalenz zu einem positiven prädiktiven Wert in Beziehung setzt, ist vom Satz von Bayes abgeleitet:

$$\text{positiver prädiktiver Wert} = \frac{\text{Sensitivität x Prävalenz}}{(\text{Sensitivität x Prävalenz}) + (1-\text{Spezifität}) \text{ x } (1-\text{Prävalenz})}$$

Je sensitiver ein Test ist, desto besser ist sein negativer prädiktiver Wert (desto sicherer kann ein Arzt sein, daß ein negatives Testergebnis die gesuchte Krankheit ausschließt). Umgekehrt, je spezifischer der Test ist, desto besser ist sein positiver prädiktiver Wert (desto sicherer kann ein Arzt sein, daß ein positives Testergebnis die gesuchte Diagnose bestätigt). Weil der prädiktive Wert auch durch die Prävalenz beeinflußt wird, ist er abhängig von der Umgebung, in der der Test angewandt wird. Positive Ergebnisse, selbst bei einem sehr spezifischen Test, werden größtenteils falschpositiv sein, wenn sie auf Patienten angewandt werden, die mit geringer Wahrscheinlichkeit eine bestimmte Krankheit haben. In ähnlicher Weise sind negative Ergebnisse, selbst bei einem sehr empfindlichen Test, wahrscheinlich falschnegativ, wenn sie auf Patienten angewandt werden, die mit hoher Wahrscheinlichkeit eine bestimmte Krankheit haben. Kurz gesagt, die Interpretation eines positiven diagnostischen Testergebnisses variiert von Umgebung zu Umgebung entsprechend der geschätzten Prävalenz der Krankheit in der bestimmten Umgebung.

Es ist nicht ohne weiteres offensichtlich, was Prävalenz mit einem einzelnen Patienten zu tun hat. Für diejenigen, die skeptisch sind, könnte es hilfreich sein, darüber nachzudenken, was ein Test bei extremen Prävalenzen leistet. Man bedenke, daß gleich, wie sensitiv und spezifisch (sozusagen fast vollkommen) ein Test auch sein mag, es immer einige Patienten geben wird, die durch ihn falsch beurteilt werden. Man stelle sich eine Grundgesamtheit vor, in der niemand die Krankheit hat. In einer solchen Gruppe werden alle positiven Ergebnisse, sogar bei einem sehr spezifischen Test, falschpositiv sein. Folglich nähert sich in dem Maße, wie sich die Prävalenz einer bestimmten Krankheit in einer Grundgesamtheit Null nähert, der positive prädiktive Wert eines Tests auch der Null. Umgekehrt, wenn jeder in einer Grundgesamtheit Untersuchte die Krankheit hat, werden alle negativen Ergebnisse sogar bei einem sehr sensitiven Test falschnegativ sein. Indem sich die Prävalenz 100% nähert, nähert sich der negative prädiktive Wert der Null. Skeptiker können sich von diesen Zusammenhängen überzeugen, indem sie in Abbildung 3.2 die Sensitivität und Spezifität konstant halten, die Prävalenz verändern und die sich ergebenden prädiktiven Werte berechnen.

Der Einfluß der Prävalenz auf einen positiven prädiktiven Wert bei einem Test mit verschiedenen, aber im allgemeinen hohen Werten für Sensitivität und Spezifität wird in Abbildung 3.8 dargestellt. Wenn die Prävalenz einer Krankheit in der getesteten Grundgesamtheit relativ hoch ist – mehr als einige wenige Prozent – ist der Tests leistungsfähig. Aber bei niedrigeren Prävalenzen sinkt der positive prädiktive Wert auf fast Null und der Test ist zur Diagnose einer Krankheit praktisch unbrauchbar. Sobald Sensitivität und Spezifität sinken, wird der Einfluß von Veränderungen bei der Prävalenz auf den prädiktiven Wert stärker.

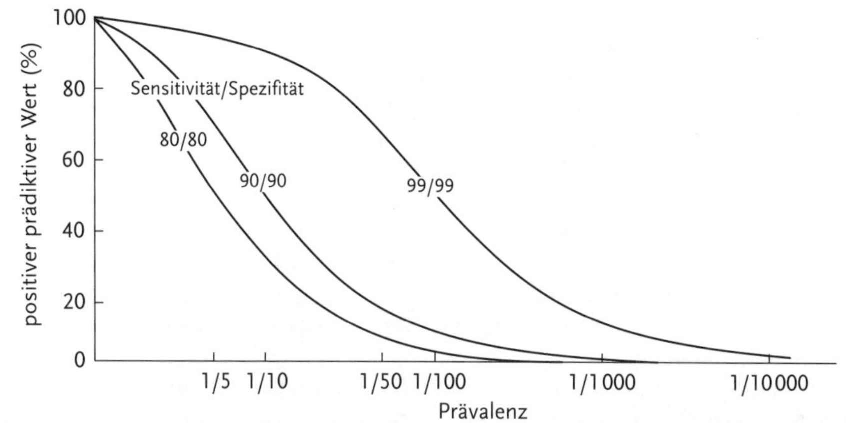

Abb. 3.8: Positiver prädiktiver Wert in Abhängigkeit von Sensitivität, Spezifität und Prävalenz der Krankheit.

Beispiel

Der prädiktive Wert des PSA zur Diagnostik eines Prostatakarzinoms ist bei verschiedenen Prävalenzen bzw. A-priori-Wahrscheinlichkeiten in verschiedenen klinischen Studien untersucht worden. Unter älteren Männern ohne Symptome, bei denen die Prävalenz eines Prostatakarzinoms auf 6–12% geschätzt wird, hatten nur ungefähr 15% der Männer mit einem PSA von 4 ng/ml oder mehr tatsächlich Krebs. Bei Männern mit höherem Risiko (mit Symptomen oder einem positiven rektalen Untersuchungsbefund), wo die Prävalenz für ein Prostatakarzinom 26% ausmacht, hatten 40% der Männer mit positivem PSA Krebs (7). Wenn PSA als Screeningtest bei Männern ohne Symptome genutzt würde, müßten sich 5 bis 6 gesunde Männer zusätzlichen Tests unterziehen, oft auch einer Biopsie, um einen Fall mit Krebs herauszufinden. Wenn aber ein starker klinischer Verdacht auf Malignität besteht, haben fast 50% der Männer mit einem positiven Test Prostatakrebs.

Aktuelle Bemühungen, die Übertragung von Aids durch Blutpräparate zu verhindern, sind ein weiteres Beispiel für die Wirkung der Krankheitsprävalenz auf den positiven prädiktiven Wert.

Beispiel

Ein Bluttest auf Antikörper des Aidsvirus (HIV) wird für die Screeninguntersuchung von Blutspendern angewandt. An einem bestimmten Schwellenwert beträgt die Sensitivität 97,8% und die Spezifität 90,4%. 1985 wurde der positive prädiktive Wert des Tests aus der Prävalenz der infizierten Transfusionseinheiten als nicht größer als 1 : 10 000 geschätzt. Folglich gäbe es 9 250 falschpositive Testergebnisse für jedes richtigpositive Ergebnis (8). Fast 10 000 Einheiten an Spenderblut hätten verworfen oder weiter untersucht werden müssen, um eine Transfusion mit kontaminiertem Blut zu verhindern. Die Autoren schlußfolgerten, daß für dieses emotional belastete Thema durch „sorgfältiges Festhalten an den Prinzipien der Bewertung diagnostischer Tests unrealistische Erwartungen vermieden“ werden.
Aber die Situation hat sich geändert. Wie die Prävalenz der HIV-Infektion in der Allgemeinbevölkerung zugenommen hat, hat sich der positive prädiktive Wert des Screeningtests verbessert. In einer Publikation ein Jahr später lag die Prävalenz der infizierten Spenderbluteinheiten unter 67 190 getesteten Proben bei 25 : 10 000 und bei ähnlichem Niveau von Sensitivität und Spezifität betrug der positive prädiktive Wert jetzt 2,5% und war damit viel höher als ein paar Jahre zuvor (9).

3.5.3 Schätzung der Prävalenz

Wie können Ärzte die Prävalenz oder die Wahrscheinlichkeit einer Krankheit bei einem Patienten schätzen, um den prädiktiven Wert eines Testergebnisses zu bestimmen? Dafür gibt es verschiedene Informationsquellen: die medizinische Literatur, lokale Datenbanken und das klinische Urteil. Obgleich die daraus resultierende Schätzung der Prävalenz selten sehr präzise ist, ist der Fehler wahrscheinlich nicht so groß, daß klinische Urteile, die auf dieser Schätzung beruhen, geändert werden müßten. Auf jeden Fall ist dieser Prozeß genauer, als es eine implizite klinische Bewertung allein wäre.

Im allgemeinen ist die Prävalenz wichtiger für die Bestimmung des prädiktiven Wertes als Sensitivität und Spezifität (s. Abb. 3.8). Ein Grund dafür ist, daß die Prävalenz gewöhnlich über einen breiteren Bereich variiert. Die Prävalenz einer Krankheit kann in Abhängigkeit von Alter, Geschlecht, Risikofaktoren und klinischen Befunden des Patienten einen Bruchteil von 1% betragen oder bis nahe an 100% heranreichen. Vergleichen wir die Prävalenz einer Lebererkrankung bei gesunden, jungen Erwachsenen ohne Drogenkonsum, die nur gelegentlich Alkohol zu sich nehmen, mit der Prävalenz bei ikterischen i.-v.-Drogenabhängigen. Nach gegenwärtigen Standards sind Ärzte nicht besonders an Tests interessiert, bei denen Sensitivität und Spezifität weit unter 50% liegen. Wenn aber sowohl Sensitivität als auch Spezifität 99% betragen, wird der entsprechende Test für großartig gehalten. Mit anderen Worten, unter praktischen Bedingungen variieren Sensitivität und Spezifität kaum mehr als um das Zweifache.

3.5.4 Erhöhung der Prävalenz einer Krankheit

In Anbetracht des Zusammenhangs zwischen dem prädiktiven Wert eines Tests und der Prävalenz ist es offensichtlich von Vorteil für den Arzt, diagnostische Tests bei Patienten anzuwenden, bei denen mit einer erhöhten Wahrscheinlichkeit für die betreffende Krankheit gerechnet werden kann. Tatsächlich sind diagnostische Tests, wie Abbildung 3.8 zeigt, sehr hilfreich, wenn das Vorliegen einer Krankheit weder sehr wahrscheinlich noch sehr unwahrscheinlich ist.

Es gibt eine Vielzahl von Möglichkeiten, mit denen die Wahrscheinlichkeit einer Krankheit vor dem Einsatz eines diagnostischen Tests erhöht werden kann.

Der Überweisungsvorgang

Patienten durchlaufen mittels ärztlicher Überweisung verschiedene Stufen der diagnostischen Abklärung. Dieser Überweisungsvorgang führt auch dazu, daß sich damit die Wahrscheinlichkeit einer Krankheit erhöht. Die Überweisung an Lehrkrankenhäuser, Kliniken und Notfallambulanzen erhöht die Aussicht, daß den Beschwerden des Patienten eine schwerwiegende Krankheit zugrundeliegt. Deshalb mag der verstärkte Einsatz diagnostischer Tests in diesen Einrichtungen gerechtfertigt sein. Andererseits ist in einer Praxis der medizinischen Grundversorgung die Aussicht, besonders bei Patienten ohne Beschwerden eine Krankheit zu finden, wesentlich geringer und Untersuchungen sollten sparsamer eingesetzt werden.

Beispiel

Einer der Autoren hat während seiner Tätigkeit in einem Militärkrankenhaus Hunderte von Menschen mit Kopfschmerzen gesehen, dabei aber kaum diagnostische Untersuchungen angeordnet und ist nie auf einen Patienten gestoßen, dessen Kopfschmerzen auf einer ernsten Ursache beruhten. (Es ist unwahrscheinlich, daß wichtige Ursachen nicht erkannt wurden, weil diese Klinik mehr oder weniger die einzige Stelle der medizinischen Versorgung für diese Patienten war und längere Beobachtungszeiten möglich waren.) Als aber der Autor die erste Woche wieder zurück in seiner Klinik war, suchte ein Patient die Notfallambulanz dieses Krankenhauses auf wegen Kopfschmerzen, die ganz ähnlich denen waren, die im Militärkrankenhaus behandelt wurden. Es stellte sich heraus, daß er einen Kleinhirnabszeß hatte!

Weil Ärzte zu verschiedenen Zeiten ihrer klinischen Praxis an unterschiedlichen Extrempunkten des Prävalenzspektrums tätig sind, sollten sie nicht vergessen, daß die Intensität der diagnostischen Arbeit der spezifischen Situation angepaßt sein sollte.

Selektierte demographische Gruppen

Unter bestimmten Umständen können Ärzte die Ausbeute diagnostischer Untersuchungen dadurch erhöhen, daß sie diese Tests an demographischen Gruppen mit bekanntem höheren Risiko für eine Krankheit einsetzen. Für einen Mann von 65 Jahren ist es 15mal wahrscheinlicher, daß er eine Koronararterienerkrankung als Ursache atypischer Brustschmerzen hat, als für eine Frau im Alter von 30 Jahren. Folglich ist das Belastungs-EKG als bekannte diagnostische Untersuchung bei Koronarerkrankungen für die Sicherung der Diagnose weniger sinnvoll bei der jüngeren Frau als bei dem älteren Mann (10). Ebenso hätte offensichtlich ein Sichelzelltest einen höheren positiven prädiktiven Wert bei Menschen afrikanischer als bei denen nichtafrikanischer Abstammung.

Besonderheiten der klinischen Situation

Die Besonderheiten der klinischen Situation üben eindeutig den stärksten Einfluß auf die Entscheidung, Untersuchungen oder Tests anzuordnen, aus. Symptome, Krankheitszeichen und Risikofaktoren der Krankheit erhöhen oder vermindern die Wahrscheinlichkeit, eine Krankheit zu diagnostizieren. Eine Frau mit Brustschmerzen hat beispielsweise viel wahrscheinlicher eine Koronarerkrankung, wenn sie eine typische Angina pectoris und eine Hypertonie hat und wenn sie raucht. Ein nicht normales Belastungs-EKG wird bei einer solchen Frau viel wahrscheinlicher eine Koronarerkrankung widerspiegeln als bei Personen mit unspezifischen Brustschmerzen und ohne koronare Risikofaktoren.

Der Wert diagnostischer Tests bei Personen, die mit sehr großer Wahrscheinlichkeit eine bestimmte Krankheit haben, ist für die meisten Ärzte intuitiv offensichtlich. Dessenungeachtet ist es mit zunehmender Verfügbarkeit diagnostischer Verfahren leicht, weniger selektiv bei der Anordnung von Untersuchungen zu sein. Je weniger selektiv aber die Anordnung der Untersuchung oder des Tests ist, desto niedriger wird wahrscheinlich die Prävalenz der Krankheit und desto niedriger wird der positive prädiktive Wert des Tests sein.

Das Ausmaß dieses Effekts kann viel größer sein, als die meisten von uns denken.

Beispiel

Faktoren, die die Auswertung eines nicht normalen Belastungs-EKG beeinflussen, sind in Abbildung 3.9 dargestellt. Diese Abbildung zeigt, daß der positive prädiktive Wert für eine koronare Herzkrankheit (KHK) bei einem nichtnormalen Befund im Belastungs-EKG in Abhängigkeit vom Alter, den Symptomen und dem Ausmaß der Normabweichung des Befundes von 1,7% bis 99,8% schwanken kann. So wird ein Belastungstest bei einem asymptomatischen 35 Jahre alten Mann mit einer ST-Streckensenkung von 1 mm in mehr als 98% der Fälle falsch-positiv sein. Dagegen wird dasselbe Untersuchungsergebnis bei einem 60 Jahre alten Mann mit typischer Angina pectoris in der Anamnese in mehr als 90% der Fälle mit einer KHK assoziiert sein (10).

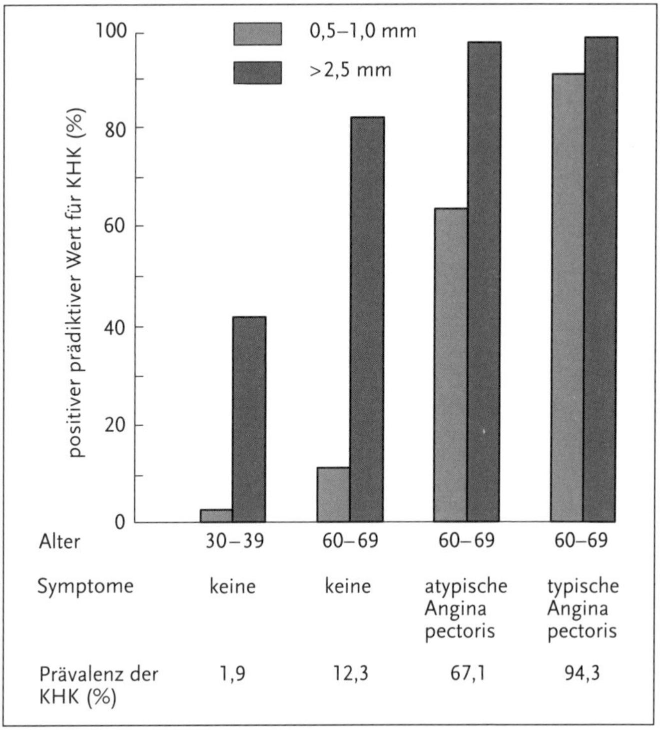

Abb. 3.9: Effekt der Krankheitsprävalenz auf den positiven prädiktiven Wert eines diagnostischen Tests. Wahrscheinlichkeit einer Koronararterienerkrankung bei Männern in Abhängigkeit von Alter, Symptomen und ST-Streckensenkung im EKG. (Aus: Diamond GA, Forrester JS. Analysis of probability as an aid in the clinical diagnosis of coronary artery disease. New Engl J Med 1979;300:1350–1358.)

Auf Grund dieses Effekts müssen die Ärzte gleiche Testergebnisse in unterschiedlichen klinischen Situationen unterschiedlich interpretieren. Ein negativer Belastungstest bei einem asymptomatischen 35jährigen Mann bestätigt nur die von vornherein geringe Wahrscheinlichkeit einer Koronararterienerkrankung. Ein positiver Test führt in der Regel in die Irre, wenn er genutzt wird, um nach einer nicht vermuteten Krankheit zu suchen, wie es bei Joggern, Flugzeugpiloten und Managern getan wurde. Das Gegenteil trifft auf den 65 Jahre alten Mann mit typischer Angina pectoris zu. In diesem Fall kann der Test zur Bestätigung der Krankheit hilfreich sein, nicht aber, um sie auszuschließen. In dazwischenliegenden Situationen mit einer weder sehr hohen noch sehr niedrigen Prävalenz ist die Untersuchung dagegen außerordentlich brauchbar. So hat z. B. ein 60 Jahre alter Mann mit atypischem Brustschmerz eine Koronararterienerkrankung mit einer Wahrscheinlichkeit von 67% vor dem Belastungstest (vgl. Abb. 3.9). Aber nach dem Belastungstest mit dem Nachweis einer ST-Streckensenkung von mehr als 2,5 mm hat er mit einer Wahrscheinlichkeit von 99% eine Koronarerkrankung.

Weil die Prävalenz der Krankheit derart stark bestimmt, wie brauchbar ein diagnostischer Test ist, müssen Ärzte die Wahrscheinlichkeit der Krankheit berücksichtigen, bevor sie eine Untersuchung oder einen Test anordnen. Bis vor kurzem haben sich die Ärzte allein auf klinische Beobachtungen und auf ihre Erfahrung verlassen, die A-priori-Wahrscheinlichkeit einer Krankheit zu schätzen. Auswertungen großer klinischer Datenbanken ermöglichen heute quantitative Schätzungen für die Wahrscheinlichkeit einer Krankheit bei verschiedenen Kombinationen klinischer Befunde (11).

3.5.5 Auswirkungen auf die medizinische Literatur

Publizierte Beschreibungen diagnostischer Tests enthalten oft in Ergänzung zu Sensitivität und Spezifität Schlußfolgerungen zur Interpretation eines positiven oder negativen Testergebnisses, d.h. zum prädiktiven Wert. Das geschieht zu Recht, um dem Arzt direkt nutzbare Informationen zur Verfügung zu stellen. Aber die Daten für solche Publikationen werden oft in Universitätskliniken gesammelt, wo die Prävalenz einer ernsten Krankheit relativ hoch ist. Als Folge können Aussagen über den prädiktiven Wert in der medizinischen Literatur irreführend sein, wenn der Test bei weniger hochselektierten Patientengruppen genutzt wird. Was noch schlimmer ist, oft vergleichen Autoren die Leistungsfähigkeit eines Tests bei einer Reihe von Patienten, von denen man weiß, daß sie die Krankheit haben, mit einer gleichen Anzahl von Patienten ohne diese Krankheit. Das ist eine effektive Methode, die Sensitivität und Spezifität zu beschreiben. Aber jeder Bericht über einen positiven prädiktiven Wert aus solchen Studien hat geringe Bedeutung, weil er für eine Gruppe von Patienten bestimmt worden ist, bei denen die Prävalenz der Krankheit von den Untersuchern bei 50% festgelegt wurde.

3.6 Likelihood-Quotienten

Likelihood-Quotienten sind eine alternative Möglichkeit, die Leistungsfähigkeit eines diagnostischen Tests zu beschreiben. Sie fassen dieselbe Art von Informationen zusammen wie Sensitivität und Spezifität und können benutzt werden, um die Wahrscheinlichkeit einer Krankheit nach einem positiven oder negativen Test zu errechnen.

3.6.1 Odds

Weil die Anwendung der Likelihood-Quotienten abhängt von den sog. Chancen oder Risikoquoten (im Englischen Odds), müssen zuerst die Odds eingeführt und von dem Begriff der Wahrscheinlichkeit unterschieden werden. Der Begriff der Wahrscheinlichkeit wird hier gebraucht, um Sensitivität, Spezifität und den prädiktiven Wert auszudrücken. *Wahrscheinlichkeit* ist der Anteil von Personen, bei dem ein bestimmtes Charakteristikum, wie z. B. ein positiver Test, vorhanden ist. Die *Odds* andererseits geben das Verhältnis von zwei Wahrscheinlichkeiten zueinander an. Odds und Wahrscheinlichkeit enthalten dieselben Informationen, drücken sie aber unterschiedlich aus. Diese beiden Begriffe können unter Anwendung einfacher Formeln gegeneinander ausgetauscht werden:

$$\text{Odds} = \frac{\text{Wahrscheinlichkeit des Ereignisses}}{1 - \text{Wahrscheinlichkeit des Ereignisses}}$$

$$\text{Wahrscheinlichkeit} = \frac{\text{Odds}}{1 + \text{Odds}}$$

Die den Begriffen zugrundeliegenden Bedeutungen sollten den meisten Lesern geläufig sein, weil sie Bestandteil der Alltagssprache sind. Wir können beispielsweise sagen, daß die Odds oder Chancen wie 4 : 1 stehen, daß die Seattle Supersonics heute abend gewinnen oder daß die Wahrscheinlichkeit für ihren Sieg 80% beträgt.

3.6.2 Definitionen

Der *Likelihood-Quotient* für einen bestimmten Wert eines diagnostischen Tests ist definiert als Wahrscheinlichkeit des Testergebnisses bei Personen mit der Krankheit, dividiert durch die Wahrscheinlichkeit des Ergebnisses bei Personen ohne diese Krankheit. Likelihood-Quotienten drücken aus, um wievielmal mehr (oder weniger) wahrscheinlich ein Testergebnis bei Kranken, verglichen mit Gesunden gefunden wird. Wenn ein Test dichotom (positiv/negativ) ist, beschreiben zwei Arten von Likelihood-Quotienten dessen Fähigkeit, zwischen Kranken und Gesunden zu unterscheiden: Der eine Likelihood-Quotient ist assoziiert mit einem positiven Test und der andere mit einem negativen (s. Abb. 3.2).

Die Daten des Pharyngitisbeispiels (s. Abb. 3.3) können genutzt werden, um die Likelihood-Quotienten für eine Streptokokkenpharyngitis bei Vorhandensein eines positiven oder negativen Tests (klinische Diagnose) zu berechnen. Es ist ungefähr 2,5mal wahrscheinlicher, positive Testergebnisse bei Vorliegen einer Streptokokkenpharyngitis zu erhalten als bei fehlender Streptokokkenpharyngitis. Wenn die Ärzte der Meinung waren, daß keine Streptokokkenpharyngitis vorlag, war der Likelihood-Quotient für diesen negativen Test 0,39. Die Odds waren ungefähr 1 : 2,6 dafür, daß eine negative klinische Diagnose bei Vorliegen einer Streptokokkenpharyngitis gestellt würde im Vergleich zum Fehlen der Krankheit.

3.6.3 Anwendungen von Likelihood-Quotienten

Eine A-priori-Wahrscheinlichkeit (Prävalenz) kann unter Nutzung der oben dargestellten Formel in A-priori-Odds (Chancen) umgewandelt werden. Likelihood-Quotienten können dann genutzt werden, um A-priori-Odds in A-posteriori-Odds mittels folgender Formel umzuwandeln:

A-priori-Odds x Likelihood-Quotient = A-posteriori-Odds

A-posteriori-Odds können andererseits bei Anwendung der oben in diesem Kapitel beschriebenen Formel in eine Wahrscheinlichkeit zurückverwandelt werden. In diesen Beziehungen enthalten A-priori-Odds dieselben Informationen wie die A-priori-Wahrscheinlichkeit (Prävalenz). Likelihood-Quotienten enthalten dieselben Informationen wie Sensitivität/Spezifität und A-posteriori-Odds dieselben Informationen wie der positive prädiktive Wert (A-posteriori-Wahrscheinlichkeit).

Der Hauptvorteil von Likelihood-Quotienten besteht darin, daß sie es uns erleichtern, über die einfache und grobe Klassifizierung eines Testergebnisses als entweder nichtnormal oder normal hinauszugehen. Diese einfache Klassifizierung wird gewöhnlich genutzt, wenn die Genauigkeit eines diagnostischen Tests nur mit Sensitivität und Spezifität an einem einzigen Schwellenwert beschrieben wird. Es ist offensichtlich, daß eine Krankheit bei einem extremen nichtnormalen Testergebnis wahrscheinlicher ist, als wenn das Testergebnis nur geringfügig nichtnormal war. Mit Hilfe von Likelihood-Quotienten ist es möglich, die Informationen zusammenzufassen, die in einem Testergebnis mit unterschiedlichen Werten enthalten sind. Man kann Likelihood-Quotienten für jedes einzelne Testergebnis über den gesamten Wertebereich berechnen. Auf diese Weise bleiben die Informationen erhalten, die den Grad der Abweichung von der Norm widerspiegeln, und nicht Werte, die den bloßen Nachweis oder Nichtnachweis dieser Normabweichung betreffen. Bei Berechnung der Likelihood-Quotienten über einen ganzen Bereich von Testergebnissen bezieht sich Sensitivität auf die Fähigkeit des einzelnen Testergebnisses, Personen mit einer bestimmten Krankheit zu identifizieren und nicht Individuen, die dieses Ergebnis oder ein schlechteres haben. Dasselbe trifft für die Berechnung der Spezifität zu.

Demzufolge passen sich Likelihood-Quotienten der üblichen und vernünftigen klinischen Praxis an, extrem hohen (oder niedrigen) Testergebnissen mehr Gewicht beizumessen als Testergebnissen, die im mittleren Bereich liegen, wenn die Wahrscheinlichkeit (oder die Odds) für das Vorliegen einer bestimmten Krankheit geschätzt wird.

Beispiel

Wie genau ist die Bestimmung von Thyroxin (T_4) im Serum als alleinigem Test auf Hypothyreose? Diese Frage war Inhalt einer Studie an 120 Patienten einer allgemeinmedizinischen ambulanten Sprechstunde, bei denen der Verdacht auf Hypothyreose bestand (12). Diese Patienten wurden als hypothyreot diagnostiziert, wenn das Serumthyreotropin (TSH) erhöht war und wenn weitere Untersuchungen, einschließlich andere Schilddrüsentests, und das Ansprechen auf die Behandlung, mit der Diagnose der Hypothyreose in Einklang standen. Die Autoren untersuchten den initialen T_4-Wert bei 27 Patienten mit Hypothyreose und bei 93 Patienten ohne Hypothyreose, um zu bestimmen, wie genau der einfache Test allein eine Hypothyreose diagnostizieren könnte.
Wie erwartet waren die Likelihood-Quotienten für die Hypothyreose am höchsten bei niedrigen T_4-Werten und am niedrigsten bei hohen T_4-Werten (Tab. 3.2). Die niedrigsten Werte der Verteilung von T_4 (< 4,0 µg/100 ml) wurden nur bei Patienten mit Hypothyreose gesehen, d.h. diese Konzentrationen bestätigten die Diagnose. Hohe Werte (> 8,0 µg/100 ml) wurden bei Patienten mit Hypothyreose nicht beobachtet, d.h. solche Werte schlossen eine Hypothyreose aus.
Die Autoren schlußfolgerten, daß „es möglich sein kann, Kosten zu sparen ohne Verlust der diagnostischen Genauigkeit durch alleinige Bestimmung des Gesamt-T_4 bei der Erstuntersuchung von ausgewählten Patienten mit Verdacht auf Hypothyreose".

Der Likelihood-Quotient bietet weitere Vorteile gegenüber der Sensitivität und Spezifität als Maß der Leistungsfähigkeit eines Tests. Die durch den Test vermittelten Informationen sind in einer Zahl anstelle von zwei Zahlen zusammengefaßt. Die Berechnungen von A-posteriori-Odds aus A-priori-Odds sind einfach. Likelihood-Quotienten sind auch zur Beschreibung der Gesamtwahrscheinlichkeit einer Krankheit besonders gut geeignet, wenn mehrere diagnostische Tests genutzt werden (s. u.).

Likelihood-Quotienten haben auch Nachteile. Man muß den Begriff der Odds (Chancen) nutzen und nicht den Begriff der Wahrscheinlichkeiten, aber die meisten von uns halten es für schwieriger, in Kategorien von Odds (Chancen) als in Wahrscheinlichkeiten zu denken. Die Umwandlung von Wahrscheinlichkeiten in Odds und umgekehrt erfordert Rechenhilfsmittel oder die Anwendung eines Nomogramms, was die Einfachheit

Tab. 3.2: Verteilung der Werte für Serumthyroxin bei hypothyreoten und gesunden Patienten mit Berechnung der Likelihood-Quotienten*

Gesamt-Serum-thyroxin (µg/dl)	Patienten mit Untersuchungsergebnis hypothyreot (Anzahl, Prozent)	Patienten mit Untersuchungsergebnis gesund (Anzahl, Prozent)	Likelihood-Quotient
< 1,1	2 (7,4)		↑
1,1–2,0	3 (11,1)		eingeschlossen
2,1–3,0	1 (3,7)		
3,1–4,0	8 (29,6)		↓
4,1–5,0	4 (14,8)	1 (1,1)	13,8
5,1–6,0	4 (14,8)	6 (6,5)	2,3
6,1–7,0	3 (11,1)	11 (11,8)	0,9
7,1–8,0	2 (7,4)	19 (20,4)	0,4
8,1–9,0		17 (18,3)	↑
9,1–10		20 (21,5)	
10,1–11		11 (11,8)	ausgeschlossen
11,1–12		4 (4,3)	
> 12		4 (4,3)	↓
gesamt	27 (100)	93 (100)	

* Aus Goldstein, B.J., Al. Mushlin: Use of a single thyroxine test to evaluate ambulatory medical patients for suspected hypothyroidism. J. Gen Intern Med 1987; 2:20-24.

der Berechnung von A-posteriori-Odds unter Nutzung von Likelihood-Quotienten teilweise aufhebt. Bei Tests mit einem kontinuierlichen Wertebereich nutzen Likelihood-Quotienten Maße von Sensitivität und Spezifität, die sich von den üblichen unterscheiden.

3.7 Multiple Tests

Da Ärzte es im allgemeinen mit unvollkommenen diagnostischen Tests mit weniger als 100% Sensitivität und Spezifität sowie mit mittleren Likelihood-Quotienten zu tun haben, führt ein einziger Test häufig zu einer Krankheitswahrscheinlichkeit, die weder sehr hoch noch sehr niedrig ist, d.h. irgendwo zwischen 10% und 90% liegt. In der Regel kann der diagnostische Prozeß nicht an diesem Punkt abgebrochen werden. Wäre wohl ein Arzt oder ein Patient mit der Schlußfolgerung zufrieden, daß für den Patienten lediglich eine 20%ige Wahrscheinlichkeit für ein Kolonkarzinom besteht? Oder daß für einen asymptomatischen 35jährigen Mann mit einer ST-Streckensenkung von 2,5 mm im Belastungs-EKG eine 42%ige Wahrscheinlichkeit einer Koronararterienerkrankung besteht (s. Abb. 3.9)? Selbst bei weniger lebensbedrohlichen Krankheiten, wie z. B. Hypothyreose, sind Tests mit mittleren A-posteriori-Wahrscheinlichkeiten wenig hilfreich. Der Arzt ist normalerweise verpflichtet, die Wahrscheinlichkeit der Krankheit in solchen Situationen wesentlich zu erhöhen oder zu senken – es sei denn, daß alle diagnostischen Alternativen ohne Belang sind, sich keine therapeutischen Konsequenzen ergeben würden oder das Risiko weiterer Untersuchungen zu groß wäre. Wenn diese Ausnahmen nicht zutreffen, wird der Arzt mit weiteren Untersuchungen bzw. Tests fortfahren wollen.

Wenn multiple Tests durchgeführt werden und alle sind positiv oder negativ, ist ihre Interpretation einfach. Allzuoft aber sind einige positiv und andere negativ. Die Interpretation ist dann schwieriger. Dieser Abschnitt beschäftigt sich mit den Prinzipien, nach denen multiple Tests angewendet und ausgewertet werden.

Multiple Tests können auf zweierlei Weise angewendet werden (Abb. 3.10). Sie können *parallel* (d. h. alle zugleich) genutzt werden. Das positive Ergebnis eines einzigen Tests dient dann als Beweis für das Vorliegen der Krankheit. Oder sie können *seriell* (d. h. nacheinander) jeweils auf der Grundlage der Ergebnisse des vorangehenden Tests durchgeführt werden. Bei dem seriellen Untersuchungsverfahren müssen alle Tests ein positives Resultat für die zu ermittelnde Diagnose ergeben, weil der diagnostische Prozeß beendet wird, sobald ein negatives Ergebnis erzielt wird.

3.7.1 Parallele Tests

Ärzte ordnen im allgemeinen mehrere Untersuchungen parallel an, wenn eine schnelle Beurteilung erforderlich ist, z. B. bei Krankenhaus- oder Notfallpatienten oder bei ambulanten Patienten, die nicht so einfach wiederkommen können, weil sie einen langen Weg zur Ambulanz haben.

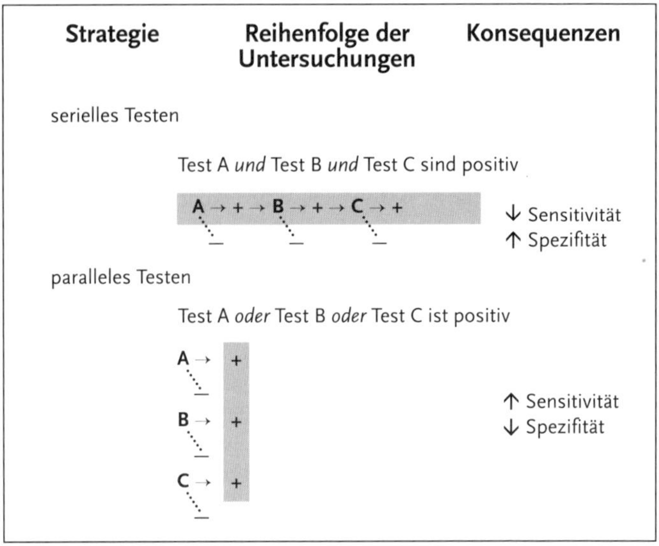

Abb. 3.10: Serielles und paralleles Testen.

Multiple Tests, die parallel durchgeführt werden, erhöhen im allgemeinen die Sensitivität und damit den negativen prädiktiven Wert bei gegebener Prävalenz der Krankheit über den negativen prädiktiven Wert der einzelnen Tests hinaus. Auf der anderen Seite werden Spezifität und der positive prädiktive Wert verringert. Es ist also weniger wahrscheinlich, daß die Krankheit übersehen wird (Paralleltests sind vermutlich ein Grund dafür, daß in Spezialsprechstunden offenbar Krankheiten diagnostiziert werden, die Allgemeinmediziner nicht erkennen), aber es ist auch wahrscheinlicher, falschpositive Diagnosen zu stellen (und folglich in solchen Zentren auch zur Überdiagnostizierung zu neigen). Der Grad, bis zu dem die Sensitivität und der negative prädiktive Wert durch parallele Tests steigen, hängt davon ab, in welchem Maß die Tests Patienten mit der Krankheit finden, die durch die jeweils anderen Tests übersehen wurden. Wenn beispielsweise zwei parallel eingesetzte Tests eine Sensitivität von 60% und 80% haben, beträgt die Sensitivität des parallelen Testens nur dann 80%, wenn der bessere Test alle die Fälle identifiziert, die auch mit dem weniger sensitiven Test gefunden worden sind. Wenn jeder der beiden Tests alle die Fälle findet, die der andere Test nicht erkannt hat, beträgt die Sensitivität des parallelen Testens natürlich 100%. Wenn die beiden Tests völlig unabhängig voneinander sind, dann würde die Sensitivität bei parallelem Testen 92% betragen.

Paralleles Testen ist besonders nützlich, wenn der Arzt einen sehr sensitiven Test braucht, aber nur zwei oder mehr jeweils relativ wenig sensitive Tests zur Verfügung stehen, die unterschiedliche klinische Phänomene messen. Die parallele Nutzung dieser Tests ist für ihren Nutzeffekt eine sensitivere diagnostische Strategie. Der Preis dafür ist aber die positive Befundung oder Behandlung einiger Patienten ohne die Krankheit.

Beispiel

Sowohl das PSA als auch die digitale rektale Untersuchung sind nichtsensitive Tests zur Diagnose eines Prostatakarzinoms (7). Tabelle 3.3 zeigt ihre Sensitivität, Spezifität und prädiktiven Werte unter Screeningbedingungen (d.h. bei Männern ohne Symptome). Wenn diese beiden Tests parallel eingesetzt werden, steigt die Sensitivität, aber die Spezifität sinkt. Der positive prädiktive Wert ist niedriger als für den PSA-Test allein.

Tab. 3.3: Testcharakteristika für PSA und digital-rektale Untersuchung (DRU)*

Unteruchung	Sensitivität	Spezifität	positiver prädiktiver Wert
PSA >4,0 ng/ml	0,67	0,97	0,43
abnorme DRU	0,50	0,94	0,24
abnorme PSA oder DRU	0,84	0,92	0,28
abnorme PSA und DRU	0,34	0,995	0,49

* PSA und DRU allein und in Kombination (paralleles und serienmäßiges Testen) zur Diagnose von Prostata-Karzinom (nach Kramer, B.S. et al.: Prostata cancer screening: what we know and what we need to know. Ann Int Med 1993; 119:914–923.)

3.7.2 Serielles Testen

Ärzte nutzen im allgemeinen die serielle Teststrategie in klinischen Situationen, in denen eine schnelle Beurteilung der Patienten nicht erforderlich ist, wie z. B. in der Niederlassung oder in Klinikambulanzen, in denen die Patienten ambulant über längere Zeit betreut werden. Das serielle Testverfahren wird auch angewendet, wenn einige der Tests teuer oder risikoreich sind. Solche

Tests kommen nur dann zum Einsatz, wenn einfachere und sicherere Tests das Vorliegen einer Krankheit vermuten lassen. So werden z. B. das Alter der Mutter und Blutuntersuchungen (α-Fetoprotein, Choriongonadotropin und Östriol) genutzt, um Schwangerschaften mit einem erhöhten Risiko der Geburt eines Kindes mit Down-Syndrom zu erkennen. Den Müttern, bei denen nach den Ergebnissen solcher Tests ein hohes Risiko besteht, wird eine Amniozentese empfohlen (13). Bei seriellem Testverfahren wird die Laborkapazität weniger beansprucht als bei der parallelen Teststrategie, weil zusätzliche Untersuchungen von den vorhergehenden Testergebnissen abhängig sind. Das serielle Testverfahren ist zeitaufwendiger, weil zusätzliche Untersuchungen erst angeordnet werden können, nachdem die Ergebnisse vorangegangener Tests zur Verfügung stehen.

Das serielle Testverfahren maximiert die Spezifität und den positiven prädiktiven Wert, senkt aber die Sensitivität und den negativen prädiktiven Wert (s. Tab. 3.3). Es ist schließlich sicherer, daß positive Testergebnisse eine Krankheit widerspiegeln, aber man geht ein höheres Risiko ein, eine Krankheit zu übersehen. Das serielle Testverfahren ist besonders sinnvoll, wenn keiner der einzelnen Tests, die dem Arzt zur Verfügung stehen, hochspezifisch ist.

Wenn ein Arzt zwei Tests seriell nutzen will, wird der Diagnoseprozeß effizienter, wenn der Test mit der höchsten Spezifität zuerst durchgeführt wird. Tabelle 3.4 zeigt die Auswirkungen der Reihenfolge auf das serielle Testen. Test A ist spezifischer als Test B, während Test B sensitiver ist als Test A. Wird Test A zuerst angewendet, müssen weniger Patienten mit beiden Tests untersucht werden, wobei ungeachtet der Reihenfolge der Tests dieselbe Anzahl Erkrankter diagnostiziert wird. Wenn aber ein Test viel billiger oder weniger riskant ist, ist es klüger, diesen zuerst einzusetzen.

3.7.3 Unabhängigkeitsannahme

Wenn multiple Tests wie oben beschrieben eingesetzt werden, hängt die Genauigkeit des Ergebnisses davon ab, ob die zusätzlichen Informationen, die jeder Test beiträgt, einigermaßen unabhängig von der Information sind, die durch vorangehende Tests

Tab. 3.4: Auswirkung der Reihenfolge beim seriellen Testen: A vor B gegen B vor A*

		Prävalenz der Krankheit	
Anzahl der untersuchten Patienten		1000	
Anzahl der Patienten mit der Krankheit		200 (20 % Prävalenz)	
		Sensitivität und Spezifität der Tests	
Test		Sensitivität	Spezifität
A		80	90
B		90	80

Reihenfolge der Testverfahren

		Beginn mit Test A					Beginn mit Test B		
		Krankheit					Krankheit		
		+	–				+	–	
A	+	160	80	240	B	+	180	160	340
	–	40	720	760		–	20	640	660
		200	800	1 000			200	800	1 000
		240 Patienten mit B weiter untersucht					340 Patienten mit A weiter untersucht		
		Krankheit					Krankheit		
		+	–				+	–	
B	+	144	16	160	A	+	144	16	160
	–	16	64	80		–	46	144	180
		160	80	240			180	160	340

* Es ist zu beachten, daß in beiden Reihenfolgen dieselbe Anzahl der Patienten als erkrankt (160) und dieselbe Anzahl als richtigpositiv (144) nachgewiesen wird. Wenn aber Test A (mit höherer Spezifität) zuerst angewandt wird, werden weniger Patienten mit Test B weiter untersucht. Die niedrigere Sensivität des Tests A beeinflußt das Endergebnis nicht nachteilig.

zur Verfügung stehen, d. h. der nachfolgende Test wiederholt nicht nur bekannte Informationen. Tatsächlich liegt diese Voraussetzung dem gesamten oben besprochenen Herangehen an den prädiktiven Wert zugrunde. Es ist aber offenbar unwahrscheinlich, daß die Tests für die meisten Krankheiten völlig unabhängig voneinander sind. Wenn die Annahme, daß die Tests völlig unabhängig sind, falsch ist, würde die Berechnung der Wahrscheinlichkeit einer Krankheit mittels verschiedener Tests dazu tendieren, den Wert der Tests zu überschätzen.

3.7.4 Serielle Likelihood-Quotienten

Wenn eine Serie von Tests angewendet wird, kann man eine Gesamtwahrscheinlichkeit unter Nutzung des Likelihood-Quotienten für jedes Testergebnis, wie in Abbildung 3.11 gezeigt, berechnen. Zunächst wird die Prävalenz einer Krankheit vor dem Testen in A-priori-Odds umgerechnet. Nachdem ein Test durchgeführt worden ist, werden die A-posteriori-Odds dieses Tests zu den A-priori-Odds für den nächsten Test. Schließlich wird eine neue Krankheitswahrscheinlichkeit gefunden, die die Informationen aus allen Tests der Serie berücksichtigt.

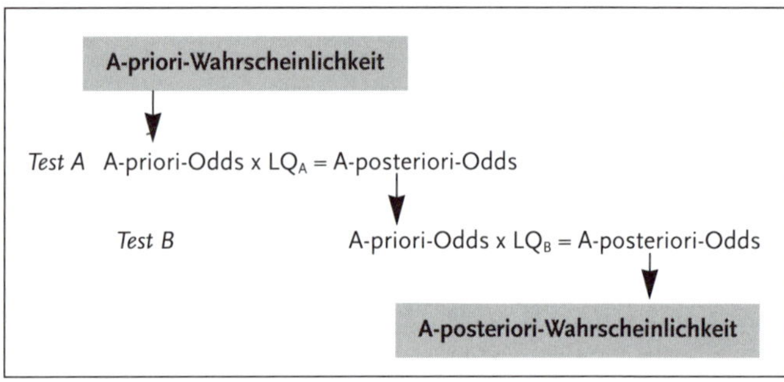

Abb. 3.11: Anwendung von Likelihood-Quotienten beim seriellen Testverfahren.

3.8 Veränderungssensibilität eines Tests

Der klinische Status der Patienten verändert sich kontinuierlich, entweder als Reaktion auf die Therapie oder auf Grund des Alterns oder der Krankheit. Ärzte werden ständig mit der Frage konfrontiert: „Hat sich der Zustand meines Patienten gebessert oder verschlechtert?" Die für die Kontrolle des klinischen Verlaufs (z. B. Schwere der Symptome, funktioneller Status) genutzten Tests unterscheiden sich oft etwas von denen, die für die Diagnostik angewendet werden. Aber die Beurteilung ihres Leistungsvermögens ist sehr ähnlich.

Die Fähigkeit eines Tests, Veränderungen im klinischen Status korrekt anzuzeigen, wird *Veränderungssensibilität* des Tests genannt. Konzeptionell steht sie mit der Validität eines diagnostischen Tests in Zusammenhang, mit der Ausnahme, daß der Goldstandard das Vorliegen einer wesentlichen Veränderung im klinischen Status und nicht das Vorliegen einer Krankheit ist. Das Ausmaß der Veränderungssensibilität eines Tests kann als Sensitivität, Spezifität und prädiktiver Wert oder als die Fläche unter der ROC-Kurve ausgedrückt werden.

Beispiel

Verschiedene, vom Probanden selbst aufgezeichnete Merkmale von Gesundheit und funktionellem Status werden genutzt, um die Gesundheit von Populationen darzustellen und Therapieeffekte zu beurteilen. Zwei solcher Messungen sind: 1. Tage mit eingeschränkter Mobilität, d.h. Anzahl von Tagen, an denen die üblichen Aktivitäten durch Krankheit oder Verletzungen eingeschränkt waren, 2. die Selbstbeurteilung des Gesundheitszustandes (von ausgezeichnet bis schlecht) im Vergleich zu anderen Personen gleichen Alters. Die Veränderungssensibilität dieser Messungen, die sich jeweils über ein Jahr erstreckten, wurde durch Vergleich der Veränderungen in jeder Messung zwischen älteren Erwachsenen, die im Laufe dieses Jahres eine schwerere Erkrankung hatten, und solchen ohne eine schwerere Erkrankung bewertet (14). Die ROC-Kurven in Abbildung 3.12 veranschaulichen, daß die Selbstbeschreibung von Veränderungen des Gesundheitszustandes nur geringfügig besser ist als eine Zufallseinschätzung. Dagegen eignen sich Veränderungen in der Anzahl der Tage mit eingeschränkter Mobilität deutlich besser, was durch die Fläche von 80% unter der ROC-Kurve belegt wird.

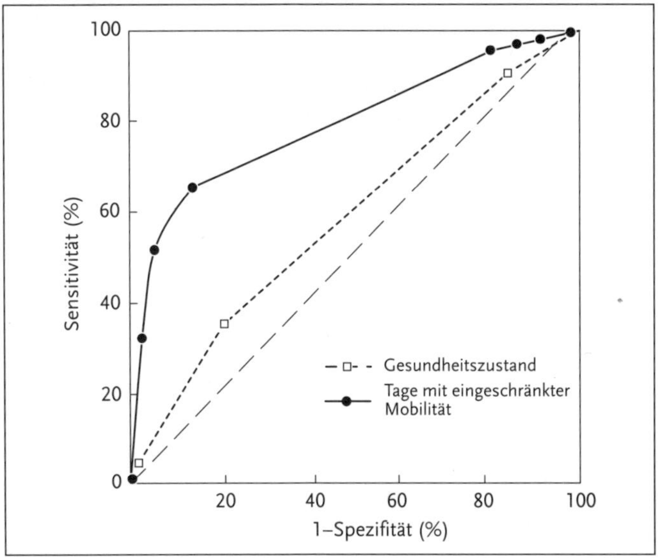

Abb. 3.12: Veränderungssensibilität von zwei Fragebögen zur Messung des Gesundheitsstatus. Unterscheidung zwischen älteren Patienten mit und ohne Änderung ihres Gesundheitszustands. (Nach Wagner EH, LaCroix AZ, Grothaus LC, Hecht JA. Responsiveness of health status measures to change among older adults. J Am Geriatr Soc 1993;41:241–248.)

3.9 Zusammenfassung

Die Leistungsfähigkeit eines diagnostischen Tests wird in einer Vierfeldertafel durch Vergleich der Testergebnisse mit dem Vorliegen der Krankheit beurteilt. Alle vier Felder der Tabelle müssen ausgefüllt sein. Wenn Sensitivität und Spezifität eines neuen diagnostischen Tests nach Informationen aus der medizinischen Literatur geschätzt werden, muß es einen Goldstandard geben, mit dem die Genauigkeit des Tests verglichen wird. Sowohl die erkrankten als auch die nicht erkrankten Personen sollten den Patienten gleichen, für die der Test in der Praxis angewendet werden soll. Außerdem sollte die Kenntnis der endgültigen Diagnose die Interpretation des Testergebnisses nicht beeinflussen und umgekehrt. Eine Veränderung des Grenzwertes zwischen normal und nichtnormal verändert Sensitivität und Spezifität. Likelihood-Quotienten sind ein weiteres Verfahren, die Genauigkeit eines diagnostischen Tests zu beschreiben.

Der prädiktive Wert eines Tests ist das relevanteste Charakteristikum, wenn Ärzte Testergebnisse auswerten. Er wird nicht nur durch Sensitivität und Spezifität des Tests bestimmt, sondern auch durch die Prävalenz der Krankheit, die sich je nach der Umgebung verändern kann. Es ist gewöhnlich erforderlich, verschiedene Tests zu nutzen, entweder parallel oder seriell nacheinander, um eine akzeptable diagnostische Sicherheit zu erreichen. Die Veränderungssensibilität, d.h. die Fähigkeit eines Tests, Veränderungen im klinischen Status zu registrieren, wird ebenfalls mittels der Vierfeldertafel beurteilt.

Kapitel 4

Häufigkeiten

In Kapitel 1 wurden im Überblick die zentralen Fragen, vor denen Ärzte bei der Behandlung von Patienten stehen, dargestellt. In diesem Kapitel nun definieren und beschreiben wir die Denkweise von Ärzten zur Begründung ihrer diagnostischen und therapeutischen Entscheidungen. Das Beispiel eines Patienten soll in die Problematik einführen.

Ein 72jähriger Mann stellt sich wegen einer langsam fortschreitenden Pollakisurie, wegen Harnverhalten und Harnträufeln vor. Die rektal-digitale Untersuchung ergibt eine symmetrisch vergrößerte Prostata. Messungen der Urinausscheidungsrate ergeben eine deutliche Reduktion, die PSA-Konzentration im Serum ist nicht erhöht. Es wird die Diagnose einer gutartigen Hyperplasie der Prostata (BPH) gestellt. Bei der Entscheidung über die Therapie müssen der behandelnde Arzt und der Patient das Für und Wider verschiedener therapeutischer Möglichkeiten gegeneinander abwägen, beispielsweise das Risiko sich verschlechternder Symptome oder einer obstruktiven Nierenerkrankung bei allein medikamentöser Therapie gegenüber der Operationsmortalität oder einer Störung der Sexualfunktion bei einem chirurgischen Eingriff.

Die Entscheidungen werden gewöhnlich durch „klinisches Urteil" getroffen, wie es alltäglich am Krankenbett und in Kliniken gelehrt wird. In den letzten Jahren sind Methoden der quantitativen klinischen Entscheidungsfindung in der Medizin eingeführt worden. Die am häufigsten genutzten klinischen Strategien stammen aus der Entscheidungsanalyse, der Kosten-Effektivitäts- und der Kosten-Nutzen-Analyse. Diese Methoden nutzen quantitative Daten über die Häufigkeit klinischer Schlüsselereignisse und die Konsequenzen aus solchen Ereignissen für die Patienten zur Festlegung des besten Vorgehens. Die Methoden, die im einzelnen am Ende dieses Kapitels beschrieben werden, sind nur so gut wie die Schätzungen der Wahrscheinlichkeit oder die Häufigkeit klinischer Endzustände, auf denen sie aufbauen.

Was den Patienten mit einer gutartigen Hyperplasie der Prostata betrifft, ist für eine profunde klinische Beurteilung die genaue Information einerseits über die Wahrscheinlichkeit der Verschlechterung der Symptome (akute Harnverhaltung oder Nierenschädigung) bei allein medikamentöser Therapie und andererseits über die Wahrscheinlichkeit der Linderung der Symptome, des Auftretens von Impotenz oder einer retrograden Ejakulation und über die Mortalität bei einem chirurgischen Eingriff erforderlich. Das sind im allgemeinen die Informationen, die für die Beantwortung der meisten klinischen Fragen nötig sind. Entscheidungen beruhen auf der Wahrscheinlichkeit der klinischen Endergebnisse unter alternativen Bedingungen: einem positiven Testbefund gegenüber einem negativen und nach Behandlung A gegenüber Behandlung B. Weil die Wahrscheinlichkeit einer Erkrankung, der Besserung oder Verschlechterung, der Heilung oder des Todes die Grundlage für die Beantwortung der meisten klinischen Fragen ist, untersucht dieses Kapitel verschiedene Kennziffern klinischer Häufigkeiten.

4.1 Quantifizierung von Wahrscheinlichkeitsaussagen

Ärzte teilen Wahrscheinlichkeiten oft eher in Form von Worten als in Zahlen mit, z. B. *in aller Regel, manchmal, selten*. Wörter anstelle von Zahlen zu benutzen ist bequem und umgeht eine präzise Aussage, wenn man sich über eine Wahrscheinlichkeit nicht sicher ist. Es ist aber gezeigt worden, daß über die Bedeutung der benutzten Worte für Häufigkeitsangaben nur geringe Übereinstimmung besteht.

Beispiel

Es wurden Ärzte gebeten, den Grad der Wahrscheinlichkeit einer Krankheit für jeden von 30 Wahrscheinlichkeitsausdrücken, die in radiologischen und labormedizinischen Publikationen gefunden wurden, zu schätzen. Es bestanden für jeden Ausdruck große Meinungsverschiedenheiten. Die Angaben für die Wahrscheinlichkeit, die dem Begriff *übereinstimmend mit* zugeordnet wurden, erstreckten sich von 0,18 bis 0,98, für den Begriff *unwahrscheinlich* von 0,01 bis 0,93. Diese Daten unterstützen die Feststellung der Autoren, daß „Meinungsverschiedenheiten zwischen Ärzten über die Behandlung einer Krankheit Unterschiede in der Bedeutung widerspiegeln, die den Wörtern zugeordnet werden, die zur Definition des Begriffs Wahrscheinlichkeit eingesetzt werden" (1).

Auch Patienten ordnen den unterschiedlichen Ausdrücken für Wahrscheinlichkeit stark schwankende Werte zu. In einer anderen Studie meinten hochqualifizierte Facharbeiter, das Wort *in aller Regel* beziehe sich auf Wahrscheinlichkeiten von 0,35–1,0 (± 2 Standardabweichungen vom Mittelwert) und *selten* bedeutete für sie eine Wahrscheinlichkeit von 0–0,15 (2).

Damit wird belegt, daß das Ersetzen von Zahlen durch Wörter den Bedeutungsgehalt der Informationen vermindert. Wir vertreten daher die Meinung, daß Zahlen benutzt werden sollten, sooft das nur möglich ist.

4.1.1 Wahrnehmung von Häufigkeiten

Die persönliche Erfahrung beeinflußt die Auffassungen eines Arztes zur Wahrscheinlichkeit von Krankheitszuständen und klinischen Endresultaten. Wenn der Arzt bei einem bestimmten Patienten einen Endzustand beobachtet, verleitet ihn das dazu, die Wahrscheinlichkeit dieses Zustandes zu überschätzen. Umgekehrt unterschätzen Ärzte die Häufigkeit von Ereignissen, mit denen sie noch keine Erfahrungen gemacht haben oder über die die Patienten nicht sprechen wollen. Beispielsweise haben systematische Befragungen von Patienten nach transurethraler Prostataresektion (TUR) ergeben, daß mehr als 50% der Männer eine retrograde Ejakulation haben (3). Die meisten Urologen würden diese Häufigkeit viel niedriger schätzen, weil sich viele männliche Patienten scheuen, über sexuelle Probleme zu reden.

4.2 Prävalenz und Inzidenz

Klinisch relevante Kennziffern für die Häufigkeit oder Wahrscheinlichkeit von Ereignissen sind im allgemeinen Brüche, bei denen der Zähler die Anzahl an Patienten angibt, bei denen der Endzustand aufgetreten ist (Fälle), und der Nenner die Anzahl der Personen, bei denen dieser Endzustand hätte auftreten können. Solche Brüche geben natürliche Brüche wieder, aber es ist allgemein üblich, sie als „Raten“ zu bezeichnen.

Für Ärzte sind besonders zwei Kennziffern für die Häufigkeit von Bedeutung: Prävalenz und Inzidenz.

Die *Prävalenz* ist der Anteil einer Gruppe von Personen, die zu einem gegebenen Zeitpunkt einen bestimmten klinischen Zustand oder ein bestimmtes Endresultat aufweisen. Die Prävalenz wird durch die Untersuchung einer definierten Population gemessen, in der sich Personen mit dem interessierenden Merkmal und ohne dieses zu einem gegebenen Zeitpunkt (in einer „Zeitscheibe") befinden. Es gibt zwei Arten von Prävalenz. Die *Punktprävalenz* wird gemessen zum Zeitpunkt der Untersuchung für jede Person, obwohl nicht notwendigerweise derselbe Zeitpunkt für alle Individuen in der definierten Population erforderlich ist. *Periodenprävalenz* bezieht sich auf Fälle, die irgendwann innerhalb einer bestimmten Zeitperiode auftraten.

Die *Inzidenz* ist der Anteil an Personen, die einen bestimmten Zustand in einem gegebenen Zeitraum entwickeln in einer Gruppe von Menschen, die anfänglich frei von diesem Zustand waren. Inzidenz bezieht sich demzufolge auf neue Krankheitsfälle, die in einer Population auftreten, die anfänglich frei von dieser Krankheit war, oder auf neu aufgetretene Endzustände, wie z. B. Behinderung oder Tod, die bei Patienten mit einer speziellen Krankheit auftreten. Wie in diesem Kapitel weiter unten und ausführlicher in Kapitel 5 beschrieben wird, mißt man die Inzidenz, indem man eine geeignete Gruppe von Menschen auswählt, d. h. Personen ohne die Krankheit oder den Endzustand, und sie über einen bestimmten Zeitraum periodisch untersucht, um neue Fälle, die sich in diesem Zeitraum entwickeln, zu entdecken und zu zählen.

Beispiel

Um die Unterschiede zwischen Prävalenz und Inzidenz zu illustrieren, wird in Abbildung 4.1 das Auftreten einer Krankheit in einer Gruppe von 100 Personen über einen Zeitraum von 3 Jahren (1992–1994) dargestellt. In dieser Zeit entwickelt sich bei einzelnen Personen in der Gruppe die Krankheit. Diese Patienten verbleiben in diesem Zustand, entweder bis sie gesund werden oder bis sie sterben. In diesem 3-Jahres-Zeitraum erleiden 16 Menschen den Beginn der Krankheit, während 4 zu Beginn des Zeitraums bereits daran erkrankt waren. Die verbleibenden 80 Personen sind nicht erkrankt und erscheinen folglich auch nicht in der Abbildung.

Anfang 1992 gab es vier Krankheitsfälle, also betrug die Prävalenz zu diesem Zeitpunkt 4/100. Wenn alle 100 Personen, einschließlich die vorher erkrankten Fälle, zu Beginn eines jeden Jahres untersucht werden, kann man die Prävalenz zu diesen Zeitpunkten errechnen. Anfang 1993 betrug die Prävalenz 5/100, weil sich zwei der aus dem Jahre 1992 stammenden Fälle bis 1993 hinzogen und zwei der neuen Fälle, die sich 1992 entwickelten, noch vor der Untersuchung zu Beginn des Jahres 1993 als geheilt ausschieden. Die Prävalenzen können für jede der beiden anderen jährlichen Untersuchungen berechnet werden. Vorausgesetzt, daß niemand von den ursprünglich 100 Personen verstorben oder umgezogen ist bzw. die Untersuchung ablehnte, betrugen die Prävalenzen 7/100 Anfang 1994 und 5/100 Anfang 1995.
Um die Inzidenz neuer Fälle, die sich in der Population entwickeln, zu berechnen, werden nur die 96 Personen ohne die Krankheit zu Beginn des Jahres 1992 betrachtet und das, was mit ihnen in den nächsten 3 Jahren geschieht. Fünf neue Fälle haben sich im Laufe des Jahres 1992 entwickelt, sechs Fälle 1993 und fünf neue weitere Fälle erkrankten 1994. Die 3-Jahres-Inzidenz der Krankheit errechnet sich durch die Division aller neuen Fälle, die im Laufe von 3 Jahren erkrankten (insgesamt 16), durch die Anzahl der gesunden exponierten Personen zu Beginn der Beobachtungszeit (96 Personen) und beträgt demzufolge 16/96 in 3 Jahren. Wie hoch ist also die jährliche Inzidenz für 1992, 1993 und 1994? Man muß daran denken, die früheren Fälle aus dem Nenner herauszunehmen. Dann errechnen sich für die einzelnen Jahre die Inzidenzen zu 5/96 für 1992, 6/91 für 1993 und 5/85 für 1994.

Jede Angabe der Häufigkeit einer Krankheit enthält notwendigerweise eine Zeitangabe. Bei der Angabe für die Prävalenz wird die Zeit als eine Momentaufnahme angesehen, wie ein Einzelbild aus einem Film. Die Prävalenz beschreibt die Situation für jeden Patienten zu einem bestimmten Zeitpunkt, auch wenn es in Wirklichkeit mehrere Wochen oder Monate gedauert haben mag, die Beobachtungen an verschiedenen Menschen in der untersuchten Gruppe durchzuführen. Für die Inzidenz ist die Zeit das Wesentliche, weil sie das Zeitintervall definiert, in dem die ausgewählten Individuen bezüglich des Entstehens des interessierenden Merkmals beobachtet wurden.

Tabelle 4.1 faßt die Charakteristika für Inzidenz und Prävalenz zusammen. Obwohl die Unterschiede zwischen beiden klar zu sein scheinen, finden sich in der wissenschaftlichen Literatur zahlreiche Beispiele für den falschen Gebrauch dieser Begriffe, besonders für die Inzidenz (4).

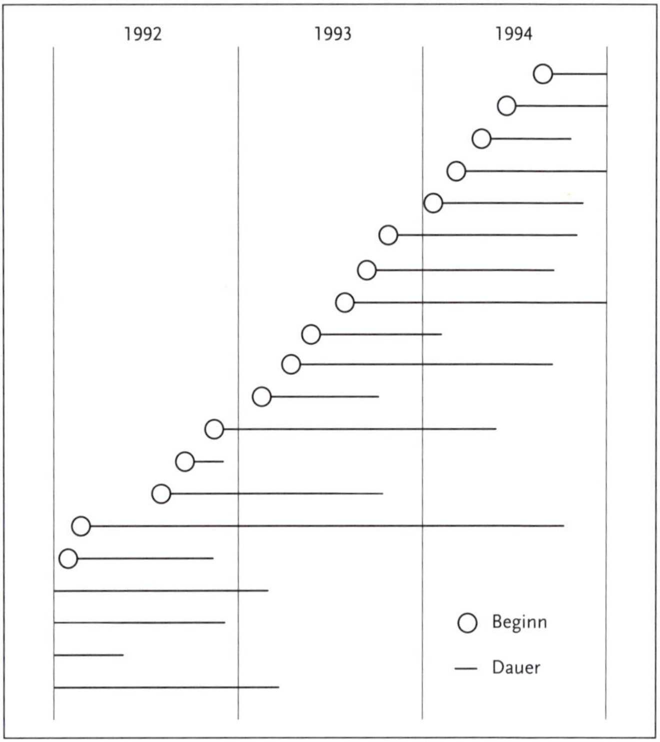

Abb. 4.1: Auftreten einer Krankheit bei 100 Personen unter Risiko von 1992 bis 1994.

Tab. 4.1: Charakteristika von Inzidenz und Prävalenz

Charakteristikum	Inzidenz	Prävalenz
Zähler	während einer Zeitperiode neu auftretende Fälle unter Personen einer Gruppe, die anfangs frei von der Krankheit waren	alle Fälle, die bei einer einzigen Beobachtung oder Untersuchung einer Gruppe gezählt werden
Nenner	alle prinzipiell empfänglichen Personen, die zu Beginn der Zeitperiode vorhanden sind	alle untersuchten Personen, einschließlich Fälle und Nicht-Fälle
Zeit	Dauer der Zeitperiode	einzelner Zeitpunkt
wie gemessen	Kohortenstudie (s. Kap. 5)	Prävalenz-(Querschnitts-)Studie

Es ist wichtig, den Unterschied zwischen Prävalenz und Inzidenz zu kennen, weil diese Begriffe zwei unterschiedliche Fragen beantworten: (a) Welcher Anteil einer Gruppe von Personen hat ein bestimmtes Merkmal? und (b) In welcher Rate entstehen neue Fälle in einer Gruppe von Menschen im Laufe der Zeit? Die Antwort auf die eine Frage ergibt sich nicht direkt aus der Beantwortung der anderen Frage.

4.3 Messung von Prävalenz und Inzidenz

4.3.1 Prävalenzstudien

Die Prävalenz einer Krankheit wird durch die Untersuchung einer Gruppe von Personen gemessen, von denen einige zu diesem Zeitpunkt die untersuchte Krankheit haben, während die anderen gesund sind (Abb. 4.2). Der Anteil der Erkrankten (d.h. der Fälle) an der gesamten Gruppe macht die Prävalenz der Krankheit aus.

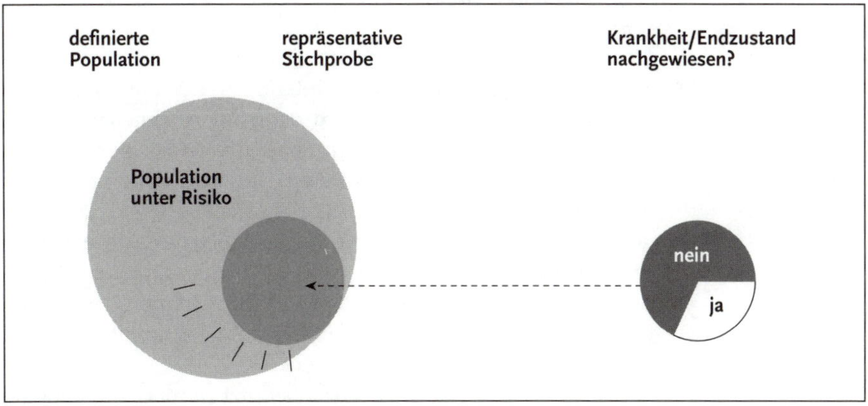

Abb. 4.2: Die Studienanlage einer Prävalenzstudie.

Solche einmaligen Untersuchungen oder Beobachtungen einer Population von Individuen – sowohl Fälle als auch Nicht-Fälle – werden *Prävalenzstudien* genannt. Eine andere Bezeichnung dafür ist *Querschnittsstudie,* weil die Personen zu einem bestimmten Zeitpunkt (Querschnitt) untersucht werden. Sie gehören zu den häufigeren Forschungsansätzen, die in der medizinischen Literatur vorkommen.

Es folgt ein Beispiel für eine typische Prävalenzstudie.

Beispiel

Wie hoch ist die Prävalenz der Demenz bei älteren Erwachsenen in der Allgemeinbevölkerung? Um diese Frage beantworten zu können, wurden 1 968 Personen im Alter von 75 Jahren und darüber in Cambridge, England, in eine Studie eingeschlossen. Jeder Teilnehmer unterzog sich einer Untersuchung, die die Mini-Mental State Examination (MMSE), einen Test auf kognitive Beeinträchtigung, einschloß. Der Nachweis einer Demenz wurde mittels einer seriellen Teststrategie erbracht: Diejenigen mit einem MMSE-Punktergebnis von 25 oder weniger wurden von einem Psychiater entsprechend einem standardisierten Protokoll untersucht. Daraufhin wurde die Enddiagnose gestellt. Die Prävalenz der Demenz betrug insgesamt etwa 10% und die Raten verdoppelten sich mit jeder 5-Jahre-Altersklasse (5).

4.3.2 Inzidenzstudien

Im Gegensatz zur Prävalenz wird die Inzidenz gemessen, indem zuerst eine Population ohne das interessierende Merkmal ermittelt wird. Diese Population wird dann im vorgegebenen Zeitraum periodisch untersucht, um das Auftreten des Merkmals bei einzelnen Individuen zu registrieren. Die in einer Inzidenzstudie untersuchte Population, auch als Kohorte bezeichnet, kann aus gesunden Individuen bestehen, die bezüglich des Auftretens der Krankheit beobachtet werden, oder auch aus erkrankten Personen, hier bezüglich des Eintritts eines Endzustandes der Krankheit. Dieser Prozeß, der auch Kohortenstudie genannt wird, wird ausführlich in Kapitel 5 besprochen.

Bis jetzt ist der Begriff *Inzidenz* benutzt worden, um die Rate der neu auftretenden Ereignisse in einer Personengruppe mit festem Umfang zu beschreiben. Alle diese Personen werden über eine bestimmte Zeitspanne beobachtet. Das wird *kumulative Inzidenz* genannt, weil sich die neuen Fälle über die Zeit ansammeln, also kumulieren.

Beispiel

Um die Inzidenz der Demenz zu untersuchen, legten die Cambridger Untersucher eine Kohorte fest, indem sie aus der Follow-up-Studie die Personen herausnahmen, bei denen im Rahmen der oben genannten Prävalenzstudie eine Demenz diagnostiziert worden war (6). Das Schicksal der verbleibenden 1 778 Personen ohne Demenz wurde verfolgt. Von ihnen waren 305 verstorben, 190 lehnten weitere Untersuchungen ab und 88 konnten nicht mehr aufgefunden werden oder waren zu krank, um sich einer Untersuchung unterziehen zu können. Die verbleibenden 1 195 Personen wurden im Mittel 2,5 Jahre nach der ersten Untersuchung erneut untersucht. Insgesamt betrug die jährliche Inzidenzrate der Demenz in dieser Kohorte 4,3% und für diejenigen, die zur Zeit der Prävalenzuntersuchung über 85 Jahre alt waren, mehr als 8% pro Jahr.

Ein zweites Verfahren zur Schätzung der Inzidenz besteht darin, die Anzahl der neuen Fälle zu bestimmen, die in einer sich ständig verändernden Population entdeckt werden, wobei die einzelnen Personen unterschiedliche Zeitabschnitte in der Studie verbleiben und für unterschiedliche Zeiträume für die Krankheit empfänglich sind. Das Inzidenzmaß, das aus Studien dieser Art stammt, wird *Inzidenzdichte* genannt. Typische Beispiele sind klinische Studien zur Behandlung chronischer Krankheiten, in denen geeignete Patienten über mehrere Jahre hinweg in die Studie aufgenommen werden, so daß zeitiger erfaßte Patienten länger behandelt und beobachtet werden als später in die Studie aufgenommene Patienten. In dem Bestreben, den Beitrag der individuellen Personen im richtigen Verhältnis zu ihrem individuellen Beobachtungszeitraum zu halten, werden im Nenner der Inzidenzdichte nicht die Personen unter Risiko für eine bestimmte Zeitperiode angegeben, sondern die Personenzeit unter dem Risiko eines bestimmten Ereignisses. Ein Individuum, das über 10 Jahre beobachtet wurde, ohne zu erkranken (und damit ein Fall zu werden), trägt 10 Personenjahre zum Nenner bei, während ein Individuum, das 1 Jahr lang beobachtet wurde, nur 1 Personenjahr beiträgt. Die Inzidenzdichte wird als die Anzahl neuer Fälle pro Gesamtzahl der Personenjahre unter Risiko ausgedrückt.

Das Verfahren mit der Angabe der Personenzeit ist auch für die Schätzung der Inzidenz einer Krankheit in großen Populationen von bekannter Größe brauchbar, wenn eine exakte Zählung der neuen Fälle und eine Schätzung der Population unter

Risiko zur Verfügung steht, z. B. aus einem populationsbasierten Krebsregister.

Ein Nachteil des Inzidenzdichteverfahrens ist es, daß Beobachtungen von verschieden langer Dauer vermischt werden. Eine kleine Gruppe von Patienten, die für eine lange Zeit beobachtet wird, kann genausoviel zum Nenner beitragen wie eine große Gruppe von Patienten, die nur für kurze Zeit beobachtet wird. Wenn sich diese Patienten, die lange Zeit beobachtet werden, systematisch von denen unterscheiden, die über einen kurzen Zeitraum beobachtet werden, dann werden die sich ergebenden Inzidenzen verzerrt sein.

4.4 Interpretation der Maße der klinischen Häufigkeit

Um der Prävalenz- oder Inzidenzrate einen Sinn zu geben, müssen zuerst sowohl der Zähler als auch der Nenner genau definiert werden.

4.4.1 Was ist ein Fall? – Definition des Zählers

Bis jetzt wurde der Allgemeinbegriff *Fall* verwendet, um ein Individuum zu bezeichnen, das an einer Krankheit oder an einem interessierenden Endresultat leidet. In der klassischen Epidemiologie bezeichnen Fälle oft einzelne Personen mit einer Krankheit, und Prävalenz und Inzidenz beziehen sich auf die Häufigkeit der Fälle in Populationsgruppen, wie z. B. die Bewohner einer Gemeinde. Klinische Entscheidungen hängen aber oft von Informationen über die Häufigkeit oder über die Rate der Krankheitsmanifestationen ab, z. B. Symptomen oder Normabweichungen bei Labortests, oder von der Häufigkeit von Endresultaten der Krankheit, wie z. B. Tod, Behinderung oder auch symptomatische Besserung. In der klinischen Praxis sind dann „Fälle“ oft diejenigen Patienten mit einer Krankheit, die einen besonderen klinischen Befund bieten oder ein besonderes Endresultat zeigen.

Um die Inzidenz- und Prävalenzraten interpretieren zu können, ist es notwendig, die Definition eines Falles zu kennen, weil die Definitionskriterien die Raten stark beeinflussen können.

Beispiel

Eine einfache Art und Weise, einen Fall herauszufinden, ist es, die Menschen zu fragen, ob sie ein bestimmtes Merkmal haben. Wie läßt sich diese Methode mit genaueren Verfahren vergleichen? In der Commission on Chronic Illness Study wurden die Prävalenzen verschiedener Zustände, die durch persönliche Interviews zu Hause bei den Probanden ermittelt wurden, mit den Prävalenzen verglichen, die sich durch ärztliche Untersuchung derselben Personen ergeben haben. Abbildung 4.3 zeigt die Prävalenzen für bestimmte Krankheiten, die sich einmal durch Interviews und zum anderen durch klinische Untersuchung ergeben hatten. Die Daten veranschaulichen, daß diese beiden Methoden der Definition eines Falles außerordentlich verschiedenartige Schätzungen der Prävalenz hervorbringen können, wobei die Höhe der Prävalenz und die Richtung der Abweichung von der zugrundeliegenden Krankheit abhängen (7).

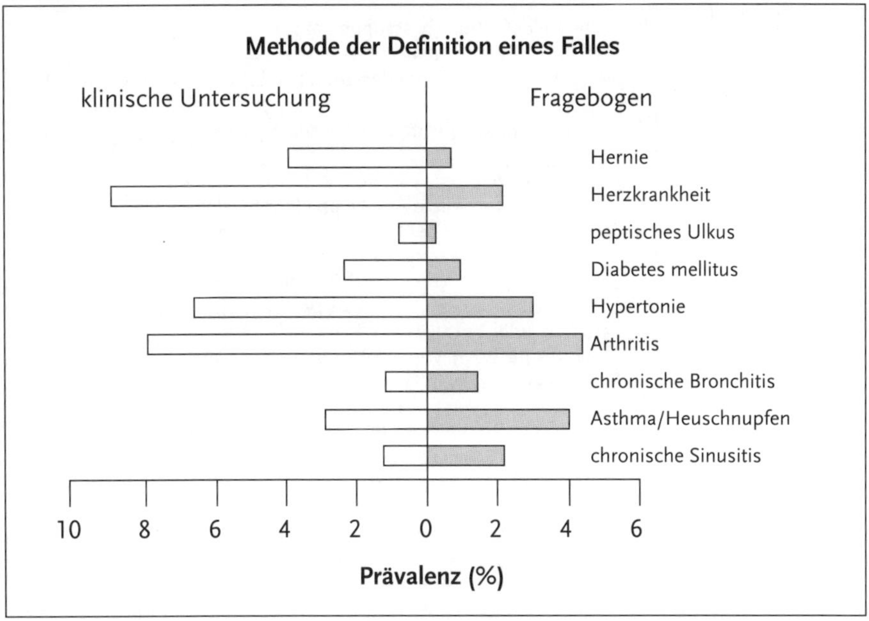

Abb. 4.3: Die Prävalenz hängt von der Falldefinition ab. Prävalenz von Krankheiten in der Allgemeinbevölkerung nach Befragung der Personen (Erhebung) und nach klinischer Beurteilung. (Daten aus: Sanders BS. Have morbidity surveys been oversold? Am J Public Health 1962;52:1648–1659.)

Für einige Krankheiten stehen allgemein akzeptierte explizite diagnostische Kriterien zur Verfügung. Die Kriterien der Centers for Disease Control and Prevention (CDC) für eine eindeutige Lyme-Krankheit (Tab. 4.2) können dafür als Beispiel dienen (8). Diese Kriterien veranschaulichen die Genauigkeit, die für die zuverlässige Definition einer Krankheit erforderlich ist, die so sehr im öffentlichen Rampenlicht steht wie die Lyme-Krankheit. Diese Kriterien demonstrieren aber auch das Abwägen zwischen exakten Definitionen und der klinischen Realität. Wenn nur „eindeutige" Fälle in die Prävalenz- und Inzidenzraten einbezogen würden, würden die meisten Patienten, die normalerweise als erkrankt betrachtet werden, nicht einbezogen. Andererseits würde die Einbeziehung „wahrscheinlicher" Fälle zur Überschätzung der wahren Rate der Krankheit führen.

Tab. 4.2: Kriterien für die Meldung der Lyme-Krankheit*

klinische Falldefinition (bestätigter Fall)
  Erythema migrans *oder*
  wenigstens eine Spätmanifestation *und* Labornachweis der Infektion

Spätmanifestationen (wenn eine alternative Erklärung nicht nachzuweisen ist)
  muskuloskeletal
    rezidivierende kurze Anfälle objektiver Gelenkschwellung
  Nervensystem: eine der folgenden Krankheiten
    lymphozytäre Meningitis
    kraniale Neuritis (bes. Gesichtslähmungen)
    Enzephalomyelitis mit Antikörpernachweis im Liquor
  kardiovaskulär
    akutes Auftreten von av -Blockierungen I. oder II. Grades, die spontan verschwinden

Labornachweis der Infektion (eine der folgenden Angaben)
  Isolation von *Borrelia burgdorferi*
  diagnostische Konzentration von IgM- und IgG-Antikörpern gegen Borrelia burgdorferi im Serum oder Liquor
  signifikante Veränderung der Antikörpertiter in den Serumproben des Akut- und Rekonvaleszenzstadiums

* Centers for Disease Control and Prevention criteria. (modifiziert nach: U.S. Department of Health and Human Services. Case definitions for public health surveillance. MMWR 1990;39:19–20.)

Beispiel

Die Inzidenzrate der Lyme-Krankheit wurde in Olmstead County, Minnesota, geschätzt (9). Zwischen 1980 und 1990 wurden unter den Einwohnern dieses Bezirks 68 Fälle klinisch diagnostiziert. Nur 17 davon (25%) entsprachen den CDC-Kriterien. In Minnesota ist die Lyme-Krankheit meldepflichtig, aber nur 7 Fälle wurden gemeldet, davon entsprachen 4 den CDC-Kriterien. Diese Daten veranschaulichen, wie schwierig es ist, die Häufigkeit einer Krankheit zu schätzen, deren Diagnose auf zahlreichen klinischen Kriterien beruht.

4.4.2 Was ist die Population? – Definition des Nenners

Die Angabe einer Rate ist nur in dem Maße sinnvoll, in dem der einzelne Praktiker entscheiden kann, auf welche Patienten die Rate zutrifft. Der Umfang und die Charakteristika der Personengruppe, aus der die Fälle stammen, müssen bekannt sein.

Üblicherweise wird die Gruppe, die den Nenner der Rate bildet, als Population bezeichnet oder genauer als *Population unter Risiko*, wobei *unter Risiko* die Empfänglichkeit für die Krankheit oder den klinischen Endpunkt bedeutet, deren Fallzahlen im Zähler summiert wurden. Die Inzidenz oder Prävalenz des Zervixkarzinoms wird beispielsweise unterschätzt, wenn die Population Frauen mit Hysterektomie oder Männer einschließt.

Der Nenner einer Rate sollte die Population umfassen, die für die Beantwortung einer Frage relevant ist oder eine repräsentative Stichprobe davon. Aber was relevant ist, hängt vom Blickwinkel des einzelnen ab. Wenn wir zum Beispiel die wahre Prävalenz der Rheumatoidarthritis bei Amerikanern wissen wollten, würden wir in den Nenner am liebsten eine zufällige Stichprobe aller Menschen der Vereinigten Staaten aufnehmen. Wenn wir aber die Prävalenz der Rheumatoidarthritis in einer medizinischen Praxis wissen wollten – vielleicht, um die medizinische Versorgung zu planen – wären Patienten, die in den Praxen niedergelassener Ärzte behandelt werden, und nicht Menschen der Gesamtpopulation der relevante Nenner. In einer Befragung der Bevölkerung einer Gemeinde haben nur 25% der Erwachsenen mit arthritischen und rheumatischen Beschwerden (nicht unbedingt mit einer Rheumatoidarthritis gleichzusetzen) eine Betreuung wegen dieser Beschwerden von medizinischem Personal oder einer medizinischen Einrichtung erhalten (10).

Für Epidemiologen ist es üblich, davon auszugehen, daß eine Population aus allen Personen, die in einer geographischen Region leben, besteht. Und das sollte auch auf Studien über Ursache und Wirkung in der Allgemeinbevölkerung zutreffen. Aber in Studien zu klinischen Fragen bestehen die relevanten Populationen in der Regel aus Patienten, die an bestimmten Krankheiten leiden oder bestimmte klinische Befunde aufweisen und die man in medizinischen Einrichtungen findet, die denen gleichen, wo die gefundenen Informationen genutzt werden sollen. Gewöhnlich sind solche Patienten jedoch in einer begrenzten Anzahl klinischer Einrichtungen konzentriert, wo hochspezialisierte Ärzte die Patienten behandeln. Diese Patienten stellen eine kleine und besondere Untergruppe aller Patienten mit den gesuchten Befunden in einem bestimmten geographischen Gebiet dar, die durchaus für eine Allgemeinpraxis ungewöhnlich sein kann.

Zu welchen Unterschieden könnte die Wahl einer bestimmten Population führen? Damit steht die Verallgemeinerung der beobachteten Raten zur Diskussion.

4.4.3 Stichprobenerhebung

Es ist selten möglich, alle die Personen zu untersuchen, die den interessierenden Gesundheitszustand haben oder entwickeln könnten. Meist zieht man eine Stichprobe dazu heran, so daß die Anzahl der untersuchten Personen von handhabbarer Größe ist. Daraus ergibt sich eine Frage: Ist die Stichprobe für die Population repräsentativ?

Im allgemeinen gibt es zwei Wege, um eine repräsentative Stichprobe zu erhalten. In einer *Zufallsstichprobe* besteht für jedes Individuum der Population die gleiche Wahrscheinlichkeit, ausgewählt zu werden. Der allgemeinere Begriff *Wahrscheinlichkeitsstichprobe* wird genutzt, wenn jede Person eine bekannte (nicht unbedingt die gleiche) Wahrscheinlichkeit hat, ausgewählt zu werden. Es ist oft wichtig, daß die Stichprobe einer Studie eine genügend große Anzahl von Mitgliedern besonders interessie-

Beispiel

Die Tabelle 4.3 zeigt die angenäherten jährlichen Inzidenz- und Prävalenzraten für Asthma. Die Inzidenz sinkt mit zunehmendem Alter, was die Tatsache illustriert, daß die Krankheit in erster Linie in der Kindheit entsteht. Aber die Prävalenz bleibt über die gesamte Lebenszeit ziemlich stabil und zeigt damit an, daß Asthma zu chronischem Verlauf tendiert, und zwar besonders bei älteren Menschen. Da die gleiche Zahl von Patienten von ihrem Asthma geheilt wird, wie neue Patienten diese Krankheit erleiden, vergrößert sich die Zahl der in der Prävalenzrate erfaßten Fälle nicht.

Tab. 4.3: Der Zusammenhang zwischen Inzidenz, Prävalenz und Krankheitsdauer: Asthma in den Vereinigten Staaten*

Alter	jährliche Inzidenz	Prävalenz	Dauer = $\frac{\text{Prävalenz}}{\text{jährliche Inzidenz}}$
0–5	6/1 000	29/1 000	4,8 Jahre
6–16	3/1 000	32/1 000	10,7 Jahre
17–44	2/1 000	26/1 000	13,0 Jahre
45–64	1/1 000	33/1 000	33,0 Jahre
65 +	0	36/1 000	33,0 Jahre
	3/1 000	30/1 000	10,0 Jahre

* nach verschiedenen Quellen

Wenn wir die folgende Formel nutzen, können wir berechnen, daß Asthma eine durchschnittliche Dauer von 10 Jahren hat:

$$\text{durchschnittliche Dauer} = \frac{\text{Prävalenz}}{\text{Inzidenz}}$$

Wenn die Dauer von Asthma für jede Altersgruppe durch Division der Prävalenzen durch die Inzidenzen berechnet wird, ergibt sich, daß die Dauer des Asthma mit zunehmendem Alter zunimmt. Das spiegelt die klinische Beobachtung wider, daß sich kindliches Asthma mit der Zeit verliert, während Asthma im Erwachsenenalter oft eher chronisch verläuft.

4.6 Bias in Prävalenzstudien

Prävalenzstudien werden angewandt, um potentiell kausale Beziehungen zwischen Risikofaktoren und einer Krankheit oder prognostischen Faktoren und einem klinischen Endzustand zu untersuchen. Zu diesem Zweck sind sie schnelle aber schlechtere Alternativen zu Inzidenzstudien. Zwei Eigenschaften der Prävalenzstudien sind besonders störend: Die Unsicherheit über die zeitliche Abfolge und der Bias, der mit einer Studie an Fällen längerer Dauer, sog. „alter" Fälle, verbunden ist.

4.6.1 Unsicherheit über die zeitliche Abfolge

In Prävalenzstudien werden Krankheit und mögliche Faktoren, die für diese Krankheit verantwortlich sind, gleichzeitig gemessen. Deshalb ist oft unklar, was zuerst da war. Die zeitliche Abfolge ist unklar, und wenn sie für die Auswertung wichtig ist, muß sie vermutet oder vorbestimmt werden. Wenn es sicher ist, daß der Risiko- oder prognostische Faktor dem Beginn der Krankheit oder dem klinischen Endresultat vorausgegangen ist, z. B. eine belastete Familienanamnese oder ein genetischer Marker, ist die Beurteilung der Abfolge von Ursache und Wirkung weniger schwierig. Wenn der Risiko- oder prognostische Faktor die Manifestation einer Krankheit oder eines klinischen Endzustandes ist, z. B. ein nichtnormaler Labortest oder ein psychischer Zustand, ist die Festlegung der Abfolge der Ereignisse sehr viel schwieriger. Im Gegensatz dazu haben Inzidenzstudien eine „innewohnende" Abfolge der Ereignisse, weil mögliche Krankheitsursachen initial vor Auftreten der Krankheit registriert werden. Diese Beziehungen werden in Abbildung 4.4 dargestellt.

4.6.2 Bias in Studien mit „alten" Fällen

Der Unterschied zwischen Fällen, die im Zähler von Inzidenz- und Prävalenzraten stehen, wird in Abbildung 4.5 verdeutlicht.

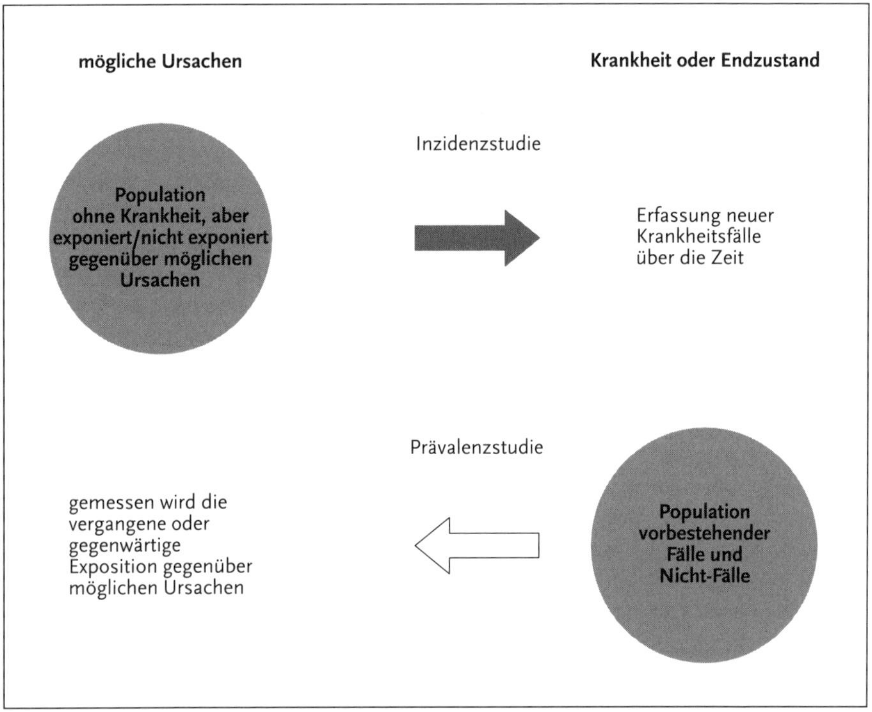

Abb. 4.4: Zeitlicher Zusammenhang zwischen möglichen kausalen Faktoren und einer Krankheit bei Inzidenz- und Prävalenzstudien.

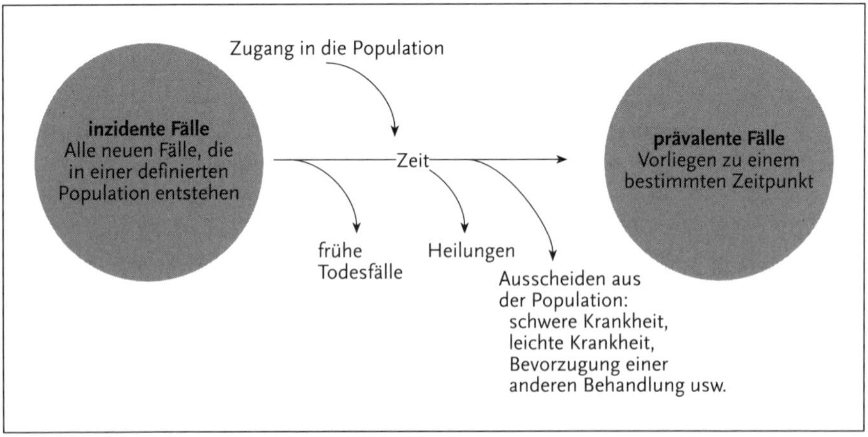

Abb. 4.5: Der Unterschied zwischen den Fällen bei Inzidenz- und Prävalenzstudien.

In einer Inzidenzstudie sind alle Fälle neu und die meisten Fälle, die in der Population unter Risiko auftreten, können bei sorgfältiger Beobachtung über die Zeit nachgewiesen werden. Im Gegensatz dazu enthält eine Prävalenzstudie eine Mischung alter und neuer Fälle, die gerade zum Zeitpunkt der Untersuchung vorliegen, d. h. es werden Fälle registriert, deren Krankheit aktiv ist (also diagnostizierbar) und die zum Zeitpunkt der Beobachtung am Leben sind. Offenbar werden die Prävalenzraten von den chronisch kranken Patienten beherrscht. Die Unterschiede zwischen inzidenten und prävalenten Fällen bestimmen die Interpretation der entsprechenden Raten.

Die Prävalenz wird durch die durchschnittliche Dauer einer Krankheit beeinflußt. Schnell tödliche Fälle einer Krankheit würden bei einer Inzidenzstudie einbezogen werden, bei einer Prävalenzstudie würden aber die meisten Todesfälle fehlen. Beispielsweise treten 25%–40% aller Todesfälle infolge einer koronaren Herzkrankheit (KHK) innerhalb von 24 Stunden nach Beginn der Symptome bei Menschen auf, bei denen die Krankheit vorher nicht nachgewiesen wurde. Eine Prävalenzstudie würde daher die Anzahl der Fälle mit KHK unterschätzen. Andererseits werden Krankheiten von langer Dauer in Prävalenzstudien gut erfaßt, selbst wenn ihre Inzidenz niedrig ist. Obgleich die Inzidenz eines Morbus Crohn z. B. nur bei ungefähr 2 bis 7 Fälle pro 100 000 Menschen im Jahr liegt, beträgt die Prävalenz dieser Krankheit mehr als 100 Fälle pro 100 000 Menschen und spiegelt so den chronischen Charakter der Krankheit wider (11).

Prävalenzraten schließen selektiv auch mehr schwere Fälle nicht tödlich verlaufender Krankheiten ein. Patienten mit einer nicht aktiven Rheumatoidarthritis beispielsweise würden in einer Studie, die auf akuten Symptomen und klinischen Befunden beruht, nicht diagnostiziert. In gleicher Weise können sich Patienten mit rezidivierenden, aber behandelbaren Krankheiten, wie z. B. einer Herzinsuffizienz oder Depression, zu einem bestimmten Zeitpunkt wohl fühlen und würden deshalb bei einer Untersuchung zu einem einzigen Zeitpunkt nicht registriert werden. Andererseits wird eine nichtremittierende Krankheit mit geringerer Wahrscheinlichkeit übersehen werden. Diese Krankheit würde deshalb überproportional zur Anzahl der Fälle in einer Prävalenzstudie beitragen.

4.7 Anwendung von Inzidenz und Prävalenz

Wozu dienen Inzidenz und Prävalenz? Ärzte nutzen Inzidenz und Prävalenz in drei verschiedenen Richtungen: Zur Vorhersage des zukünftigen Verlaufes bei einem Patienten, zur Angabe einer Wahrscheinlichkeit für einen Patienten und zum Vergleichen.

4.7.1 Vorhersage der Zukunft

Die Inzidenz ist die Beschreibung der Rate, mit der sich eine Krankheit oder ein Krankheitsausgang im Zeitverlauf in einer Population von Probanden entwickelt, von denen bekannt ist, daß sie diese Krankheit am Beginn der Beobachtung nicht hatten. Inzidenz kann genutzt werden, um die Wahrscheinlichkeit vorauszusagen, daß vergleichbare Menschen diese Krankheit in Zukunft haben werden.

Beispiel

Die Wahrscheinlichkeiten der Endresultate nach transurethraler Prostataresektion, die für die Entscheidung für die geeignetste Behandlung des Mannes mit einer BPH, der am Anfang dieses Kapitels beschrieben wurde, gebraucht werden, sind anhand einer großen Kohortenstudie älterer Männer in New England geschätzt worden (12). Interviews mit mehr als 300 Männern, die sich einer transurethralen Prostataresektion unterzogen hatten, ließen erkennen, daß die Behebung von Symptomen in Abhängigkeit von der Schwere der Symptome vor dem chirurgischen Eingriff variierte; 93% der Männer mit schweren Symptomen ging es nach dem chirurgischen Eingriff besser, während nur 79% der Patienten mit mäßigen Symptomen vor der Operation eine Besserung verspürten.

Andererseits liefern Prävalenzstudien keine Grundlage für die Vorhersage der Zukunft. Wenn in einer Prävalenzstudie festgestellt wird, daß 30% der Patienten mit einem Schlaganfall depressiv sind, bedeutet das nicht, daß 30% der nichtdepressiven Schlaganfallpatienten in Zukunft depressiv sein werden. Es ist möglich, daß eine Depression für einen Schlaganfall prädisponiert oder daß ein Schlaganfall eine Prädisposition für eine Depression ist oder auch daß sich nichtdepressive Schlaganfallpatienten schneller erholen. Um den Prozentsatz der Schlaganfallpatienten, die depressiv werden, herauszufinden, müssen neue Schlaganfallpatienten über eine Zeitspanne mit wiederholten Untersuchungen auf depressive Symptome beobachtet werden.

4.7.2 Krankheitswahrscheinlichkeit für einen Patienten

Prävalenzstudien sind besonders nützlich für die Entscheidungsfindung zu Diagnose und Therapie. Wie in Kapitel 3 dargestellt wurde, beeinflußt das Wissen, daß ein Patient mit einer Kombination aus anamnestischen und klinischen Merkmalen eine gegebene Wahrscheinlichkeit für eine Krankheit hat, die Anwendung und Interpretation diagnostischer Tests. Dieses Wissen kann auch die Auswahl aus verschiedenen Behandlungsmöglichkeiten beeinflussen.

Das Beispiel des Patienten mit einer Pharyngitis verdeutlicht, wie Schwankungen in der Prävalenz oder der A-priori-Wahrscheinlichkeit das Herangehen an ein klinisches Problem beeinflussen können.

Beispiel

In einer Studie wurden drei Verfahren zur Behandlung einer Pharyngitis verglichen. Der Wert der Verfahren wurde beurteilt, indem der potentielle Nutzen, ein rheumatisches Fieber zu verhüten, gegen die Risiken einer Penicillinallergie abgewogen wurde. Die drei Möglichkeiten waren 1. eine Kultur eines Rachenabstriches anzusetzen und nur die Patienten mit einer auf β-hämolysierende Streptokokken der Gruppe A positiven Kultur zu behandeln oder 2. alle Patienten zu behandeln, ohne eine Kultur anzusetzen, und schließlich 3. bei den Patienten weder eine Kultur anzusetzen noch eine Therapie einzuleiten.
Die Analyse ließ erkennen, daß die optimale Strategie von der Wahrscheinlichkeit abhing, daß ein Patient eine positive Kultur haben würde, was aus der Prävalenz der Streptokokkeninfektion in der Allgemeinpopulation zu einer bestimmten Zeit und aus dem Nachweis oder Fehlen von Fieber geschätzt werden kann. Die Autoren schlußfolgerten, daß ein Patient behandelt werden sollte, wenn die Wahrscheinlichkeit einer positiven Kultur über 20% beträgt. Wenn sie weniger als 5% beträgt, sollte keine Kultur angelegt werden und der betreffende Patient

nicht behandelt werden; wenn die Wahrscheinlichkeit zwischen 5% und 20% liegt, sollte zuerst eine Kultur angelegt und der Patient je nach dem Ergebnis dieser Kultur behandelt werden (13).

Diese Studie zeigt ein rationales Herangehen an die Nutzung der Prävalenzen als Indikatoren individueller Erkrankungswahrscheinlichkeiten für die klinische Entscheidungsfindung.

4.7.3 Durchführung von Vergleichen

Obgleich isolierte Inzidenzen und Prävalenzen nützliche Beschreibungen sind, werden sie weitaus überzeugendere Werkzeuge zur Unterstützung der Entscheidungsfindung, wenn man sie nutzt, um Vergleiche zu ziehen. Der Vergleich zwischen der Krankheitshäufigkeit bei Individuen mit bestimmten Charakteristika und bei Individuen, die diese Charakteristika nicht haben, liefert dafür den besten Beweis. Das Risiko (die Inzidenz) für Lungenkrebs z. B. bei Männern, die stark rauchen, liegt in einer Größenordnung von 0,17% pro Jahr, was damit kaum ein häufiges Ereignis ist. Nur wenn diese Inzidenz der Inzidenz bei Nichtrauchern (etwa 0,007% pro Jahr) gegenübergestellt wird, zeigt sich die verheerende Wirkung des Rauchens. Inzidenz und Prävalenz sind Bestandteile von vergleichenden Maßzahlen für Beziehungen zwischen einem Faktor und der Krankheit oder dem Endresultat der Krankheit. Möglichkeiten zum Vergleich von Raten werden ausführlicher in Kapitel 5 beschrieben.

4.8 Klinische Entscheidungsanalyse

Quantitative Verfahren zur Unterstützung der Entscheidungsfindung werden genutzt, um die wirksamste und leistungsfähigste Methode für die Behandlung von spezifischen Problemen bei einzelnen Patienten (*klinische Strategie*) oder die Verteilung von Ressourcen an größere Gruppen von Menschen, wie z. B. Kommunen oder politische Zuständigkeitsbereiche (*politische Strategie*) festzulegen.

In der Entscheidungsanalyse werden alternative Handlungsverläufe dargelegt (z. B. Operation gegen medikamentöse Behandlung einer BPH, oder bei einer Streptokokkenpharyngitis erst Kultur, dann Behandlung oder Behandlung jedes Patienten) und dann Berechnungen darüber angestellt, welche Entscheidung wahrscheinlich das beste Ergebnis erzielen wird, basierend auf Schätzungen der Häufigkeit für jede Alternative in der Folge von Ereignissen und Beurteilungen über den relativen Wert der möglichen Endresultate. Die Grundlagen sind an anderer Stelle (14) klar dargestellt und werden hier nur kurz beschrieben.

1. Aufstellung eines Entscheidungsbaumes. Die klinische Entscheidungsanalyse beginnt mit einem Patienten in einer Entscheidungssituation. Welche der möglichen Handlungsabläufe sollten gewählt werden? Der Baum beginnt mit diesen alternativen Entscheidungen und verzweigt sich dann, um alle wichtigen Konsequenzen dieser Entscheidungen einzuschließen, und endet mit den klinisch wichtigen Endzuständen. Verzweigungspunkte enthalten entweder Entscheidungen zur Behandlung des Patienten („Wahlknoten", die durch Quadrate angezeigt sind) oder spontane Ereignisse („Zufallsknoten", angezeigt durch Kreise). Obwohl es eine unendliche Anzahl von Kombinationen von Ereignissen und klinischen Endzuständen gibt, ist meist nur eine kleine Anzahl wirklich wichtig und kommt auch tatsächlich vor. Um diese Analyse überschaubar zu machen, ist es notwendig, den Baum zu „stutzen", so daß nur die wichtigsten Zweige erhalten bleiben – typischerweise nicht mehr als einige Verzweigungspunkte.

2. Zuordnung von Wahrscheinlichkeiten zu Zufallsknoten. Diese Wahrscheinlichkeiten, die gewöhnlich aus der medizinischen Literatur abgeleitet werden, sind Beurteilungen der Häufigkeit klinischer Ereignisse.

3. Zuordnung von Nutzenswerten zu den klinischen Endzuständen. Nutzenswerte sind der quantitative Ausdruck des relativen Wertes der verschiedenen in Betracht gezogenen klinischen Endzustände. Man erhält diese Werte am besten von Patienten, die vor der konkreten Entscheidung stehen. Die Einheiten für diesen Nutzen sind willkürlich, müssen aber auf einer Intervallskala liegen, z. B. von 0 bis 100. Es mag abschreckend erscheinen, eine Zahl für den jeweiligen Nutzen der verschiedenen Endzustände (Tod, Leiden, Verlust von Funktionen) einzusetzen, besonders, wenn sie in unterschiedlichen Einheiten gemessen worden sind, wie z. B. Lebensdauer und Lebensqualität. Aber die Patienten verbinden die klinischen Endzustände auf jeden Fall mit einer Wertung, und die Zahlen machen diese Wertung quantitativ faßbar.

4. Berechnung des erwarteten Nutzens für alternative Handlungsabläufe. Dazu wird mit den Nutzenswerten am rechten Ende der Zweige begonnen, diese Werte werden mit den Wahrscheinlichkeiten für jeden Zweig multipliziert und an jedem Knoten in der Folge Zweige hinzugefügt, bis der erwartete Nutzen am Hauptverzweigungspunkt, der zu treffenden Entscheidung, erreicht ist.

5. Auswahl der Entscheidung mit dem größten zu erwartenden Nutzen.

6. Sensitivitätsanalyse. Schätzungen der Wahrscheinlichkeiten und des Nutzens sind zunächst unsicher. Der letzte Schritt in der Entscheidungsanalyse besteht darin zu untersuchen, wie sich die Ergebnisse der Analyse verändern, wenn diese Schätzungen über einen Bereich von plausiblen Werten variiert werden. Das bedeutet, daß man herausfinden muß, wie „sensitiv" die Entscheidung gegenüber Ungenauigkeiten der Schätzungen ist. Die Sensitivitätsanalyse zeigt, welcher Punkt in der Abfolge von Ereignissen den größten Einfluß auf die Entscheidung hat und wie groß dieser Einfluß sein kann.

Beispiel

Die therapeutischen Möglichkeiten, denen sich der ältere Mann mit Harnsymptomen auf Grund einer gutartigen Hyperplasie der Prostata (wie zu Beginn dieses Kapitels beschrieben) gegenüber sieht, sind mit Hilfe der Entscheidungsanalyse bewertet worden (15). Bevor neue Medikamente und die Einführung der Laserprostatektomie die Entscheidung komplizierter machten, bestanden die Alternativen im chirurgischen Eingriff (transurethrale Prostataresektion) oder in sorgfältiger Beobachtung, dem sog. „aufmerksamen Zuwarten (watchful waiting)". Die Abbildung 4.6 zeigt den Entscheidungsbaum, den die Autoren nutzten, um die gegebenen Möglichkeiten zu bewerten. Die Häufigkeiten der verschiedenen Endergebnisse wurden aus der Inzidenzstudie aus New England, die in diesem Kapitel bereits beschrieben wurde (12), und aus anderen veröffentlichten Quellen (15) abgeleitet. Es ist interessant, daß die optimale Entscheidung in diesem Fall der chirurgische Eingriff ist (Nutzen 0,94). In diesem Fall ist die transurethrale Prostataresektion die Behandlung der Wahl, weil das Risiko eines intraoperativen Todes niedrig ist und die Nutzenswerte für die Inkontinenz oder Impotenz dieselben wie für das Leben mit ständigen mäßigen Harnproblemen sind. Wenn ein Leben mit ständigen mäßigen Symptomen dem Auftreten von Inkontinenz oder Impotenz deutlich vorgezogen würde, würde sich das Gleichgewicht verschieben.

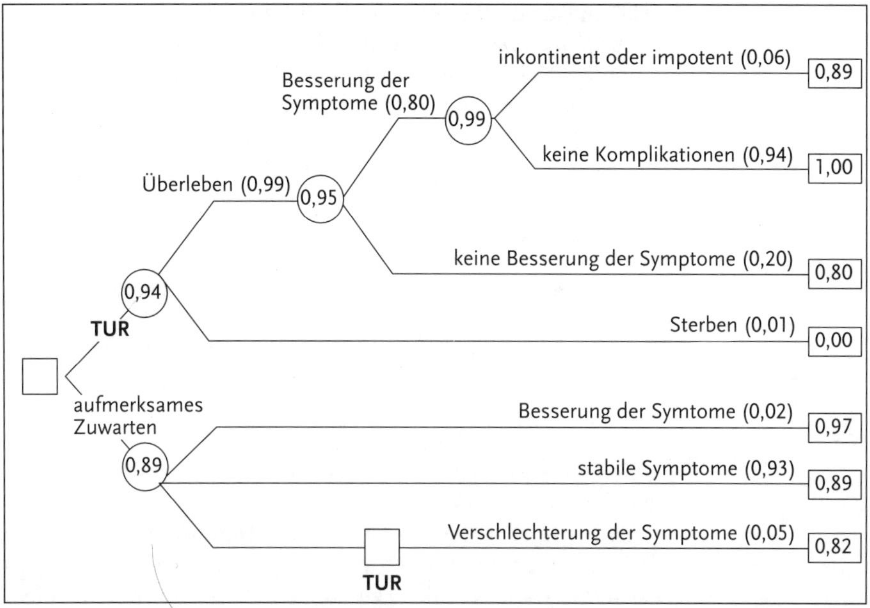

Abb. 4.6: Ein Entscheidungsbaum. Behandlung eines 70jährigen Mannes mit mäßigen Symptomen infolge einer gutartigen Prostatahyperplasie. (Daten aus Barry MJ, Mulley AG, Fowler FJ, Wennberg JW. Watchful waiting vs. immediate transurethral resection for symptomatic prostatism. JAMA 1988;259(20):3010–3017.) TUR: transurethrale Prostataresektion

4.9 Zusammenfassung

Die meisten klinischen Fragen werden durch den Bezug auf die Häufigkeit der Ereignisse unter sich verändernden Umständen beantwortet. Die Häufigkeit der klinischen Ereignisse wird angegeben durch Wahrscheinlichkeiten oder Brüche, deren Zähler die Anzahl der Fälle angibt und deren Nenner die Zahl der Menschen, aus denen die Fälle entstammen, umfaßt.

Es gibt zwei Maße für die Häufigkeit: die Prävalenz und die Inzidenz. Die Prävalenz gibt den Anteil einer Gruppe mit der Krankheit zu einem einzelnen Zeitpunkt an. Die Inzidenz ist der Anteil einer exponierten Gruppe, der über einen bestimmten gegebenen Zeitraum neue Krankheitsfälle entwickelt.

Die Prävalenz wird mittels einer einzelnen Beobachtung einer Gruppe, in der Fälle und Nicht-Fälle enthalten sind, gemessen, während die Bestimmung der Inzidenz Untersuchungen an einer ursprünglich gesunden Gruppe über einen bestimmten Zeitraum erfordert. Demzufolge ermitteln Prävalenzstudien nur solche Fälle, die leben und zum Zeitpunkt der Beobachtung diagnostizierbar sind, während Kohorten-(Inzidenz-)Studien alle neuen Fälle erfassen. Prävalente Fälle werden deshalb in der Regel eine durch Selektion verzerrte Untergruppe aller Fälle sein, weil sie diejenigen nicht einschließen, die schon gestorben sind oder geheilt wurden. Außerdem erlauben Prävalenzstudien häufig kein klares Verständnis der zeitlichen Beziehung zwischen einem kausalen Faktor und einer Krankheit.

Um sinnvoll mit den Begriffen Inzidenz und Prävalenz arbeiten zu können, müssen die Diagnosen präzise definiert und die Charakteristika der Nennerpopulation bekannt sein. Letzteres ist von besonderer Bedeutung beim Entschluß zur Entscheidung, ob eine vorgegebene Inzidenz oder Prävalenz auf Patienten in der eigenen Praxis zutrifft.

Inzidenz ist das geeignetste Maß der Häufigkeit, mit dem eine Vorhersage in die Zukunft getroffen wird. Die Prävalenz dient dazu, die Wahrscheinlichkeit zu quantifizieren, daß ein Patient mit bestimmten Charakteristika die Krankheit zu einem einzelnen Zeitpunkt hat. Sie wird genutzt für Entscheidungen über Diagnose und Screening. Der größte Nutzen von Prävalenz und Inzidenz besteht aber darin, unterschiedliche klinische Alternativen zu vergleichen.

Die Werte für die Inzidenz von Krankheiten oder klinischen Endzuständen sind notwendige Bestandteile der Methoden zur quantitativen Entscheidungsfindung. Verfahren, wie z. B. die Entscheidungsanalyse, zeigen alternative klinische Strategien auf und bewerten dann solche Strategien quantitativ. Das erfolgt durch Vergleich ihres erwarteten Nutzens, der sich aus Häufigkeiten und Werten ergibt, die den wesentlichen klinischen Endzuständen, die mit jeder Strategie assoziiert sind, zugeordnet werden.

4.10 Anmerkung

Das Zählen klinischer Ereignisse, wie in diesem Kapitel beschrieben, kann als die profanste aller Aufgaben erscheinen. Es scheint völlig klar zu sein, daß die Untersuchung der Anzahlen von klinischen Ereignissen unter verschiedenen Umständen die Grundlage klinischer Wissenschaft ist. Es ist wert, den Leser an Pierre Louis zu erinnern, der die „numerische Methode" zur Bewertung einer Therapie vor weniger als 200 Jahren eingeführt hat. Louis hatte den Wagemut, Todesfälle und Heilungen bei fieberhaften Erkrankungen mit und ohne Aderlaß zu zählen. Er wurde dafür diffamiert, daß er es sich erlaubte, mittels toter Zahlen Zweifel an den Heilkräften von Blutegeln aufkommen zu lassen, stark wirksamen Verfahren also, die durch Jahrzehnte scharfsinniger qualitativer klinischer Beobachtung weithin bestätigt worden waren.

KAPITEL 5

Risiko

Unter *Risiko* versteht man im allgemeinen die Wahrscheinlichkeit eines unerwünschten Ereignisses. In diesem Kapitel wird der Begriff *Risiko* im engeren Sinne des Wortes verwendet, um die Wahrscheinlichkeit anzuzeigen, daß sich bei Menschen, die bestimmten Faktoren („Risikofaktoren") ausgesetzt sind, später eine bestimmte Krankheit entwickeln wird.

Menschen haben ein großes Interesse an ihrem Erkrankungsrisiko. Dieses Anliegen hat zu vielen populärwissenschaftlichen Büchern zum Thema der Senkung eines Erkrankungsrisikos geführt und es findet seinen Niederschlag in den Schlagzeilen der Zeitungen über das Risiko von Brustkrebs durch die Einwirkung von toxischen Chemikalien, von Aids durch Bluttransfusionen oder von Prostatakrebs nach Vasektomie.

Dieses Kapitel beschreibt nun, wie man in Studien Schätzungen des Risikos durch die Beobachtung der Beziehung zwischen Exposition gegenüber möglichen Risikofaktoren und der daraus folgenden Inzidenz der Krankheit erhalten kann. Es werden verschiedene Möglichkeiten zum Vergleich von Risiken diskutiert, die sowohl Einzelpersonen als auch Populationen betreffen.

5.1 Risikofaktoren

Merkmale, die mit einem erhöhten Erkrankungsrisiko assoziiert sind, werden *Risikofaktoren* genannt. Einige Risikofaktoren sind erblich. Wenn man z. B. Träger des Haplotyps HLA-B27 ist, steigt das Risiko, Spondylarthropathien auszubilden, sehr stark an. Die Arbeit am Human Genome Project hat verschiedene andere Krankheiten identifiziert, für die spezifische Gene Risikofaktoren sind. Dazu gehören u. a. Kolonkarzinom, Osteoporose und amyotrophe Lateralsklerose. Andere Risikofaktoren, wie z. B. Erreger von Infektionen, Medikamente und Toxine, sind in unserer materiellen Umwelt zu finden; wieder andere sind Teile der sozialen Umwelt. Es ist beispielsweise nachgewiesen worden, daß

Trauer über den Verlust eines Ehepartners, Veränderungen im Tagesablauf und Streß die Erkrankungsraten erhöhen, nicht nur die von emotionalen, sondern auch von organischen Krankheiten. Einige der bedeutendsten Risikofaktoren sind verhaltensbedingt. Beispiele dafür sind Rauchen, exzessiver Alkoholkonsum, Autofahren ohne Sicherheitsgurt und ungeschützter Geschlechtsverkehr.

Exposition gegenüber einem Risikofaktor bedeutet, daß eine Person, bevor sie erkrankte, mit diesem Faktor in Kontakt gekommen ist oder den betreffenden Faktor ausgebildet hat. Die Exposition kann zu einem einzelnen Zeitpunkt stattfinden, beispielsweise wenn eine Population während eines nuklearen Unfalls einer Strahlung ausgesetzt ist. Häufiger aber besteht der Kontakt mit Risikofaktoren für eine chronische Krankheit über eine ganze Zeitspanne. Zigarettenkonsum, Hypertonie, häufiger sexueller Partnerwechsel und Sonnenexposition sind dafür Beispiele.

Es gibt viele verschiedene Wege, den Umfang der Exposition oder des Kontakts mit einem mutmaßlichen Risikofaktor zu charakterisieren: die Feststellung, ob eine Exposition jemals bestand, die gegenwärtige Dosis, die höchste aufgenommene Dosis, die kumulative Gesamtdosis, Jahre der Exposition, Anzahl der Jahre seit dem ersten Kontakt usw. (1). Obgleich die verschiedenen Kriterien oft in Bezug zueinander stehen, läßt sich in bestimmten Situationen bei einigen eine Expositions-Krankheits-Beziehung (Dosis-Wirkungs-Beziehung) zeigen, bei anderen dagegen nicht. Beispielsweise sind kumulative Dosen der Sonnenexposition ein Risikofaktor für nichtmelanotischen Hautkrebs, während wiederholte Episoden mit starkem Sonnenbrand ein besserer Prädiktor für ein Melanom sind. Die Wahl eines geeigneten Maßes für die Exposition gegenüber einem Risikofaktor hängt davon ab, was über den biologischen Effekt der Exposition und die Pathophysiologie der Krankheit bekannt ist.

5.2 Erkennen eines Risikos

Hohe Risiken, die mit sehr schnell nach einer Exposition auftretenden Wirkungen verbunden sind, werden leicht erkannt. So ist es beispielsweise nicht schwer, den Zusammenhang zwischen

Exposition und Krankheit für solche Zustände, wie Windpocken, Sonnenbrand und Aspirinüberdosierung wahrzunehmen, weil diese Zustände der Exposition relativ schnell und mit offensichtlichen Wirkungen folgen. Aber der größte Anteil an der Gesamtmorbidität und -mortalität wird durch chronische Krankheiten verursacht. Für diese chronischen Krankheiten ist der Zusammenhang zwischen Exposition und Krankheit weitaus weniger offensichtlich. Für den einzelnen Arzt wird es praktisch unmöglich, Schätzungen des Risikos auf der Grundlage eigener Erfahrungen mit Patienten zu erarbeiten. Das gilt aus verschiedenen Gründen, wie später diskutiert werden wird.

5.2.1 Lange Latenz

Viele Krankheiten haben lange Latenzperioden zwischen der Exposition gegenüber Risikofaktoren und dem Auftreten der ersten Krankheitszeichen. Das trifft besonders für bestimmte Krebsarten zu, wie z. B. für das Schilddrüsenkarzinom bei Erwachsenen nach Strahlentherapie einer kindlichen Tonsillitis. Wenn Patienten die Folgen der Exposition gegenüber einem Risikofaktor Jahre später erleben, kann die ursprüngliche Exposition längst vergessen sein. Der Zusammenhang zwischen Exposition und Krankheit bleibt damit im Dunkeln.

5.2.2 Häufige Exposition gegenüber Risikofaktoren

Viele Risikofaktoren, wie z. B. Rauchen und Ernährung mit cholesterolreicher und an gesättigten Fettsäuren reicher Kost, sind in unserer Gesellschaft so verbreitet, daß sie jahrelang für kaum gefährlich gehalten wurden. Erst durch den Vergleich der Krankheitsmuster von Menschen mit diesen Risikofaktoren und ohne solche oder durch Untersuchung spezieller Untergruppen, wie z. B. der Mormonen (die nicht rauchen) und von Vegetariern (die cholesterolarme Kost essen), haben wir Risiken erkannt, die tatsächlich groß sind.

5.2.3
Niedrige Inzidenz der Krankheit

Die meisten Krankheiten, selbst die, die für „weit verbreitet" gehalten werden, sind eigentlich ziemlich selten. So beträgt beispielsweise die jährliche Inzidenz von Lungenkrebs selbst bei starken Rauchern weniger als 2 von 1 000, obgleich Lungenkrebs die häufigste Krebstodesursache bei Amerikanern ist. In einer durchschnittlichen Arztpraxis können deshalb Jahre vergehen, ehe neue Fälle an Lungenkrebs von diesem Arzt beobachtet werden. Es ist schwierig, Schlußfolgerungen aus solchen nicht sehr häufigen Ereignissen zu ziehen.

5.2.4
Geringes Risiko

Wenn ein Faktor nur ein geringes Risiko für eine Krankheit in sich birgt, ist eine große Anzahl von Personen nötig, um einen Unterschied zwischen den Krankheitsraten von exponierten und nichtexponierten Menschen zu beobachten. Das ist selbst dann so, wenn sowohl der Risikofaktor als auch die Krankheit relativ häufig auftreten. Es ist z. B. immer noch ungewiß, ob die hormonelle Antikonzeption das Risiko für Brustkrebs erhöht, weil Schätzungen dieses Risikos insgesamt niedrig sind und deshalb auch leicht als aus einem Bias oder Zufall erklärt werden könnten. Im Gegensatz dazu ist es nicht umstritten, daß eine Hepatitis-B-Infektion ein Risikofaktor für ein hepatozelluläres Karzinom ist, weil es für Menschen mit einer Hepatitis-B-Infektion um das Mehrhundertfache wahrscheinlicher ist, ein Leberkarzinom zu bekommen, als für Menschen ohne Hepatitis B.

5.2.5
Verbreitete Krankheiten

Wenn eine Krankheit weit verbreitet ist, wie z. B. Herzkrankheit, Krebs oder Schlaganfall, und einige der Risikofaktoren dafür schon bekannt sind, wird es schwierig, einen neuen Risikofaktor von den anderen zu unterscheiden. Es besteht auch nur geringer Anreiz dafür, neue Risikofaktoren zu suchen. Das Syndrom des plötzlichen Herztodes bei Erwachsenen ist beispielsweise eine häufige Art zu sterben. Viele Fälle scheinen mit einer koronaren Herzkrankheit assoziiert zu sein. Es ist aber durchaus denkbar, daß es noch andere wichtige Ursachen gibt, die bis jetzt unerkannt sind, weil es für die meisten Fälle eine adäquate Erklärung gibt.

Andererseits fordern seltene Krankheiten und ungewöhnliche klinische Ereignisse dazu heraus, nach Ursachen zu suchen. Aids war ein solches ungewöhnliches Syndrom. Das Auftreten von nur einigen wenigen Fällen ließ den Verdacht entstehen, daß irgendein neuer Krankheitserreger (wie es sich herausstellte, ein Retrovirus) verantwortlich sein könnte. In gleicher Weise registrierten die Ärzte schnell, als mehrere Fälle des sehr seltenen Karzinoms der Vagina auftraten. Es wurde sorgfältig nach einer Erklärung geforscht und eine mütterliche Exposition gegenüber Diethylstilbestrol wurde nachgewiesen.

5.2.6 Multiple Ursachen und Wirkungen

In aller Regel gibt es keinen engen eineindeutigen Zusammenhang zwischen einem Risikofaktor und einer speziellen Krankheit. Die Beziehung zwischen Hypertonie und Herzinsuffizienz ist dafür ein Beispiel (Abb. 5.1). Manche Menschen mit Hypertonie entwickeln eine Herzinsuffizienz, aber viele andere nicht. Auch entwickelt sich eine Herzinsuffizienz bei vielen Menschen, die keine Hypertonie haben, weil es dafür mehrere unterschiedliche Ursachen gibt. Der Zusammenhang ist auch unklar, weil eine Hypertonie neben einer Herzinsuffizienz verschiedene andere Krankheiten verursacht. So waren die Ärzte bis in die 70er Jahre unseres Jahrhunderts nicht besonders mit diesem Zusammenhang vertraut, obgleich es für Menschen mit Hypertonie dreimal wahrscheinlicher ist, eine Herzinsuffizienz zu entwickeln als für Menschen ohne eine Hypertonie, und obwohl die Hypertonie eine Hauptursache der Herzinsuffizienz ist, bis nach sorgfältiger Untersuchung einer großen Zahl von Personen über viele Jahre adäquate Daten zur Verfügung standen.

Aus allen diesen Gründen sind einzelne Ärzte kaum in der Lage, die Assoziationen zwischen Exposition und Krankheit zu sichern, auch wenn sie diese vermuten können. Um exakte Informationen zu erhalten, müssen sie zu medizinischer Literatur

render Subgruppen, wie z. B. ethnischer Minderheiten, umfaßt. Wenn diese Subgruppen klein sind, kann eine einfache Zufallsstichprobe der Gesamtpopulation unter Umständen nicht genügend Mitglieder der Subgruppe einschließen. Um dem abzuhelfen, wird ein größerer Prozentsatz jeder dieser Subgruppen nach dem Zufallsprinzip ausgewählt. Die endgültige Stichprobe ist immer noch für die Gesamtpopulation repräsentativ, wenn die unterschiedlichen Stichprobenanteile in der Analyse berücksichtigt werden. Im Durchschnitt gleichen die Charakteristika der Menschen in Wahrscheinlichkeitsstichproben denen der Population, aus der sie ausgewählt wurden, besonders dann, wenn eine große Stichprobe gewählt wurde.

Andere Methoden für die Auswahl von Stichproben sind in der Regel verzerrt und repräsentieren deshalb nicht notwendig die Population, aus der sie stammen. Die meisten Gruppen von Patienten, die in der medizinischen Literatur beschrieben werden und die in der Erfahrung der meisten Ärzte von Bedeutung sind, beruhen auf Stichproben, die verzerrt sind. Typischerweise werden Patienten in Studien eingeschlossen, die an einer universitären Einrichtung behandelt werden, die verfügbar oder bereit sind, an der Studie teilzunehmen, vielleicht auch besonders interessant und/oder schwer krank sind. Diese Praxis ist nicht falsch, solange man versteht, auf wen die Ergebnisse anwendbar sind (oder nicht).

4.5 Beziehung zwischen Inzidenz, Prävalenz und Dauer der Krankheit

Alles, was die Dauer der Krankheit oder des klinischen Befundes bei einem Patienten verlängert, erhöht die Chance dafür, daß der Patient in eine Prävalenzstudie einbezogen wird. Ein Blick auf Abbildung 4.1 bestätigt das. Die Beziehung zwischen Inzidenz und Prävalenz und Dauer der Krankheit in einem stabilen Zustand, d. h. wo sich keine der Variablen im Laufe der Zeit sehr verändert, wird durch folgende Formel annähernd beschreiben:

Prävalenz = Inzidenz x durchschnittliche Dauer der Krankheit

greifen, besonders zu Studien, die sorgfältig aufgebaut sind und viele Patienten einbeziehen.

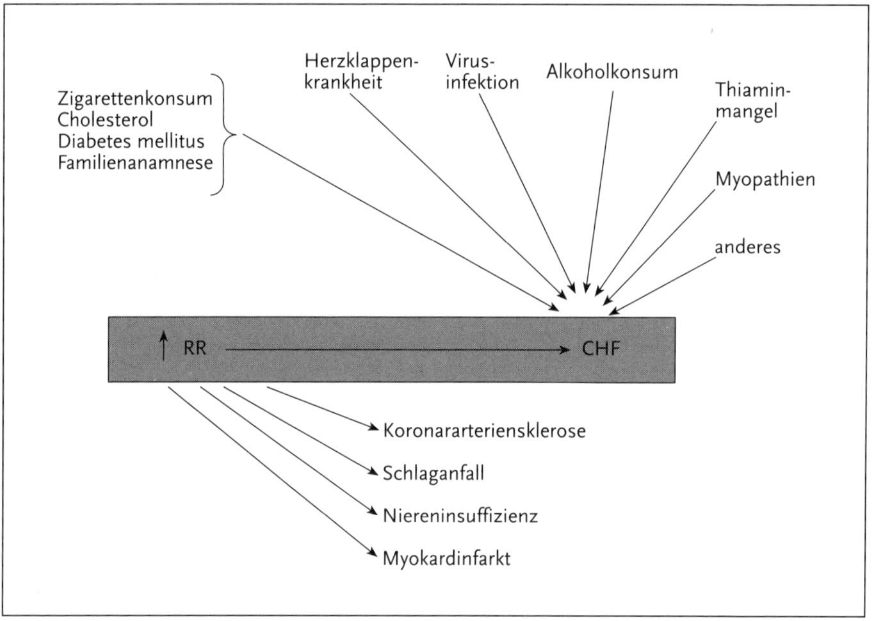

Abb. 5.1: Zusammenhang zwischen Risikofaktoren und Krankheit: Hypertonie (↑ RR) und kongestive Herzinsuffizienz (CHF). Hypertonie verursacht viele Krankheiten, einschließlich kongestiver Herzinsuffizienz, und kongestive Herzinsuffizienz hat viele Ursachen, einschließlich Hypertonie.

5.3 Anwendung des Risikobegriffs

5.3.1 Vorhersage

Risikofaktoren werden vor allen Dingen genutzt, um das Auftreten einer Krankheit vorherzusagen. Entsprechend ihrer Definition dienen Risikofaktoren tatsächlich der Vorhersage über ein zukünftiges Ereignis. Die beste verfügbare Information zur Vorhersage einer Krankheit bei einer einzelnen Person ist die vorhergehende Erfahrung mit einer großen Anzahl von Menschen mit einem ähnlichen Risikofaktor. Die Qualität solcher Vorhersagen hängt von der Vergleichbarkeit der Menschen, auf denen die Schätzung beruht, mit der Person ab, für die die Vorhersage gemacht wird.

Es ist wichtig, daran zu denken, daß der Nachweis auch eines starken Risikofaktors nicht bedeutet, daß ein Individuum mit großer Wahrscheinlichkeit die entsprechende Krankheit auch wirklich bekommt. Studien haben z. B. gezeigt, daß ein starker Raucher ein zwanzigfach größeres Risiko für Lungenkrebs als ein Nichtraucher hat, aber er oder sie dennoch nur mit einer Wahrscheinlichkeit von 1 zu 100 in den nächsten 10 Jahren an Lungenkrebs erkrankt.

Es besteht prinzipielle Inkompatibilität zwischen der Inzidenz einer Krankheit als Aussage für Gruppen von Menschen und der Möglichkeit, daß sich ein einzelnes Individuum diese Krankheit zuzieht. Es ist ganz natürlich, daß sowohl Patienten als auch Ärzte die Frage, ob eine Krankheit zukünftig auftreten wird, so exakt wie möglich beantworten möchten. Sie fühlen sich unwohl dabei, eine Wahrscheinlichkeit z. B. für die Möglichkeit, daß ein Mensch in den nächsten 5 Jahren an Lungenkrebs erkranken oder einen Schlaganfall erleiden wird, festzulegen. Außerdem wird nach Ablauf von 5 Jahren der Einzelne diese Krankheit entweder haben oder nicht. In gewissem Sinne ist die Angabe eines Durchschnitts immer falsch, weil die Wahrscheinlichkeit einer Krankheit oder das Vorliegen oder Nichtvorliegen der Krankheit in verschiedenen Begriffen ausgedrückt werden. Dessenungeachtet können Wahrscheinlichkeiten die klinische Entscheidungsfindung lenken. Selbst wenn sich eine Vorhersage bei einem individuellen Patienten nicht bewahrheitet, wird sie sich gewöhnlich bei vielen solcher Patienten bestätigen.

5.3.2 Ursachen

Nur weil auf Grund von Risikofaktoren eine Krankheit vorhergesagt werden kann, folgt daraus nicht notwendig, daß sie eine Krankheit verursachen. Ein Risikofaktor kann den Krankheitszustand auf Grund seiner Assoziation mit einer oder mehreren Determinanten der Krankheit indirekt anzeigen, d. h. er kann mit einem kausalen Faktor vermengt (konfundiert) sein. Dieser

Risikofaktor wird dann als Confounder bezeichnet. Beispielsweise ist das Fehlen einer Mütterberatung ein Risikofaktor für geringes Geburtsgewicht bei Neugeborenen. Andere Faktoren jedoch, die mit dem Nichtbesuch der Mütterberatung zusammenhängen, wie z. B. mangelhafte Ernährung, weniger pränatale Betreuung, Zigarettenkonsum usw., sind direktere Ursachen für ein geringes Geburtsgewicht.

Ein Risikofaktor, der nicht die Ursache für eine Krankheit ist, wird *Risikoindikator* genannt, weil er die erhöhte Wahrscheinlichkeit der Krankheit „anzeigt". Es vermindert nicht den Wert eines Risikofaktors als eine Möglichkeit zur Vorhersage der Wahrscheinlichkeit einer Krankheit, daß er nicht die Ursache ist, aber es bedeutet, daß die Beseitigung des Risikofaktors nicht das erhöhte Risiko, das mit ihm assoziiert ist, beseitigt. Obwohl es z. B. immer mehr Hinweise dafür gibt, daß das humane Papilloma-Virus (HPV) ein Risikofaktor für das Zervixkarzinom ist, ist die Rolle anderer auf sexuellem Wege übertragbarer Krankheiten, wie z. B. Herpes-simplex-Virus und *Chlamydia,* nicht so klar, wie in Kapitel 1 aufgezeigt wurde. Antikörper gegen diese Krankheitserreger sind bei Patientinnen mit Zervixkarzinom häufiger als bei Frauen ohne Krebs, aber diese Krankheitserreger können eher Indikatoren für das Risiko eines Zervixkarzinoms sein als dessen Ursache. Wenn dem so ist, würde die Behandlung dieser Krankheitserreger nicht unbedingt ein Zervixkarzinom verhindern. Andererseits könnte die Vermeidung von häufigem Partnerwechsel dem Erwerb sowohl des kausalen Krankheitserregers für Zervixkarzinom als auch anderer auf sexuellem Wege übertragbarer Krankheiten vorbeugen (2).

Es gibt verschiedene Möglichkeiten zu entscheiden, ob ein Risikofaktor Ursache oder nur ein Indikator für eine Krankheit ist. Das wird in Kapitel 11 besprochen.

5.3.3 Diagnose

Die Kenntnis des Risikos kann im diagnostischen Prozeß genutzt werden, da der Nachweis eines Risikofaktors die Prävalenz (Wahrscheinlichkeit) der Krankheit unter den Patienten erhöht. Das ist eine Möglichkeit, den positiven prädiktiven Wert eines diagnostischen Tests zu verbessern.

Bei einzelnen Patienten jedoch sind Risikofaktoren gewöhnlich keine so aussagekräftigen Prädiktoren einer Krankheit, wie es die klinischen Befunde einer Frühform der Krankheit sind. Rose (3) sagt dazu folgendes:

„Oft ist der beste Prädiktor einer schweren zukünftigen Krankheit der Nachweis einer bestehenden harmlosen Krankheit. Eine schlechte Atmungsfunktion heute ist der beste Prädiktor für ihre Verschlechterung in der Zukunft. Ein hoher Blutdruck heute ist der beste Prädiktor für seinen weiteren zukünftigen Anstieg. Eine frühzeitige koronare Herzkrankheit ist ein besserer Prädiktor für eine zukünftige letale Krankheit als alle anderen konventionellen Risikofaktoren.“

Risikofaktoren können die größte Hilfe für die Diagnose in Situationen leisten, in denen der Faktor ein wesentliches Risiko darstellt und die Prävalenz der Krankheit durch klinische Befunde erhöht wird. Alter und Geschlecht sind z. B. relativ aussagekräftige Risikofaktoren für eine koronare Herzgefäßkrankheit, dennoch beträgt die Krankheitsprävalenz in der Alters- und Geschlechtsgruppe mit dem höchsten Risiko, nämlich bei alten Männern, nur 12%. Wenn spezifische klinische Befunde, wie z. B. der Nachweis und der Typ des Brustschmerzes und Ergebnisse eines Belastungs-EKG ebenfalls berücksichtigt werden, kann die Prävalenz einer Koronarkrankheit auf 99% erhöht werden (4).

Weitaus häufiger ist es hilfreich, das Fehlen eines Risikofaktors zu nutzen, um eine Krankheit auszuschließen, besonders wenn ein Faktor sehr aussagekräftig und vorherrschend ist. So ist es beispielsweise vernünftig, ein Mesotheliom in die Differentialdiagnose eines Pleuratumors bei einem Patienten, der Asbestarbeiter ist, einzubeziehen; ein Mesotheliom ist aber eine viel unwahrscheinlichere Diagnose bei einem Patienten, der niemals mit Asbest gearbeitet hat.

Die Kenntnis von Risikofaktoren wird auch genutzt, um die Effizienz von Screeningprogrammen durch die Auswahl von Untergruppen von Patienten mit erhöhtem Risiko zu verbessern.

5.3.4 Prävention

Wenn ein Risikofaktor auch die Ursache einer Krankheit ist, kann seine Beseitigung genutzt werden, um einer Krankheit vorzubeugen. Dabei ist es gleichgültig, ob der Mechanismus, durch den die Krankheit zum Ausbruch kommt, bekannt ist oder nicht. Einige der klassischen Erfolge in der Geschichte der Epidemiologie veranschaulichen das. Bevor z. B. die Cholerabakterien identifiziert worden waren, fand Snow eine erhöhte Cholerarate bei Personen, die Wasser aus einer bestimmten Wasserversorgung getrunken hatten. Snow brachte die Epidemie unter Kontrolle, indem er die Versorgung mit diesem Wasser unterband. In jüngster Vergangenheit hatten Studien noch vor der Identifikation von HIV nachgewiesen, daß eine Lebensweise mit häufigem Partnerwechsel unter homosexuellen Männern ein Risikofaktor für Aids ist (5). Das Ursache-Wirkungs-Konzept und dessen Zusammenhang mit der Prävention wird in Kapitel 11 besprochen.

5.4 Studien zu Risikofaktoren

Die überzeugendste Art und Weise herauszufinden, ob die Exposition gegenüber einem potentiellen Risikofaktor zu einem erhöhten Risiko der Krankheit führt, ist die Durchführung eines Experiments. Personen, die gegenwärtig die Krankheit nicht haben, werden dabei in Gruppen mit vergleichbarer Ausgangssituation in Bezug auf die Krankheit aufgeteilt. Eine Gruppe wird gegenüber dem vermuteten Risikofaktor exponiert und die andere nicht, sonst aber werden die Gruppen auf gleiche Weise behandelt. Jede später beobachtete Differenz der Krankheitsraten zwischen den Gruppen kann dann auf den Risikofaktor zurückgeführt werden.

Leider können die Auswirkungen der meisten Risikofaktoren beim Menschen nicht mittels *experimenteller Studien*, in denen der Untersucher festlegt, wer exponiert wird, untersucht werden. Betrachten wir einige Fragen zu Risiken, die uns heute Sorgen machen. Wie sehr sind inaktive Menschen bei sonst gleichen Umständen durch ein erhöhtes Risiko für eine kardiovaskuläre Krankheit gefährdet? Verursachen Walkman-Kopfhörer Hirntumoren? Erhöht Alkohol das Risiko für Brustkrebs? Zur Beantwortung solcher Fragen ist es in aller Regel nicht möglich, ein Experiment durchzuführen. Erstens würde das Experiment Jahrzehnte dauern. Zweitens wäre es aus ethischen Gründen nicht zu vertreten, eine Gruppe von Menschen, die an der Studie teilnehmen, möglichen Risikofaktoren auszusetzen. Drittens schließlich würden sich die meisten Menschen weigern, ihre Kost und ihr Verhalten für lange Zeiträume von anderen bestimmen zu lassen. Deshalb ist es in aller Regel nötig, Studien zu Risikofaktoren weniger eingreifend durchzuführen.

Medizinische Studien, in denen der Untersucher Daten durch einfache Beobachtung der Ereignisse, so wie sie eintreffen und ohne darauf aktiv einzuwirken, was sich ereignet, sammelt, werden *Beobachtungsstudien* genannt. Die meisten Studien zu Risikofaktoren sind Beobachtungsstudien, entweder *Kohortenstudien* (s.u. dieses Kapitel), oder *Fall-Kontroll-Studien,* die in Kapitel 10 beschrieben werden.

5.4.1 Kohorten

Der Begriff *Kohorte* wird gebraucht, um eine Gruppe von Menschen zu beschreiben, die etwas gemeinsam haben, wenn sie zu Beginn zusammengefaßt werden, und die dann über eine Zeitperiode beobachtet werden, um zu sehen, was mit ihnen geschieht. Tabelle 5.1 listet einige der Möglichkeiten auf, bei denen Kohorten in der medizinischen Forschung genutzt werden. Was

Tab. 5.1: Kohorten und ihre Ziele

gemeinsames Charakteristikum	zur Beurteilung des Effekts von	Beispiel
Alter	Alter	Lebenserwartung für Menschen im Alter von 70 Jahren (ungeachtet dessen, wann sie geboren wurden)
Geburtsdatum	kalendarische Zeit	Tuberkuloseraten für Menschen, die 1910 geboren sind
Exposition	Risikofaktor	Lungenkarzinom bei Rauchern
Krankheit	Prognose	Überlebensraten bei Patienten mit Brustkrebs
präventive Intervention	Prävention	Senkung der Inzidenz von Lungenentzündungen nach Impfung gegen Pneumokokken
therapeutische Intervention	Therapie	Verlängerung der Überlebenszeit für Patienten mit M. Hodgkin, die mit Polychemotherapie behandelt wurden

immer auch die Mitglieder einer Kohorte gemeinsam haben mögen, die Beobachtungen der Kohorten sollten zwei Kriterien erfüllen, wenn mit ihnen eine sichere Information über ein Risiko erhalten werden soll.

Erstens sollten Kohorten bezüglich des natürlichen Verlaufs der untersuchten Krankheit über eine aussagefähige Zeitperiode beobachtet werden. Auf diese Weise bleibt ausreichend Zeit dafür, daß sich das Risiko ausprägen kann. Wenn man wissen will, ob eine Bestrahlung des Halses in der Kindheit zu Schilddrüsentumoren führt, wäre eine Beobachtungszeit von fünf Jahren nicht ausreichend für die Prüfung der Hypothese, daß das Schilddrüsenkarzinom mit der Bestrahlung assoziiert ist, weil die gewöhnliche Zeitspanne zwischen Bestrahlung und dem Beginn der Krankheit beträchtlich länger ist.

Zweitens sollten alle Mitglieder der Kohorte über die gesamte vorgesehene Zeitperiode beobachtet werden. In dem Maße, wie Personen aus der Studie ausscheiden (Drop-outs) und die Gründe für dieses Ausscheiden in gewisser Weise mit dem Endresultat zusammenhängen, kann die Information, die sich durch eine unvollständige Kohorte ergibt, den tatsächlichen Sachverhalt verzerrt wiedergeben.

5.4.2 Kohortenstudien

In einer *Kohortenstudie* (Abb. 5.2) ist eine Gruppe von Menschen (eine Kohorte) zusammengefaßt, bei denen der interessierende Endzustand nicht nachweisbar ist, die aber alle diesen Endzustand später entwickeln könnten. (In einer Studie über Risikofaktoren des Endometriumkarzinoms z. B. sollte jedes Mitglied der Kohorte bei Beginn der Studie einen intakten Uterus haben.) Bei Aufnahme in die Studie werden die Personen in der Kohorte entsprechend den Charakteristika (mögliche Risikofaktoren) klassifiziert, die mit dem Endresultat in Beziehung stehen könnten. Diese Menschen werden dann über eine Zeitperiode beobachtet, um zu erkennen, bei wem von ihnen das Endresultat nachweisbar ist. Dann ist es möglich festzustellen, wie die initialen Charakteristika mit den später auftretenden Endresultaten in Beziehung stehen. Kohortenstudien werden manchmal auch als *Longitudinalstudien* (um zu unterstreichen, daß die Patienten über eine bestimmte Zeitperiode beobachtet werden), als *prospektive Studien* (die die zeitliche Vorwärtsrichtung ausdrücken, in der die Patienten beobachtet werden) und als *Inzidenzstudien* (die die Aufmerksamkeit auf das Auftreten neuer Krankheitsfälle in der Zeitperiode lenken) bezeichnet.

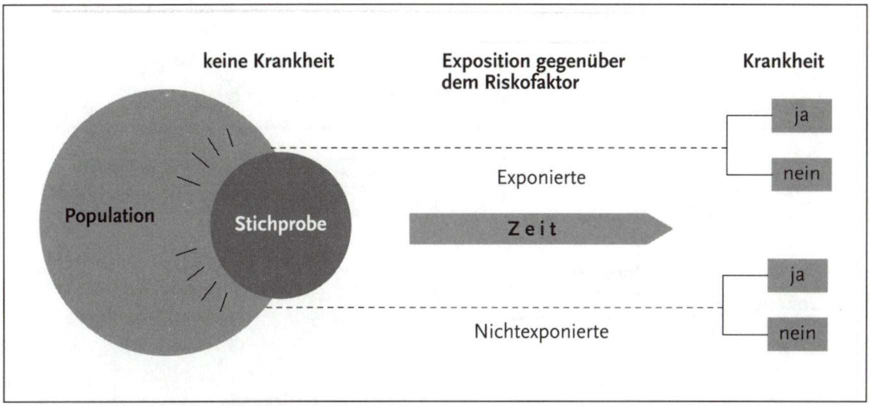

Abb. 5.2: Studiendesign einer Kohortenstudie zu Risikofaktoren.

Nachfolgend wird eine klassische Kohortenstudie beschrieben, die einen wichtigen Beitrag zum Verständnis der kardiovaskulären Herzkrankheit geleistet hat.

Beispiel

Die Framingham-Studie (6) wurde 1949 begonnen, um Faktoren zu identifizieren, die mit einem erhöhten Risiko für eine koronare Herzkrankheit (KHK) assoziiert sind. Eine repräsentative Stichprobe von 5 209 Männern und Frauen zwischen 30 und 59 Jahren wurde aus annähernd 10 000 Personen diesen Alters, die in Framingham, einer Kleinstadt in der Nähe von Boston leben, ausgewählt. In der Stichprobe hatten 5 127 Menschen bei der ersten Untersuchung keine KHK und konnten deshalb bezüglich des Risikos, eine KHK zu entwickeln, beobachtet werden. Diese Personen wurden alle zwei Jahre erneut auf eine Koronarkrankheit untersucht. Die Studie ging über 30 Jahre und bewies, daß das Risiko, eine KHK zu entwickeln, mit erhöhtem Blutdruck, hohem Serumcholesterol, Zigarettenkonsum, Glukoseintoleranz und Linksherzhypertrophie assoziiert ist. Die Differenz des Risikos zwischen Menschen ohne jeden dieser Risikofaktoren und denen mit allen genannten Risikofaktoren war groß.

5.4.3 Historische Kohortenstudien

Kohortenstudien können auf zweierlei Weise durchgeführt werden (Abb. 5.3). Die Kohorte kann in der Gegenwart zusammengestellt und bis in die Zukunft verfolgt werden (*begleitende Kohortenstudie*) oder sie kann aus älteren Krankenunterlagen entnommen sein und von dieser Zeit bis in die Gegenwart verfolgt werden (*historische Kohortenstudie*).

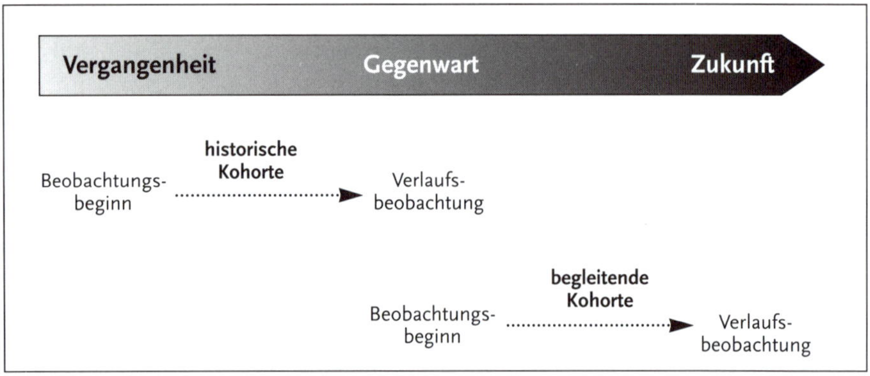

Abb. 5.3: Historische und begleitende Kohortenstudien.

Die meisten Vor- und Nachteile von Kohortenstudien, die nachstehend diskutiert werden, treffen sowohl für begleitende als auch für historische Kohortenstudien zu. Die möglichen Schwierigkeiten bezüglich der Datenqualität sind aber für beide unterschiedlich. In begleitenden Studien können die Daten speziell für die Ziele der Studie gesammelt werden, wobei vorher alles das festgelegt wird, was gebraucht wird. Dadurch ist es möglich, Ursachen für einen Bias, die die Genauigkeit der Daten untergraben könnten, zu vermeiden. Auf der anderen Seite wurden Daten für historische Kohortenstudien oft zu anderen Zwecken zusammengestellt, üblicherweise als Teil von Krankenunterlagen zur Behandlung von Patienten. Diese Daten sind vielleicht für eine methodisch strenge Forschung nicht von ausreichender Qualität.

5.4.4 Vor- und Nachteile von Kohortenstudien

Einige der Vor- und Nachteile von Kohortenstudien bei der Ermittlung von Risikofaktoren sind in Tabelle 5.2 zusammengefaßt. Kohortenstudien zu Risikofaktoren sind der beste verfügbare Ersatz für ein tatsächliches Experiment, wenn ein Experimentieren nicht möglich ist. Sie folgen derselben Logik wie eine kontrollierte klinische Studie und sie erlauben die Ermittlung der Exposition gegenüber einem möglichen Risikofaktor, wobei sie jede Möglichkeit eines Bias vermeiden, der dadurch auftreten könnte, daß die Exposition ermittelt wird, nachdem das Endresultat bereits bekannt ist.

Tab. 5.2: Vor- und Nachteile von Kohortenstudien

Vorteile	Nachteile
die einzige Möglichkeit, die Inzidenz direkt zu berechnen (d. h. das absolute Risiko)	ineffektiv, weil weitaus mehr Personen als die, die den interessierenden Endzustand erleben, einbezogen werden müssen; deshalb unbrauchbar für seltene Krankheiten
folgt derselben Logik wie die klinische Fragestellung: wenn Personen exponiert sind, entwickelt sich dann bei ihnen die bestimmte Krankheit?	teuer auf Grund der Mittel, die zur Untersuchung vieler Menschen über eine bestimmte Zeit nötig sind
die Exposition kann ohne den Bias ermittelt werden, der auftreten könnte, wenn das Endresultat schon bekannt wäre	die Studie erfordert lange Zeit, bevor die Ergebnisse zur Verfügung stehen
kann den Zusammenhang zwischen Exposition und vielen Krankheiten nachweisen	weist den Zusammenhang zwischen Krankheit und Exposition nur für relativ wenige Faktoren (d. h. für diejenigen, die zu Beginn der Studie ermittelt wurden) nach

Der Hauptnachteil ist, daß eine große Anzahl von Personen in eine Studie aufgenommen und für lange Zeit beobachtet werden muß, bevor Ergebnisse zur Verfügung stehen, zumindest wenn das Endresultat nicht sehr häufig ist (was üblicherweise der Fall ist). Die Framingham-Studie zur koronaren Herzkrankheit, eine der häufigsten chronischen Krankheiten in Amerika, war beispielsweise die größte ihrer Art, als sie begonnen wurde. Dessenungeachtet mußten mehr als 5 000 Menschen über mehrere

Jahre beobachtet werden, ehe erste vorläufige Schlußfolgerungen veröffentlicht werden konnten. Nur 5% der beobachteten Personen hatten während der ersten 8 Jahre eine koronare Herzkrankheit entwickelt!

Ein mit Kohortenstudien zusammenhängendes Problem ergibt sich aus der Tatsache, daß die Menschen, die untersucht werden, gewöhnlich „frei leben" und nicht unter der Aufsicht der Untersucher. Es muß viel Mühe und Geld aufgewandt werden, um diesen Menschen „auf der Spur zu bleiben". Kohortenstudien sind deshalb teuer, manche kosten viele Millionen Dollar.

Auf Grund von Zeit und Geld, die für Kohortenstudien nötig sind, kann dieses Verfahren nicht für alle medizinischen Fragen zu Risikofaktoren angewandt werden. Aus praktischen Gründen ist das Kohortenverfahren nur für die Beantwortung der wichtigsten Fragen zu nutzen. Das hat zu Versuchen geführt, effizientere und zugleich zuverlässige Verfahren zur Beurteilung eines Risikos zu finden. (Das häufigste davon, die Fall-Kontroll-Studie, wird in Kap. 10 diskutiert.)

Der wichtigste wissenschaftliche Nachteil von Beobachtungsstudien, einschließlich der Kohortenstudien, ist, daß sie anfällig gegenüber einer viel größeren Anzahl von potentiellen Biasquellen sind als Experimente. Menschen, die einem bestimmten Risikofaktor im natürlichen Verlauf der Ereignisse ausgesetzt sind, unterscheiden sich wahrscheinlich in vielerlei Hinsicht von einer Vergleichsgruppe von Menschen, die diesem Faktor nicht ausgesetzt sind. Wenn diese anderen Unterschiede auch mit der betreffenden Krankheit zusammenhängen, könnten sie für jegliche Assoziation, die zwischen dem mutmaßlichen Risikofaktor und der Krankheit beobachtet wurde, verantwortlich sein.

Das führt zur Hauptherausforderung von Beobachtungsstudien, nämlich zur Beschäftigung mit den externen Differenzen zwischen exponierten und nichtexponierten Gruppen, um so genau wie möglich ein Experiment nachzuahmen. Die Differenzen werden vom Standpunkt desjenigen als „extern" betrachtet, der versucht, die Ursache-Wirkungs-Beziehung zu ermitteln. Das folgende Beispiel veranschaulicht ein Verfahren, mit solchen Unterschieden umzugehen.

Beispiel

Obgleich der Nachweis des Sichelzellmerkmals (HbAS) generell als gutartiger Zustand angesehen wird, haben verschiedene Studien darauf schließen lassen, daß dieses Merkmal mit Störungen des Körperwachstums und der kognitiven Entwicklung einhergeht. Es wurde daher eine Studie durchgeführt, um festzustellen, ob Kinder, die mit HbAS geboren wurden, häufiger Wachstums- und Entwicklungsprobleme hatten als Kinder mit normalem Hämoglobin (HbAA), bei denen aber sonst alles gleich war (7). Es wurde erkannt, daß sehr viele andere Faktoren mit Wachstum und Entwicklung assoziiert sind und auch mit dem Merkmal HbAS. Dazu gehören ethnische Abstammung, Geschlecht, Geburtsdatum, Geburtsgewicht, Schwangerschaftsdauer, der 5-Minuten-Apgar-Index und der sozialökonomische Status. Würden diese anderen Faktoren nicht berücksichtigt, könnten einer oder mehrere davon die Ergebnisse der Studie mit einem Bias belasten, und es wäre nicht möglich, die Auswirkungen von HbAS an sich und für sich allein von den Auswirkungen anderer Faktoren zu unterscheiden. Die Autoren haben entschieden, sich mit diesen anderen Faktoren auseinanderzusetzen. Dazu haben sie jeweils zwei der untersuchten Kinder einander zugeordnet (Matching). Für jedes Kind mit HbAS wählten sie ein Kind mit HbAA aus, das hinsichtlich der sieben anderen Faktoren gleich war. Insgesamt 100 Neugeborene, 50 mit HbAS und 50 mit HbAA, wurden von der Geburt bis zu einem Alter von 3–5 Jahren beobachtet. Es wurden keine Unterschiede bezüglich Wachstum und Entwicklung gefunden.

Die Hauptquellen für einen Bias in Beobachtungsstudien und Möglichkeiten zum Umgang mit ihnen werden in Kapitel 6 beschrieben.

5.5 Vergleich von Risiken

Das grundlegende Maß für ein Risiko ist die Inzidenz, die in Kapitel 4 als die Anzahl neuer Krankheitsfälle definiert wurde, die in einer bestimmten Population während einer bestimmten Zeitperiode auftreten. Aber meist möchten wir die Inzidenz der Krankheit in zwei oder mehr Gruppen in einer Kohorte vergleichen, die sich in der Exposition gegenüber einem möglichen Risikofaktor unterscheiden. Um Risiken zu vergleichen, werden verschiedene Maße der Assoziation zwischen Exposition und

Tab. 5.3: Effektmaße

Ausdruck	Fragestellung	Definition*
attributables Risiko (Risikodifferenz)	Wie hoch ist die Inzidenz der Krankheit, die der Exposition zuzuschreiben ist?	$AR = I_E - I_{\bar{E}}$
relatives Risiko (Risikoverhältnis)	Um wieviele Male ist es wahrscheinlicher, daß exponierte Personen im Vergleich zu nichtexponierten die Krankheit bekommen?	$RR = \frac{I_E}{I_{\bar{E}}}$
das attributable Risiko in einer Population (population attributable risk)	Wie hoch ist die Inzidenz der Krankheit in einer Population, die mit dem Auftreten eines Risikofaktors assoziiert ist?	$AR_P = AR \times P$
der attributable Anteil in einer Population (population attributable fraction)	Welcher Anteil einer Krankheit in einer Population ist der Einwirkung eines Risikofaktors zuzuschreiben?	$AF_P = \frac{AR_P}{I_T}$

* wobei I_E = Inzidenz bei exponierten Personen, $I_{\bar{E}}$ = Inzidenz bei nicht exponierten Personen, P = Prävalenz der Exposition gegenüber einem Risikofaktor; I_T = Gesamtinzidenz der Krankheit in einer Population.

Tab. 5.4: Berechnung der Effektmaße: Rauchen und Tod an Lungenkarzinom*

einfache Risiken	
Sterberate an Lungenkarzinom bei Rauchern	0,96/1 000/Jahr
Sterberate an Lungenkarzinom bei Nichtrauchern	0,07/1 000/Jahr
Prävalenz des Rauchens	56%
Gesamtsterberate an Lungenkarzinom	0,56/1 000/Jahr
Risikovergleiche	
attributables Risiko	= 0,96/1 000/Jahr – 0,07/1 000/Jahr = 0,89/1 000/Jahr
relatives Risiko	= 0,96/1 000/Jahr ÷ 0,07/1 000/Jahr = 13,7
attributables Risiko in der Population	= 0,89/1 000/Jahr x 0,56 = 0,50/1 000/Jahr
attributabler Anteil in einer Population	= 0,50/1 000/Jahr ÷ 0,56/1 000/Jahr = 0,89

* geschätzte Daten aus Doll R, Hill AB. Br Med J 1964;1:1399-1410

Krankheit genutzt, die *Effektmaße* genannt werden. Sie spiegeln unterschiedliche Konzepte zum Vergleich von Risiken wider und werden für unterschiedliche Zwecke genutzt. Vier Effektmaße werden in den Tabellen 5.3 und 5.4 vorgestellt.

5.5.1 Attributables Risiko (Risikodifferenz)

Erstens könnte man fragen, wie hoch das zusätzliche Risiko (Inzidenz) für eine Krankheit ist, die einer Exposition folgt und ob es über oder unter dem Risiko von Personen liegt, die nicht exponiert waren. Die Antwort wird als *attributables Risiko* bezeichnet, und berechnet als die Inzidenz der Krankheit bei exponierten Personen minus die Inzidenz bei nichtexponierten Personen. Das attributable Risiko ist die zusätzliche Inzidenz der Krankheit infolge der Exposition, die sich zur Hintergrundinzidenz der Krankheit, die vermutlich aus anderen Gründen resultiert, addiert. Es ist zu beachten, daß diese Interpretation des Vergleiches von Raten impliziert, daß der Risikofaktor eine Ursache und nicht nur ein Indikator ist. Auf Grund der Berechnungsart wird das attributable Risiko auch *Risikodifferenz* genannt.

5.5.2 Relatives Risiko

Zweitens könnte man fragen, um wievielmal wahrscheinlicher es für exponierte Personen ist zu erkranken im Vergleich mit nichtexponierten Personen. Um diese Frage zu beantworten, sprechen wir von einem *relativen Risiko* oder einem *Risikoverhältnis,* dem Verhältnis der Inzidenz bei exponierten Personen zur Inzidenz bei nichtexponierten Personen. Das relative Risiko sagt nichts über die Größe des absoluten Risikos (Inzidenz) aus. Selbst bei großen relativen Risiken kann das absolute Risiko ziemlich klein sein, wenn die Krankheit selten ist. Das relative Risiko bringt aber die Intensität der Assoziation zwischen Exposition und Krankheit zum Ausdruck und ist folglich ein nützliches Effektmaß für Studien zur Ätiologie einer Krankheit.

5.5.3 Interpretation von Schätzungen der individuellen Risikoeffektmaße

Die klinische Bedeutung, die dem relativen und attributablen Risiko beigemessen wird, ist oft ganz unterschiedlich, weil die beiden Effektmaße des Risikos für völlig unterschiedliche Konzepte stehen. Welches Maß für das Risiko jeweils geeignet ist, hängt davon ab, wonach gefragt wird.

Beispiel

Man nahm lange an, daß die Risikofaktoren für eine kardiovaskuläre Herzkrankheit bei älteren Menschen schwächer seien als bei Personen mittleren Alters. Diese Annahme wurde durch Vergleich der relativen und attributablen Risiken der bekannten Risikofaktoren für eine kardiovaskuläre Krankheit in unterschiedlichen Altersgruppen überprüft (8). Ein Beispiel dafür ist das Risiko eines Schlaganfalls infolge Rauchens (Tab. 5.5). Das relative Risiko sinkt mit dem Alter von 4,0 bei Menschen zwischen 45 und 49 auf 1,4 bei Menschen im Alter zwischen 65 und 69 Jahren. Dagegen steigt das attributable Risiko mit dem Alter leicht an, hauptsächlich deshalb, weil ein Schlaganfall bei älteren Menschen unabhängig vom Rauchen häufiger auftritt. Demzufolge erhöht sich bei einem älteren Menschen, der raucht, sein tatsächliches Schlaganfallrisiko auf ein ähnliches, tatsächlich leicht höheres Niveau, als es bei einem jüngeren Menschen besteht, obgleich der ursächliche Zusammenhang zwischen Rauchen und Schlaganfall mit zunehmendem Alter schwächer wird.

Tab. 5.5: Vergleich des relativen und attributablen Risikos im Zusammenhang mit Rauchen, Schlaganfall und Alter*

Alter	Inzidenz (pro 1000) Nichtraucher	Raucher	relatives Risiko	attributables Risiko
45–49	7,4	29,7	4,0	22,3
50–54	17,2	37,0	2,2	19,8
55–59	27,9	64,7	2,3	36,7
60–64	47,4	76,9	1,6	29,5
65–69	80,2	110,4	1,4	30,2

* nach Psaty BM et al. J Clin Epidemiol 1990;43:961-970

In den meisten klinischen Situationen ist das attributable Risiko ein aussagekräftigerer Ausdruck des Risikos für Individuen als das relative Risiko, weil das attributable Risiko die tatsächliche zusätzliche Wahrscheinlichkeit der Krankheit bei den exponierten Menschen angibt. Andererseits ist das relative Risiko geeigneter, die Intensität eines kausalen Zusammenhangs zum Ausdruck zu bringen.

5.5.4 Risikoeffektmaße in der Population

Drittens kann gefragt werden, wieviel ein Risikofaktor zu den Gesamtraten der Krankheit in der Population beiträgt, statt sich um Risikovergleiche bei einzelnen Personen zu kümmern. Diese Information ist für die Entscheidung von Bedeutung, welche Risikofaktoren besonders wichtig und welche für die Gesamtgesundheit einer Gesellschaft unbedeutend sind. Auf diese Weise können diejenigen, die eine verantwortliche Position innehaben, darüber informiert werden, welche Prioritäten für den Einsatz von Mitteln für das Gesundheitswesen zu setzen sind. Ein relativ kleiner Risikofaktor, d. h. einer mit geringem relativen Risiko, der aber in einer Gemeinschaft ziemlich vorherrschend ist, könnte für mehr Erkrankungen verantwortlich sein als ein ausgeprägter, aber seltener Risikofaktor.

Um das Populationsrisiko zu schätzen, ist es nötig, die Häufigkeit, mit der Mitglieder einer Gemeinschaft gegenüber einem Risikofaktor exponiert sind, zu berücksichtigen. Das *populationsbezogene attributable Risiko* ist das Produkt aus attributablem Risiko und der Prävalenz des Risikofaktors in einer Population. Es gibt den Inzidenzüberschuß einer Krankheit, die mit einem Risikofaktor assoziiert ist, in einer Gemeinschaft an. Man kann auch den Anteil des Auftretens einer Krankheit in einer Population, der mit einem speziellen Risikofaktor assoziiert ist, beschreiben (*populationsbezogener Risikoanteil*). Dieses Maß wird errechnet, indem man das attributable Risiko in der Population durch die Gesamtinzidenz der Krankheit in der Population dividiert.

Abbildung 5.4 veranschaulicht, wie die Prävalenz eines Risikofaktors die Beziehung zwischen dem individuellen Risiko und dem Risiko in einer Population bestimmt. Abbildung 5.4A zeigt das attributable Sterberisiko in Abhängigkeit vom diastolischen

Blutdruck. Das Risiko wird mit steigendem Blutdruck größer. Nur wenige Menschen haben aber einen extrem hohen Blutdruck (Abb. 5.4B). Wenn Hypertonie als ein diastolischer Blutdruck > 90 mmHg definiert wird, liegen die meisten Hypertoniker knapp über 90 mmHg und sehr wenige in der höchsten Kategorie (≥ 115 mmHg). Daraus folgt, daß der höchste Prozentsatz an Überschuß-Todesfällen in der Population (58,4%) der relativ geringgradigen Hypertonie, nämlich 90–105 mmHg, zuzuschreiben ist (Abb. 5.4C). Paradoxerweise könnten die Ärzte dann mehr Leben durch die effektive Therapie einer leichten Hypertonie retten, als wenn sie Patienten mit einer schweren Hypertonie behandeln würden. Diese Tatsache, die dem klinischen intuitiven Denken entgegengesetzt ist, wird *„Präventionsparadoxon"* genannt (9).

Maße für das Risiko in der Population findet man in der klinischen Literatur seltener als Maße für das individuelle Risiko, z. B. attributables und relatives Risiko. Aber sein Praxisklientel ist für den Arzt ebensosehr eine Population wie die Gesellschaft es für die Gesundheitspolitiker ist. Die Art und Weise, wie die Prävalenz einer Exposition das Risiko einer Gemeinschaft beeinflußt, kann auch für die Therapie individueller Patienten von Bedeutung sein. Wenn Patienten z. B. keine Angaben zur Anamnese machen können oder es ihnen schwerfällt, eine Exposition zu erkennen, sind wir von der üblichen Prävalenz der Exposition abhängig, um die Wahrscheinlichkeit der verschiedenen Krankheiten zu schätzen. Bei Überlegungen zu behandelbaren Ursachen einer Leberzirrhose bei einem nordamerikanischen Patienten würde es z. B. lohnender sein, eher Alkohol als eine Schistosomiasis in Betracht zu ziehen, weil nur wenige Nordamerikaner gegenüber *Schistosoma mansoni* exponiert sind. Natürlich würde man im Nildelta dazu eine ganz andere Position einnehmen, weil dort Schistosomen prävalent sind und die Menschen, meist Moslems, selten Alkohol trinken.

5.6 Zusammenfassung

Risikofaktoren sind Charakteristika, die mit einem erhöhten Risiko zu erkranken assoziiert sind. Unabhängig davon, ob ein bestimmter Risikofaktor die Ursache einer Krankheit ist oder nicht,

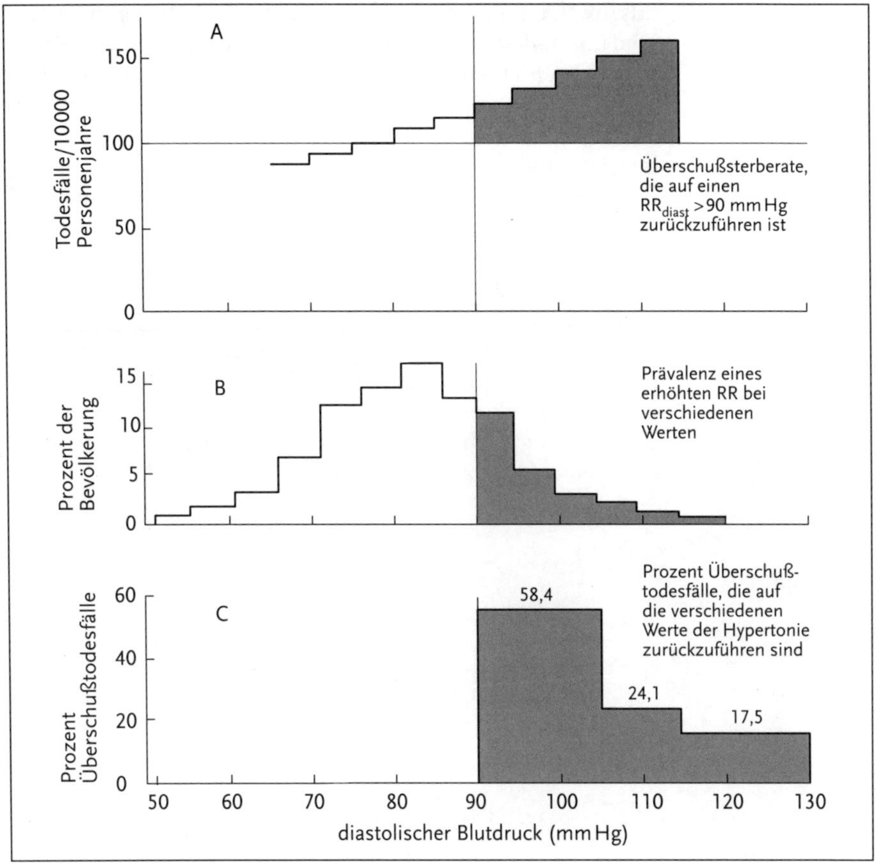

Abb. 5.4: Zusammenhang zwischen attributablem Risiko, Prävalenz des Risikofaktors und dem populationsbezogenen Risiko für Hypertonie. (Nach: The Hypertension Detection and Follow-up Cooperative Group. Mild hypertensives in the hypertension detection and follow-up program. Ann N Y Acad Sci 1978;304:254–266.)

erlaubt sein Nachweis, die Wahrscheinlichkeit dafür vorherzusagen, daß die Krankheit auftreten wird.

Vermutliche Risikofaktoren können meist nicht in einem Experiment untersucht werden. Deshalb ist es erforderlich, das Risiko durch einfaches Beobachten von Menschen bezüglich der Risikofaktoren und der Krankheit zu untersuchen. Eine Möglichkeit, das zu tun, besteht darin, eine Kohorte von Menschen auszuwählen, von denen einige einem Risikofaktor ausgesetzt sind und andere nicht, und die nachfolgende Inzidenz der Krankheit zu beobachten. Obwohl es wissenschaftlich wünschenswert ist, ein Risiko mittels Kohortenstudien zu untersuchen, ist dieses Verfahren nicht immer auf Grund des damit zusammenhängenden Aufwandes an Zeit, Mühen und Kosten durchführbar.

Wenn Erkrankungsraten zwischen Gruppen mit unterschiedlicher Exposition gegenüber einem Risikofaktor verglichen werden, können die Ergebnisse auf verschiedene Weise ausgedrückt werden. Das attributable Risiko ist der Überschuß (Exzeß) der Inzidenz einer Krankheit infolge der Exposition. Das relative Risiko gibt an, um wie viele Male wahrscheinlicher es ist, daß exponierte Menschen im Verhältnis zu nichtexponierten erkranken. Der Einfluß eines Risikofaktors auf Gruppen von Menschen berücksichtigt nicht nur das Risiko, das mit der Exposition in Zusammenhang steht, sondern auch die Prävalenz der Exposition.

KAPITEL 6

Prognose

Wenn Menschen krank werden, haben sie sehr viele Fragen dazu, wie ihre Krankheit sie beeinträchtigen wird. Ist sie gefährlich? Könnte ich daran sterben? Werde ich Schmerzen haben? Wie lange werde ich meine jetzige Tätigkeit ausüben können? Wird alles wieder weggehen? Die meisten Patienten und ihre Familien wollen wissen, was zu erwarten ist, sogar dann, wenn nur wenig gegen ihre Krankheit getan werden kann.

Prognose ist eine Vorhersage über den zukünftigen Verlauf einer Krankheit nach ihrem Beginn. In diesem Kapitel wird ein Überblick über die Art und Weise gegeben, in der der Verlauf einer Krankheit beschrieben werden kann. Dann werden die Biasformen, die die Charakterisierung des Verlaufs beeinflussen können, und die Möglichkeiten ihrer Kontrolle beschrieben. Es ist die Absicht dieses Kapitels, dem Leser ein besseres Verständnis für die schwierige, aber unentbehrliche Aufgabe zu vermitteln, die Zukunft der Patienten so genau wie möglich vorauszusagen. Dabei ist es unser Anliegen zu vermeiden, eine Prognose ungenau auszudrücken, wenn das nicht nötig ist, und andererseits eine Sicherheit zu formulieren, wenn das irreführend ist.

Ärzte und Patienten denken über die Prognose auf unterschiedliche Art und Weise nach. Erstens will man den allgemeinen Verlauf der Krankheit des Patienten kennen. Ein junger Patient, der an einer Neuralgie, die mit einem Herpes zoster assoziiert ist, leidet, kann sicher sein, daß die Schmerzen in der Regel in weniger als einem Monat verschwinden. Zweitens will man in der Regel soviel wie möglich über die Prognose in dem bestimmten Fall wissen. Obgleich eine HIV-Infektion praktisch immer tödlich ist, können Menschen mit der Infektion einige wenige Monate oder bis zu mehr als einem Jahrzehnt leben; ein Patient möchte wissen, wo sein oder ihr bestimmter Fall in dieser Spanne liegt. Drittens sind Patienten besonders daran interessiert zu erfahren, wie eine Erkrankung ihr Leben wahrscheinlich beeinflussen wird, nicht nur, ob die Erkrankung tödlich ausgehen wird oder nicht, sondern wie diese Erkrankung ihre Möglichkeiten zu arbeiten, zu laufen und zu sprechen verändern wird, wie sie ihre

Beziehungen zur Familie und zu Freunden verändern wird und wieviel Schmerzen und Beschwerden sie zu ertragen haben werden.

6.1 Prognosestudien

In Prognosestudien werden diese klinischen Fragen in einer Art und Weise in Angriff genommen, die Kohortenstudien zum Risiko sehr ähnlich ist. Eine Gruppe von Patienten, die etwas gemeinsam haben (nämlich eine bestimmte Krankheit oder einen bestimmten medizinischen Zustand), wird zusammengestellt und hinsichtlich der Zeit prospektiv, also vorwärts gerichtet, beobachtet, und die klinischen Endzustände werden registriert. Oft werden die Merkmale, die mit einem bestimmten Endzustand der Krankheit assoziiert sind, die sogenannten *Prognosefaktoren*, gesucht.

6.1.1 Klinischer Verlauf/natürlicher Verlauf der Krankheit

Die Prognose einer Krankheit kann entweder für den klinischen oder den natürlichen Verlauf einer Krankheit beschrieben werden. Der Begriff *klinischer Verlauf* wird angewendet, um die Fortentwicklung (Prognose) der Krankheit unter medizinischer Behandlung zu beschreiben, deren vielfältige Behandlungsverfahren den nachfolgenden Verlauf der Ereignisse beeinflussen könnten. Patienten kommen irgendwann im Verlaufe ihrer Erkrankung in medizinische Behandlung, wenn sie Krankheiten haben, die Symptome, wie z. B. Schmerzen, Gedeihstörungen, Entstellungen oder ungewöhnliches Verhalten verursachen. Beispiele dafür sind Diabetes mellitus vom Typ I, Lungenkrebs und Tollwut. Ist eine Krankheit erst einmal erkannt, ist es auch wahrscheinlich, daß sie behandelt wird.

Die Prognose einer Krankheit ohne medizinische Intervention wird *natürlicher Verlauf* der Krankheit genannt. Der natürliche Verlauf beschreibt, wie es Patienten ergeht, wenn nichts gegen ihre Krankheit getan wird. Sehr viele Krankheitszustände kommen selbst in Ländern mit einem hochentwickelten Gesundheitssystem oft nicht zur medizinischen Behandlung. Sie bleiben unerkannt, weil sie vielleicht asymptomatisch verlaufen oder für gewöhnliche Alltagsbeschwerden gehalten werden. Beispiele dafür sind leichte Depression, Anämie und okkulte oder langsam wachsende Karzinome (z. B. einige Karzinome der Schilddrüse und der Prostata).

6.1.2 Startzeitpunkt (Zeitpunkt Null)

Kohorten in Prognosestudien werden von einem bestimmten Zeitpunkt an beobachtet. Dieser Zeitpunkt wird *Startzeitpunkt* (Zeitpunkt Null) genannt. Dieser Zeitpunkt sollte klar festgelegt werden und an derselben gut definierten Stelle im Verlauf der Krankheit bei jedem Patienten liegen (z. B. Beginn der Symptome, Zeitpunkt der Diagnose oder Beginn der Behandlung). Der Begriff *Ausgangskohorte* wird benutzt, um eine Gruppe von Patienten zu beschreiben, die nahe am Beginn der Krankheit rekrutiert wurden.

Wenn die Beobachtung der verschiedenen Patienten in der Kohorte zu unterschiedlichen Zeitpunkten im Verlauf der Krankheit begonnen wurde, wird die Beschreibung des nachfolgenden Verlaufs ungenau. Die relative zeitliche Zuordnung solcher Ereignisse wie Genesung, Rezidiv und Tod wäre schwer zu interpretieren oder irreführend.

Angenommen, es sollte z. B. der klinische Verlauf bei Patienten mit Lungenkarzinom beschrieben werden. Wir würden eine Kohorte von Personen mit dieser Krankheit zusammenstellen und sie über eine Zeitspanne prospektiv bis zu solchen Endzuständen wie Komplikationen und Tod beobachten. Aber was bedeutet „Personen mit der Krankheit“? Wenn der Startzeitpunkt die Diagnose mittels Screening für einige Patienten war, der Beginn der Symptomatik für andere und die Einweisung in ein Krankenhaus oder der Beginn der Behandlung für noch weitere Patienten, dann würde die beobachtete Prognose von der besonderen Mischung der Startzeitpunkte in der Studie abhängen. Noch schlechter wäre es, wenn nicht explizit angegeben würde, zu welchem Zeitpunkt im Krankheitsverlauf die Patienten in die Kohorte aufgenommen wurden. Die Interpretation oder die Nutzung der angegebenen Prognose wäre dann nicht möglich.

6.1.3 Beschreibung der Endzustände einer Krankheit

Beschreibungen der Prognose sollten den gesamten Bereich der Manifestationsformen, die als wichtig für Patienten angesehen werden, umfassen. Das bedeutet nicht nur Tod und Krankheit, sondern auch die Folgen einer Erkrankung, wie z. B. Schmerz, Angst und Unfähigkeit, für sich selbst sorgen oder den üblichen Tätigkeiten nachgehen zu können. (Die in Tab. 1.2 ausgewählten Endzustände sind eine einfache Möglichkeit, wichtige klinische Endzustände zusammenzufassen.)

In ihrem Bemühen, „wissenschaftlich" vorzugehen, überbewerten Ärzte manchmal bestimmte Arten von Endzuständen gegenüber anderen auf Kosten der klinischen Relevanz. Klinische Wirkungen, die durch die Patienten nicht direkt erkannt werden können (z. B. Reduktion der Tumorgröße, Normalisierung der Laborwerte oder eine Veränderung der Serologie), sind kein Selbstzweck. Es ist nur dann sinnvoll, klinische Endzustände durch diese biologischen Phänomene zu ersetzen, wenn bekannt ist, daß diese beiden miteinander in engem Zusammenhang stehen. So ist z. B. eine Hyperkalzämie nur dann ein wichtiger klinischer Endzustand des Hyperparathyreoidismus, wenn sie Symptome, wie z. B. Schläfrigkeit oder Durst, verursacht oder wenn Grund zu der Annahme besteht, daß sie zu Komplikationen wie Knochen- oder Nierenerkrankungen führt. Wenn ein Endzustand nicht in Zusammenhang mit etwas durch den Patienten Erfahrbarem gebracht werden kann, sollten die Informationen nicht zur Begründung der Behandlung der Patienten genutzt werden, auch wenn sie von außerordentlichem Wert für das Verständnis des Ursprungs und der Mechanismen der Krankheit sein können.

6.1.4 Messung der gesundheitsbezogenen Lebensqualität

Es besteht zunehmendes Einverständnis darüber, daß „Gesundheit" mehr bedeutet als die Vermeidung negativer Aspekte, wie Tod und Krankheit. Ärztliche Aktivitäten sollten einen positiven Einfluß darauf haben, wie ein Mensch arbeitet und lebt. Dieses Konzept wird mit den Begriffen *gesundheitsbezogene Lebensqualität, Gesundheitsstatus* oder *funktionaler Status* bezeichnet. Um die Lebensqualität von Patienten messen zu können, sind Fragebögen entwickelt worden. Manchmal bestärkt deren Nutzung die Entscheidung für bestimmte klinische Maßnahmen. Eine Studie hat z. B. gezeigt, daß die Erythropoetinbehandlung von Patienten mit chronischer Niereninsuffizienz nicht nur die Hämatokritwerte der Patienten erhöht, sondern auch ihre gesundheitsbezogene Lebensqualität verbessert hat (1). Andererseits decken manchmal Messungen der Lebensqualität komplizierte Beziehungen auf. Eine Studie zur Behandlung mit Zidovudine (AZT) bei Patienten mit leichter symptomatischer HIV-Infektion hat gezeigt, daß das positive Ergebnis durch die Nebenwirkungen des Medikaments aufgehoben wurde. Obgleich die Entwicklung von Aids um durchschnittlich 0,9 Monate verzögert wurde, ist dieser Gewinn durch einen mittleren Verlust von 1,1 Monaten bis zum Auftreten schwerer Nebenwirkungen aufgehoben worden. So hatten Patienten, die das Medikament erhielten, durchschnittlich 14,5 Monate ohne Progression der Erkrankung bzw. schwere symptomatische Nebenwirkungen durch AZT, verglichen mit durchschnittlich 14,7 Monaten für Patienten, die das Medikament nicht erhalten haben (2). Was wie ein kleiner Vorteil in der verzögerten Progression von HIV zu Aids aussah, war nicht so deutlich, wenn in die Studie die Beurteilung der Lebensqualität einbezogen wurde.

6.2 Prognosefaktoren

Obwohl die meisten Patienten am Verlauf ihrer Krankheit im allgemeinen interessiert sind, interessiert sie sogar noch mehr die Vorhersage für ihren konkreten Fall. *Prognosefaktoren* tragen dazu bei, Gruppen von Patienten zu identifizieren, die dieselbe Krankheit, aber eine unterschiedliche Prognose haben.

6.2.1 Unterschiede zwischen Prognosefaktoren und Risikofaktoren

Risikofaktorenstudien beschäftigen sich mit gesunden Menschen, während Prognosefaktoren, also Merkmale, die mit einem Endresultat der Krankheit assoziiert sind, entsprechend der Definition an kranken Menschen untersucht werden. Es gibt auch noch andere wichtige Unterschiede, die weiter unten behandelt werden.

Unterschiedliche Faktoren

Faktoren, die mit einem erhöhten Risiko assoziiert sind, sind nicht unbedingt dieselben wie diejenigen, die eine schlechtere Prognose kennzeichnen. Sie unterscheiden sich für eine bestimmte Krankheit oft beträchtlich. Niedriger Blutdruck z. B. senkt die Möglichkeit, einen akuten Myokardinfarkt zu erleiden, er ist aber ein schlechtes prognostisches Zeichen, wenn er während des akuten Ereignisses gemessen wird (Abb. 6.1). Ganz ähnlich erhöht die Einnahme von exogenen Östrogenen während der Menopause das Risiko der Frau für ein Endometriumkarzinom, aber das assoziierte Karzinom wird in einem früheren Stadium festgestellt und hat offenbar eine überdurchschnittliche Prognose.

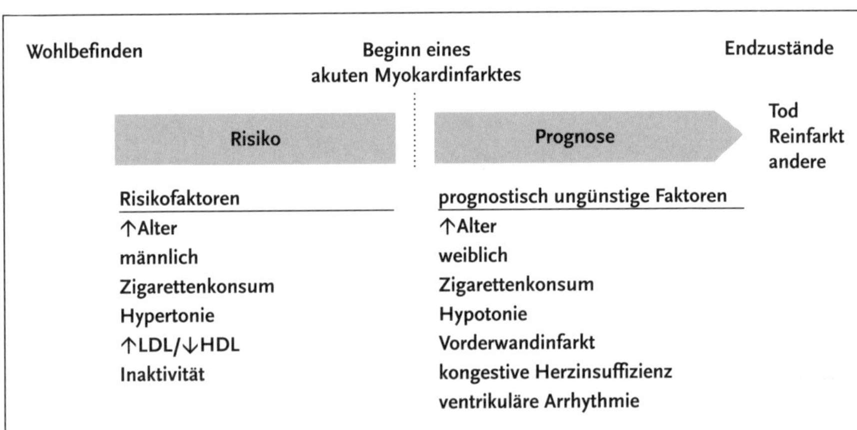

Abb. 6.1: Unterschiede zwischen Risiko- und Prognosefaktoren für akuten Myokardinfarkt.

Einige Faktoren haben einen ähnlichen Effekt auf das Risiko und auf die Prognose. So steigt z. B. sowohl das Risiko, einen akuten Myokardinfarkt zu erleiden, als auch das Risiko, daran zu sterben, mit dem Alter.

Unterschiedliche klinische Endzustände

Risiko und Prognose beschreiben unterschiedliche Phänomene. Hinsichtlich des Risikos ist der Beginn der Krankheit das Ereignis, das gezählt wird. Was die Prognose betrifft, wird eine Vielzahl von Folgen der Krankheit gezählt, darunter Tod, Komplikationen, Behinderung und Leiden.

Unterschiedliche Raten

Risikofaktoren sagen im allgemeinen Ereignisse von geringer Wahrscheinlichkeit voraus. Die jährlichen Raten für den Beginn verschiedener Krankheiten liegen in der Größenordnung von 1/100 bis 1/10 000. Als Folge davon entgeht es in der Regel der klinischen Beobachtung, daß bestimmte Expositionen und Krankheiten zusammenhängen, wenn man sich nicht auf sorgfältig durchgeführte Studien, die oft eine große Anzahl von Personen über ausgedehnte Zeitperioden einbeziehen, verläßt. Auf der anderen Seite beschreibt die Prognose relativ häufige Ereignisse. Ärzte können oft gute Schätzungen zur Prognose auf Grund ihrer persönlichen Erfahrung angeben. Sie wissen z. B., daß nur einige wenige Patienten mit Lungen- oder Pankreaskarzinom eine Überlebenszeit von 5 Jahren haben, während die meisten Patienten mit chronischer lymphatischer Leukose viel länger überleben.

6.2.2 Multiple Prognosefaktoren und Regeln der Vorhersage

Eine Kombination von Faktoren kann eine präzisere Prognose ergeben als jeder Faktor einzeln betrachtet. *Klinische Vorhersagescores* schätzen die Wahrscheinlichkeit eines Endzustandes mittels einer Reihe von Merkmalen des Patienten.

Beispiel

Wenn Patienten mit einer HIV-Infektion erst einmal Aids entwickeln, ist die Prognose schlecht und die Überlebenszeit kurz. Trotzdem war es klar, bevor sowohl eine antivirale als auch eine prophylaktische Therapie gegen opportunistische Infektionen zur Standardbehandlung wurde, daß einige Patienten mit Aids viel länger überlebten als andere. Es wurde eine Studie durchgeführt, um herauszufinden, welche Merkmale der Patienten die Überlebenszeit vorhersagten (3). Es wurde festgestellt, daß jedes einzelne der verschiedenen physiologischen Merkmale mit der Überlebenszeit in Zusammenhang steht. Unter Nutzung aller dieser Faktoren zusammen haben die Untersucher ein prognostisches Stagingsystem entwickelt, wobei ein Punkt für den Nachweis eines jeden der sieben Faktoren steht: schwere Diarrhö oder ein Serumalbumin < 2,0 g/dl, jedes neurologische Defizit, $pO_2 \leq 50$ mmHg, Hämatokrit < 30%, Lymphozytenzahl < 150/ml, Leukozytenzahl < 2 500/ml und Thrombozytenzahl < 140 000/ml. Die Gesamtpunktzahl dieses Scores bestimmte das Prognosestadium (I. Stadium 0 Punkte; II. Stadium 1 Punkt; III. Stadium ≥ 2 Punkte). Abbildung 6.2 zeigt die Überlebensraten für Aidspatienten in jedem Prognosestadium. Unter Nutzung der multiplen Prognosefaktoren zusammen haben die Autoren festgestellt, daß die Vorhersage für eine mediane Überlebenszeit von 11,5 Monaten für Patienten im Stadium I bis zu 2,1 Monaten für Patienten im Stadium III abnahm.

6.3 Beschreibung der Prognose

6.3.1 Prognose als Rate

Es ist günstig, den Verlauf einer Krankheit als eine einzige Zahl oder *Rate* zusammenzufassen: den Anteil von Personen, die ein bestimmtes Ereignis erleben. Raten, die häufig für diesen Zweck genutzt werden, sind in Tabelle 6.1 zusammengestellt. Diese Raten haben dieselben Grundkomponenten der Inzidenz gemeinsam, nämlich Ereignisse, die in einer Kohorte von Patienten über die Zeit entstehen.

Alle diese Komponenten der Rate müssen einzeln aufgeführt werden: der Startzeitpunkt, die spezifischen klinischen Merkmale des Patienten, die Definition der Endresultate und die Länge

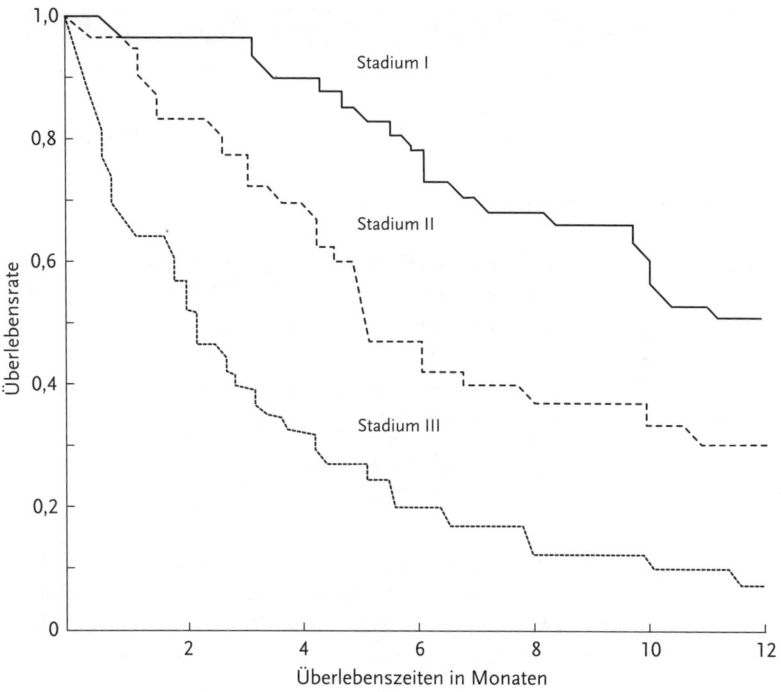

Abb. 6.2: Überlebensraten für Aidspatienten nach dem Prognosestadium. Mediane Überlebenszeiten (in Monaten): Stadium I: 11,6; Stadium II: 5,1; Stadium III: 2,1. (Nach: Justice AC, Feinstein AR, Wells CK. A new prognostic staging system for the acquired immunodeficiency syndrome. New Engl J Med 1989;320:1388–1393.)

der Nachbeobachtung. Die Nachbeobachtung muß lang genug sein, damit alle Ereignisse auch auftreten können. Anderenfalls wird die beobachtete Rate die wahre Rate unterschätzen.

6.3.2 Abwägung: Einfachheit gegen mehr Information

Die Prognose als Rate auszudrücken hat den Vorzug der Einfachheit. Raten können leicht eingeprägt und als kurze Informa-

Tab. 6.1: Allgemein angewandte Raten zur Beschreibung der Prognose

Rate	Definition*
5-Jahres-Überlebensrate	prozentualer Anteil der Patienten, die 5 Jahre von einem bestimmten Punkt ihres Krankheitsverlaufes an überleben
Fallsterblichkeit	prozentualer Anteil der Patienten mit einer Krankheit, die daran sterben
krankheitsspezifische Mortalität	Anzahl der Patienten pro 10 000 (oder 100 000) der Population, die an einer bestimmten Krankheit sterben
Besserungsrate	prozentualer Anteil der Patienten, bei denen sich Hinweise für eine Besserung nach einer therapeutischen Maßnahme finden
Remissionsrate	prozentualer Anteil der Patienten, die in eine Phase eintreten, in der die Krankheit nicht mehr feststellbar ist
Rezidivrate	prozentualer Anteil der Patienten, die einen Rückfall der Krankheit nach einem krankheitsfreien Intervall haben

* Es wird festgestellt oder angenommen, daß die Zeit für die Beobachtung ausreichend lang ist, so daß alle Ereignisse, die auftreten werden, beobachtet worden sind.

tion mitgeteilt werden. Der Nachteil besteht darin, daß relativ wenig Information übermittelt wird und große Unterschiede in der Prognose innerhalb ähnlicher Raten verborgen sein können.

Abbildung 6.3 zeigt die 5-Jahres-Überlebensraten für Patienten in vier unterschiedlichen Situationen. Für jede einzelne Situation sind etwa 10% der Patienten nach 5 Jahren noch am Leben. Aber ähnliche 5-Jahres-Überlebensraten von etwa 10% verdecken die Unterschiede im Verlauf, die für die Patienten von beträchtlicher Bedeutung sind. Patienten mit einem Aneurysma dissecans haben schlechte Überlebenschancen in den ersten Monaten, aber wenn sie diese Zeit überleben, wird ihr Sterberisiko nicht mehr dadurch beeinflußt, daß sie das Aneurysma hatten (Abb. 6.3A). Andererseits sterben HIV-positive Patienten, die Aids entwickeln, im gesamten Verlauf der 5 Jahre (Abb. 6.3B). Eine chronische Granulozytenleukose ist eine Krankheit, die relativ wenig Einfluß auf das Überleben während der ersten Jahre nach Diagnosestellung hat (Abb. 6.3C). Später kommt es zu einer Zunahme der Mortalitätsrate, bis fast alle Patienten 5 Jahre nach der Diagnosestellung tot sind. Abbildung 6.3D ist als Altersvergleich dargestellt. Erst im Alter von 100 Jahren haben Menschen in der Allgemeinpopulation eine 5-Jahres-Überlebensrate, die mit derjenigen der Patienten mit den drei Krankheiten vergleichbar ist.

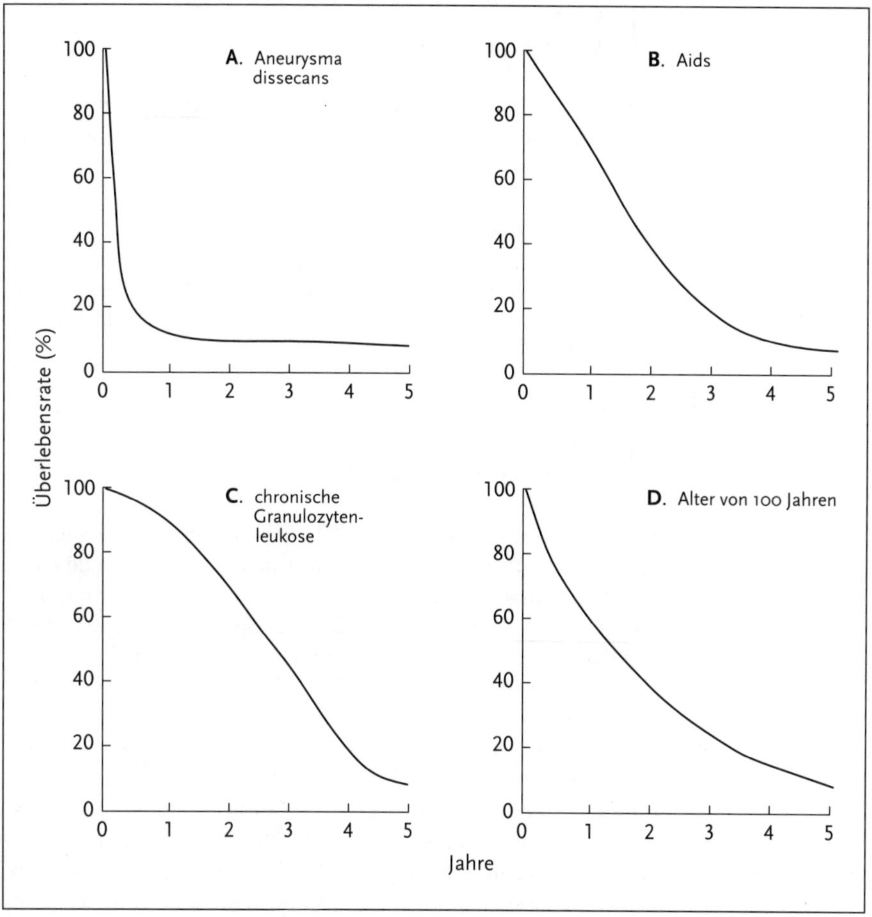

Abb. 6.3: Begrenzung der Aussagekraft von 5-Jahres-Überlebensraten: Vier Zustände mit derselben 5-Jahres-Überlebensrate von 10%. (Daten aus: Anagnostopoulos CD et al. Aortic dissections and dissecting aneurysms. Am J Cardiology 1972;30:263–273; Saah JA, Hoover DR et al. Factors influencing survival after AIDS: report from the Multicenter AIDS Cohort Study (MACS). J Acquir Immune Defic Syndr 1994;7:287–295; Kardinal CG et al. Chronic granulocytic leukemia. Review of 536 cases. Arch Intern Med 1976;136:305–313; American College of Life Insurance. 1979 life insurance fact book. Washington, DC: ACLI 1979.)

6.3.3 Überlebensanalyse

Bei der Darstellung der Prognose würden wir gern die Wahrscheinlichkeit dafür kennen, daß Patienten mit einem bestimmten Zustand zu einem bestimmten Zeitpunkt einen bestimmten klinischen Endzustand erreichen. Wenn die Prognose als Rate zu einem festen Zeitpunkt ausgedrückt wird, enthält sie diese Information nicht. Es gibt aber Methoden zur Darstellung von Informationen über die durchschnittliche Zeit bis zu einem bestimmten Ereignis (ereignisfreie Zeit) für jeden Punkt im Verlauf der Krankheit.

6.3.4 Überleben einer Kohorte

Das direkteste Verfahren, die Überlebensrate festzustellen, ist es, eine Kohorte von Patienten mit dem interessierenden Zustand an einem bestimmten Punkt im Verlauf ihrer Krankheit zusammenzustellen (z. B. Beginn der Symptomatik, Zeitpunkt der Diagnosestellung oder Beginn der Behandlung) und sie solange unter Beobachtung zu halten, bis alle den interessierenden Endzustand erreicht haben könnten. Für eine kleine Kohorte könnte man dann die Ergebnisse anhand des Krankheitsverlaufs dieser Patienten wie in Abbildung 6.4A darstellen. Die Darstellung der Überlebensrate gegen die Zeit zeigt Stufen, die Todesereignissen jedes einzelnen der 10 Patienten in der Kohorte entsprechen. Wenn die Zahl der Patienten erhöht würde (Abb. 6.4B), würde sich die Größe der Stufen deutlich vermindern. Bei einer sehr großen Zahl von Patienten würde sich die Abbildung einer glatten Kurve annähern. Diese Information könnte dann genutzt werden, um die Prognose ähnlicher Patienten Jahr für Jahr oder sogar Woche für Woche vorherzusagen.

Leider ist es aus verschiedenen Gründen undurchführbar, die Informationen auf diese Weise zu erhalten. Einige Patienten würden zweifellos vor Ende der Nachbeobachtungsperiode aus der Studie ausfallen (Drop-out), vielleicht wegen einer anderen Erkrankung, wegen eines Umzuges an einen Ort, an dem die Beobachtung undurchführbar ist, oder aus Unzufriedenheit mit der Studie. Diese Patienten müßten aus der Kohorte ausgeschlos-

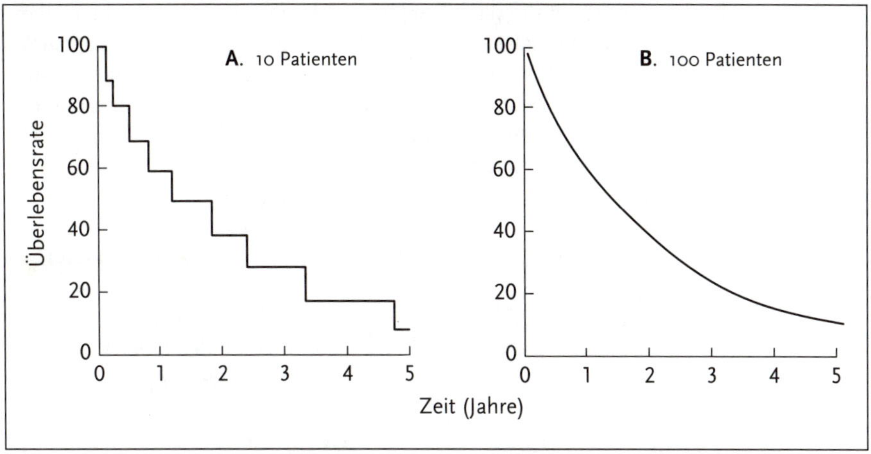

Abb. 6.4: Überlebenskurven einer kleinen und einer großen Kohorte, wenn alle Mitglieder über die gesamte Fünfjahresperiode nachbeobachtet werden.

sen werden, auch wenn schon viel Mühe dafür aufgewandt worden ist, Daten über sie bis zum Zeitpunkt ihres Ausscheidens aus der Studie zu sammeln. Außerdem wäre es nötig, solange zu warten, bis alle Glieder der Kohorte jeden einzelnen Zeitpunkt erreicht haben, bevor die Wahrscheinlichkeit, bis zu diesem Zeitpunkt zu überleben, berechnet werden könnte. Weil Patienten normalerweise für eine Studie über einen längeren Zeitraum rekrutiert werden, würde sich zu jedem Kalenderzeitpunkt für Patienten, die zuerst in die Studie eingeschlossen wurden, eine relativ lange Beobachtungszeit ergeben, aber eine nur kurze für die Patienten, die erst kürzlich aufgenommen wurden. Der Patient, der zuletzt in die Studie eintrat, müßte jedes Jahr der Beobachtungszeit erreichen, bevor irgendeine Information über die Überlebenszeit bis zu diesem Jahr zur Verfügung stehen würde.

6.3.5 Überlebenskurven

Um alle verfügbaren Daten eines jeden Patienten in der Kohorte effizient auszunutzen, ist ein Verfahren entwickelt worden, die Überlebensrate einer Kohorte über der Zeit zu schätzen, das *Überlebenszeitanalyse* genannt wird. (Die gebräuchlichste Methode dazu ist die nach Kaplan und Meier.) Der Zweck einer Überlebenszeitanalyse ist nicht (wie ihr Name vermuten ließe) darauf beschränkt zu beschreiben, ob die Patienten leben oder versterben. Jedes Zeitintervall bis zu einem Endzustand, der dichotom ist und nur einmal während der Beobachtungsperiode auftritt, z. B. die Zeit bis zu einem Myokardinfarkt oder bis zu einem Karzinomrezidiv, kann auf diese Weise beschrieben werden. Wenn ein anderes Ereignis als das Überleben beschrieben wird, kann man auch den Begriff ereignisfreie Zeit (*time-to-event analysis*) verwenden.

Abbildung 6.5 zeigt eine typische Überlebenskurve. Auf der vertikalen Achse ist die Wahrscheinlichkeit des Überlebens aufgetragen und auf der horizontalen Achse die Zeitperiode ab Be-

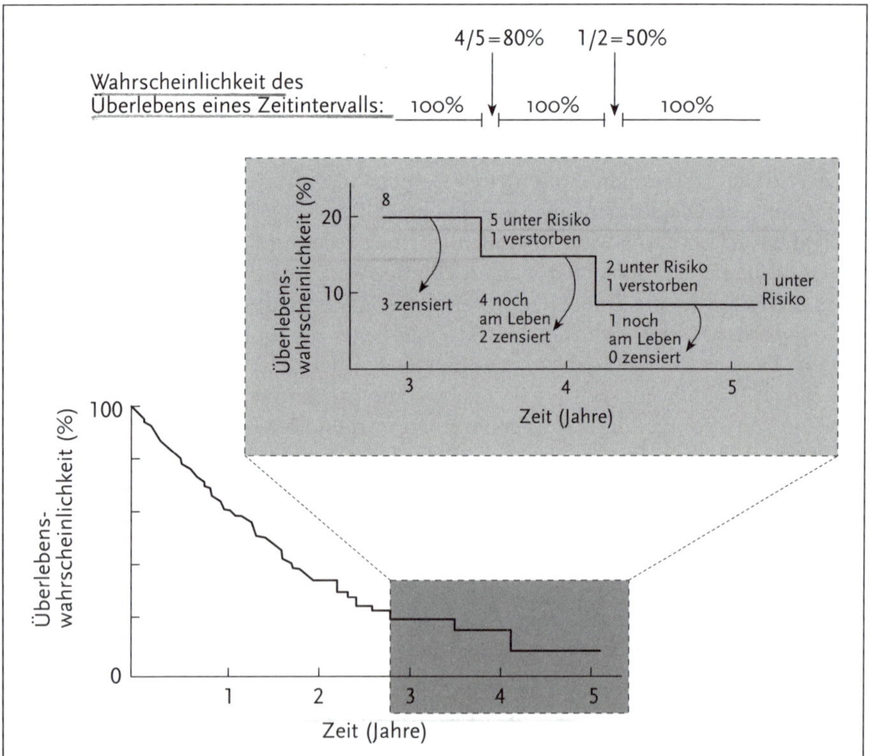

Abb. 6.5: Eine typische Überlebenskurve mit detaillierter Beschreibung eines Teils der Kurve.

ginn der Beobachtung. Oft wird die Anzahl der Patienten unter Risiko zu verschiedenen Zeitpunkten aufgeführt, um eine gewisse Vorstellung darüber zu vermitteln, welchen Anteil die Zufallsschwankung an den beobachteten Raten hat.

Die Wahrscheinlichkeit, bis zu einem bestimmten Zeitpunkt zu überleben, wird geschätzt aus der kumulativen Wahrscheinlichkeit des Überlebens für jedes der Zeitintervalle, die diesem Zeitpunkt vorausgegangen sind. Die Zeitintervalle können so klein wie nötig gehalten werden; in den Analysen nach Kaplan-Meier liegen die Intervalle zwischen jedem neuen Ereignis (Tod) und dem vorhergehenden Ereignis. Zu den meisten Zeitpunkten verstirbt niemand, deshalb beträgt dort die Überlebenswahrscheinlichkeit 1. Wenn ein Patient oder mehrere Patienten sterben, wird die Wahrscheinlichkeit zu überleben als der Quotient aus der Anzahl der überlebenden Patienten und der Anzahl der Patienten, die zu diesem Zeitpunkt unter dem Risiko stehen zu sterben, berechnet. Für Patienten, die schon gestorben, ausgeschieden oder bis zu diesem Zeitpunkt noch nicht in die Studie eingeschlossen sind, besteht kein Risiko zu sterben und sie werden folglich auch nicht einbezogen, um die Überlebensrate für diese Zeit zu schätzen. Wenn Patienten zu irgendeinem Zeitpunkt aus der Studie aus irgendeinem Grund ausscheiden, werden ihre Beobachtungszeiten *zensiert*, d. h. die Patienten werden ab diesem Zeitpunkt nicht mehr im Nenner gezählt. Die Überlebenswahrscheinlichkeit ändert sich während der Intervalle, in denen niemand stirbt, nicht; also wird in der Praxis die Überlebenswahrscheinlichkeit nur für Zeitpunkte, in denen sich ein Todesfall ereignet, erneut berechnet. Obwohl die Wahrscheinlichkeit, die für jedes beliebige festgesetzte Zeitintervall bestimmt wird, auf Grund der kleinen Anzahl der einbezogenen Ereignisse nicht sehr stabil ist, ist die Gesamtwahrscheinlichkeit des Überlebens bis zu jedem einzelnen Zeitpunkt (die das Produkt aller vorhergehenden Wahrscheinlichkeiten ist) bemerkenswert stabil zu schätzen.

Ein Teil der Überlebenskurve in Abbildung 6.5 (von 3 bis 5 Jahren nach dem Startzeitpunkt) wird im Detail dargestellt, um die Informationen zu verdeutlichen, die gebraucht werden, um die Überlebensrate zu schätzen: Patienten unter Risiko, Patienten, die nicht mehr unter Risiko sind (zensiert) und Patienten mit dem Ereignis des Endzustandes zu jedem Zeitpunkt.

6.3.6 Interpretation der Überlebenskurven

Bei der Interpretation von Überlebenskurven müssen mehrere Punkte bedacht werden. Erstens gibt die vertikale Achse die geschätzte Wahrscheinlichkeit des Überlebens für Glieder einer hypothetischen Kohorte an und nicht den prozentualen Anteil der Überlebenden für eine echte Kohorte.

Zweitens sind Punkte auf einer Überlebenskurve für einen bestimmten Datensatz die beste Schätzung der Wahrscheinlichkeit für das Überleben von Gliedern einer Kohorte. Die Genauigkeit dieser Schätzungen hängt jedoch wie alle Beobachtungen aus Stichproben von der Anzahl der Beobachtungen ab, auf denen die Schätzung beruht. Man kann sicherer sein, daß die Schätzungen auf der linken Seite der Kurve korrekt sind, weil während dieser Zeit mehr Patienten unter Risiko stehen. Aber auf der rechten Seite am Ende der Kurve wird die Anzahl der Patienten, auf denen die Schätzungen des Überlebens beruhen, oft relativ klein, weil Todesfälle, Ausfälle (Drop-outs) und spät in die Studie Aufgenommene zu immer weniger Patienten führen, die über die entsprechende Länge der Zeit beobachtet wurden. Daraus folgt, daß Schätzungen des Überlebens gegen Ende der Beobachtungszeit ungenau sind und stark dadurch beeinflußt werden können, was mit relativ wenigen Patienten geschieht. In Abbildung 6.5 beträgt z. B. die 5-Jahres-Überlebenswahrscheinlichkeit 8%. Wenn zu diesem Zeitpunkt der eine überlebende Patient zufällig stirbt, würde die Überlebenswahrscheinlichkeit auf Null sinken. Schätzungen des Überlebens an den Enden der Überlebenskurven müssen daher mit Vorsicht interpretiert werden.

Drittens schließlich vermittelt die Form einiger Überlebenskurven, besonders derjenigen, bei denen die meisten Patienten das interessierende Ereignis erleben, den Eindruck, daß das Ereignis häufiger früher im Verlauf als später auftritt, weil der Abfall der Kurve ein Plateau erreicht und das Risiko des Eintreffens des Endzustandes beträchtlich geringer erscheint. Aber dieser Eindruck täuscht. Mit zunehmender Beobachtungszeit treffen die Überlebensraten auf eine abnehmende Anzahl von Personen zu, was den Abfall der Kurve abflacht, selbst wenn sich die Rate des Auftretens des Endresultats nicht verändert.

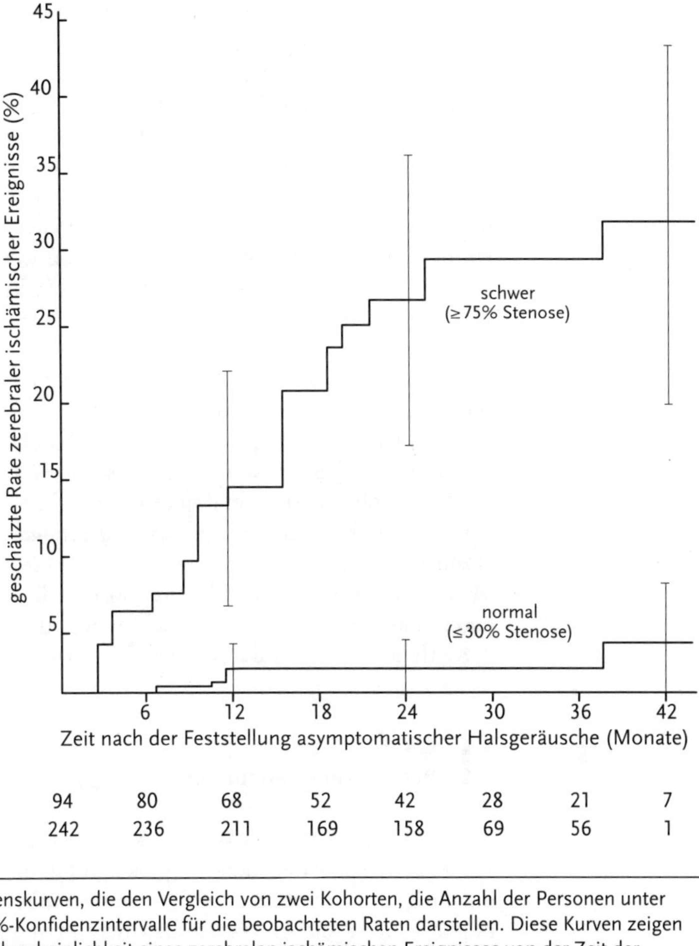

N								
schwer	94	80	68	52	42	28	21	7
normal	242	236	211	169	158	69	56	1

Abb. 6.6: Überlebenskurven, die den Vergleich von zwei Kohorten, die Anzahl der Personen unter Risiko und die 95%-Konfidenzintervalle für die beobachteten Raten darstellen. Diese Kurven zeigen die kumulative Wahrscheinlichkeit eines zerebralen ischämischen Ereignisses von der Zeit der Diagnosestellung an, aufgegliedert nach dem initialen Grad der Karotisstenose. (Daten aus: Chambers BR, Norris JW. Outcome in patients with asymptomatic neck bruits. New Engl J Med 1986;315:860–865.)

In der medizinischen Literatur findet man auch Abwandlungen dieser üblichen Überlebenskurve (Abb. 6.6). Oft wird eher der Anteil der Beobachtungen mit als ohne Endresultat auf der vertikalen Achse aufgetragen; die Kurve steigt dann nach oben und nach rechts. Andere Abwandlungen erhöhen den Umfang der

Informationen, die durch die Kurve dargestellt werden. Die Anzahl der Patienten unter Risiko zu verschiedenen Zeitpunkten kann unter der horizontalen Achse angegeben werden; die Genauigkeit der Schätzungen des Überlebens, die mit der Zeit abnimmt, weil mit der Zeit immer weniger Patienten noch unter Beobachtung stehen, kann durch Konfidenzintervalle dargestellt werden (s. Kap. 9); die Überlebenskurven von Patienten mit unterschiedlichen Charakteristika (z. B. Patienten mit unterschiedlichen Prognosefaktoren oder therapeutischen Maßnahmen) können in derselben Abbildung verglichen werden. Manchmal werden Häkchen (in Abb. 6.6 nicht dargestellt) an die Überlebenskurve gesetzt, um jeweils anzuzeigen, wann ein Patient zensiert wurde.

Überlebenskurven können für Kombinationen von prognostischen Faktoren konstruiert werden. Das kann durch Stratifizierung der Patienten entsprechend dem Vorhandensein oder Nichtvorhandensein einer Reihe von Prognosefaktoren geschehen, wie bereits oben in diesem Kapitel dargestellt worden ist. Ein statistisches Verfahren, das sog. *Cox' Proportional-hazards-Regressionsmodell* kann genutzt werden, um eine Kombination von Faktoren herauszufinden, die die Prognose in der Gruppe von Patienten, die in der Studie untersucht wird, oder den eigenständigen Effekt einzelner Faktoren am besten vorhersagt (Kap. 9).

6.4 Bias in Kohortenstudien

Möglichkeiten für einen Bias bestehen bei jeder Beobachtung. Ein Bias in Kohortenstudien – gleichgültig, ob das Risiko oder die Prognose untersucht wird – kann deutliche Unterschiede hervorbringen, die in der Realität nicht existieren, oder Unterschiede verschleiern, die tatsächlich existieren.

Ein Bias kann leichter erkannt werden, wenn man weiß, wo er im Verlauf einer Studie am wahrscheinlichsten auftritt. Erstens ist es wichtig herauszufinden, ob ein Bias unter den Bedingungen der Studie vorliegen könnte. Zweitens ist festzustellen, ob ein Bias in der betreffenden in Betracht zu ziehenden Studie tatsächlich vorhanden ist. Drittens muß entschieden werden, ob die Folgen eines Bias groß genug sind, daß sie die Ergebnisse in einer klinisch bedeutungsvollen Art und Weise entstellen. Wenn der Schaden für die Effekte der Studie nicht sehr groß ist, dann führt das Vorhandensein eines Bias nicht zu irreführenden Ergebnissen. Einige charakteristische Stellen für einen Bias in Kohortenstudien sind in Abbildung 6.7 veranschaulicht und werden nachfolgend beschrieben.

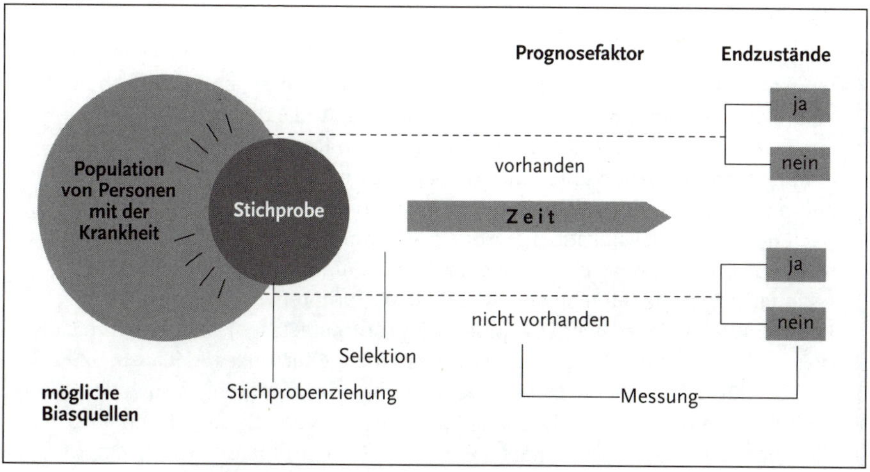

Abb. 6.7: Lokalisation eines potentiellen Bias in Kohortenstudien.

6.4.1 Rekrutierungsbias

Eine Art des Selektionsbias, *Rekrutierungsbias* genannt, tritt auf, wenn sich Gruppen von Patienten, die für eine Studie rekrutiert wurden, außer in den untersuchten Faktoren noch in anderer Weise unterscheiden. Diese externen Faktoren, und nicht die festgelegten zu untersuchenden Faktoren, könnten das klinische Endresultat bestimmen. Ein vergleichbarer Begriff dafür ist *Empfänglichkeitsbias*. Gruppen, die verglichen werden, sind nicht gleich „empfänglich" für das interessierende klinische Endresultat, ausgenommen der Faktor, der untersucht wird.

Der Rekrutierungsbias in Prognosestudien kann die Folge eines Unterschiedes oder auch mehrerer Unterschiede zwischen den Kohorten sein, einschließlich des Ausmaßes der Krankheit, des Vorliegens anderer Krankheiten, des Zeitpunktes im Verlauf der Krankheit und einer früheren Behandlung. Das folgende

Beispiel veranschaulicht, wie der Rekrutierungsbias in einer Studie zum prognostischen Wert der Ergebnisse des karzinoembryonalen Antigens bei Patienten mit kolorektalem Karzinom bewertet wurde.

Beispiel

Erhöhte Werte des karzinoembryonalen Antigens (CEA), einem tumorassoziierten fetalen Antigen, werden bei verschiedenen Tumorarten, einschließlich bei kolorektalem Karzinom gefunden. Es wurde eine Studie durchgeführt, um festzustellen, ob die präoperativen CEA-Werte ein Rezidiv der Krankheit nach chirurgischer Resektion unter kurativer Zielstellung vorhersagen (4). Es wurde gefunden, daß die CEA-Werte mit dem Ausmaß der Krankheit korrelieren (häufig nach der Dukes-Klassifikation geordnet: A-Tumoren beschränkt auf die Darmwand; B-Tumoren, die sich über die Darmwand hinaus ausdehnen, aber die regionalen Lymphknoten nicht einbeziehen; C-Tumoren, die die regionalen Lymphknoten einbeziehen; D-Tumoren mit Fernmetastasen). Die mittleren CEA-Werte stiegen mit der Ausdehnung der Krankheit: 4 für Dukes A, 9 für B, 32 für C und 251 für D. Sowohl die Dukes-Klassifizierung der Tumoren als auch der CEA-Wert haben ein Rezidiv der Krankheit überzeugend vorhergesagt. Es ergab sich die Frage, ob der CEA-Wert unabhängig von der Dukes-Klassifizierung ein Rezidiv vorhersagte oder ob die „Neigung" zu einem Rezidiv durch die Dukes-Klassifizierung allein erklärt wurde. Um diese Frage zu beantworten, wurde die Assoziation der präoperativen CEA-Werte mit dem Rezidiv der Krankheit für die Patienten in jeder Dukes-Klasse untersucht. Abbildung 6.8 zeigt, daß für die Dukes-B-Klasse die CEA-Werte das Rezidiv unabhängig vorhergesagt haben. Gleiche Ergebnisse fanden sich für Patienten mit Dukes-C-Tumoren. Folglich konnte die Assoziation zwischen CEA-Werten und der Wahrscheinlichkeit eines Rezidivs nicht durch den Rekrutierungsbias für Patienten mit kolorektalem Karzinom der Stadien Dukes B und C erklärt werden und CEA erweist sich als ein wichtiger eigenständiger prognostischer Faktor.

6.4.2 Überlebendenkohorten

Echte Kohortenstudien sollten von Studien an *Überlebendenkohorten* unterschieden werden, bei denen Patienten in die Studie einbezogen werden, weil sie sowohl eine Krankheit haben als auch aktuell verfügbar sind, vielleicht weil sie in einer Spezial-

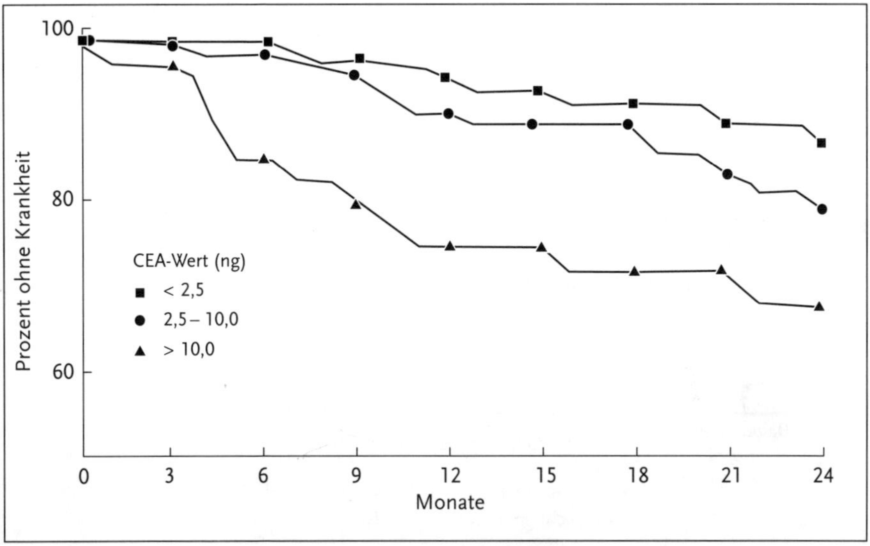

Abb. 6.8: Kurven der Raten erscheinungsfreien Überlebens aufgegliedert nach CEA-Werten bei Patienten mit kolorektalem Karzinom mit vergleichbarem Stadium (Dukes B). (Nach Wolmark N et al. The prognostic significance of preoperative carcinoembryonic antigen levels in colorectal cancer. Results from the NSABP clinical trials. Ann Surg 1984;199:375–382.)

klinik behandelt werden. Ein anderer Begriff für solche Patientengruppen ist *Kohorte verfügbarer Patienten.* Ergebnisse aus Überlebendenkohorten sind irreführend, wenn sie als echte Kohorten präsentiert werden. In einer Überlebendenkohorte sind Menschen zu unterschiedlichen Zeitpunkten im Verlaufe ihrer Krankheit (statt an deren Beginn wie in einer echten Kohortenstudie) rekrutiert worden. Der klinische Verlauf ihrer Krankheit wird dann durch Rückwärtsbetrachtung in der Zeit (also retrospektiv) und Beschreibung, wie es ihnen bis zur Gegenwart ergangen ist, dargestellt (Abb. 6.9).

Die Informationen von Überlebendenkohorten werden manchmal vorgestellt, als wären es Beschreibungen des Verlaufs der Krankheit von ihrem Beginn an. Sie können aber eine verzerrte Sicht widerspiegeln, weil sie nur diejenigen Patienten erfassen, die für die Studie zumindest einige Zeit nach ihrer Erkrankung zur Verfügung stehen. Für letale Krankheiten sind die Patienten in einer Überlebendenkohorte diejenigen, die das Glück hatten zu überleben und folglich noch Jahre später für die Beobachtung

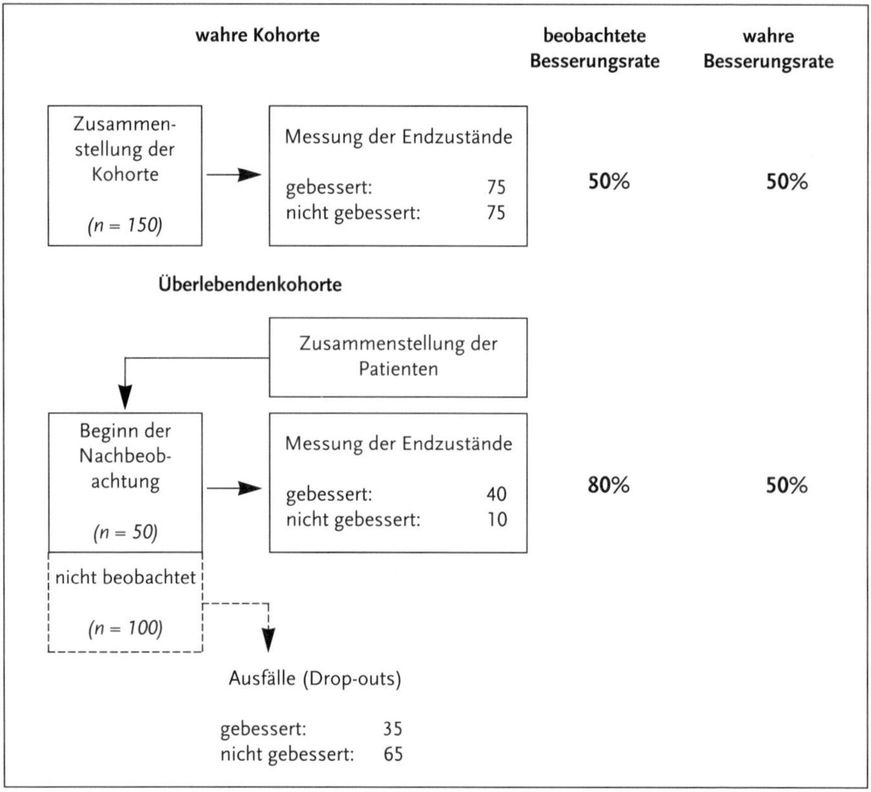

Abb. 6.9: Vergleich einer wahren und einer „Überlebendenkohorte"; in der Überlebendenkohorte sind einige der anfangs vorhandenen Patienten in die Nachbeobachtung nicht einbezogen.

verfügbar sind. Bei remittierenden Krankheiten sind die Patienten diejenigen, die das Pech haben, an einer länger persistierenden Krankheit zu leiden. Überlebendenkohorten beschreiben damit eigentlich den vergangenen Verlauf prävalenter Fälle und nicht, was man als Zeitverlauf nach Beginn der Krankheit erwarten würde. Deshalb führt eine Überlebendenkohorte zu einem Spezialfall des Rekrutierungsbias.

Berichte über Überlebendenkohorten sind in der medizinischen Literatur relativ häufig zu finden, besonders in Form von „Fallserien" (in Kap. 10 diskutiert). Diese Berichte können einen wichtigen Beitrag hauptsächlich durch die Beschreibung von frühzeitigen Erfahrungen mit neu definierten Syndromen liefern, aber sie spiegeln vorläufige, keine endgültigen Beobachtungen wider.

Beispiel

Es haben sich Befürchtungen ergeben bezüglich der Möglichkeit, daß Brustimplantate aus Silikon autoimmune Symptome einer rheumatischen Erkrankung verursachen können. Aus diesem Grunde wurde eine Studie durchgeführt, an der 156 Frauen mit Brustimplantaten aus Silikon und mit rheumatischen Beschwerden teilnahmen (5). Diese Patientinnen wurden aus konsekutiven Überweisungen an drei Rheumatologen, die für ihr Interesse an Silikonimplantaten und rheumatischer Krankheit bekannt waren, rekrutiert. Die serologischen Untersuchungsergebnisse bei diesen Frauen wurden mit denen von Frauen ohne Implantate, die aber eine Fibromyalgie hatten, und mit den Ergebnissen von Untersuchungen bei Frauen mit Implantaten, aber ohne Rheumasymptome, verglichen. Die klinischen Befunde bei den Frauen mit Implantaten und Beschwerden wurden beschrieben. Die meisten haben die Kriterien für eine Rheumatoidarthritis nicht erfüllt und die meisten von ihnen hatten normale immunologische Tests. Jedoch hatten 14 Patientinnen eine sklerodermieähnliche Erkrankung und von der Norm abweichende serologische Werte, was in den Vergleichsgruppen nicht gefunden wurde. Auf Grund des möglichen Bias, der in der Zusammenstellung von Patienten für diese Fallserie auftreten könnte, waren die Autoren mit ihren Befunden zurückhaltend und zogen die Schlußfolgerung, daß „die Hypothesen, die in dieser und anderen Studien aufgestellt wurden, in großen populationsbezogenen Studien getestet werden sollten". Die Veröffentlichung einer ersten solchen Studie stützt diese Hypothese nicht (6).

6.4.3 Migrationsbias

Migrationsbias, eine andere Art des Selektionsbias, kann auftreten, wenn Patienten einer Gruppe ihre ursprüngliche Gruppe verlassen, aus der Studie insgesamt ausfallen (Drop-outs) oder in eine der anderen Gruppen, die untersucht werden, überwechseln. Wenn diese Veränderungen in genügend großem Umfange stattfinden, können sie die Validität der Schlußfolgerungen beeinflussen.

In fast allen Studien fallen mit der Zeit einige Teilnehmer einer ursprünglichen Gruppe aus. Wenn diese Ausfälle (Drop-outs) zufällig auftreten, so daß die Charakteristika der verlorengegangenen Personen einer Gruppe im Durchschnitt denen gleichen, die in der anderen Gruppe ausgefallen sind, dann würde kein Bias auftreten. Das ist so, unabhängig davon, ob die Anzahl der Ausfälle groß ist oder ob die Anzahl der Ausfälle in den Gruppen ähnlich ist oder nicht. Aber meist sind die Charakteristika der ausgeschiedenen Personen in verschiedenen Gruppen nicht dieselben. Die Gründe für die Ausfälle – Tod, Genesung, Nebenwirkungen der Therapie usw. – stehen oft mit der Prognose im Zusammenhang und können auch eine Gruppe mehr beeinflussen als eine andere. Folglich können Gruppen in einer Kohorte, die zu Beginn vergleichbar waren, im Laufe der Zeit weniger vergleichbar werden.

In dem Maße, wie der Anteil der Personen in der Kohorte, die nicht nachbeobachtet werden, steigt, erhöht sich auch die Möglichkeit für einen Bias. Es ist nicht schwierig abzuschätzen, wie groß dieser Bias sein könnte. Alles, was man dazu braucht, ist die Anzahl der Personen in der Kohorte, die Anzahl der nicht einbezogenen Fälle und die beobachtete Rate des Endzustands.

Beispiel

Thompson et al. beschrieben die Langzeitergebnisse der Gastrogastrostomie (7). Eine Kohorte von 123 pathologisch adipösen Patienten wurde 19 bis 47 Monate nach dem chirurgischen Eingriff untersucht. Ein Erfolg wurde definiert als Gewichtsreduktion von mehr als 30% des ursprünglichen Übergewichts. Nur 103 Patienten (84%) konnten ermittelt werden. Bei diesen betrug die Erfolgsrate des chirurgischen Eingriffs 60/103 (58%). Um den Bereich, innerhalb dessen die wahre Erfolgsrate liegen muß, bestimmen zu können, haben die Autoren eine *Analyse der Extremsituationen (best case/worst case analysis)* durchgeführt. Die Erfolgsraten wurden berechnet, indem man einmal annahm, daß alle für die Beobachtung verlorengegangenen Patienten Erfolge (bester Fall) und zum anderen Mißerfolge (schlechtester Fall) waren. Von den 123 Patienten der Gesamtkohorte wurden 103 Patienten nachbeobachtet und 20 waren für die Beobachtung verlorengegangen. Die beobachtete Erfolgsrate betrug 60/103 oder 58%. Im besten Fall würden alle 20 Patienten, die für die Nachbeobachtung verlorengegangen waren, als Erfolge gezählt werden und die Erfolgsrate betrüge (60+20)/123 oder 65%. Im schlechtesten Fall würden alle 20 Patienten als

Mißerfolge gezählt werden und die Erfolgsrate wäre 60/123 oder 49%. Folglich muß die wahre Rate zwischen 49% und 65% gelegen haben; wahrscheinlich lag sie näher bei 58%, also der beobachteten Rate, weil es unwahrscheinlich ist, daß die nicht nachbeobachteten Patienten entweder ausschließlich Erfolge oder Mißerfolge sind.

Patienten können während der Nachbeobachtung auch zwischen den Gruppen der Kohorte wechseln. Wann immer das der Fall ist, treffen die ursprünglichen Gründe, warum die Patienten der Gruppe angehört haben, nicht mehr zu. Wenn ein Austausch von Patienten zwischen den Gruppen in großem Maßstab stattfindet, kann das den beobachteten Unterschied der Risiken im Vergleich damit, was bei den ursprünglichen Gruppen hätte beobachtet werden können, verringern. Migrationsbias infolge Gruppenwechsels ist häufiger bei Risiko- als bei Prognosestudien ein Problem, weil sich Risikostudien oft über viele Jahre erstrecken. Andererseits kann der Wechsel aus einer Gruppe in eine andere in der Auswertung einer Studie ausgenutzt werden.

Beispiel

Der Zusammenhang zwischen dem Lebensstil und der Mortalität wurde untersucht, indem 10 269 Absolventen des Harvard College 1966 und nochmals 1977 entsprechend körperlicher Aktivität, Raucherstatus, Gewicht und Blutdruck gruppiert wurden (8). Die Mortalitätsraten wurden dann von 1977 bis 1985 über eine Zeitspanne von 9 Jahren beobachtet. Es wurde festgestellt, daß sich die ursprünglichen Gruppenzugehörigkeiten ändern könnten, wodurch jeder Zusammenhang, der zwischen Lebensstil und Mortalität bestehen könnte, verwischt würde. Die Untersucher behandelten dieses Problem, indem sie vier Kategorien definierten: Personen, deren Lebensstil mit hohem Risiko verbunden blieb; Personen, die von einem Lebensstil mit geringem zu einem mit hohem Risiko übergingen; Personen, die von einem Lebensstil mit hohem zu einem mit geringem Risiko überwechselten, und Personen, die bei einem Lebensstil mit niedrigem Risiko blieben. Nach Angleichung bezüglich anderer Risikofaktoren hatten alle Personen, die ihre körperliche Aktivität von gering auf mäßig erhöht, das Rauchen aufgegeben, das Gewicht auf normale Werte reduziert hatten und normoton waren oder wurden, eine geringere Mortalität als Personen, die die Charakteristika für hohes Risiko beibehielten oder annahmen; die Mortalität war aber nicht so niedrig wie für Absolventen, die nie einen der Risikofaktoren hatten.

6.4.4 Detektionsbias

Detektionsbias ist ein Spezialfall des Informationsbias. Er tritt auf, wenn für Patienten einer Gruppe eine bessere Chance besteht, daß das klinische Endresultat festgestellt werden kann, als für Patienten in einer anderen Gruppe. Es liegt auf der Hand, daß einige Endresultate, wie z. B. Tod, kardiovaskuläre Katastrophen und schwere Krebsleiden, so offensichtlich sind, daß es unwahrscheinlich ist, daß sie übersehen werden. Aber für weniger klar bestimmte Endresultate, z. B. die spezifische Todesursache, eine subklinische Krankheit, Nebenwirkungen oder Behinderungen, kann der Detektionsbias auf Grund der Unterschiede der Methoden, mit denen das Endresultat gesucht oder klassifiziert wird, auftreten.

Es gibt drei generelle Möglichkeiten, mit denen der Detektionsbias minimiert werden kann. Man kann sichern, daß diejenigen, die die Beobachtungen durchführen, nicht wissen, zu welcher Gruppe jeder Patient gehört, man kann sorgfältige Regeln zur Entscheidung darüber aufstellen, ob ein Ereignis eines Endzustandes aufgetreten ist oder nicht (und diese Regeln befolgen) und man kann Anstrengungen darauf richten, Ereignisse nachzuweisen, die in allen Gruppen in der Studie gleich sind.

Beispiel

Chambers und Norris haben den klinischen Endzustand bei Patienten mit asymptomatischem Strömungsgeräusch am Hals untersucht (9). Insgesamt wurden 500 asymptomatische Patienten mit zervikalem Strömungsgeräusch über einen Zeitraum bis zu 4 Jahren beobachtet. Die Patienten wurden entsprechend dem Grad der initialen Stenose der Arteria carotis mittels Ultraschall-Doppler-Sonographie klassifiziert. Als Endzustände galten eine Veränderung des Grades der Karotisstenose und die Inzidenz von zerebralen ischämischen Ereignissen.
Um eine verzerrte Bewertung zu vermeiden, haben die Autoren zur Beurteilung der Karotisstenose etablierte, explizite Kriterien zur Interpretation der Dopplerbefunde genutzt und die Auswertung ohne Kenntnis der Auskultations- oder früherer Dopplerbefunde durchgeführt. Die klinischen und Dopplerbefundungen wurden alle 6 Monate wiederholt und Patienten ohne Compliance wurden telephonisch befragt, ob einer der oben beschriebenen Endzustände eingetreten war. Diese Studie hat unter anderem gezeigt, daß Patienten mit einer Karotisstenose von > 75% eine > 20%ige Inzidenz zerebraler ischämischer Ereignisse innerhalb von 3 Jahren hatten, mehr als viermal so groß wie die Rate von Patienten mit einer Stenose < 30% (s. Abb. 6.6).

6.5 Vermeidung von Selektionsbias

Um festzustellen, wie ein Faktor mit der Prognose in Zusammenhang steht, würde man im Idealfall gern Kohorten vergleichen, bei denen der Faktor vorhanden ist oder nicht, während alles andere sonst gleich ist. Aber in Wirklichkeit ist „alles andere sonst" in Kohortenstudien meist nicht gleich.

Was kann dagegen getan werden? Es gibt verschiedene mögliche Verfahren zur *Kontrolle* von Unterschieden entweder während der Planung oder während der Auswertung (Tab. 6.2).[1] Der Leser sollte bei jeder Beobachtungsstudie, bei der keine dieser Strategien angewendet worden ist, skeptisch sein. Die Grundfrage ist: „Stehen die beobachteten Unterschiede in der Prognose zwischen den Gruppen mit dem bestimmten Faktor, der untersucht wird, oder mit einem anderen (mit anderen) Faktor(en) in Zusammenhang?"

6.5.1 Randomisierung

Die einzige Möglichkeit, alle externen Faktoren oder „alles andere sonst" in den Gruppen auszugleichen, ist es, die Patienten nach dem Zufallsprinzip den Gruppen zuzuordnen, so daß jeder Patient die gleiche Chance hat, in die exponierte oder in die nichtexponierte Gruppe zu gelangen. Eine besondere Eigenschaft der Randomisierung besteht darin, daß sie nicht nur Faktoren ausgleicht, die unserer Meinung nach die Prognose beeinflussen könnten, sondern sie gleicht auch Faktoren aus, über die wir nichts wissen. Auf diese Weise trägt die Randomisierung weitestgehend dazu bei, uns vor falschen Schlüssen über Prognose-

---

[1] *Kontrolle* hat in der Wissenschaft verschiedene Bedeutungen:
a) allgemeiner Ausdruck für jedes Verfahren, das auf die Beseitigung der Einflüsse externer Variabler gerichtet ist, während die eigenständigen Effekte einer Variablen untersucht werden: Restriktion, Matching, Stratifikation, Adjustierung,
b) Bezeichnung für die nichtexponierten Personen in einer Kohortenstudie (ein verwirrender Gebrauch des Begriffes Kontrolle!),
c) Bezeichnung für die nichtbehandelten Patienten in einer klinischen Studie und
d) Bezeichnung für nichterkrankte Personen (Nicht-Fälle) in einer Fall-Kontroll-Studie (s. Kap. 10).

Tab. 6.2: Methoden zur Kontrolle des Selektionsbias

Methode	Beschreibung	Phase der Studie Planung	Auswertung
Randomisierung	Zuordnung von Patienten zu Gruppen, wobei jeder Patient die gleiche Chance hat, in die eine oder andere Gruppe zu kommen	+	
Restriktion	Begrenzung des Wertebereichs für bestimmte Charakteristika der Patienten in der Studie	+	
Matching	Für jeden Patienten in der einen Gruppe sind ein oder mehrere Patienten mit denselben Charakteristika (außer dem Charakteristikum, das untersucht wird) für die Vergleichsgruppe auszuwählen	+	
Stratifizierung	Vergleich der Raten innerhalb von Subgruppen (Strata) mit sonst gleicher Wahrscheinlichkeit des Endzustandes		+
Adjustierung			
einfache	Mathematische Angleichung der rohen Raten für ein Charakteristikum oder einige wenige Charakteristika, so daß den Schichten (Strata) mit gleichem Risiko gleiches Gewicht beigemessen wird		+
multiple	Adjustierung bezüglich der Unterschiede in einer großen Anzahl von Faktoren, die mit dem Endzustand im Zusammenhang stehen, unter Anwendung mathematischer Modelle		+
Analyse der Extremsituationen (best case/worst case)	Beschreibung, wie unterschiedlich die Ergebnisse unter den extremen (und dabei sehr unwahrscheinlichen) Bedingungen des Selektionsbias sein könnten		+

faktoren zu bewahren. Es ist jedoch in der Regel nicht möglich, die Prognose auf diese Weise zu untersuchen. Die speziellen Situationen, in denen es möglich ist, eine Exposition zufällig, also randomisiert, zuzuordnen, dienen meist dazu, die Effekte von Behandlungen auf die Prognose zu untersuchen. Sie werden in Kapitel 7 diskutiert.

6.5.2 Restriktion

Um wichtige externe Faktoren konstant zu halten, kann man die Studien einschränken und nur Patienten mit einem eingeschränkten Merkmalsbereich in die Studie aufnehmen. Beispielsweise kann der Einfluß des Alters auf die Prognose nach akutem Myokardinfarkt bei Männern ausschließlich mit unkompliziertem Vorderwandinfarkt untersucht werden. Man sollte jedoch bedenken, daß eine Restriktion für die Aufnahme in eine Studie zweifellos zwar homogene Patientengruppen hervorbringen kann, daß das aber auf Kosten der Verallgemeinerungsfähigkeit geschieht. Im Verlauf des Ausschlusses potentieller Fälle können Kohorten selektiert werden, die ungewöhnlich und für die meisten Patienten mit dem betreffenden Zustand nicht repräsentativ sind.

6.5.3 Matching (Paarbildung)

Patienten können paarweise angepaßt („gematcht") ausgewählt werden, wenn sie in eine Studie aufgenommen werden, so daß es für jeden Patienten in einer Gruppe einen oder mehrere Patienten in der Vergleichsgruppe mit denselben Charakteristika gibt, ausgenommen den interessierenden Faktor. Oft werden die Patienten hinsichtlich des Alters und des Geschlechts paarweise angepaßt, weil diese Faktoren mit der Prognose vieler Krankheiten in engem Zusammenhang stehen. Aber es kann ebenso ein Bedarf nach Matching bezüglich anderer Faktoren bestehen, wie z. B. Stadium oder Schwere der Krankheit, Progressionsrate und frühere therapeutische Maßnahmen. Ein Beispiel für Matching in einer Kohortenstudie zum Sichelzellmerkmal wurde bei der Erörterung der Beobachtungsstudien in Kapitel 5 vorgestellt.

Obgleich Matching allgemein verwandt wird und sehr nützlich sein kann, schließt es einen Bias nur für die Faktoren aus, die in das Matching einbezogen sind. Es ist meist nicht möglich, mehr als einige wenige Faktoren beim Matching zu berücksichtigen, weil es praktisch schwierig ist, Patienten zu finden, die allen Matchingkriterien entsprechen. Darüber hinaus kann Raum für wesentliche Unterschiede zwischen den Matchinggruppen bestehen bleiben, wenn die Kategorien für das Matching relativ grob sind. Wenn z. B. eine Studie über das Risiko für ein Down-Syndrom durchgeführt würde, in der ein Matching hinsichtlich des Alters der Mutter in 10-Jahres-Stufen vorgenommen würde, könnte ein fast zehnfacher Unterschied in der Häufung im Zusammenhang mit dem Alter bestehen, wenn die meisten Frauen in einer Gruppe 30 Jahre und in der anderen Gruppe die meisten Frauen 39 Jahre alt wären. Des weiteren können später die Einflüsse der Matchingvariablen auf die klinischen Endzustände in der Studie nicht mehr untersucht werden, wenn man sich erst einmal auf einen engen Variablenbereich beschränkt oder bezüglich einer Variablen ein Matching durchgeführt hat.

6.5.4 Stratifikation

Nachdem die Daten gesammelt sind, können sie analysiert und die Ergebnisse in Subgruppen von Patienten mit ähnlichen Werten (Schichten, Strata) dargestellt werden.

Beispiel

Angenommen, es sollen die Raten der Operationsmortalität nach koronarem Bypass zwischen den Krankenhäusern A und B verglichen werden. Insgesamt gab es im Krankenhaus A 48 Todesfälle bei 1 200 Bypassoperationen (4%) und im Krankenhaus B 64 Todesfälle bei 2 400 Operationen (2,6%).
Die rohen Daten lassen vermuten, daß das Krankenhaus B überlegen ist. Ist das so? Vielleicht haben die Patienten in beiden Krankenhäusern im übrigen keine vergleichbare Prognose. Auf der Grundlage des Alters, der Myokardfunktion, des Ausmaßes der Verschlußkrankheit und anderer Charakteristika können die Patienten in Subgruppen eingeteilt werden, die auf dem präoperativen Risiko (Tab. 6.3) beruhen. Dann können die Raten der Operationsmortalität innerhalb jeder Risikokategorie oder -Schicht verglichen werden.
Tabelle 6.3 zeigt, daß die Raten der Operationsmortalität in jeder Risikoschicht in beiden Krankenhäusern identisch sind, wenn die Patienten nach dem präoperativen Risiko eingeteilt werden: 6% bei Patienten mit hohem Risiko, 4% bei Patienten mit mittlerem und 0,67% bei Patienten mit niedrigem Risiko. Die offensichtliche Quelle für den irreführenden Eindruck, der durch die Auswertung der rohen Raten hervorgerufen worden ist, sind die erheblichen Differenzen in den Risikomerkmalen der Patienten, die in den beiden Krankenhäusern behandelt worden sind: 42% der Patienten im Krankenhaus A und nur 17% der Patienten im Krankenhaus B hatten ein hohes Risiko.

Tab. 6.3: Beispiel für Stratifizierung: Hypothetische Sterberaten nach koronarer Bypassoperation, in zwei Krankenhäusern, stratifiziert nach präoperativem Risiko

präoperatives Risiko	Krankenhaus A Patienten	Todesfälle	Rate (%)	Krankenhaus B Patienten	Todesfälle	Rate (%)
hoch	500	30	6	400	24	6
mittel	400	16	4	800	32	4
niedrig	300	2	0,67	1 200	8	0,67
gesamt	1 200	48	4	2 400	64	2,6

Die Stratifikation ist eine der üblichsten und aufschlußreichsten Möglichkeiten der Prüfung auf Confounding.

6.5.5 Standardisierung

Zwei Raten können verzerrungsfrei verglichen werden, wenn sie so korrigiert werden, daß das Gewicht, das einem anderen Faktor beigemessen wird, der mit dem Endzustand im Zusammenhang stehen könnte, ausgeglichen wird. Dieser Prozeß, *Standardisierung* genannt, zeigt, wie die Gesamtrate wäre, wenn schichtspezifische Raten auf eine Population übertragen würden, die aus ähnlichen Anteilen von Personen in jeder Schicht bestünde. Im vorigen Beispiel erhält die Mortalitätsrate von 6% für Patienten mit hohem Risiko ein Gewicht von 500/1 200 in Krankenhaus A und ein viel niedrigeres Gewicht von 400/2 400 in Krankenhaus B usw., so daß sich für die rohe Rate für Krankenhaus A ergibt: (500/1 200 x 0,06)+(400/1 200 x 0,04)+(300/1 200 x 0,0067) =0,04 und für die rohe Rate für Krankenhaus B: (400/2 400 x 0,06)+(800/2 400 x 0,04)+(1 200/2 400 x 0,0067) =0,026.

Wenn gleiche Gewichte genutzt werden, beispielsweise 1/3 (die Gewichte könnten auch auf dem einen oder dem anderen Krankenhaus oder einer beliebigen Referenzpopulation beruhen), dann beträgt die standardisierte Rate für das Krankenhaus A: (1/3 x 0,06)+(1/3 x 0,04)+(1/3 x 0,0067)=0,036, was exakt dieselbe Rate wie die standardisierte Rate für das Krankenhaus B ist. Die Konsequenz der gleichen Wichtung der Schichten in jeder Gruppe ist, daß das scheinbar übermäßige Risiko im Krankenhaus A völlig verschwindet.

Der Unterschied zwischen den rohen Operationsmortalitätsraten in den beiden Krankenhäusern resultiert aus dem Bias, der sich aus den Unterschieden im präoperativen Risiko der Patienten ergab. Wir sind aber nur an den Unterschieden interessiert, die den Krankenhäusern und ihren Chirurgen zuzuschreiben sind und nicht den Patienten an sich. Der Unterschied in den rohen Mortalitätsraten ist verzerrt durch die Unterschiede in den Patienten, während die standardisierten Mortalitätsraten die unterschiedlichen Wichtungen des präoperativen Risikos der Patienten in den beiden Krankenhäusern ausgleichen. Eine Standardisierung wird viel häufiger in Risikostudien angewandt (in denen die Raten für Alter und Geschlecht häufig standardisiert werden) als in Prognosestudien. Im Gegensatz zur Stratifikation, die oft in Prognosestudien angewendet wird, beseitigt die Standardisierung den Einfluß des externen Faktors. Mit der Stratifikation kann der Effekt dennoch detailliert dargestellt werden, selbst wenn er kontrolliert wurde. So haben wir mit Hilfe der Standardisierung festgestellt, daß die Patienten in Krankenhaus A und B die gleiche Prognose hatten. Mittels Stratifikation haben wir auch die Mortalitätsraten von Patienten in unterschiedlichen Risikoschichten kennengelernt.

6.5.6 Multivariable Adjustierung

In den meisten klinischen Situationen wirken viele Faktoren gemeinsam, um Wirkungen hervorzubringen. Die Assoziationen unter diesen Variablen sind komplex. Sie können sowohl untereinander in Beziehung stehen als auch mit dem interessierenden klinischen Endzustand. Die Wirkung einer Variablen könnte durch das Vorhandensein anderer Variabler modifiziert werden und die gemeinsamen Wirkungen von zwei oder mehr Variablen könnten größer sein als die Summe der einzelnen Wirkungen.

Die *multiple Analyse* ist eine Methode zur gleichzeitigen Berücksichtigung der Wirkungen vieler Variablen (Kap. 9). Sie wird genutzt, um die Wirkungen vieler Variabler gleichzeitig zu adjustieren bzw. um die eigenständige Wirkung einer Variablen festzustellen. Außerdem kann die Methode aus einem großen Satz von Variablen eine kleinere Teilmenge selektieren, die eigenständig und signifikant zum Endzustand beitragen, und sie kann die Variablen nach der Größe ihres Beitrags dazu ordnen. Die *Cox' Proportional-hazards-Analyse* ist eine multiples Verfahren, das angewandt wird, wenn die Zeit bis zum Auftreten eines Ereignisses (wie in Überlebenszeitanalysen) das Zielkriterium ist.

Die multiple Analyse ist die einzige praktisch durchführbare Möglichkeit, sich mit vielen Variablen gleichzeitig während der Auswertungsphase einer Studie zu beschäftigen. (Randomisierung hält auch multiple Variablen unter Kontrolle, aber nur während der Planungs- und Durchführungsphase einer Studie.) Einfachere Methoden, wie z. B. Stratifikation oder Matching, können nur einige wenige Variable gleichzeitig berücksichtigen und dann nur unter Opferung statistischer Trennschärfe.

6.5.7 Sensitivitätsanalyse

Wenn Daten über wichtige prognostische Faktoren nicht zur Verfügung stehen, ist es möglich, die potentiellen Einflüsse auf die Studie durch Annahme von verschiedenen Szenarien einer ungünstigen Verteilung der Faktoren zwischen den zu vergleichenden Gruppen zu schätzen und zu sehen, wie das die Ergebnisse beeinflussen würde. Der allgemeine Begriff für diesen Prozeß ist *Sensitivitätsanalyse*. Die Extremsituationsanalyse, die weiter oben in diesem Kapitel beschrieben wurde, ist ein spezieller Fall der Sensitivitätsanalyse, in der man die Ergebnisse vergleicht, die sich bei Annahme der besten und schlechtesten möglichen Verteilung einer prognostischen Variablen ergeben.[1]

Den schlechtesten Fall anzunehmen ist ein besonders überzeugender Test dazu, wie ein Faktor die Ergebnisse einer Studie beeinflussen kann. Ein weniger konservatives Verfahren ist anzunehmen, daß der Faktor zwischen den Gruppen auf ungleiche Art und Weise verteilt ist.

---

[1] Die Sensitivitätsanalyse kann auch angewendet werden, um die potentiellen Einflüsse von Ungenauigkeiten in den Daten zu beurteilen, was in der Entscheidungsanalyse genutzt wird (s. Kap. 4).

Beispiel

In einer Studie zur Behandlung eines leichten Diabetes mellitus ist festgestellt worden, daß für Patienten, die das Sulfonylharnstoff-Präparat Tolbutamid erhalten, ein größeres Risiko besteht, an kardiovaskulärer Herzkrankheit zu sterben als für die, die mit Insulin oder nur Diät behandelt werden. Die Ergebnisse wurden kritisiert, weil Daten über das Rauchen, das bekanntermaßen mit kardiovaskulärem Tod assoziiert ist, nicht erhoben und in der Analyse nicht berücksichtigt worden sind. Es wurde vermutet, daß dann, wenn Zigarettenraucher ungleichmäßig auf die Gruppen verteilt wären, und zwar so, daß unter den Patienten, die Tolbutamid erhalten, mehr Raucher wären als in den anderen Gruppen, der Unterschied in den Todesraten auf das Rauchen zurückgeführt werden könnte und nicht auf das Tolbutamid. Cornfield (10) hat aber hervorgehoben, daß selbst dann, wenn die Anzahl der Zigarettenraucher in der Tolbutamidgruppe die Anzahl der Raucher in der Kontrollgruppe um 20% übersteigen würde (eine Situation, die zufallsbedingt mit 1/50 000, äußerst unwahrscheinlich gewesen wäre), in der Tolbutamidgruppe ein erhöhtes Risiko weiter bestanden hätte. Folglich ist es unwahrscheinlich, daß ein Bias durch Unterschiede in der Raucherverteilung für die beobachteten Unterschiede verantwortlich war.

6.5.8 Gesamtstrategie

Mit Ausnahme der Randomisierung unterliegen alle Verfahren, die sich mit äußeren Differenzen zwischen Gruppen beschäftigen, einer Einschränkung: Sie sind nur gegenüber solchen Faktoren wirksam, die bei der Untersuchung bekannt waren und beobachtet wurden. Sie beschäftigen sich nicht mit Prognosefaktoren, die zur Zeit der Studie nicht bekannt sind oder zwar bekannt sind, aber nicht in Betracht gezogen werden.

Normalerweise verläßt man sich nicht nur auf eine Methode, um den interessierenden Effekt bezüglich eines Bias zu kontrollieren. Man wendet mehrere Methoden, die sich überlagern, gleichzeitig an. In einer Studie darüber, ob der Nachweis einer vorzeitigen Ventrikelkontraktion die Überlebensrate in den Jahren nach einem akuten Myokardinfarkt senkt, könnte man

a) die Studie auf Patienten beschränken, die nicht sehr alt oder jung sind und keine ungewöhnlichen Ursachen für den Infarkt haben (z. B. ein mykotisches Aneurysma),

b) die Patienten bezüglich des Alters, das ein Faktor ist, der stark mit der Prognose in Zusammenhang steht, aber für das Hauptproblem unwesentlich ist, paarweise „matchen",
c) die Ergebnisse stratifiziert nach unterschiedlicher klinischer Schwere untersuchen (z. B. Nachweis einer Herzinsuffizienz oder anderer Krankheiten, wie z. B. einer chronischen obstruktiven Lungenerkrankung) und
d) unter Anwendung der multiplen Analyse die rohen Ergebnisse für die Wirkungen aller Variablen zusammen, die in Beziehung mit der Prognose stehen könnten (ausgenommen die Arrhythmie), adjustieren.

6.6 Verallgemeinerungsfähigkeit und Stichprobenbias

Veröffentlichte Berichte zur Prognose einer Krankheit, die auf den Erfahrungen in spezialisierten Zentren beruhen, können ein irreführendes Bild der Prognose bei Anwendung auf weniger selektierte Patienten ergeben. Das gilt, selbst wenn eine Studie gut durchgeführt ist, bezüglich eines möglichen Bias kontrolliert wurde und die berichtete Prognose für einen medizinischen Zustand hinsichtlich der gegebenen Patientenstichprobe korrekt ist. Auf Grund der für die Untersuchung angewandten Patientenstichprobe kann es sein, daß die Ergebnisse der Studie nicht für die meisten anderen Patienten mit dem gegebenen Zustand oder für einen eigenen Patienten zu verallgemeinern sind.

Manchmal werden Patienten in randomisierten, kontrollierten Studien, die der Kontrollgruppe zugewiesen sind, untersucht, um den natürlichen klinischen Verlauf einer Krankheit besser feststellen zu können. Aber solche Patienten werden nicht repräsentativ für die meisten Patienten sein, weil es freiwilligen Teilnehmern an Studien oft besser geht als den Patienten, die nicht freiwillig teilnehmen. In einer großen kanadischen Studie zum Screening auf Brustkrebs bei Frauen im 4. Lebensjahrzehnt z. B. waren 90% der Frauen in der Kontrollgruppe mit invasivem Brustkrebs 7 Jahre später noch am Leben und die Zahl der Todesfälle an Brustkrebs in dieser Gruppe war niedriger als allgemein für kanadische Frauen (11).

6.7 Zusammenfassung

Prognose ist die Beschreibung des Verlaufs einer Krankheit von ihrem Beginn an. Verglichen mit Risikofaktorstudien treten prognostische Ereignisse relativ häufig auf und können durch persönliche klinische Erfahrung oft abgeschätzt werden. Fälle einer bestimmten Krankheit aber, die normalerweise in spezialisierten Zentren gesehen werden und über die in der medizinischen Literatur berichtet wird, sind oft eine verzerrte Stichprobe aller Fälle, wodurch die Schwere der Krankheit überschätzt werden kann.

Prognose wird am besten beschrieben durch die Wahrscheinlichkeit, einen zu untersuchenden Endzustand zu irgendeiner Zeit im Verlauf der Krankheit zu erleben. Prinzipiell kann das durch die Beobachtung einer Kohorte von Patienten geschehen, bis alle, die den interessierenden Endzustand erleben werden, diesen auch erlebt haben. Weil aber dieses Verfahren ineffektiv ist, wird oft eine andere Methode angewendet, die Überlebenszeitanalyse oder Analyse der „ereignisfreien Zeiten“ genannt wird. Die Wahrscheinlichkeit des Eintretens der Ereignisse im Zeitverlauf wird durch die Akkumulation der Raten für alle Patienten unter Risiko während der vorhergehenden Zeitintervalle geschätzt.

Wie alle Kohortenstudien können auch Studien, die die Prognose bei unterschiedlichen Gruppen von Patienten vergleichen, mit einem Bias belastet sein, wenn Unterschiede auf Grund der Rekrutierung der Kohorten bestehen, wenn die Patienten nicht in ihrer initialen Gruppe bleiben und wenn der Endzustand nicht in gleicher Weise beurteilt wird. Mehrere Strategien stehen zur Verfügung, um mit solchen Unterschieden umzugehen, um angemessene unverzerrte Vergleiche zu ermöglichen. Dazu gehören Restriktion, Matching, Stratifikation, Standardisierung, multiple Analysen und Sensitivitätsanalysen. Man sollte eine oder mehrere dieser Strategien vorfinden, sobald Vergleiche gezogen werden.

Therapie

Wenn die Art der Erkrankung eines Patienten erst einmal festgestellt und der zu erwartende Verlauf vorausgesagt wurde, ergibt sich als nächste Frage, was gegen diese Krankheit getan werden kann. Gibt es eine Therapie, die den Ausgang der Erkrankung bessern kann? Das nachfolgende Kapitel beschreibt die Prinzipien, die zur Entscheidung führen, ob eine beabsichtigte Therapie auch effektiv ist.

7.1 Vermutungen und wissenschaftliche Belege

Die Entdeckung einer neuen Therapie eröffnet vielversprechende Möglichkeiten und erfordert zugleich Nachweismethoden dafür, daß die Therapie tatsächlich wirkt.

7.1.1 Vermutungen

Vermutungen (Hypothesen) darüber, was eine nützliche Therapie sein könnte, ergeben sich eigentlich aus jeder Aktivität in der Medizin. Manche therapeutische Hypothesen wurden abgeleitet aus den Krankheitsmechanismen auf zellulärer und molekularer Ebene. Medikamente gegen antibiotikaresistente Bakterien wurden auf der Grundlage der Kenntnis der Mechanismen der Resistenz entwickelt. Hormonanaloga basieren auf der Struktur der natürlichen Hormone. Die Effektivität der Reduktion der Nachlast bei Herzinsuffizienz wurde durch Studien zur Bedeutung der Nachlast in der Pathophysiologie des Herzversagens deutlich.

Andere Hypothesen über Therapieverfahren beruhen auf scharfsinnigen Beobachtungen von Ärzten. Zwei Beispiele dafür sind die Entdeckung, daß Patienten mit der Parkinson-Krankheit, denen Amantadin zur Prophylaxe einer Grippe verordnet wird, eine Besserung in ihrem neurologischen Status zeigen, und die Berichte darüber, daß Kolchizin, das gegen Gicht gegeben wird, die Anfallshäufigkeit bei familiärem Mittelmeerfieber reduziert. Der Wert dieser Therapieverfahren war nicht aus dem Verständnis der Krankheitsmechanismen heraus vorhergesagt worden, und die Wirkungsweise dieser Medikamente ist bis heute nicht bekannt. In ähnlicher Weise sind die Naturheilmittel auf der ganzen Welt, die durch jahrhundertelange Erfahrung, aber wenige wissenschaftliche Studien abgesichert sind, potentiell brauchbare Therapieverfahren.

Andere Vermutungen ergeben sich aus Versuch und Irrtum. Einige Medikamente gegen Krebs hat man gefunden, indem man riesige Mengen an Substanzen systematisch auf ihre Aktivität untersucht hat.

Hypothesen zur Therapie, aber öfter noch zur Prävention, haben ihren Ursprung auch in epidemiologischen Studien an Populationen. Burkitt beobachtete, daß Kolonkrankheiten weniger häufig in afrikanischen Ländern mit ballaststoffreicher Diät sind als in den entwickelten Ländern, wo die Aufnahme von Ballaststoffen niedrig ist. Diese Beobachtung hat zu Bemühungen geführt, der Entstehung von Darmkrankheiten – Reizkolon, Divertikulitis, Appendizitis und kolorektales Karzinom – durch ballaststoffreiche Ernährung vorzubeugen. Internationale Vergleiche haben den Effekt von Rotwein zur Prävention von Herzkrankheiten und von Fluorid zur Vorbeugung gegen Karies nahegelegt.

7.1.2 Prüfung von Hypothesen

Die Wirkung einiger therapeutischer Maßnahmen ist so unmittelbar und überzeugend, daß ihr Wert sogar ohne formale Prüfung selbstverständlich ist. Ärzte haben keine Bedenken gegen die Wirksamkeit von Penicillin bei Lungenentzündung, eines chirurgischen Eingriffs bei Appendizitis oder von Kolchizin bei Gicht. Die klinische Erfahrung ist hinreichend.

In der Regel ist aber die Wirkung eines Therapieverfahrens weitaus weniger dramatisch. Dann ist es erforderlich, die Hypothesen zu Therapieverfahren einer formalen Prüfung durch klinische Forschung zu unterziehen, weil eine Vielzahl von Ursachen – wie z. B. Koinzidenz, fehlerhafte Vergleiche, spontane

Veränderungen im Krankheitsverlauf und Wunschdenken – den wahren Zusammenhang zwischen Therapie und Wirkung verschleiern kann.

Manchmal ist die Kenntnis der Krankheitsmechanismen, basierend auf der Arbeit mit Labormodellen oder auf physiologischen Studien beim Menschen, so umfassend geworden, daß es verlockend ist, ihre Wirkungen auf den Menschen ohne formale Prüfung vorherzusagen. Wenn wir uns aber nur allein auf unser aktuelles Verständnis der Mechanismen verlassen, ohne die Hypothesen an menschlichen Individuen zu prüfen, können wir unerfreuliche Überraschungen erleben, weil die Mechanismen stets nur zum Teil bekannt sind.

Beispiel

Viele Schlaganfälle werden durch einen Hirninfarkt im Areal distal vom okkludierten Segment der Arteria carotis interna verursacht. Es sollte möglich sein, den Manifestationen der Krankheit bei Menschen mit diesen Läsionen durch Anlegen eines Bypass zur Umgehung des erkrankten Segments vorzubeugen, so daß das Blut normal in die bedrohte Region fließen kann. Es ist technisch möglich, die Arteria temporalis superficialis mit der Arteria carotis interna distal der Okklusion zu anastomosieren. Weil der Nutzen dieser Operation aus physiologischen Gründen und auf Grund des analogen Verfahrens der koronaren Bypassoperation offensichtlich zu sein schien, wurde dieses operative Verfahren großzügig eingesetzt. Die EC/IC Bypass Study Group (1) führte eine randomisierte kontrollierte Studie zur temporalen Arterien-Bypass-Chirurgie durch. Patienten mit zerebraler Ischämie und okkludierter Arteria carotis interna wurden nach dem Zufallsprinzip der chirurgischen oder der medikamentösen Therapie zugeordnet. Die Operation war ein technischer Erfolg; 96% der Anastomosen waren unmittelbar nach Operation offen. Dessenungeachtet hat aber die Operation den Patienten nicht geholfen. Die Mortalitäts- und Schlaganfallraten nach 5 Jahren waren bei den chirurgisch und medikamentös behandelten Patienten nahezu identisch, aber die Todesfälle traten bei den chirurgisch behandelten Patienten früher auf.
Diese Studie macht deutlich, wie sich sinnvolle therapeutische Maßnahmen, die auf dem beruhen, was wir über Mechanismen der Krankheit wissen, auf Menschen angewandt, als unwirksam herausstellen können, wenn sie einer exakten Prüfung unterzogen werden. Natürlich stellen sich Hypothesen nicht immer als Irrtum heraus: die Karotisendarteriektomie, die aus ähnlichen Gründen empfohlen wurde, ist in ihrem Wert bestätigt worden (2).

Deshalb ist es fast immer notwendig, therapeutische Hypothesen mit den Methoden der klinischen Forschung zu überprüfen, indem Daten über den klinischen Verlauf von behandelten und unbehandelten Patienten analysiert werden. Wie ein Autor (3) formulierte, sollten therapeutische Maßnahmen durchgeführt werden „nicht weil sie eigentlich funktionieren sollten, sondern weil sie funktionieren".

7.2 Studien zu Therapieeffekten

Als Therapie wird gewöhnlich das angesehen, was Ärzte den Patienten mit einer nachgewiesenen Krankheit verordnen: einen chirurgischen Eingriff, Medikamente, Diät und körperliche Bewegung. Es gibt aber noch viele andere Möglichkeiten des Eingreifens, um den Gesundheitszustand zu verbessern. Dazu gehören Bemühungen, einer Krankheit bei individuellen Patienten vorzubeugen (Beratung und Früherkennung einschließlich Therapie, wie in Kap. 8 näher diskutiert wird), Intervention auf Gemeindeebene sowie Veränderungen der Organisation und Finanzierung des Gesundheitssystems. Unabhängig von der Art und Weise der Intervention sind die Methoden für die Feststellung der Überlegenheit einer Therapieform gleich.

Es gibt zwei prinzipielle Möglichkeiten, die Wirkungen einer Therapie zu sichern: Beobachtungsstudien und experimentelle Studien. Sie unterscheiden sich in ihrer wissenschaftlichen Beweiskraft und in ihrer Durchführbarkeit.

Beobachtungsstudien zur Therapie sind ein Spezialfall von Prognosestudien im allgemeinen, wobei der interessierende Prognosefaktor eine therapeutische Maßnahme ist. Was zu Kohortenstudien gesagt worden ist (Kap. 5 und 6), ist ebenso auf Beobachtungsstudien zur Therapie anwendbar. Der Hauptvorteil dieser Studien ist, daß sie einfach realisierbar sind. Der Hauptnachteil ist die Gefahr, daß systematische Unterschiede in den Therapiegruppen außer in den Therapieverfahren selbst existieren, die zu irreführenden Schlußfolgerungen über die Wirkung einer Therapie führen können.

Klinische Studien sind eine spezielle Form der Kohortenstudie, in der die Bedingungen der Studie – Auswahl der Therapiegruppen, Art der Maßnahmen, Organisation während der Nachbeobachtung und Erfassung der Endzustände – durch den Untersucher festgelegt werden, um verzerrungsfreie Vergleiche zu ermöglichen. Klinische Studien können besser kontrolliert und organisiert werden als Kohortenstudien. Solche kontrollierten klinischen Studien werden wie ein Experiment im Laboratorium durchgeführt. Den Untersuchern ist es (mit Einwilligung ihrer Patienten) auf diese Weise möglich, den eigenständigen Beitrag eines Faktors zu isolieren, indem sie alle anderen Faktoren, die einen Beitrag zum untersuchten Endzustand leisten könnten, so weit wie möglich unter Kontrolle halten. Daher sind andere Bezeichnungen für kontrollierte klinische Studien *experimentelle* und *Interventionsstudien*.

Kontrollierte klinische Studien sind der höchste Standard für wissenschaftliche Studien zur Wirkung von Therapieverfahren. Deshalb werden sie zunächst im einzelnen dargestellt, danach werden alternative Möglichkeiten zur Beantwortung derselben Fragen behandelt.

7.3 Kontrollierte klinische Studien

Die Struktur einer kontrollierten klinischen Studie wird in Abbildung 7.1 dargestellt. Zuerst werden die Patienten für die Studie aus einer größeren Zahl von Patienten mit dem interessierenden Zustand ausgewählt. Dann werden sie unter Zufallszuweisung (Randomisierung) in zwei Gruppen mit vergleichbarer Prognose aufgeteilt. Die eine Gruppe, die *experimentelle* oder

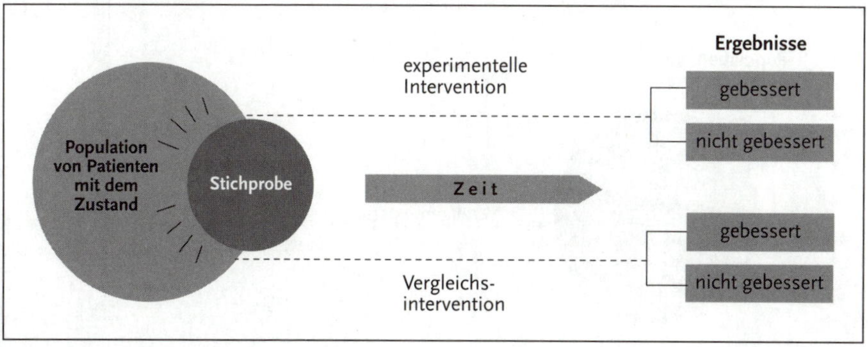

Abb. 7.1: Struktur einer klinischen Studie.

Therapiegruppe genannt wird, wird einer therapeutischen Maßnahme unterzogen. Die andere Gruppe, die sog. *Kontrolle* oder Vergleichsgruppe, wird in jeder Hinsicht gleichbehandelt, außer daß ihre Mitglieder der genannten therapeutischen Maßnahme nicht unterzogen werden. Dann wird der klinische Verlauf von beiden Gruppen beobachtet und jede auftretende Differenz im Endzustand wird der untersuchten therapeutischen Intervention zugeschrieben.

Der Hauptgrund für die Strukturierung kontrollierter klinischer Studien auf diese Weise ist der, einen Bias (systematischen Fehler) zu vermeiden, wenn der jeweilige Wert der beiden oder mehrerer Therapieverfahren verglichen wird. Die Validität von kontrollierten klinischen Studien hängt davon ab, wie gut eine gleiche Verteilung aller Prognosefaktoren bei behandelten und Kontrollpatienten erreicht wird, so daß sich die beiden Gruppen nur in der therapeutischen Intervention unterscheiden.

Im folgenden werden die Planung und die Interpretation kontrollierter klinischer Studien ausführlich beschrieben (mit Bezug zu Abb. 7.2).

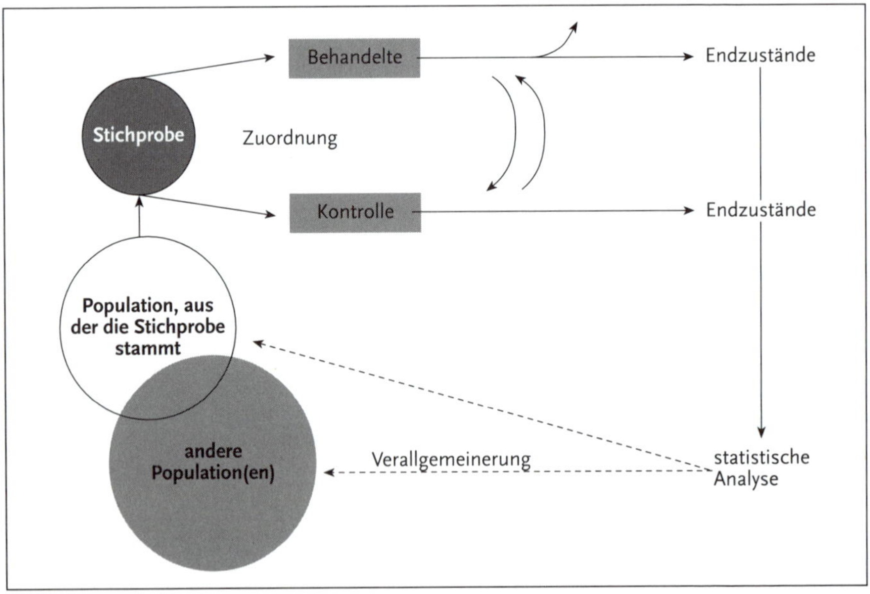

Abb. 7.2: Bias in klinischen Studien.

7.3.1 Stichprobenauswahl

Die Auswahl von Patienten, die in eine Studie aufgenommen werden, bestimmt, inwieweit die Ergebnisse auf andere Patienten verallgemeinert werden können. Von den vielen Gründen, aus denen Patienten mit dem interessierenden Zustand nicht in eine Studie einbezogen werden, sind drei für die meisten Ausfälle verantwortlich: Die Patienten entsprechen nicht den speziellen Aufnahmekriterien, sie weigern sich teilzunehmen oder sie sind bei der Durchführung der Studie nicht kooperativ.

Erstens bezwecken die Aufnahmekriterien, die Heterogenität der Patienten in der Studie einzuschränken. Übliche Ausschlußkriterien sind eine untypische Krankheit, das Vorliegen anderer Krankheiten und eine außergewöhnlich schlechte Prognose (die Patienten veranlassen kann, aus der festgelegten Therapiegruppe auszuscheiden) und Hinweise auf eine mangelnde Kooperationsbereitschaft. Patienten mit Kontraindikationen für eine der Therapieformen werden selbstverständlich auch ausgeschlossen. In dem Maße, wie die Heterogenität auf diese Weise reduziert wird, wird die interne Validität der Studie verbessert; es resultieren weniger Unterschiede im Endzustand, die nicht unmittelbar auf die Therapie zurückführbar sind. Auch die Verallgemeinerung der Ergebnisse ist präziser, weil man genau weiß, auf wen die Ergebnisse zutreffen. Aber die Ausschlüsse von Patienten gehen auf Kosten einer verringerten Verallgemeinerungsfähigkeit, weil oft gerade diese ausgeschiedenen Patienten den Patienten in der klinischen Praxis entsprechen. Dadurch wird die Übertragbarkeit der Studienergebnisse auf diese Patienten eingeschränkt.

Zweitens können Patienten sich weigern, an einer Studie teilzunehmen. Sie lehnen vielleicht eine besondere Art der Therapie ab oder sie wünschen nicht, daß über ihre medizinische Behandlung durch Zufall (oder Münzwurf) oder durch jemand anderen als ihren eigenen Arzt entschieden wird. Patienten, die nicht an der Studie teilnehmen wollen, unterscheiden sich in aller Regel systematisch bezüglich des sozioökonomischen Status, der Schwere der Krankheit und anderer gesundheitsbezogener Probleme sowie auf verschiedene andere Weise von den Patienten, die ihre Zustimmung zur Teilnahme an der Studie geben.

Drittens werden Patienten, die sich während der frühen Phasen einer Studie als unzuverlässig erweisen, ausgeschlossen. Auf die-

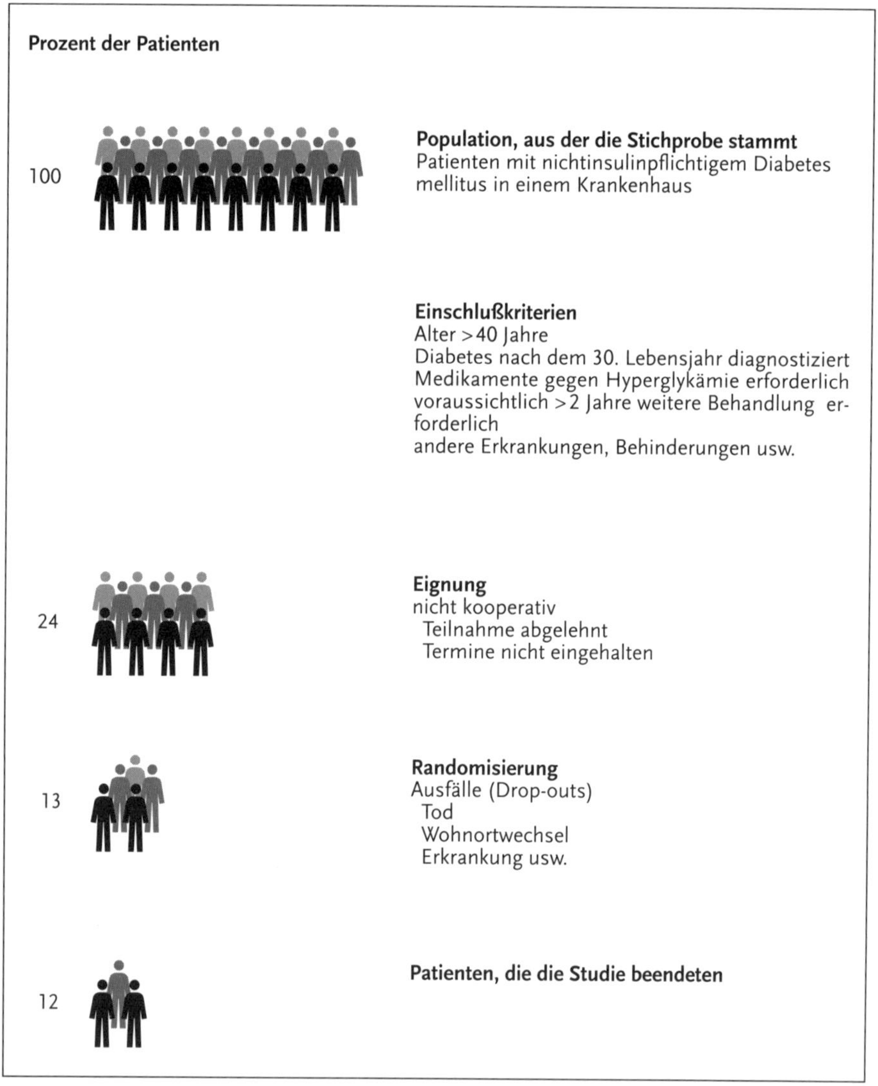

Abb. 7.3: Stichprobenziehung für eine klinische Studie. Eine Studie zur Effektivität eines Programms zur Verringerung der Beschwerden an den unteren Extremitäten bei Patienten mit Diabetes mellitus. (Daten aus: Litzelman DK, Slemenda CW, Langfeld CD, Hays LM, Welch MA, Bild DE, Ford ES, Vinicor F. Reduction in lower extremity clinical abnormalities in patients with non-insulin dependent diabetes mellitus. A randomized controlled trial. Ann Intern Med 1993;119:36–41.)

se Weise vermeidet man unnötigen Aufwand und eine Reduktion der internen Validität, was geschehen würde, wenn Patienten von einer Therapiegruppe in eine andere überwechseln oder aus der Studie schließlich ganz ausscheiden würden.

Aus diesen Gründen sind die Patienten in kontrollierten klinischen Studien in der Regel hochselektioniert und stellen dadurch eine verzerrte Stichprobe aller Patienten mit dem interessierenden Zustand dar (Abb. 7.3). Wegen des hohen Grades an Selektion in Studien erfordert es oft ein beträchtliches Maß an Vertrauen, die Ergebnisse von kontrollierten klinischen Studien auf alltägliche medizinische Belange zu verallgemeinern.

7.3.2 Therapeutische Intervention

Die therapeutische Intervention selbst kann in Bezug auf drei allgemeine Charakteristika beschrieben werden: Verallgemeinerungsfähigkeit, Komplexität und Beweiskraft.

Erstens: Ist es wahrscheinlich, daß die betreffende therapeutische Intervention in der üblichen klinischen Praxis eingeführt werden kann? In dem Bemühen, die Therapie zu standardisieren, so daß sie leicht beschrieben und unter anderen Bedingungen reproduziert werden kann, wird in manchen Studien zur Prüfung therapeutischer Verfahren zuviel des Guten getan, so daß die Ergebnisse für die ärztliche Praxis unbrauchbar sind.

Zweitens: Einzelne hochspezifische therapeutische Interventionen werden in Studien geprüft, die zu soliden wissenschaftlichen Ergebnissen führen, da sie präzise beschrieben werden können und reproduzierbar sind. Ärzte treffen jedoch in der Regel eine Auswahl unter therapeutischen Alternativen, die viele Elemente einschließen. Facettenreiche therapeutische Interventionen lassen sich solange einer verantwortlichen Beurteilung unterziehen, wie das Wesentliche übertragen werden kann und sie unter anderen Bedingungen reproduzierbar sind.

Beispiel

Stürze sind bei älteren Menschen ein großes Problem, haben vielfältige Ursachen und treten gewöhnlich wiederholt auf. Rubenstein et al. (4) haben die Wirkungen eines Programms zur Prävention von Stürzen bei älteren Menschen untersucht.

Ältere Menschen wurden in einer stationären Langzeitpflegeeinrichtung nach einem Sturz randomisiert einem speziellen Programm oder der üblichen Pflege zugeordnet. Zum Programm gehörten eine gründliche klinische Untersuchung, Labortests und die Beurteilung des häuslichen Milieus; dem Hausarzt des Patienten wurden Empfehlungen zur Therapie gegeben. In den nächsten zwei Jahren hatten die Patienten der Interventionsgruppe weniger Stürze, 26% weniger Krankenhauseinweisungen und eine Reduktion von 52% der Krankenhausverweiltage, verglichen mit den Kontrollpatienten.

Drittens: Unterscheidet sich die betreffende therapeutische Intervention ausreichend von alternativen Verfahren, so daß man berechtigterweise erwarten kann, daß der untersuchte Endzustand beeinflußt wird? Einige Krankheiten können durch die Behandlung einer einzelnen dominanten Ursache beseitigt werden, z. B. eine Hyperthyreose durch Radiojodtherapie oder Operation. Die meisten Krankheiten entstehen aber durch eine Kombination von gemeinsam wirkenden Faktoren. Von den therapeutischen Interventionen, die nur einen Faktor oder eine kleine Anzahl verändern, kann nicht erwartet werden, daß sie überzeugende therapeutische Wirkungen zeigen. Wenn aus einer Studie, die solche therapeutischen Interventionen bewertet, die Schlußfolgerung gezogen wird, daß eine neue Therapie nicht wirksam ist, sollte das keine Überraschung sein.

7.3.3 Vergleichsgruppen

Der Wert einer Therapie kann nur durch Vergleich der Therapieergebnisse mit denen alternativer Verfahren beurteilt werden. Dabei ist es nicht die Frage, ob ein Vergleich herangezogen wird, sondern wie geeignet er ist. Die Ergebnisse der Patientengruppe, die die interessierende Therapie erhält, können zu den Ergebnissen bei verschiedenartigen Vergleichsgruppen in Beziehung gesetzt werden.

Vergleichsgruppe ohne jede therapeutische Intervention

Schneiden Patienten, die die interessierende Therapie erhalten, besser ab als die ohne jegliche Behandlung? Der Vergleich zwischen Behandlung und Nichtbehandlung bewertet den Gesamteffekt sowohl der spezifischen als auch der unspezifischen Betreuung.

Vergleichsgruppe ohne spezifische Intervention (Beobachtung)

Geht es behandelten Patienten besser als Patienten, deren Verlauf unter unspezifischer Therapie beobachtet wird? Den Patienten in kontrollierten klinischen Studien wird sehr viel Aufmerksamkeit gewidmet und sie sind sich dessen wohl bewußt. Menschen neigen dazu, ihr Verhalten zu ändern, wenn sie Ziel eines besonderen Interesses und besonderer Aufmerksamkeit in einer Studie sind, unabhängig von der spezifischen Natur der therapeutischen Intervention, der sie zuteil werden könnten. Dieses Phänomen wird *Hawthorne-Effekt* genannt. Die Ursachen für dieses veränderte Verhalten sind nicht klar. Die Patienten sind bestrebt, ihre Ärzte zufriedenzustellen und ihnen das Gefühl zu vermitteln, erfolgreich zu sein. Ebenso wollen Patienten, die freiwillig an einer Studie teilnehmen, ihren Beitrag dazu leisten, daß „gute" Ergebnisse erzielt werden. Deshalb wird beim Vergleich einer Therapie mit der einfachen Beobachtung der Therapieeffekt, der über den Hawthorne-Effekt hinausgeht, bewertet.

Vergleichsgruppe Placebotherapie

Geht es behandelten Patienten besser als vergleichbaren Patienten, denen ein Placebo verordnet wird? Ein *Placebo* ist eine therapeutische Intervention, die von der aktiven Therapie nach Aussehen, Farbe, Geschmack und Geruch nicht zu unterscheiden ist, aber keinen spezifischen bekannten Wirkungsmechanismus hat. Tabletten aus Zucker und Injektionen mit Kochsalzlösung sind Beispiele für Placebos. Es ist gezeigt worden, daß Placebos, mit Überzeugung verabreicht, bei etwa einem Drittel der Patienten unangenehme Symptome, wie z. B. postoperative Schmerzen,

Übelkeit oder Juckreiz, lindern, ein Phänomen, das *Placeboeffekt* genannt wird.

Beispiel

Patienten mit schwerem chronischen Juckreiz wurden in eine Studie zu antipruriginösen Medikamenten eingeschlossen. Jeweils 3 Wochen lang erhielten 46 Patienten in zufälliger Reihenfolge entweder Cyproheptadin-HCl, Trimeprazintartrat oder Placebo. In diese Abfolge wurde nach dem Zufallsprinzip eine einwöchige Pause eingeschaltet, während der keine Tabletten verabreicht wurden. Die Ergebnisse wurden ohne Kenntnis der Medikation bewertet und in einem „Juckreiz-Score" ausgedrückt. Je höher der Score, desto schlimmer war der Juckreiz. Die mittleren Juckreiz-Scores für die verschiedenen Behandlungen waren für Cyproheptadin-HCl 28, für Trimeprazintartrat 35, für Placebo 30 und ohne Behandlung 50. Die beiden aktiven Medikamente und das Placebo waren gleich effektiv und alle drei Therapieformen ergaben viel bessere Resultate als keine Behandlung (5).

Placeboeffekte haben unterschiedliche Bedeutung aus der wissenschaftlichen und der klinisch-praktischen Sichtweise. Forscher sind wahrscheinlich mehr daran interessiert, spezifische Effekte nachzuweisen, die mit den aktuellen Theorien über die Ursachen der Krankheit im Einklang stehen. Sie betrachten den Placeboeffekt als das Ausgangsniveau, gegen das die spezifischen Wirkungen zu messen sind. Auf der anderen Seite sollten praktisch tätige Ärzte den Placeboeffekt begrüßen und versuchen, diesen oder jede andere Möglichkeit der Hilfe für die Patienten zu maximieren.

Viele klinische therapeutische Interventionen haben sowohl spezifische als auch unspezifische Wirkungen (Abb. 7.4). Was wichtig ist für Ärzte und ihre Patienten, ist die Gesamtwirkung der therapeutischen Intervention über das hinaus, was anderenfalls im Krankheitsverlauf ohne Therapie geschehen wäre. Es ist jedoch auch nützlich zu wissen, welcher Teil des Gesamteffekts spezifisch und was unspezifisch ist, um gefährliche, unangenehme oder teure therapeutische Interventionen zu vermeiden, wenn nur ein relativ kleiner Teil ihres Effektes ihren spezifischen Wirkungen zugeschrieben werden kann.

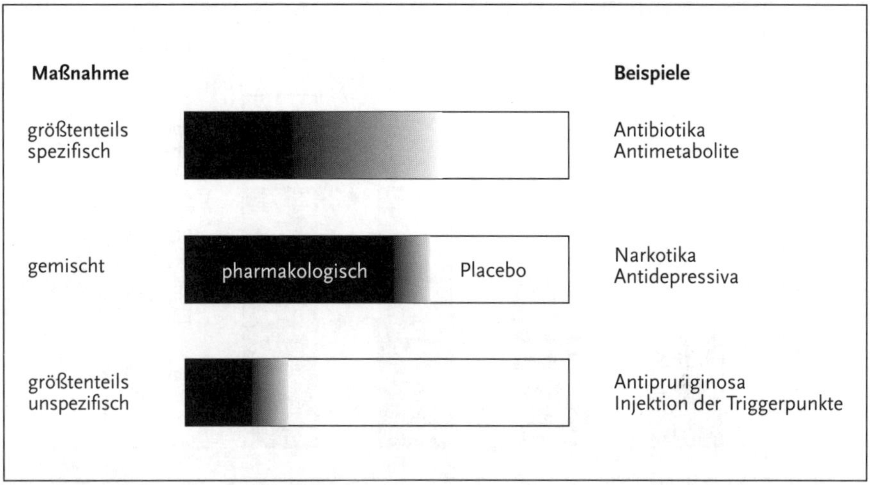

Abb. 7.4: Die Wirkung der meisten Medikamente ist teilweise dem Placeboeffekt zuzuschreiben. (Nach Fletcher RH. The clinical importance of placebo effects. Fam Med Rev 1983;1:40–48.)

Vergleichsgruppe Standardtherapie

Geht es den Patienten, die die interessierende Therapie erhalten, besser als denen, die mit der Standardtherapie behandelt werden? Das ist die einzige bedeutungsvolle (und ethisch vertretbare) Fragestellung, wenn die Standardtherapie bereits als wirksam bekannt ist.

Die kumulativen Effekte dieser verschiedenen Ursachen für die Verbesserung des Zustandes behandelter Patienten sind in Abbildung 7.5 als Diagramm dargestellt.

7.3.4 Randomisierte Therapiezuordnung

Das beste Verfahren, die Wirkung einer klinischen therapeutischen Intervention frei von anderen Effekten zu untersuchen, ist es, die Patienten mittels *Randomisierung* in Therapiegruppen einzuordnen. Die Patienten erhalten entweder die interessierende oder die Vergleichstherapie nach einem der zahlreichen bekannten Verfahren in Analogie zum Werfen einer Münze, wobei

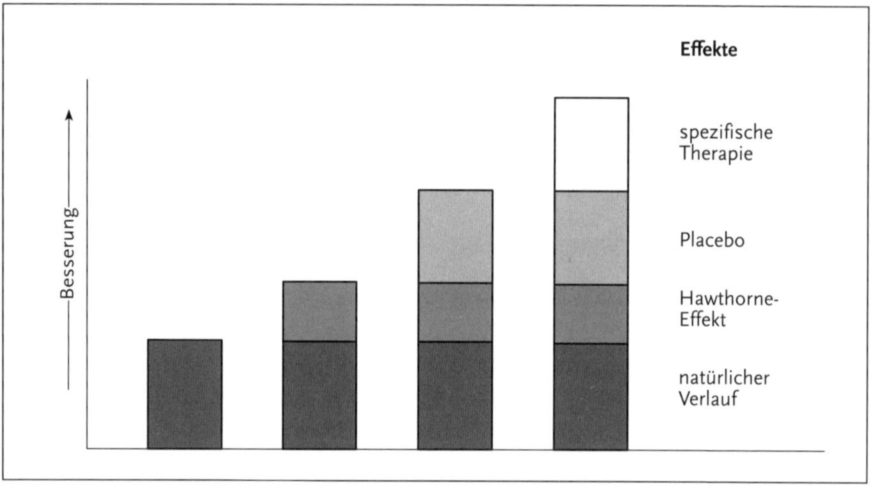

Abb. 7.5: Die Gesamteffekte einer Therapie sind die Summe aus spontaner Besserung, unspezifischen Reaktionen und den Effekten spezifischer therapeutischer Maßnahmen.

jeder Patient die gleiche (oder wenigstens eine bekannte) Chance hat, einer der Therapiegruppen zugeordnet zu werden.

Die Zuordnung von Patienten nach dem Zufallsprinzip ist anderen Methoden der Zuordnung vorzuziehen, weil die Randomisierung Patienten verzerrungsfrei in Gruppen einordnet. Daraus ergibt sich, daß Patienten in einer Gruppe im Mittel ebenso wahrscheinlich ein bestimmtes Charakteristikum aufweisen wie Patienten in einer anderen Gruppe. Nur bei Randomisierung trifft das für alle Faktoren, die mit der Prognose in Zusammenhang stehen, zu, unabhängig davon, ob diese Faktoren vor Studienbeginn bekannt sind und ob sie beobachtet wurden.

Auf die Dauer funktioniert die Randomisierung mit einer großen Anzahl von Patienten in der Studie gewöhnlich so, wie es oben beschrieben wurde. Zufallszuordnung garantiert jedoch nicht, daß die Gruppen völlig vergleichbar sind. Obwohl der Prozeß der Zufallszuordnung verzerrungsfrei ist, kann es Abweichungen in den Ergebnissen geben. Unterschiede zwischen den Gruppen können allein durch Zufall entstehen, besonders wenn die Anzahl der randomisierten Patienten klein ist. Um zu beurteilen, ob dieses „Unglück" aufgetreten ist, legen Autoren von randomisierten kontrollierten Studien oft eine Tabelle vor, in der die Häufigkeit einer Vielzahl von Charakteristika in der behandelten und in der Kontrollgruppe, besonders der Merkmale, von denen man weiß, daß sie mit dem Endzustand in Beziehung stehen, verglichen wird. Es ist dann beruhigend zu sehen, daß wichtige Charakteristika in den Gruppen, die verglichen werden, tatsächlich fast gleich ausgefallen sind. Wenn das nicht der Fall ist, kann festgestellt werden, worin die Unterschiede bestehen, und man kann versuchen, sie in der Analyse unter Kontrolle zu halten (s. Kap. 6).

Einige Untersucher halten es für das Beste, vor der Randomisierung zu sichern, daß wenigstens einige der Charakteristika, von denen man weiß, daß sie stark mit dem Endzustand assoziiert sind, gleichermaßen in der behandelten und der Kontrollgruppe vorhanden sind, um das Risiko eines „Unglücks" zu reduzieren. Sie schlagen vor, Patienten zuerst in Gruppen (Schichten, Strata) mit ähnlicher Prognose einzuordnen und sie dann innerhalb jedes Stratums getrennt zu randomisieren. Dieser Vorgang wird *stratifizierte Randomisierung* genannt. Die Gruppen werden dadurch vergleichbar, wenigstens bezüglich der Charakteristika, die für die Stratifizierung genutzt wurden. Andere argumentieren, daß Unterschiede, die durch das genannte „Unglück" auftreten, wahrscheinlich nicht groß sind und in der Auswertung berücksichtigt werden können.

7.3.5 Unterschiede, die nach der Randomisierung entstehen

Nicht alle Patienten einer kontrollierten klinischen Studie nehmen so, wie ursprünglich geplant, teil. Bei einigen stellt man fest, daß sie die Krankheit, die man bei ihrem Einschluß in die Studie bei ihnen vermutete, nicht haben. Andere fallen aus (Drop-outs), nehmen ihre Medikamente nicht, werden aus der Studie wegen Nebenwirkungen oder anderen Krankheiten ausgeschlossen oder sie erhalten irgendwie die andere Studientherapie oder Medikamente, die überhaupt nicht Teil der Studie sind. Das Ergebnis sind Therapiegruppen, die zwar unmittelbar nach der Randomisierung vergleichbar waren, es aber immer weniger geworden sind bis zum Zeitpunkt, an dem die erreichten Endzustände bewertet werden.

Patienten, die die Krankheit schließlich doch nicht haben

Es kann erforderlich sein zu entscheiden, welche Therapie (in einer kontrollierten klinischen Studie oder in der Praxis) verordnet wird, bevor es sicher ist, daß der Patient tatsächlich die Krankheit hat, für die die Therapie bestimmt ist.

Beispiel

Um zu untersuchen, ob ein monoklonaler Antikörper gegen Endotoxin die Überlebensrate bei Sepsis verbessert, wurden 543 Patienten mit Sepsis und Verdacht auf gramnegative Infektion randomisiert und entweder mit Antiendotoxin oder mit Placebo behandelt (6). In der Untergruppe von Patienten, die tatsächlich eine gramnegative Bakteriämie hatten, wurde die Sterberate von 49% auf 30% gesenkt, ein großer Unterschied, der weit über dem lag, was durch Zufall erklärt werden könnte. Aber nur 200 Patienten (37%) hatten eine in der Blutkultur gesicherte gramnegative Bakteriämie. Es gibt keinen bekannten Grund dafür, warum den anderen 63% durch das Medikament geholfen würde. Für alle Patienten mit Sepsis (einige von ihnen hatten eine Bakteriämie und andere nicht) betrug die Mortalitätsrate in der Placebogruppe 43% und in der Gruppe, die Antiendotoxin erhielt, 39%, eine kleine Differenz, die nicht über dem lag, was allein durch Zufall zu erklären wäre.

Mit dieser Studie wurde folglich der Beweis erbracht, daß das Medikament gegen eine gramnegative Bakteriämie wirkt, nicht aber gegen Sepsis. Beides sind wichtige Fragen: die erstere für Forscher, die an der biologischen Wirkung von Antiendotoxin bei Bakteriämie interessiert sind, und letztere für Ärzte, die die klinischen Wirkungen ihrer Entscheidung, das Medikament bei Patienten mit Sepsis zu verordnen, kennen mußten – eine Entscheidung, die getroffen werden muß, bevor bekannt ist, ob eine Bakteriämie tatsächlich vorliegt oder nicht.

Wenn sich bei Patienten mit Verdacht auf eine bestimmte interessierende Krankheit später herausstellt, daß sie diese Krankheit nicht haben, hat das seinen Preis, der gezahlt werden muß. Die Untersuchung zusätzlicher Patienten, die aus der speziellen Therapieaktion keinen Nutzen ziehen konnten, reduziert die Effizienz der Studie; es müssen mehr Patienten untersucht werden, um die Wirkung der Therapie festzustellen. Oder anders betrachtet: weil Patienten mit positiver Wirkung der Therapie vermischt sind mit Patienten, bei denen keine Wirkung nachweisbar ist, wird die Größe der Wirkung der Therapie vermindert im Vergleich zu einer Studie, die nur Patienten mit der Krankheit einschließt. Bei einer gegebenen Anzahl von Patienten in der Studie vermindert das die Chancen dafür, daß eine Wirkung der Therapie nachgewiesen werden kann (s. Kap. 9). Eine solche Studie hat jedoch den wichtigen Vorteil, Informationen über die Folgen einer Entscheidung, wie sie der Arzt trifft, zu vermitteln (s. „Management- und explanative Studien“ weiter unten in diesem Kapitel).

Compliance

Compliance ist das Ausmaß, in dem Patienten den ärztlichen Ratschlägen folgen. Die Compliance von Patienten kann zeitlich nach der Randomisierung wesentlich werden. Obgleich Noncompliance in erster Linie eine absichtliche Nichtbefolgung eines ärztlichen Ratschlags bedeutet, spielen in der Medizin noch weitere Faktoren eine Rolle. Patienten können mißverstehen, welche Medikamente und Dosierungen sie einnehmen sollen, die verschriebenen Medikamente können ausgehen, verschiedene Präparationen desselben Medikaments können verwechselt werden oder die Patienten haben kein Geld oder keine Krankenversicherung, die die Medikamente bezahlt. Das alles zusammen kann den Nutzen therapeutischer Maßnahmen, die sich unter idealen Bedingungen als wirksam erwiesen haben, einschränken.

Compliance ist für die medizinische Betreuung außerhalb eines Krankenhauses besonders wichtig. Im Krankenhaus wirken viele Faktoren, die dem persönlichen Verhalten der Patienten Einschränkungen auferlegen und sie zur Befolgung von Anweisungen anhalten. Hospitalisierte Patienten sind im allgemeinen kränker und ängstlicher. Sie sind in einer fremden Umgebung und abhängig vom Können und der Aufmerksamkeit des Personals in jeder Beziehung, selbst für ihr Leben. Außerdem haben Ärzte, Schwestern und Apotheker ein gut organisiertes System entwickelt, das sicherstellt, daß die Patienten alles erhalten, was für sie angeordnet ist. Deshalb werden klinische Erfahrung, die auf den Krankenstationen in den Kliniken erworben und erarbeitet worden ist, und eine medizinische Fachliteratur, deren Ergebnisse ebenfalls in Kliniken erarbeitet worden sind, die Bedeutung der Compliance außerhalb des Krankenhauses unterschätzen, wo sich die meisten Patienten und Ärzte finden und wo es schwieriger ist, das zu tun, was Ärzte raten.

Vergleiche der Ansprechraten von Patienten mit Compliance und ohne Compliance in einer randomisierten Studie können zu falschen Ergebnissen führen.

Beispiel

Im Verlauf einer großen Studie zur Wirkung von verschiedenen lipidsenkenden Medikamenten bei koronarer Herzkrankheit wurde 1 103 Männern Clofibrat und 2 789 Männern Placebo verabreicht. Die 5-Jahres-Mortalitätsrate betrug 20,0% für die Clofibratgruppe und 20,9% für die Placebogruppe, was darauf hinwies, daß das Medikament nicht effektiv war.

Es wurde festgestellt, daß nicht alle Patienten ihre Medikamente eingenommen hatten. War Clofibrat bei den Patienten wirksam, die das Medikament tatsächlich einnahmen? Die Antwort schien „ja" zu sein. Unter den Patienten, denen Clofibrat verabreicht wurde, betrug die 5-Jahres-Mortalität 15,0% bei denen, die den größten Teil des Medikaments eingenommen hatten, verglichen mit 24,6% für die weniger kooperativen Patienten ($p < 0{,}001$). Die Einnahme des verschriebenen Medikaments jedoch stand auch im Zusammenhang mit niedrigeren Mortalitätsraten bei Patienten, denen Placebo verordnet worden war. Für die Patienten, die den größten Teil des verordneten Placebos eingenommen hatten, betrug die 5-Jahres-Mortalität 15,1% und für die Patienten, die sich nicht an die Verordnung hielten, 28,3% ($p < 0{,}001$). Folglich bestand eine Assoziation zwischen der Einnahme des Medikaments, gleichgültig ob wirksames Medikament oder Placebo, und der Prognose, die mit dem geprüften Medikament Clofibrat an sich nicht im Zusammenhang stand.

Die Autoren (7) warnten zu Recht vor der Bewertung von Therapieeffekten in Subgruppen, die entsprechend dem Grad des Einhaltens des Therapieprotokolls nach Randomisierung gebildet wurden.

Begleittherapien

Nach Randomisierung können Patienten eine Vielzahl von therapeutischen Interventionen, neben denen, die untersucht werden, erhalten. Wenn diese Begleittherapien ungleichmäßig in den zwei Gruppen auftreten und den untersuchten Endzustand beeinflussen, können sie systematische Unterschiede (Bias) zwischen den Vergleichsgruppen verursachen.

Beispiel

Die Behandlung von Aids ist von starken Gefühlen begleitet, zum Teil weil die Krankheit junge Erwachsene betrifft und innerhalb weniger Jahre nach dem Beginn der Symptomatik generell tödlich ist. Die Bemühungen zur Untersuchung der Effektivität der Therapie werden behindert durch Beeinträchtigungen der üblichen Verfahren randomisierter Studien, da die Patienten versuchen, ihre individuellen Überlebenschancen maximal zu verbessern. Patienten in randomisierten Studien tauschen manchmal die Medikamente, die in der Studie untersucht werden, aus (Untersucher nennen den Austausch von Therapieschemata unter den Teilnehmern einer Studie „Kontamination") oder die Patienten erhalten Medikamente, die nicht Teil der Studie sind, über sogenannte „Medikamentenclubs". Informationen über dieses Verhalten werden gewöhnlich nicht den Untersuchern mitgeteilt und können demzufolge nicht in der Studie berücksichtigt werden. Daraus folgt, daß die Studie mit einem Bias in Richtung keine Wirkung belastet ist, weil der Unterschied in der Therapie zwischen der Therapiegruppe und der Vergleichsgruppe geringer ausfällt.

Vergleich zwischen Respondern und Nonrespondern

In einigen kontrollierten klinischen Studien, besonders in der Onkologie, werden die Endzustände von Patienten, denen es anfänglich nach der Therapie besser ging (Responder), mit den Endzuständen bei den Patienten, denen es nach der Therapie nicht besser ging (Nonresponder) verglichen. Die Hoffnung dabei ist, daß man auf diese Weise etwas über die Wirksamkeit der Therapie erfahren kann.

Dieses Verfahren ist wissenschaftlich nicht korrekt und oft irreführend, weil Response und Nonresponse, d. h. Ansprechen oder Nichtansprechen auf die Therapie, mit vielen Charakteristika, die mit dem definitiven Endzustand zusammenhängen, assoziiert sein könnten: Stadium der Krankheit, Progressionsrate, Compliance, Dosierung und Nebenwirkungen von Medikamenten und gleichzeitiges Vorliegen anderer Krankheiten. Wenn sich in Wirklichkeit der Zustand keines Patienten infolge der Therapie verbessert hätte und die verschiedenen klinischen Verläufe der Patienten aus anderen Gründen auftreten würden, dann würden einige (diejenigen, denen es zufällig besser ging) „Responder" genannt werden und die anderen (diejenigen, denen es nicht so gut ging) als „Nonresponder“ bezeichnet werden. Responder würden natürlich einen besseren Endzustand haben, unabhängig davon, ob sie die interessierende Therapie erhielten oder nicht.

7.3.6 Blindversuch

Alle Beteiligten an einer Studie werden ihr Verhalten in systematischer Art und Weise ändern, wenn sie erfahren, welche Patienten welche Therapie erhalten. Dadurch wird die Studie mit einem Bias belastet. Eines der Verfahren, diesen Effekt möglichst gering zu halten, ist der *Blindversuch*, d. h. die verschiedenen Teilnehmer an einer Studie werden in Unkenntnis darüber gelassen, welche Therapie den Patienten verordnet worden ist, so daß diese Kenntnis nicht die Ursache für unterschiedliches Handeln sein kann, womit die interne Validität der Studie gestört würde. „Maskierung“ ist der geeignetere bildliche Ausdruck, aber der Begriff Blindversuch hat sich durchgesetzt.

Ein Blindversuch kann in einer kontrollierten klinischen Studie auf vier Ebenen stattfinden. Erstens sollten diejenigen, die die Patienten zu den Therapiegruppen zuordnen, nicht wissen, welche Therapie als nächste verordnet wird, damit dieses Wissen ihre Bereitschaft, Patienten in die Studie oder in die von ihnen aufgestellte Reihenfolge einzubringen, nicht beeinflußt. Zweitens sollten Patienten nicht wissen, welche Therapie sie erhalten; dadurch ist es weniger wahrscheinlich, daß sie ihre Compliance oder ihre subjektiven Aussagen über die Symptome auf Grund dieser Information ändern. Drittens sollten die Ärzte, die die Patienten in der Studie behandeln, nicht wissen, welche Therapie der einzelne Patient erhalten hat; dann werden sie die Patienten nicht (auch nicht unbewußt) unterschiedlich behandeln. Viertens schließlich sollen die Untersucher, die die Endzustände beurteilen, die Therapiegruppen nicht unterscheiden können, damit diese Kenntnis ihre Bewertungen nicht beeinflußt.

Die Begriffe *einfachblind* (Patienten) und *doppeltblind* (Patienten und Untersucher) werden gelegentlich genutzt, aber ihre Bedeutung ist vieldeutig. Es ist besser, einfach zu beschreiben, was gemacht worden ist. Eine Studie, in der es keinen Ansatz für einen Blindversuch gibt, wird als *offen* bezeichnet.

Wenn ein Blindversuch möglich ist, hauptsächlich in Medikamentenstudien, wird er meist als ein Vergleich gegenüber Placebo durchgeführt. Für viele wichtige klinische Fragestellungen aber, z. B. zum Erfolg eines chirurgischen Eingriffs, einer Strahlentherapie, zur Ernährung oder zur Organisation medizinischer Betreuung, ist ein Blindversuch für Patienten und die Ärzte, die an der Studie beteiligt sind, nicht möglich.

Selbst wenn ein Blindversuch möglich erscheint, ist er oft weniger erfolgreich als behauptet wird. Physiologische Effekte, wie z. B. die Senkung der Pulsfrequenz mit Betarezeptorenblockern oder Knochenmarkdepression bei Chemotherapie gegen Krebs, sind regelmäßige Begleitzustände einiger medikamentöser Maßnahmen, die möglicherweise Hinweise auf die verordnete Therapie geben. Auch Symptome können Anhaltspunkte liefern.

Beispiel

In der Lipids-Research-Clinics-Studie (8) zur Primärprophylaxe einer koronaren Herzkrankheit wurde ein nahezu perfektes Placebo genutzt. Einige Personen erhielten Cholestyramin und andere ein Pulver mit demselben Aussehen, Geruch und Geschmack. Nebenwirkungen traten jedoch in der Cholestyramingruppe weitaus häufiger auf. Am Ende des ersten Jahres der Studie gab es in der Therapie-(Cholestyramin-)Gruppe viel höhere Raten als in der Kontrollgruppe für Obstipation (39% vs. 10%), Sodbrennen (27% vs. 10%), Singultus und Blähungen (27% vs. 16%) und Übelkeit (16% vs. 8%). Die Patienten konnten also durch das Auftreten neuer Symptome vermuten, welche Therapie ihnen verordnet worden war.

Es gibt in einigen Blindversuchen auch objektive Belege dafür, daß Patienten und Ärzte herausgefunden haben, wer welche Therapie erhalten hat.

Beispiel

Eine doppeltblinde randomisierte Studie wurde durchgeführt, um festzustellen, ob Propranolol bei Patienten, die schon einen Myokardinfarkt hatten, einen Reinfarkt verhindern könnte (9). Nach Abschluß der Studie, aber vor Offenlegung der Codes, wurden die Patienten und das Klinikpersonal gebeten, die Behandlungsgruppe zu raten, der jeder Patient zugeordnet worden war. Von den Patienten haben 79,9% Propranolol und 57,2% Placebo richtig geraten. Ärzte und

Klinikpersonal waren ähnlich genau. Dem Klinikpersonal half beim Raten offenbar die Beobachtung der Pulsfrequenz. Es war aber unklar, wie die Patienten zu ihren Ergebnissen gekommen waren.

7.3.7 Bewertung der Endzustände

Wenn die Endzustände einer Studie mit eindeutigen Kategorien, wie z. B. am Leben oder verstorben, bewertet werden, ist es unwahrscheinlich, daß Patienten falsch klassifiziert werden. Wenn andererseits über die Endzustände auf Grund der Meinung eines der Teilnehmer entschieden wird, besteht eine viel größere Möglichkeit für einen Bias. Obgleich z. B. die Tatsache des Todes in der Regel klar ist, ist es die Todesursache oft nicht. Die meisten Menschen sterben auf Grund einer Kombination von Ursachen oder auf Grund unklarer Ursachen, was einen gewissen Spielraum für die Bewertung der Zuordnung der Todesursache zuläßt. Diese Beurteilung kann durch das Wissen darüber, was sich vorher ereignete, einschließlich der Kenntnis der therapeutischen Maßnahmen, die durchgeführt wurden, beeinflußt sein. Die Möglichkeiten für einen Bias sind sogar noch größer, wenn Symptome, wie z. B. Schmerz, Übelkeit oder Depression, bewertet werden. Ein Bias bei der Bewertung von Endzuständen läßt sich vermeiden, indem man bei allen Patienten in gleicher Weise nach den Ereignissen des interessierenden Endzustandes sucht, expliziert formulierte Kriterien dafür benutzt, wann ein solches Ereignis eintritt, und einen Blindversuch durchführt.

Kurzfristige, leicht meßbare „Endzustände“ können anstelle von klinischen Endzuständen eingesetzt werden, um das Tempo zu erhöhen, mit der Studien abgeschlossen und publiziert werden können. Es ist z. B. in kontrollierten klinischen Studien zur Therapie einer HIV-Infektion üblich, als hauptsächliches Maß für den Endzustand biologische Tests zu nutzen, die das Ausmaß der Infektion widerspiegeln (wie z. B. CD4+-Zählungen und das p32-Antigen) und nicht die klinische Progression der Krankheit (opportunistische Infektionen und Tod). Es läßt sich jedoch zeigen, daß CD4+-Zählungen ein ungenügender Marker des klinischen Behandlungserfolges sind. Wie in Kapitel 1 beschrieben wurde, ist die Praxis des Ersetzens von klinischen Endzuständen durch biologische Marker in Studien, die auf konkrete Vergleiche von Behandlungsstrategien von Patienten gerichtet sind, nur dann zu rechtfertigen, wenn bekannt ist, daß der substituierte Endpunkt (Proxy) selbst mit dem klinischen Endzustand eng assoziiert ist.

Es gibt verschiedene Möglichkeiten, die relativen Effekte zweier therapeutischer Maßnahmen zusammenzufassen (Tab. 7.1). Als klinisch verständlicher Ausdruck dafür ist die *number needed to treat* (Anzahl zu Behandelnder) vorgeschlagen worden, d. h. die Anzahl von Patienten, die behandelt werden muß, um einen Fall eines klinischen Endzustands zu verhindern (10). Diese *number needed to treat* ist der reziproke Wert der absoluten Risikoreduktion.

Tab. 7.1: Kennziffern für Therapieeffekte[1]

Effektmaß [2]	Definition
relative Risikeoreduktion	$\frac{\text{Ereignisrate in der Kontrollgruppe} - \text{Ereignisrate in der Therapiegruppe}}{\text{Ereignisrate in der Kontrollgruppe}}$
absolute Risikoreduktion	Ereignisrate in der Kontrollgruppe – Ereignisrate in der Therapiegruppe
erforderliche Zahl zu Behandelnder, um ein Ereignis zu vermeiden (number needed to treat; NNT)	$\frac{1}{\text{Ereignisrate in der Kontrollgruppe} - \text{Ereignisrate in der Therapiegruppe}}$

[1] Laupacis A, Sacket DL, Roberts RS. An assessment of clinically useful measures of the consequences of treatment. New Engl J Med 1988;318:1728–1733.

[2] Wenn Messungen zum Ausgangszeitpunkt und nach der Therapie vorliegen, beruhen analoge Maße für kontinuierliche Daten für behandelte und Kontrollgruppen auf den Mittelwerten entweder nach Therapie oder auf der Differenz zwischen den Mittelwerten zum Ausgangszeitpunkt und nach Therapie.

Die Wahrnehmung der Größe eines Therapieeffektes sowohl durch Patienten als auch durch Ärzte wird dadurch beeinflußt, wie über die Wirkung berichtet wird. Generell erscheinen Wirkungen, die als relatives Risiko berichtet werden, größer als dieselben Wirkungen, die als attributables Risiko beschrieben werden, und die wiederum größer als die Number-needed-to-treat-Angaben (11, 12). Ebenso glauben Patienten, denen ihre Wahrscheinlichkeit zu überleben mitgeteilt wird, daß sie eine bessere Chance haben als diejenigen, die das Komplement, ihre Wahrscheinlichkeit zu sterben, erfahren (13). Deshalb ist es nötig, die Hauptergebnisse einer Studie auf verschiedene Art und Weise zu betrachten, um die Größenordnung der Therapieeffekte verstehen und sich darüber verständigen zu können. Es ist strittig, welches das „korrekte" Effektmaß ist.

7.3.8 Studienauswertung nach „intention to treat" oder „per protocol"

Die Ergebnisse einer randomisierten kontrollierten Studie können auf zweierlei Art und Weise analysiert und dargestellt werden: einmal nach den Therapiegruppen, in die die Patienten per Randomisierung zugewiesen wurden, oder zum anderen entsprechend der Therapie, die sie tatsächlich erhielten. Die korrekte Darstellung der Ergebnisse hängt von der Fragestellung ab.

Wenn es die Frage ist, welches Therapieverfahren zu der Zeit, in der eine Entscheidung getroffen werden mußte, das beste ist, dann ist eine Analyse nach den zugewiesenen (randomisierten) Gruppen angebracht, unabhängig davon, ob einige Patienten die Therapie, die sie erhalten sollten, auch wirklich erhalten haben oder nicht. Studien, die so analysiert werden, werden als *Intention-to-treat-Studien* oder *Managementstudien* bezeichnet (14). Die Vorteile dieses Verfahrens sind, daß es dem entspricht, womit Ärzte tatsächlich konfrontiert werden, und daß die zu vergleichenden Patienten wirklich randomisiert zugeteilt worden sind. Der Nachteil ist, daß dann, wenn viele Patienten die Therapie nicht erhalten, für die sie randomisiert worden waren, die Unterschiede zwischen der Therapiegruppe und der Kontrollgruppe oft undeutlich werden, wodurch die Möglichkeit für einen negativen Studienausgang zunimmt. Wenn dann die Studie keinen Unterschied zeigt, ist es ungewiß, ob die interessierende Therapie wirklich unwirksam ist oder einfach nur nicht angenommen wurde.

Eine andere Frage ist es, ob die interessierende Therapie an sich besser ist. Zur Beantwortung dieser Frage ist die Analyse entsprechend der Therapie, die jeder Patient tatsächlich erhalten hat, unabhängig von der Therapie, für die er randomisiert wurde, geeignet. Studien, die auf diese Weise analysiert werden, werden *erklärende (explanative) Studien* genannt, weil sie den biologischen Mechanismus, mit dessen Hilfe Wirkungen erzielt werden, beschreiben. Das Problem bei diesem Verfahren besteht darin, daß eine solche Studie keine randomisierte Studie mehr ist, wenn nicht die meisten Patienten die Therapie, der sie zugeordnet werden, tatsächlich doch erhalten; es ist dann einfach eine Kohortenstudie. Deshalb muß man sich in diesem Fall mehr mit den Unterschieden zwischen den Gruppen beschäftigen und eine oder mehrere der Methoden anwenden, mit deren Hilfe Vergleichbarkeit zu erzielen ist (Restriktion, Matching, Stratifikation oder Adjustierung), genauso, wie man es für jede Beobachtungsstudie tun würde. Die beiden Vorgehensweisen sind in Abbildung 7.6 veranschaulicht.

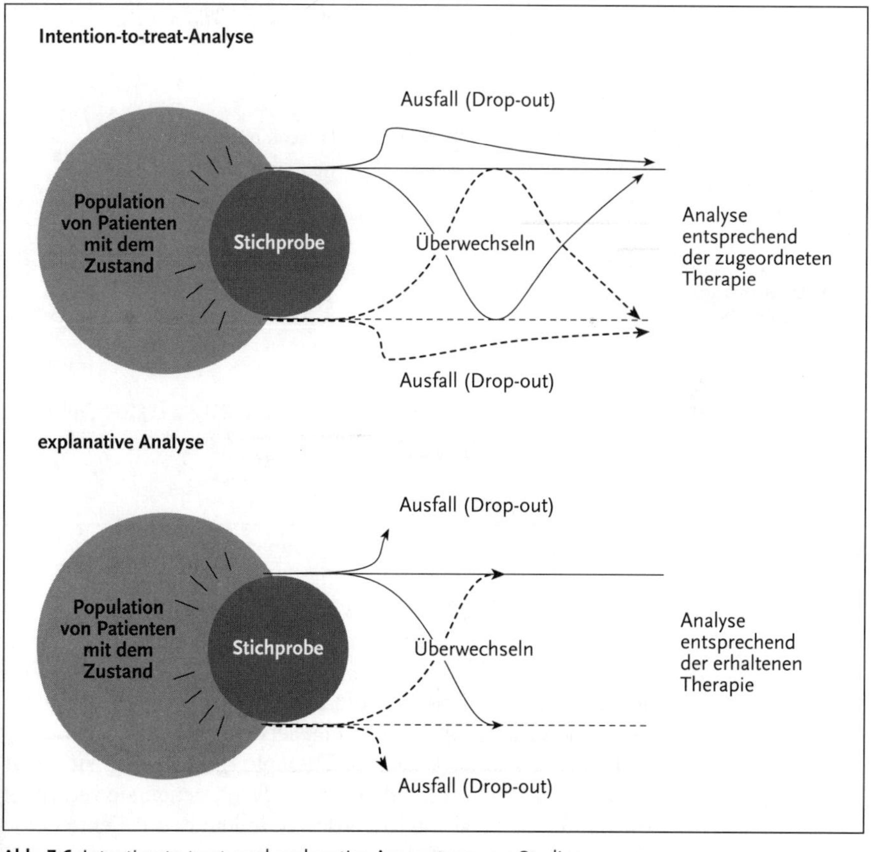

Abb. 7.6: Intention-to-treat- und explanative Auswertung von Studien.

7.3.9 Wirksamkeit und Effektivität

Die Ergebnisse einer Studie werden im Zusammenhang mit zwei umfassenden Fragen beurteilt. Kann die Therapie unter idealen Umständen wirken? Wirkt sie in der üblichen Umgebung? Die Begriffe *Wirksamkeit* und *Effektivität* sind für diese Fragen angewandt worden (Abb. 7.7).

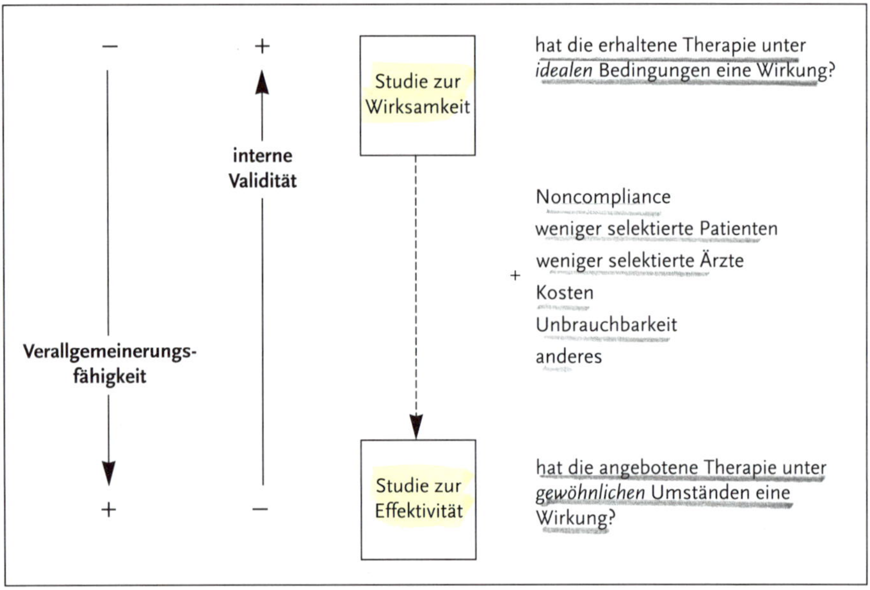

Abb. 7.7: Wirksamkeit und Effektivität.

Die Frage, ob eine Therapie wirken kann, betrifft die *Wirksamkeit*. Eine *wirksame* Therapie erzielt bei denen, die sie erhalten, die gewünschte Wirkung. Wirksamkeit wird nachgewiesen, indem die Studie auf die Patienten beschränkt wird, die der ärztlichen Anordnung vollständig Folge leisten.

Im Gegensatz dazu ist eine Therapie *effektiv*, wenn sie mehr Gutes als Schlechtes für diejenigen leistet, denen sie verordnet wird. Effektivität wird nachgewiesen, indem den Patienten eine Therapie oder ein Programm angeboten wird und ihnen gestattet ist, diese anzunehmen oder abzulehnen, wie sie es normalerweise auch machen würden. Nur ein kleiner Teil kontrollierter klinischer Studien ist daraufhin angelegt, Fragen zur Effektivität zu beantworten. Das ist zum Teil so wegen der möglichen Gefahr, daß das Ergebnis nicht schlüssig ist. Wenn festgestellt wird, daß eine Therapie nicht effektiv ist, könnte das auf den Mangel an Wirksamkeit, das Fehlen der Akzeptanz bei den Patienten oder auf beides zurückzuführen sein.

7.4 Übertragung der Studienergebnisse auf individuelle Patienten

Kontrollierte klinische Studien fassen die Erfahrungen mit vielen Patienten, die bekanntermaßen verschieden sind, zusammen und beschreiben, was mit ihnen im Mittel geschieht. Wie kann man bessere Schätzungen für individuelle Patienten erhalten? Es gibt dafür zwei Möglichkeiten: einmal werden Untergruppen untersucht und zum anderen individuelle Patienten, wobei ähnliche Methoden wie in randomisierten Studien angewandt werden.

7.4.1 Subgruppen

Das Hauptergebnis einer kontrollierten klinischen Studie ist die Beschreibung des wichtigsten klinischen Endzustandes in jeder der großen Therapiegruppen. Es ist aber verlockend, die Ergebnisse detaillierter zu untersuchen, als das in den Gesamtbewertungen geschieht. Wenn man Subgruppen von Patienten mit speziellen Charakteristika oder mit einem besonderen klinischen Endzustand untersucht, resultiert jedoch eine bestimmte Gefahr, zu falschen Schlüssen zu kommen, was bei der Betrachtung der alle Patienten betreffenden Ergebnisse nicht der Fall ist. Das sollte bei der Interpretation von Informationen aus Subgruppen berücksichtigt werden. (Einige Konzepte, auf denen dieser Abschnitt beruht, werden in Kap. 9 besprochen.)

Eine Gefahr bei der Untersuchung von Subgruppen ist die größere Möglichkeit, in einer bestimmten Subgruppe Effekte zu finden, die in Wirklichkeit auf lange Sicht nicht nachzuweisen sind. Diese Gefahr ergibt sich daraus, daß multiple Vergleiche mit einer größeren Wahrscheinlichkeit zu einem falschpositiven Befund führen, als das durch den individuellen Wert für *p* nur für diesen Vergleich geschätzt wird (s. Kap. 9). In der Tabelle 7.2 sind einige Leitlinien für die Entscheidungsfindung, ob ein Befund in einer Subgruppe real ist, aufgeführt.

Tab. 7.2: Richtlinien für die Entscheidung darüber, ob auftretende Differenzen in den Effekten innerhalb von Subgruppen real sind*

aus der Studie selbst
Ist die Größe der beobachteten Differenz klinisch bedeutend?
Wie wahrscheinlich ist es, daß der Effekt durch Zufall eingetreten ist, unter Berücksichtigung
der Anzahl der untersuchten Subgruppen?
der Größe des *p*-Wertes?
Gab es eine Hypothese, daß der Effekt beobachtet werden würde, bevor er nachgewiesen wurde (oder wurde für den Effekt eine Begründung gefunden, bevor er festgestellt wurde)?
War diese Hypothese eine von wenigen Hypothesen?
aus anderen Informationen
Wurde die Differenz vermutet durch Vergleiche innerhalb oder zwischen den Studien?
Wurde der Effekt in anderen Studien beobachtet?
Gibt es indirekte Hinweise, die die Existenz des Effekts bekräftigen?

* nach Oxman AD, Guyatt GH. A consumer's guide to subgroup analysis. Ann Intern Med 1992;116:78-84.

Eine zweite Gefahr sind falschnegative Ergebnisse. Die Untersuchung von Subgruppen in einer kontrollierten klinischen Studie, seien es bestimmte Patienten oder spezielle klinische Endzustände, führt stets zu einer starken Verringerung der verfügbaren Daten, so daß es häufig unmöglich ist, zu sicheren Resultaten zu kommen. Dessenungeachtet besteht die Verlockung, in die Subgruppen „hineinzusehen" und man kann tatsächlich auf diese Weise einige zusätzliche, wenngleich vorläufige, Informationen erhalten.

Beispiel

Die Physicians Health Study (15) ist eine randomisierte kontrollierte Studie, die durchgeführt wurde, um festzustellen, ob die tägliche Einnahme von Aspirin die Mortalität an koronarer Herzkrankheit bei gesunden männlichen Ärzten reduziert. Ein weiterer Aspekt der Studie ist die Untersuchung der Wirkung von β-Karotin auf die Krebsinzidenz. Der Aspirinteil der Studie wurde abgebrochen, lange bevor ausreichend viele Todesfälle beobachtet worden waren, weil die mit Aspirin behandelten Ärzte eine viel niedrigere Todesrate als erwartet hatten. Die

Studie wurde auch deshalb beendet, weil in der Therapiegruppe weniger Myokardinfarkte aufgetreten waren als in der Kontrollgruppe. Die Autoren glaubten, daß die Wirkung von Aspirin in bezug auf einen Myokardinfarkt real gewesen ist, obgleich das nicht die Antwort auf eine Hauptfrage der Studie bei deren Beginn war, einmal weil diese Wirkung biologisch plausibel ist, zweitens weil sie in anderen Studien nachgewiesen worden war und drittens weil die Möglichkeit eines falschpositiven Ergebnisses als sehr gering eingeschätzt wurde (1/10 000). Obgleich die Autoren andererseits einen geringen Anstieg des Schlaganfallrisikos in der Therapiegruppe beobachteten, konnten sie nicht sicher sein, daß diese Wirkung real war oder nicht, weil es bei zu wenigen Ärzten dieses Endresultat gab. In einer Studie also, die die Hauptfrage der Untersuchung nicht beantworten konnte, interpretierten die Autoren die Validität der Befunde (sowohl die positiven als auch die negativen) in den Subgruppen in bezug auf die Gesamtheit der Informationen, die die Validität dieser Befunde betreffen könnten.

7.4.2 Effektivität bei individuellen Patienten

Eine Therapie, die im Durchschnitt effektiv ist, braucht bei einem individuellen Patienten nicht zu wirken. Die Ergebnisse zuverlässiger klinischer Forschung sind die Grundlage dafür, die Therapie eines Patienten zu beginnen. Aber die ärztliche Erfahrung bei der Behandlung dieses Patienten ist wichtiger für die Begründung der Fortsetzung der Therapie. Deshalb ist es für die Durchführung eines Therapieprogramms von Nutzen, sich die folgenden Fragen zu beantworten:

- Ist bekannt, daß die Therapie allgemein bei Patienten wirksam ist?
- Ist bekannt, daß die Therapie im Durchschnitt bei solchen Patienten, wie z. B. bei meinem, effektiv ist?
- Ist der Nutzen der Therapie größer als die dadurch verursachten Beschwerden und Risiken?
- Wirkt die Therapie bei meinem konkreten Patienten?

Indem man sich diese Fragen stellt und nicht nur einfach den Ergebnissen von Studien folgt, kann man eine schlecht begründete Wahl der Therapie oder ein hartnäckiges Beharren auf dieser Therapie angesichts schlechter Ergebnisse vermeiden.

7.4.3 Studien mit n=1

Exakte kontrollierte klinische Studien mit ausreichender Beachtung von Bias und Zufall können mit einzelnen Patienten durchgeführt werden (16). Diese Methode wird *n=1-Studie* genannt und stellt eine Verbesserung des mehr formlosen Verfahrens von Versuch-und-Irrtum dar, das in der klinischen Praxis üblich ist. Ein Patienten erhält die eine oder andere Therapie (z. B. eine aktiv wirksame Therapie oder Placebo) in zufälliger Reihenfolge, jede Therapieoption für eine kurze Zeitperiode, z. B. eine oder zwei Wochen. Sowohl Patienten als auch Ärzte wissen nicht, welche Therapie jeweils verordnet wurde (doppeltblind). Die klinischen Endresultate, z. B. die einfache Bevorzugung einer Therapie oder ein Symptomen-Score, werden nach jedem Therapieintervall bewertet und einer statistischen Analyse unterzogen.

Diese Methode ist brauchbar, wenn das Verhalten einer Krankheit nicht vorhersagbar ist, die Reaktion auf die Therapie unmittelbar erfolgt und kein Überhangeffekt von einem Therapieintervall in das andere besteht. Krankheiten, für die diese Methode benutzt werden kann, sind z. B. Migräne, Bronchospasmus, Fibrositis und Colon irritabile.

Solche n=1-Studien können zur Begründung der klinischen Entscheidungsfindung brauchbar sein, wenn auch nur für eine relativ kleine Anzahl von Patienten. Sie können auch genutzt werden, um aus interessanten klinischen Hypothesen diejenigen auszuwählen, die vielversprechend genug sind, um sie in einer randomisierten kontrollierten Studie, die viele Patienten umfaßt, zu bewerten.

7.5 Alternativen zu randomisierten Studien

Randomisierte kontrollierte verblindete Studien sind der Qualitätsstandard für Vergleiche von Therapieeffekten über die Zeit. Ihnen sollte der Vorrang gegenüber anderen Informationen zu Therapieeffekten gegeben werden, wann immer sie durchführbar sind. Man kann sich jedoch nicht immer auf kontrollierte klinische Studien verlassen.

7.5.1 Grenzen der randomisierten Studien

Kontrollierte klinische Studien haben aus verschiedenen Gründen Grenzen. Es kann sein, daß nicht genügend Patienten mit der interessierenden Krankheit zu einer bestimmten Zeit und einem bestimmten Ort vorhanden sind, um eine wissenschaftlich aussagefähige Studie durchführen zu können. Kontrollierte klinische Studien sind teuer; einige große Studien kosten 50 bis 100 Millionen Dollar. Es vergehen Jahre, bis die Ergebnisse zur Verfügung stehen, was politisch unannehmbar sein kann für schwere, emotionsbeladene Krankheiten, wie z. B. Aids.

Manchmal kann sich eine Praxis trotz Fehlens schlüssiger Beweise ihres Nutzens so etabliert haben, daß es schwer ist, Ärzte und potentielle Teilnehmer davon zu überzeugen, daß eine Studie notwendig ist. Daraus könnte man den Standpunkt ableiten, daß es dann, wenn der Therapieeffekt nicht wirklich gesichert ist, das ethisch einzig Richtige ist, eine Studie durchzuführen, und es unethisch ist, therapeutische Maßnahmen weiter anzuwenden, deren Nutzen unsicher ist. Aber dieses Argument erfordert einen Grad analytischen Denkens, der für Patienten und ihre Ärzte schwer zu akzeptieren ist. Deswegen befürworten einige Ärzte die „Randomisierung vom ersten Patienten an", d. h. Beginn der Studien sofort nach Einführung einer neuen Therapie. Andere vertreten den Standpunkt, daß es besser ist, exakte kontrollierte klinische Studien etwas später durchzuführen, nachdem die beste Darreichungsform der Therapie ausgearbeitet worden ist, so daß dann eine gut begründete therapeutische Intervention getestet wird. Auf jeden Fall besteht allgemeiner Konsens, daß die Chance, eine kontrollierte Studie überhaupt durchzuführen, verlorengehen kann, wenn diese zu lange aufgeschoben wird.

Deshalb stehen für viele Therapieentscheidungen Leitlinien, die auf kontrollierten klinischen Studien basieren, nicht zur Verfügung. Dessenungeachtet müssen aber Entscheidungen getroffen werden. Wie sehen die Alternativen aus und wie glaubwürdig sind sie?

7.5.2 Vorteile und Nachteile

Als Alternative zu randomisierten Studien werden meist große Datensammlungen genutzt, z. B. Daten, die zur Behandlung von Patienten, zu Abrechnungszwecken oder für die Verwaltung angelegt worden sind. Manchmal werden auch Daten genutzt, die für die Beantwortung anderer wissenschaftlicher Fragen erhoben worden sind. Eine wissenschaftliche Fragestellung und eine Studie zu ihrer Beantwortung können sich ergeben, nachdem die Daten erhoben worden sind, so daß ein Großteil der Mittel, die für die Studie gebraucht werden, in die Datenanalyse fließen. Dieser Vorgang wird *sekundäre Datenanalyse* genannt, weil die Beantwortung der wissenschaftlichen Fragestellung nicht der primäre Grund für das Erheben der Daten war.

Die Nutzung von Sekundärdaten für die Forschung hat mehrere Vorteile. Alle sind praktischer Art.

Erstens kann, wenn die Datensammlung Angaben von einer großen Anzahl von Patienten enthält, wie es oft der Fall ist, die wissenschaftliche Fragestellung mit hoher Sicherheit beantwortet werden, ohne daß die Daten auf Zufall beruhen. Es kann sogar möglich sein, Subgruppen (z. B. ältere Frauen, die Östrogene nehmen, oder junge Männer mit einem ersten Vorderwandinfarkt) mit ausreichender statistischer Sicherheit zu untersuchen. Die meisten kontrollierten klinischen Studien werden wegen der hohen Kosten nicht mit solchen großen Mengen von Patienten geplant; gute Studien reichen zur Beantwortung der primären Fragestellung für die Gesamtheit der Patienten in der Studie aus, sind aber selten hinreichend, um Fragen zu Subgruppen von Patienten zu beantworten.

Zweitens werden diese Datensammlungen in einem natürlicheren Umfeld als kontrollierte klinische Studien angelegt. Sie spiegeln besser wider, was in ganzen Gesundheitssystemen oder vielleicht ganzen Regionen oder Völkern vor sich geht, als hochselektionierte experimentelle Studiengruppen. Deshalb sind die Ergebnisse besser zu verallgemeinern.

Drittens ist es billiger, vorhandene Daten zu nutzen, als neue Daten in einer kontrollierten klinischen Studie zu erheben. Randomisierte Studien kosten Tausende von Dollar pro Patient für die Rekrutierung, Beurteilung, Aufnahme in die Studie und Beobachtung im Studienverlauf, während die Analyse vorhandener Daten relativ billig sein kann.

Viertens schließlich ist es durch die Nutzung vorhandener Daten in relativ kurzer Zeit möglich, eine Antwort auf eine wichtige Frage zu erhalten. Kontrollierte klinische Studien dauern oft Jahre von der Aufnahme des ersten Patienten in die Studie bis zum Ende der Nachbeobachtung. Manchmal ist es für Ärzte wichtiger, eine schnelle Antwort, auch wenn sie nicht ganz perfekt ist, zu erhalten, weil sie jeden Tag schwerwiegende Entscheidungen über alternative therapeutische Maßnahmen treffen müssen.

Gegen alle diese praktischen Vorteile sind die Nachteile abzuwägen. Die Daten werden oft nicht mit genausoviel Sorgfalt erhoben und klassifiziert, wie das in einer gut geführten kontrollierten klinischen Studie der Fall wäre. Die Diagnose „Hypertonie" im Krankenblatt steht z. B. dafür, was die verantwortlichen Ärzte unter Hypertonie verstehen, während eine wissenschaftliche Definition der Hypertonie genaue Angaben zu Blutdruckhöhe, Methode und Häufigkeit der Messung, vielleicht adjustiert auf das Alter, enthalten würde. Einige wichtige Variable sind vielleicht in der Datensammlung nicht enthalten, weil sie für den ursprünglichen Zweck der Datensammlung nicht wichtig waren, obwohl sie für die Forschung bedeutungsvoll sind. Natürlich gilt hier auch die Problematik, unverzerrte Vergleiche durchführen zu können.

Das Abwägen zwischen Geschwindigkeit und Leichtigkeit der Studiendurchführung einerseits und der Validität andererseits wird für jede der Studienanlagen in den nächsten Abschnitten zu besprechen sein.

7.5.3
Vergleiche über Zeit und Ort

Vergleiche über Zeit und Ort ergeben sich, wenn z. B. Kontrollpatienten zu anderer Zeit oder an anderem Ort als die Patienten der Therapiegruppe untersucht worden sind. Wir können beispielsweise die Prognose von aktuellen Patienten, die mit modernen Medikamenten behandelt werden, mit früheren Patienten vergleichen, die behandelt wurden, als diese modernen Medikamente nicht zur Verfügung standen. Ganz ähnlich können wir die Ergebnisse eines chirurgischen Eingriffs in einem Krankenhaus mit den Ergebnissen in einem anderen vergleichen, wo ein anderes Verfahren genutzt wird. Dieses Verfahren ist leicht durchführbar. Das Problem ist, daß Zeit und Ort fast immer in engem Zusammenhang mit der Prognose stehen. Klinische Studien, die versuchen, faire Vergleiche anzustellen zwischen Patientengruppen, die aus unterschiedlichen Zeiten oder unterschiedlichen Umgebungen stammen, sind besonders schwierig.

Die Ergebnisse aktueller Therapie werden manchmal mit den Erfahrungen bei Patienten in der Vergangenheit verglichen, die *historische Kontrollen* genannt werden. Obwohl das vielleicht sehr gut ausgeführt wird, birgt ein solcher Studienplan doch viele Gefahren in sich. Die Methoden zur Diagnosestellung verändern sich mit der Zeit und mit ihnen die durchschnittliche Prognose. Es ist gezeigt worden, daß neue diagnostische Technologien den Eindruck entstehen ließen, daß sich die Prognose eines behandelten Lungenkarzinoms mit der Zeit verbessert habe, was aber nicht der Fall war (17). Mit den besseren Möglichkeiten, okkulte Metastasen zu entdecken, werden Patienten in ein schlechteres Stadium eingestuft als früher und diese „Stadienwanderung" führte für jedes Stadium zu einer besseren Prognose, als sie in der Vergangenheit ermittelt wurde. Begleitende therapeutische Maßnahmen (z. B. Antibiotika, Ernährungssupplementation und Prävention eines peptischen Ulkus) wurden ebenfalls mit der Zeit verbessert und führen zu einer allgemeinen Verbesserung der Prognose, die aber der spezifischen Therapie, die zu dem späteren Zeitpunkt zur Verfügung stand, nicht zugeschrieben werden kann.

Beispiel

Sacks et al. (18) haben klinische Studien zu sechs therapeutischen Fragestellungen überprüft, um festzustellen, ob Studien mit gleichzeitigen Kontrollen andere Resultate erzielen als Studien zu denselben therapeutischen Maßnahmen mit historischen Kontrollen. Sie untersuchten 50 randomisierte Studien und 56 Studien mit historischen Kontrollen. Bei insgesamt 79% der Studien mit historischen Kontrollen, aber nur bei 20% der Studien mit einer gleichzeitigen randomisierten Kontrollgruppe wurde die zu prüfende Therapie als besser beurteilt. Die Differenzen zwischen den beiden Studienarten traten hauptsächlich auf, weil es den Kontrollpatienten in den historischen Studien schlechter ging. Eine Adjustierung bezüglich der Prognosefaktoren, wenn möglich, veränderte die Ergebnisse nicht, d. h. die Differenzen waren wahrscheinlich das Ergebnis genereller Verbesserungen der Therapie oder der Selektion weniger kranker Patienten.

Wenn randomisierte kontrollierte Studien mit gleichzeitigen Kontrollen als Standard für die Validität angesehen werden, ergibt sich, daß veröffentlichte historische Vergleichsstudien offenbar mit einem Bias zugunsten der zu prüfenden Therapie belastet sind und dieser Bias nicht durch Adjustierung bezüglich der bekannten prognostischen Variablen beseitigt werden kann.

Wenn jedoch historische Kontrollen benutzt werden, ist der Vergleich um so sicherer, je kürzer die Zeitspanne zwischen der Auswahl von Therapie- und Kontrollgruppe ist und je weniger sich andere Aspekte der medizinischen Betreuung in der vergangenen Zeitperiode geändert haben. Einige Onkologiezentren untersuchen so z. B. die Aufeinanderfolge chemotherapeutischer Therapieschemata durch Vergleich der Ergebnisse des neuesten Therapieschemas mit den Ergebnissen des unmittelbar vorhergehenden, das oft erst weniger als ein Jahr zuvor zum Einsatz gekommen war. Im allgemeinen ist jedoch die Wahl von *gleichzeitigen Kontrollen* (d. h. die Patienten werden während derselben Zeitperiode behandelt) der bessere Weg, eine Verzerrung zu vermeiden.

Beobachtungen aus einem anderen Umfeld beim Einsatz verschiedener therapeutischer Maßnahmen könnten als Vergleichsstandard dienen. Es ist aber besser, sowohl die behandelten als auch die Kontrollpatienten aus derselben Umgebung auszuwählen, weil eine Vielzahl von Faktoren – Überweisungsmuster, Organisation und Ausbildung des Personals usw. – oft zu sehr unterschiedlichen Prognosen in unterschiedlichen Umgebungen, unabhängig von der untersuchten Therapie führt.

Beispiel

Die Mortalitätsrate in Krankenhäusern, in denen Koronarchirurgie durchgeführt wird, schwankte um das Dreifache in den Krankenhäusern im Staat Pennsylvania (Abb. 7.8) (19). In diesen Krankenhäusern war die Schwere der Krankheit der Patienten und deshalb auch die Prognose unterschiedlich. Nachdem man die Anzahl der erwarteten Todesfälle in Bezug auf die Prognosefaktoren der Patienten in die Berechnung einbezogen hatte, hatte ein Krankenhaus weniger Todesfälle als erwartet, ein anderes Krankenhaus die erwartete Anzahl und ein drittes hatte mehr Todesfälle als erwartet. Jeder faire Vergleich der Therapieerfolge zwischen diesen Krankenhäusern müßte nicht nur die Unterschiede in der Schwere der Erkrankung der Patienten in diesen Krankenhäusern in Betracht ziehen, sondern auch das Geschick der Chirurgen.

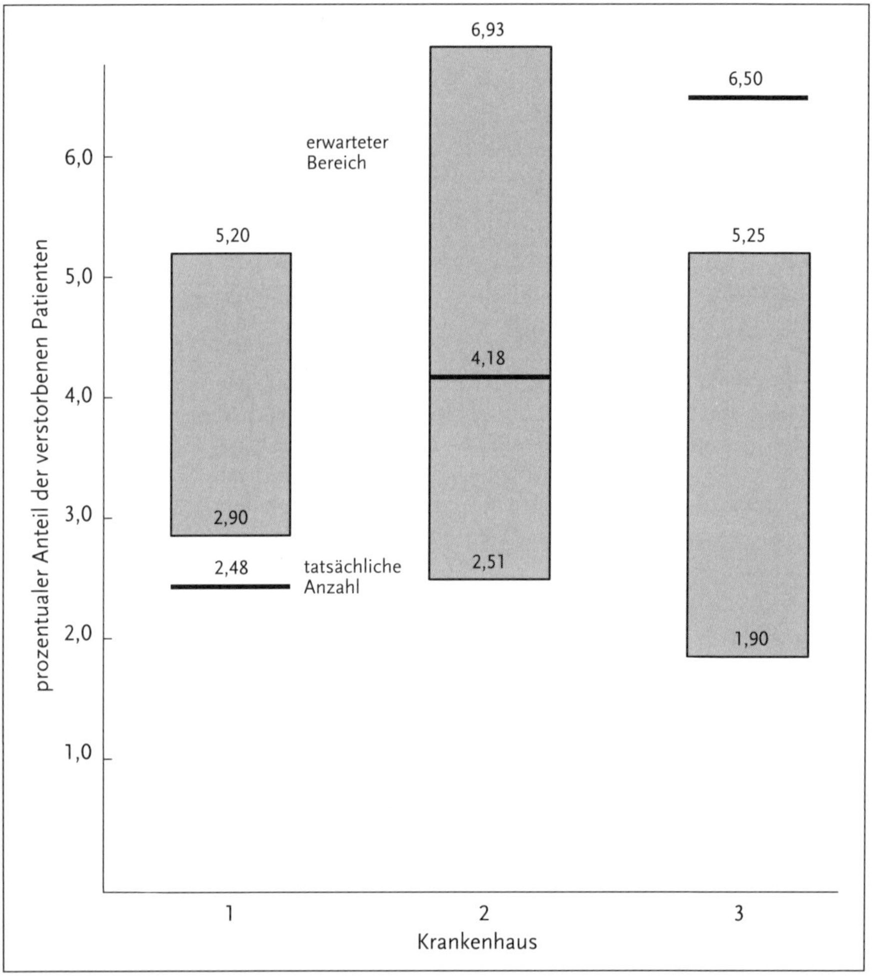

Abb. 7.8: Die Schwere einer Erkrankung und das Geschick der Chirurgen schwanken von Ort zu Ort. Beobachtete und (unter Berücksichtigung der Mischung der Fälle) erwartete Sterberate nach einer koronaren Bypassoperation in drei Krankenhäusern. (Daten aus: Topol EJ, Califf RM. Scorecard cardiovascular medicine. Its impact and future direction. Ann Intern Med 1994;120:65–70.)

7.5.4 Studien ohne Vergleichsgruppe

Gelegentlich beschreiben Studien den Verlauf der Krankheit in einer einzelnen Gruppe von Patienten, die der interessierenden therapeutischen Maßnahme unterzogen worden sind. Eine andere Bezeichnung für diesen Studienplan ist „Vorher-Nachher-Studie" (Prae-post-Studie). Dieses Verfahren beruht auf der Annahme, daß jede Verbesserung nach der Therapie die Folge der Therapie selbst ist. Diese Annahme kann aus mehreren Gründen falsch sein.

Unvorhersehbarer klinischer Endzustand

Wenn der klinische Verlauf einer Krankheit gut vorhersagbar ist, ist eine separate Kontrollgruppe weniger wichtig. Wir wissen, daß eine subakute bakterielle Endokarditis ohne Antibiotika, daß eine Tollwutinfektion ohne Impfung ausnahmslos zum Tode führen oder daß es den meisten Patienten mit Hypothyreose ohne exogenes Schilddrüsenhormon schlechter gehen wird und daß ein Mesenterialarterienverschluß ohne chirurgischen Eingriff selten besser wird.

Aber die meisten therapeutischen Entscheidungen beziehen sich nicht auf solche vorhersagbaren Endzustände. In Situationen, in denen der klinische Verlauf bei einem bestimmten Patienten und von einem Patienten zum anderen außerordentlich unterschiedlich ist, ist die Beurteilung von Therapieeffekten durch die Beobachtung von Veränderungen im Verlauf der Krankheit nach der Therapie unzuverlässig.

Bei vielen schweren Krankheiten, die nicht selbstlimitierend sind, kann es dessenungeachtet zu spontanen Remissionen in der Aktivität kommen, was als Therapieerfolg fehlinterpretiert werden könnte. Die Abbildung 7.9 zeigt den klinischen Verlauf eines Patienten mit systemischem Lupus erythematodes über eine Zeitperiode von 10 Jahren (1955–1964) (20). Obwohl keine durchschlagenden therapeutischen Maßnahmen ergriffen wurden (weil keine solchen zur Verfügung standen), durchlief die Krankheit dramatische Perioden der Exazerbation, gefolgt von anhaltenden Remissionen. Natürlich sind Verschlechterungen im Krankheitsverlauf, wie in der Abbildung 7.9 dargestellt, sowohl für Patien-

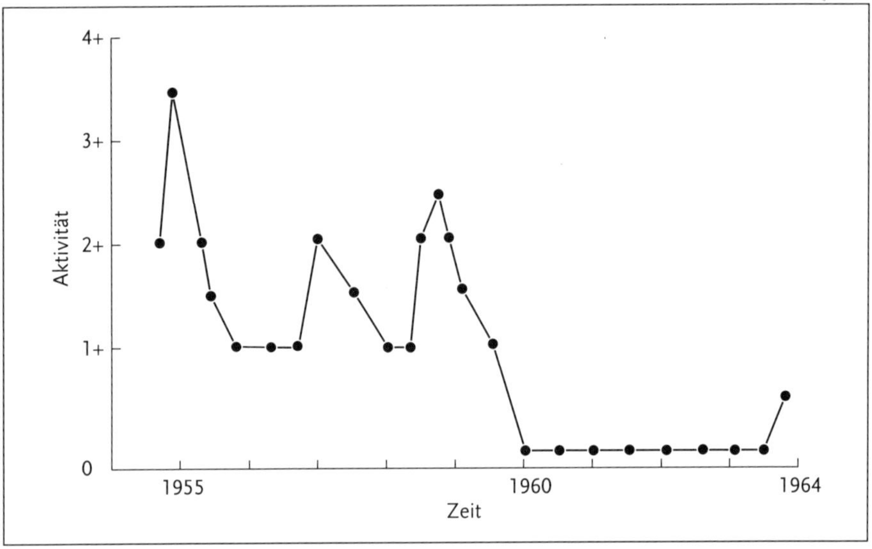

Abb. 7.9: Nichtvorherzusagender Verlauf einer Krankheit. Natürlicher Verlauf eines systemischen Lupus erythematodes bei einem Patienten, der beobachtet wurde, bevor Immunsuppressiva zur Verfügung standen. (Nach Ropes M. Systemic lupus erythematosus. Cambridge, MA: Harvard University Press, 1976.)

ten als auch Ärzte alarmierend, so daß oft das Gefühl entsteht, daß in diesen Situationen etwas getan werden muß. Wäre die Therapie am Höhepunkt der Aktivität der Krankheit begonnen worden, so wäre eine Besserung eingetreten. Wenn man dann keinen besseren Vergleich als die vorherige Krankheitsaktivität gehabt hätte, würde man glauben, daß die Verbesserung durch die Therapie eingetreten sei.

Unspezifische Effekte

In Studien ohne Vergleichsgruppe gibt es keine Möglichkeit, den Hawthorne- und den Placeboeffekt von den Therapieeffekten zu trennen. Wenn es aber Kontrollpatienten gibt, denen dieselbe Aufmerksamkeit gewidmet wird wie den behandelten Patienten, und auch eine Placebogruppe, dann heben sich diese Effekte im Vergleich gegenseitig auf.

Regression zur Mitte

Therapeutische Maßnahmen werden oft verordnet, weil eine Krankheitsmanifestation, z. B. ein besonders hoher Blutdruck oder Fieber, extrem oder ungewöhnlich ist. In dieser Situation ist es wahrscheinlich, daß nachfolgende Messungen aus rein statistischen Gründen eine Verbesserung zeigen. Wie in Kapitel 2 beschrieben, haben Patienten, die wegen eines äußerst hohen Wertes in einer Verteilung ausgewählt wurden, wahrscheinlich im Durchschnitt niedrigere Werte bei späteren Messungen. Wenn solche Patienten sofort bei Registrierung der extremen Werte behandelt werden und der Effekt der Therapie durch nachfolgende Messungen beurteilt wird, könnte man eine Verbesserung erwarten, selbst wenn die Therapie wirkungslos wäre.

Vorhersagbare Besserung

Manche Krankheiten zeigen in ihrem natürlichen Verlauf eine spontane Besserung. Wenn das der Fall ist, können sich die therapeutischen Bemühungen mit diesen spontanen Besserungen überlagern, ohne sie zu verursachen. Patienten suchen z. B. oft Hilfe bei akuten selbstlimitierenden Krankheiten, wenn die Symptome am schlimmsten sind, wie z. B. bei Infektionen der oberen Luftwege oder bei Gastroenteritis. Die Patienten beginnen oft zu genesen, nachdem sie einen Arzt aufgesucht haben, auf Grund des natürlichen Verlaufs der Krankheit und ungeachtet dessen, was der Arzt unternommen hat.

7.5.5 Nichtrandomisierte Therapiezuordnung

Eine Möglichkeit, die Patienten den Therapie- oder Kontrollgruppen zuzuordnen, besteht darin, dieses die Ärzte, die die Patienten behandeln, entscheiden zu lassen. Eine solche Studie hat dann alle Vor- und Nachteile von Kohortenstudien.

Studien an Kohorten von behandelten Patienten nutzen aus, daß therapeutische Entscheidungen für kranke Menschen ungeachtet der Qualität der Diagnosestellung der betreffenden Krankheit getroffen werden müssen. Bei fehlender eindeutiger Übereinstimmung, welche Behandlungsmethode die Therapie der Wahl ist, werden oft bei gleicher Indikation verschiedene Therapieverfahren eingesetzt. Im Ergebnis dessen erhalten im Laufe der normalen Betreuung sehr viele Patienten verschiedenartige Therapieformen, deren Wirkungen sich dann zeigen. Wenn die Erfahrungen mit diesen Patienten gesammelt und exakt analysiert werden können, kann das dazu dienen, therapeutische Entscheidungen zu begründen.

Leider ist es oft schwierig zu sichern, daß Vergleiche in therapeutischen Beobachtungsstudien unverzerrt sind. Entscheidungen über die Therapie werden durch sehr viele Faktoren bestimmt: Schwere der Krankheit, Begleiterkrankungen, örtliche Präferenzen, Kooperation des Patienten usw. Patienten, die unterschiedliche therapeutische Maßnahmen erhalten, unterscheiden sich wahrscheinlich nicht nur in ihrer Therapie, sondern auch auf andere Art und Weise. Bemühungen, die Ergebnisse der Therapie unabhängig von anderen Faktoren zu bestimmen, werden dadurch beeinträchtigt.

7.6 Phasen der Therapiestudien

Für Studien zu Medikamenten ist es üblich, die Studien in der Reihenfolge, in der sie durchgeführt werden, in drei Phasen zu unterteilen (21). *Phase-I-Studien* (Dosisfindungsstudien) sollen einen Dosisbereich festlegen, der gut vertragen wird und sicher ist (wenigstens bezüglich sehr häufiger, schwerer Nebenwirkungen) und wenige Personen umfassen (vielleicht ein Dutzend), ohne eine Kontrollgruppe einzubeziehen. *Phase-II-Studien* liefern vorläufige Informationen dazu, ob das Medikament wirksam ist und werden durchgeführt, um Dosis-Wirkungs-Beziehungen zu ermitteln; diese Studien können eine Vergleichsgruppe enthalten, schließen aber zu wenige Patienten in die Gruppen ein, um andere als nur die größten Therapieeffekte festzustellen. Sie dürfen keine Blindversuche sein. *Phase-III-Studien* liefern präzise Beweise für die Wirksamkeit der Therapie und den Nachweis häufiger Nebenwirkungen. Sie schließen genügend Patienten ein (Dutzende bis Tausende), um klinisch wichtige Therapieeffekte zu ermitteln. Sie werden meist in klinischen Zeitschriften veröffentlicht und von den Zulassungsbehörden gefordert und genutzt, um zu entscheiden, ob diese Medikamente eine Zulassung erhalten oder nicht.

Phase-III-Studien sind nicht umfangreich genug, um Unterschiede in der Häufigkeit von seltenen Nebenwirkungen festzustellen oder sie überhaupt zu beobachten (s. Diskussion zur statistischen Trennschärfe in Kap. 9). Dazu ist es notwendig, sehr viele Patienten zu beobachten, nachdem ein Medikament zugelassen ist. Diese Studien werden als „Postmarketingstudien" oder auch *Phase-IV-Studien* der Entwicklung von Medikamenten bezeichnet.

7.7 Zusammenfassung

Vielversprechende Therapien sollten einer strengen Prüfung unterzogen werden, bevor sie in die klinische Praxis eingeführt werden. Der beste Test dazu ist eine randomisierte kontrollierte Studie, die ein spezieller Fall einer Kohortenstudie ist, in der die therapeutische Intervention nach dem Zufallsprinzip zugeordnet wird und der Vergleich daher im Prinzip unverzerrt ist. Patienten in kontrollierten klinischen Studien sind meist hochselektioniert, wodurch die Verallgemeinerungsfähigkeit eingeschränkt wird. Sie werden nach dem Zufallsprinzip entweder einer experimentellen therapeutischen Intervention oder einer Vergleichstherapie (Standardtherapie, Therapie mit Placebo oder lediglich Beobachtung) zugeordnet. Im Durchschnitt haben die verglichenen Gruppen unmittelbar nach der Randomisierung (und vor den therapeutischen Maßnahmen) eine ähnliche Prognose. Später können aber Unterschiede, die nicht der Therapie zuzuschreiben sind, auftreten. Das können sein: Nichtinanspruchnahme der verordneten Therapie, Ausscheiden aus der Studie (Drop-outs), Anwendung der jeweils anderen Therapie, eine unterschiedliche Therapie in irgendeiner anderen Hinsicht oder Anwendung von therapeutischen Maßnahmen, die nicht Teil der Studie sind. Die Durchführung der Studie als Blindversuch für alle Beteiligten kann dazu beitragen, den Bias möglichst gering zu halten in Hinblick darauf, wie die Patienten randomisiert, behandelt und nach den Endzuständen beurteilt werden. Das ist aber nicht immer möglich oder erfolgreich.

Die Ergebnisse randomisierter Studien können ausgewertet werden gemäß der ursprünglichen Therapiezuordnung (mit einer Intention-to-treat-Analyse, die den Therapieeffekt an allen randomisierten Patienten gemäß der ursprünglichen Gruppenzuordnung untersucht) oder nach der Therapie, die tatsächlich eingesetzt wurde, was die Biologie der Krankheit, nicht aber direkt die klinische Entscheidung betrifft und Nachteile hat, wenn die Patienten möglicherweise nicht bei der Therapie bleiben, die ihnen ursprünglich verordnet worden ist (Per-protocol-Analyse). Um Informationen zu erhalten, die mehr auf individuelle Patienten zugeschnitten sind, als es die Hauptergebnisse von randomisierten Studien ermöglichen, können Ärzte die Ergebnisse aus Subgruppen von Patienten nutzen. Das birgt aber ein zusätzliches Risiko für Fehler in sich. Oder man kann Studien an seinen eigenen Patienten durchführen, und zwar jeweils an einem Patienten (n=1-Studien).

Für viele klinische Probleme ist es nicht möglich oder nicht praktisch durchführbar, sich auf eine randomisierte kontrollierte Studie zu stützen. Kompromisse mit der idealen Situation führen zu Vergleichen mit Beobachtungen bei Patienten aus früheren Zeiträumen, Vergleichen mit früheren Beobachtungen bei denselben Patienten (Vorher-Nachher-Vergleiche) oder zu Vergleichen mit einer gleichzeitigen Gruppe von Patienten, die nicht nach dem Zufallsprinzip einer Therapie zugeordnet worden sind. Wenn diese Kompromisse gemacht wurden, ist die interne Validität der Studie abgeschwächt.

Prävention

Lebe bewußt – unter tausend Menschen stirbt nur einer eines natürlichen Todes, der Rest erliegt unvernünftiger Lebensweise.
Maimonides
1135–1204 n. Chr.

Die meisten Ärzte haben Medizin studiert, weil sie Krankheiten heilen möchten. Aber wenn man alles in Betracht zieht, wären die meisten Patienten am liebsten nie krank – oder wünschen, wenn sie eine Krankheit nicht vermeiden können, daß diese rechtzeitig erkannt und bekämpft wird, bevor sie Schaden anrichten kann. Um das zu erreichen, werden bei Patienten, die noch keine Beschwerden haben, Maßnahmen durchgeführt, um Risikofaktoren zu erkennen und zu beeinflussen, damit eine Krankheit gar nicht erst eintritt oder frühzeitig in ihrem Verlauf erkannt wird, so daß sich der Patient infolge der therapeutischen Maßnahmen weiterhin wohlfühlen kann. Solche Maßnahmen werden *Früherkennungs-* oder *Vorsorgeuntersuchungen* genannt.

Vorsorgeuntersuchungen machen einen großen Teil der klinischen Praxis aus (1). Aktivitäten zur Krankheitsprophylaxe können oft mit einer laufenden Betreuung der Patienten verbunden werden, beispielsweise wenn ein Arzt bei einem Patienten mit Halsschmerzen den Blutdruck mißt. Manchmal wird ein besonderer Arztbesuch für die Vorsorgeuntersuchung geplant.

Ärzte müssen die konzeptionellen Grundlagen und den Inhalt der Vorsorgeuntersuchungen verstehen. Sie sollten darauf vorbereitet sein, Fragen der Patienten beantworten zu können, wie z. B. „Warum wird in diesem Jahr wieder ein Pap-Abstrich gemacht?“ oder „Mein Nachbar geht jedes Jahr zum Thoraxröntgen, warum ordnen Sie das für mich nicht an?“

Dieses Kapitel konzentriert sich auf Aktivitäten der Ärzte zur Prävention bei individuellen Patienten. Aber auch Prävention auf der Ebene einer Kommune ist effektiv. Beispiele für Prävention auf kommunaler Ebene sind Forderungen zur Immunisierung von Studenten, Verordnungen zum Rauchverbot in öffentlichen Gebäuden und Gesetze, die den freien Verkauf von Waffen verbieten. Für einige Probleme, wie z. B. Prävention von Verletzungen durch Waffen, ist die Prävention auf allgemeingesellschaftlicher Ebene am besten geeignet. Bei anderen Problemen, z. B. Prävention des kolorektalen Karzinoms, sind Screeninguntersuchungen in medizinischen Einrichtungen am besten. Bei noch anderen Fragestellungen können Bemühungen der Ärzte die Aktivitäten auf öffentlicher Ebene ergänzen, z. B. in der Vorbeugung gegen Erkrankungen durch das Rauchen, wobei Ärzte den individuellen Patienten helfen, mit dem Rauchen aufzuhören, und öffentliche Aufklärungsarbeit, Verordnungen und Steuern die Jugendlichen davon abhalten, mit dem Rauchen anzufangen.

Ein großer Teil der wissenschaftlichen Prinzipien bei der Prävention in der klinischen Medizin, besonders die Prinzipien, die der Anwendung eines diagnostischen Tests, der Prognose einer Krankheit und der Effektivität von therapeutischen Maßnahmen zugrunde liegen, sind in diesem Buch bereits abgehandelt worden. In diesem Kapitel werden die Prinzipien und Strategien, die sich speziell auf die Prävention beziehen, ausführlicher dargestellt.

8.1 Ebenen der Prävention

Im Wörterbuch von *Webster* (2) wird Prävention als „Handlung zur Bewahrung vor dem Eintreten eines Ereignisses" definiert. Dieser Definition entsprechend könnten fast alle Tätigkeiten in der Medizin als Prävention bezeichnet werden. Im Grunde genommen sind die Bemühungen der Ärzte darauf gerichtet, vorzeitiges Auftreten von Tod, Krankheit, Körperbehinderung, körperlichen Beschwerden, Unzufriedenheit und Not zu verhindern (Kap. 1). In der klinischen Medizin aber wird die Definition der Prävention gewöhnlich mehr restriktiv gebraucht, wie unten dargestellt wird. Obwohl mehr als je zuvor Prävention praktiziert wird, widmen die Ärzte immer noch die meiste Zeit der Diagnose und der Behandlung als der Prävention einer Krankheit.

In Abhängigkeit davon, wann im Verlauf einer Krankheit interventionelle Maßnahmen durchgeführt werden, sind drei Typen der Prävention möglich (Abb. 8.1).

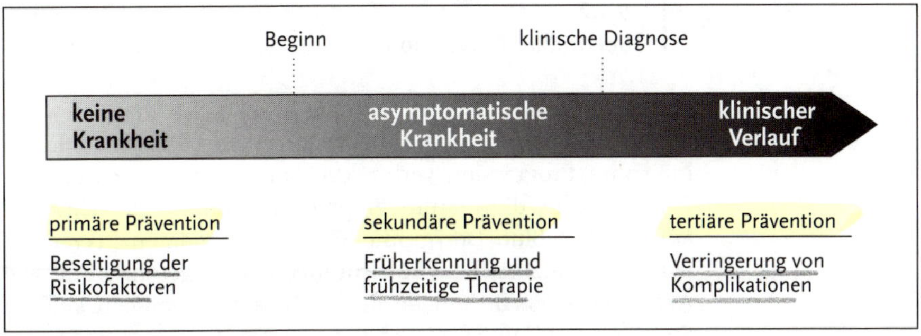

Abb. 8.1: Stufen der Prävention.

8.1.1 Primäre Prävention

Primäre Prävention verhindert das Auftreten einer Krankheit durch Beseitigung der Krankheitsursachen. Beispiele für primäre Prävention sind die Impfungen gegen zahlreiche ansteckende Krankheiten oder die Beratung der Patienten für eine gesunde Lebensweise (z. B. Beendigung des Nikotinkonsums, gesunde Kost mit niedrigem Gehalt an gesättigten Fettsäuren und Cholesterol und hohem Gehalt an Ballaststoffen, entsprechende körperliche Betätigung und sichere sexuelle Praktiken).

Primäre Prävention wird oft außerhalb des Gesundheitswesens auf kommunaler Ebene, wie oben dargestellt, durchgeführt. Chlorierung und Fluoridierung des Trinkwassers und Gesetze, die das Anlegen von Sicherheitsgurten in Autos und das Tragen von Sturzhelmen beim Motorradfahren vorschreiben, sind Beispiele dafür. Bestimmte Maßnahmen der primären Prävention werden in bestimmten beruflichen Einrichtungen (Gebrauch von Gehörschutz oder Staubmasken), in Schulen (Impfungen) oder in speziellen Einrichtungen des Gesundheitswesens (Nutzung von Tests, um Hepatitis B oder HIV in Blutkonserven in Blutspendeeinrichtungen festzustellen) durchgeführt.

8.1.2 Sekundäre Prävention

Sekundäre Prävention ermittelt eine Krankheit frühzeitig, wenn sie noch asymptomatisch ist und wenn eine rechtzeitige Behandlung ihre Progression verhindern kann. Beispiele dafür sind Pap-Abstriche, die Mammographie und Stuhluntersuchungen auf okkultes Blut. Der größte Teil der sekundären Prävention wird in medizinischen Einrichtungen durchgeführt, und alle Ärzte, besonders diejenigen, die Erwachsene behandeln, sind im Sinne einer sekundären Prävention tätig. Es gibt wenige Programme im öffentlichen Bereich (Screeninguntersuchungen auf Glaukom in Einkaufszentren in den USA sind ein Beispiel dafür).

8.1.3 Screeninguntersuchungen

Screeninguntersuchungen dienen der Feststellung einer unbekannten Erkrankung oder eines Risikofaktors durch Erhebung der Anamnese (z. B. wird der Patient gefragt, ob er raucht), durch klinische Untersuchung (z. B. der Prostata), durch Laboruntersuchung (z. B. Phenylalanin-Bestimmung im Serum) oder durch andere Verfahren (z. B. Sigmoidoskopie), die schnell eingesetzt werden können. Screeninguntersuchungen trennen scheinbar gesunde Menschen, die eine Krankheit oder einen Risikofaktor für eine Krankheit haben, von denen, die diese Krankheit nicht haben. Das ist Teil vieler Maßnahmen der primären und aller Maßnahmen der sekundären Prävention. Eine Screeninguntersuchung ist nicht als diagnostische Maßnahme gedacht. Wenn der Arzt nicht zu weiterer diagnostischer Abklärung nichtnormaler Ergebnisse und gegebenenfalls zur Behandlung verpflichtet ist, sollte ein Screeninguntersuchung gar nicht erst durchgeführt werden.

8.1.4 Tertiäre Prävention

Tertiäre Prävention bezieht sich auf solche medizinischen Maßnahmen, die eine weitere Verschlechterung verhindern oder die Häufigkeit von Komplikationen reduzieren, nachdem die Krankheit manifest geworden ist. Ein Beispiel dafür ist der Einsatz von Betarezeptorenblockern, um das Mortalitätsrisiko bei Patienten nach überstandenem Myokardinfarkt zu senken. Die Grenzen der tertiären Prävention reichen in die kurative Medizin hinein, aber eine gut durchgeführte tertiäre Prävention geht über die Therapie der Probleme, die die Patienten haben, hinaus. Bei Diabetikern beispielsweise erfordert tertiäre Prävention mehr als eine gute Kontrolle des Blutzuckers. Bei diesen Patienten sind regelmäßige ophthalmologische Untersuchungen auf diabetische Retinopathie erforderlich, sie müssen zu regelmäßiger Fußpflege angehalten werden, nach weiteren kardiovaskulären Risikofaktoren ist zu fahnden und gegebenenfalls muß eine Behandlung veranlaßt werden, der Urin ist regelmäßig auf Protein zu untersuchen, so daß ACE-Hemmer eingesetzt werden können, um eine Niereninsuffizienz zu verhindern.

Tertiäre Prävention ist besonders wichtig bei der Behandlung von Patienten mit einer letalen Krankheit. Das Ziel ist hier nicht, den Tod zu verhindern, sondern ein Höchstmaß an Lebensqualität zu erreichen für die Zeit, die dem Patienten verbleibt. Gegenwärtig gibt es z. B. keine spezifische Therapie für Patienten mit amyotrophischer Lateralsklerose, ein neurologisches Krankheitsbild, das zur Lähmung der Atem- und Schluckmuskulatur führt. Aber sorgfältige medizinische Betreuung kann zu frühzeitigen therapeutischen Interventionen führen, z. B. Gastrostomie zur Verabreichung von Nahrung und Flüssigkeit, um eine Dehydratation und eine Schwäche infolge der Mangelernährung zu verhindern, Tracheostomie zum besseren Absaugen, um eine Pneumonie solange wie möglich zu vermeiden und, wenn es der Patient wünscht, die Nutzung eines tragbaren Sauerstoffgerätes, um die Atemmuskulatur zu schonen. Ohne dieses aktive Vorgehen kann es bei dem Patienten zu einer akuten respiratorischen Insuffizienz kommen, die durch die kombinierten Wirkungen des Grundleidens, der Dehydratation und einer Pneumonie verursacht wird. Der Patient, seine Familie und der Arzt werden dann mit der Notwendigkeit einer endotrachealen Intubation und der Einweisung auf die Intensivstation konfrontiert mit der Hoffnung auf Umkehr der Prozesse und Wiederherstellung einer akzeptablen Lebensqualität für eine geraume Zeit. Die tertiäre Prävention kann helfen, diesen Ablauf zu vermeiden.

Es gibt einige wenige Programme der tertiären Prävention außerhalb des Gesundheitswesens. Zahlreiche Mitarbeiter des Gesundheitswesens sind neben den Ärzten im Rahmen dieser Programme aktiv.

8.2 Verfahren der regelmäßigen Vorsorgeuntersuchungen

Wenn überlegt wird, was routinemäßig für Patienten ohne spezifische Symptome für eine bestimmte Krankheit zu tun ist, muß der Arzt zuerst entscheiden, welche medizinischen Probleme oder Krankheiten er zu verhüten versuchen sollte. Diese Feststellung ist so einfach, daß sie unnötig zu sein scheint. Es ist aber Tatsache, daß viele vorsorgende Maßnahmen, besonders Screeninguntersuchungen, ohne eine klare Vorstellung davon, wonach gesucht wird, durchgeführt werden. Eine Urinuntersuchung wird z. B. häufig von Ärzten angeordnet, die Routinekontrolluntersuchungen bei ihren Patienten durchführen. Eine Urinuntersuchung könnte aber genutzt werden, um nach einer ganzen Reihe von medizinischen Problemen zu suchen, einschließlich Diabetes mellitus, asymptomatische Infektionen der Harnwege und Nierensteine. Bevor die Screeninguntersuchung durchgeführt wird, ist es erforderlich zu entscheiden, nach welchen dieser Zustände es sich überhaupt lohnt zu suchen.

Drei Kriterien sind von Bedeutung, wenn entschieden wird, für welche Zustände regelmäßige Vorsorgeuntersuchungen durchgeführt werden sollen (Tab. 8.1):

a) der Leidensdruck, verursacht durch den Zustand,
b) die Qualität der Screeninguntersuchung, falls eine durchgeführt werden muß,
c) die Effektivität der Intervention im Rahmen der primären Prävention (z. B. Beratung der Patienten über sicheren Sex) oder die Effektivität der Therapie im Rahmen der sekundären Prävention, nachdem der Zustand durch die Screeninguntersuchung gefunden worden ist (z. B. Prostatakrebs).

Tab. 8.1: Kriterien für die Entscheidung, ob ein medizinischer Zustand in regelmäßige Vorsorgeuntersuchungen einbezogen werden sollte

1. Wie groß ist der in der Population ausgelöste Leidensdruck, der durch den Zustand verursacht wird, in bezug auf:

Tod	Beschwerden
Krankheit	Unzufriedenheit
Behinderung	Not (Armut, Elend)

2. Wie gut ist der Screeningtest in bezug auf:

Sensitivität	Kosten	Etikettierungseffekte
Spezifität	Sicherheit	
Einfachheit	Akzeptanz	

3.a. Wie effektiv ist die therapeutische Intervention in der Primärprävention?

oder

b. Wie effektiv ist die sich ergebende Therapie in der Sekundärprävention in bezug auf:

Wirksamkeit

Patienten-Compliance

höhere Effektivität der frühzeitigen Therapie im Vergleich zur späteren Therapie

8.3 Leidensdruck

Rechtfertigt die Schwere eines Krankheitsbildes, die sich in Mortalität, Morbidität und Leidensdruck widerspiegelt, die Durchführung von Screeninguntersuchungen? Es sollten nur Screeninguntersuchungen für Zustände, die Leben oder Gesundheit bedrohen, durchgeführt werden. Die Schwere des medizinischen Zustandes wird primär durch das Risiko, das mit ihm verbunden ist, oder seine Prognose bestimmt (in Kap. 5 und 6 diskutiert). Beispielsweise sind die Konsequenzen einer asymptomatischen Bakteriurie für die Gesundheit, außer während der Schwangerschaft oder vor einem urologischen operativen Eingriff, nicht klar. Wir wissen nicht, ob sie eine Niereninsuffizienz und/oder eine Hypertonie verursacht. Dessenungeachtet wird häufig in regelmäßigen Vorsorgeuntersuchungen nach einer Bakteriurie gesucht.

Das Ausmaß des Leidensdrucks in einer Population muß die Häufigkeit eines Zustandes berücksichtigen. Oft verursacht ein spezieller Zustand großes Leid für den Einzelnen, bei dem dieser Zustand bedauerlicherweise auftritt, aber er tritt zu selten auf (zumindest in seiner speziellen Altersgruppe), um für eine Screeninguntersuchung in Frage zu kommen. Brustkrebs und kolorektales Karzinom sind dafür zwei Beispiele. Obwohl beide Karzinome bei viel jüngeren Menschen vorkommen können, treten sie vorwiegend bei Personen über 50 Jahre auf. Bei Frauen im Alter von Anfang 20 beträgt die Inzidenz von Brustkrebs 1 : 100 000 (das entspricht einem Fünftel der Rate für Männer im Alter von Anfang 70) (3). Obgleich nach Brustkrebs in regelmäßigen Vorsorgeuntersuchungen bei Frauen über 50 Jahre gesucht werden sollte, ist er bei 20jährigen Frauen (oder 70 Jahre alten Männern) für eine Screeninguntersuchung viel zu selten. Die Screeninguntersuchung auf sehr seltene Krankheiten bedeutet nicht nur, daß bestenfalls sehr wenige Menschen daraus einen Nutzen ziehen, sondern daß auf Grund falschpositiver Tests viele Menschen durch den Verdacht und die weitere diagnostische Abklärung Schaden erleiden können (s. u.).

Ein besonders schwieriges Problem, mit dem Ärzte und Patienten konfrontiert werden, ergibt sich, wenn eine Person als besonders gefährdet für einen Zustand bekannt ist, es aber keinen Beleg dafür gibt, daß eine frühzeitige Therapie effektiv ist. Was sollten Arzt und Patient tun? Es gibt z. B. Belege dafür, daß Menschen mit einem Barrett-Ösophagus (bei dem das Plattenepithel im distalen Ösophagus durch Zylinderepithel ersetzt ist) ein 30- bis 40fach größeres Risiko haben, ein Ösophaguskarzinom zu entwickeln als Menschen ohne Barrett-Ösophagus (4). Die Effektivität der Screeninguntersuchung dieser Menschen mittels regelmäßiger Gastroskopie und frühzeitiger Therapie, falls ein Karzinom auftritt, ist jedoch unbekannt.

Es gibt keine einfache Antwort auf dieses Problem. Wenn man sich aber daran erinnert, daß eine Screeninguntersuchung nur sinnvoll ist, wenn es eine effektive frühzeitige Therapie gibt, kann man die Argumente für oder gegen eine Therapie zusammen mit dem Patienten sorgfältig abwägen. Wenn die Belege gegen die Wirksamkeit einer Therapie sprechen, kann man dem Patienten durch eine Screeninguntersuchung mehr schaden als helfen.

8.4 Welche Tests?

Die nachfolgenden Kriterien für Screeningtests beziehen sich auf alle Arten von Screeninguntersuchungen, unabhängig davon, ob sie auf Anamnese, klinischer Untersuchung oder Labortests beruhen.

8.4.1 Sensitivität und Spezifität

Die ureigene Natur der Suche nach einer Krankheit bei Menschen ohne Symptome dieser betreffenden Erkrankung bedingt, daß deren Prävalenz selbst bei Hochrisikogruppen, die auf Grund des Alters, des Geschlechts und anderer Charakteristika ausgewählt worden sind, sehr niedrig ist. Ein guter Screeningtest muß daher sowohl eine hohe Sensitivität besitzen, so daß er die wenigen vorliegenden Krankheitsfälle nicht übersieht, als auch eine hohe Spezifität aufweisen, um die Zahl der Personen mit falschpositiven Ergebnissen, die weiterer Abklärung bedürfen, gering zu halten.

Sensitivität und Spezifität werden für Screeningtests ebenso wie für diagnostische Tests bestimmt, ausgenommen daß der Goldstandard für den Nachweis einer Krankheit üblicherweise kein anderer Test, sondern das Auftreten eines Falles in einem festen Nachbeobachtungszeitraum ist. In einer Studie z. B. zum Test auf okkultes Blut im Stuhl als Screening auf kolorektales Karzinom wurde die Sensitivität der Untersuchung bestimmt durch das Verhältnis der Zahl von kolorektalen Karzinomen, die durch die Screeninguntersuchungen gefunden wurden, zu dieser Zahl plus der Anzahl der *Karzinomfälle in einem festen Nachsorgeintervall*, also Fällen, die im Laufe des folgenden Jahres bei Personen mit negativen Testergebnissen festgestellt worden waren (verbunden mit der Annahme, daß die Karzinomfälle im Intervall schon bei der Durchführung des Screeningtests vorhanden waren, aber übersehen worden sind, d. h. die Testergebnisse waren falschnegativ) (5). Die Bestimmung von Sensitivität und Spezifität der Screeningtests auf diese Weise wird manchmal als *Detektionsmethode* bezeichnet.

Die Detektionsmethode zur Berechnung der Sensitivität eignet sich für viele Screeningtests gut, aber es gibt zwei Probleme bei dieser Methode für einige Screeningtests auf Krebs. Erstens ist es erforderlich, daß die entsprechende Länge der Nachbeobachtungszeit bekannt ist; oft ist diese nicht bekannt und muß durch Annahmen ersetzt werden. Zweitens setzt diese Methode voraus, daß die durch den Screeningtest festgestellten Normabweichungen im weiteren Verlauf Symptome oder Beschwerden verursachen würden, wenn sie unbeachtet blieben. Dieser zweite Punkt ist ein Problem beim Screening auf Prostatakrebs. Weil das lediglich histologisch, aber nicht klinisch nachweisbare Prostatakarzinom bei Männern weit verbreitet ist (es wird geschätzt, daß 25% der 50jährigen Männer histologische Herde des Prostatakarzinoms haben und bis zum Alter von 90 Jahren praktisch alle Männer betroffen sind), können Screeningtests diese Karzinome bei vielen Männern nachweisen, aber bei den meisten wird das Karzinom nie manifest. Wenn also die Sensitivität eines Tests auf Prostatakarzinoms, wie z. B. das prostataspezifische Antigen (PSA), durch die Detektionsmethode bestimmt wird, kann der Test scheinbar ganz gut abschneiden, weil der Zähler alle festgestellten Karzinomfälle einschließt und nicht nur die mit malignem Potential.

Um diese Probleme zu umgehen, wird mit der *Inzidenzmethode*, einer neuen Methode, die Sensitivität berechnet durch Ermittlung der Inzidenz bei Personen, die sich der Screeninguntersuchung nicht unterziehen, und der Intervallkarzinomrate bei Personen, die mit dem Screeningtest untersucht werden. Die Grundidee für dieses Verfahren besteht darin, daß die Sensitivität eines Tests die Intervallkrebsraten beeinflussen sollte, aber nicht die Krankheitsinzidenz. Für das Prostatakarzinom definiert die Inzidenzmethode die Sensitivität des Tests als 1 minus das Verhältnis der Intervall-Prostatakarzinom-Rate bei einer Gruppe von Männern, die sich regelmäßigen Screeninguntersuchungen unterziehen, zur Inzidenz von Prostatakarzinomen in einer Gruppe von Männern, die sich keiner Screeninguntersuchung unterziehen (Kontrollgruppe). Die Inzidenzmethode zur Berechnung der Sensitivität umgeht das Problem der Zählung von „gutartigen" Prostatakarzinomfällen, aber sie kann die Sensitivität unterschätzen, weil sie Krebsfälle mit langer Latenzzeit nicht erfaßt. Die wahre Sensitivität eines Tests liegt daher wahrscheinlich zwischen den Schätzungen der beiden Methoden.

Auf Grund der niedrigen Prävalenz der meisten Krankheiten ist der positive prädiktive Wert der meisten Screeningtests, selbst solcher mit hoher Spezifität, niedrig. Ärzte, die an Präventionsmaßnahmen mittels Screeningtests beteiligt sind, müssen die Tatsache akzeptieren, daß sie viele Patienten untersuchen müssen, die die Krankheit nicht haben werden. Sie können das Problem jedoch minimieren, indem sie ihre Anstrengungen zur Durchführung von Screeninguntersuchungen auf Menschen mit einer höheren Prävalenz der Krankheit konzentrieren.

Beispiel

Die Inzidenz von Brustkrebs steigt mit dem Alter von etwa 1 : 100000/Jahr im Alter von 20 Jahren auf 1 : 200/Jahr bei über 70jährigen Frauen. Daher ist ein Knoten, der bei einer Untersuchung in der Brust einer jungen Frau festgestellt wird, viel wahrscheinlicher nicht maligne als ein Knoten in der Brust einer älteren Frau. In einem großen Projekt zu Brustkrebs-Screeninguntersuchungen variierten die Biopsiebefunde von Brusttumoren beträchtlich in Abhängigkeit vom Alter der Frauen (6). Bei Frauen unter 40 Jahren kamen mehr als 16 gutartige Befunde auf einen bösartigen Tumor, aber bei Frauen über 70 Jahre kamen auf einen malignen Befund weniger als 3 benigne Tumoren (Abb. 8.2). Sensitivität und Spezifität der klinischen Brustuntersuchung und der Mammographie sind bei älteren Frauen auch höher auf Grund von Veränderungen im Brustgewebe mit zunehmendem Alter der Frauen.

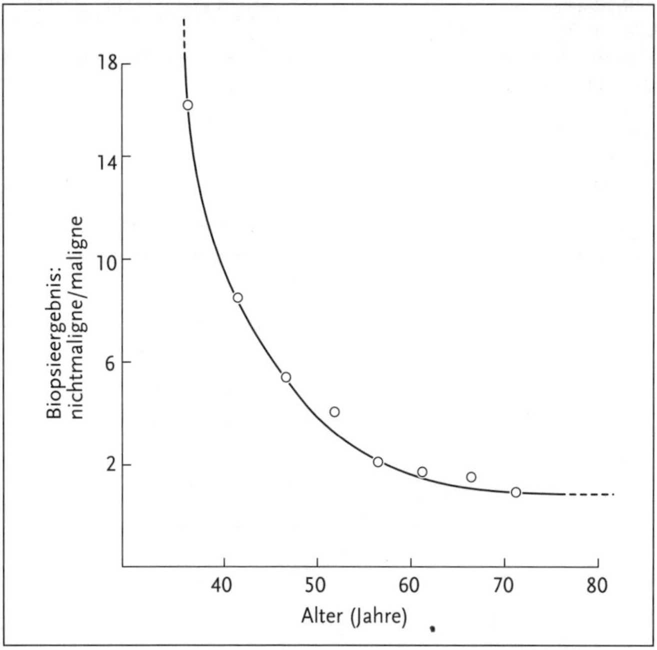

Abb. 8.2: Ausbeute eines Screeningtests nach dem Alter der Patienten. Verhältnis von nichtmalignen zu malignen Biopsieergebnissen bei Frauen nach Vorsorgeuntersuchungen auf Brustkrebs. (Daten aus: Baker LH. Breast Cancer Detection Demonstration Project: five-year summary report. CA 1982;32:195–231.)

Die Ausbeute einer Screeninguntersuchung sinkt, wenn diese Screeninguntersuchung in derselben Gruppe von Menschen wiederholt wird. Abbildung 8.3 veranschaulicht, warum das so ist. Bei der ersten Screeninguntersuchung – *Prävalenzscreening* – werden die gefundenen Fälle seit unterschiedlich langer Zeitdauer vorbestehen. Bei der zweiten Screeninguntersuchungsrunde lag der Beginn der Krankheit bei den meisten festgestellten Fällen zwischen der ersten und zweiten Screeninguntersuchung. (Einige Fälle sind wahrscheinlich bei der ersten Screeninguntersuchung nicht erfaßt worden.) Deshalb werden die zweite und alle folgenden Screeninguntersuchungen *Inzidenzscreenings* genannt. Abbildung 8.3 illustriert, wie die Zahl der gefundenen Krankheitsfälle in der Gruppe nach dem Prävalenzscreening sinkt, wenn bei einer Gruppe von Personen Screeninguntersuchungen regelmäßig wiederholt werden. Das bedeutet, daß der positive prädiktive Wert für die Testergebnisse nach der ersten Screeninguntersuchungsrunde sinkt.

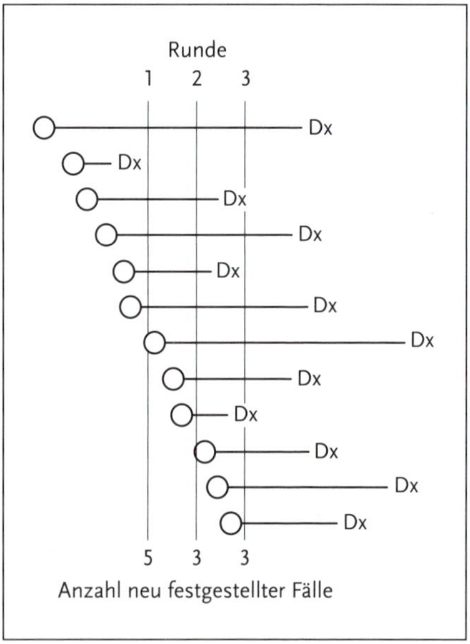

Abb. 8.3: Abnehmende Ausbeute eines Screeningtests nach der ersten Untersuchungsrunde. In der ersten Runde (Prävalenzscreening) werden prävalente Fälle festgestellt. In der zweiten und dritten Runde (Inzidenzuntersuchungen) werden inzidente Fälle gefunden. Es wird angenommen, daß der Test alle Fälle findet und daß alle Personen in der Population untersucht werden. Wenn das nicht der Fall ist, können die Fälle, die in der ersten Runde nicht entdeckt wurden, in den folgenden Runden nachgewiesen werden – und die Ausbeute kann höher sein. Dx=Diagnosestellung.

8.4.2
Einfachheit und niedrige Kosten

Ein idealer Screeningtest sollte nur ein paar Minuten dauern, eine minimale Vorbereitung durch den Patienten erfordern, nicht von einem speziellen Termin abhängen und billig sein.

Einfache, schnelle Untersuchungen, wie z. B. Blutdruckmessungen, sind ideale Screeningtests. Dagegen haben diagnostische Untersuchungen, wie z. B. eine Koloskopie, die teuer sind, einen speziellen Termin und die spezielle Vorbereitung des Darmes erfordern, bei Patienten mit Symptomen und klinischer Indikation Sinn, sind aber als Screeningtests nicht akzeptabel, besonders dann nicht, wenn sie häufig wiederholt werden müssen. Andere Untersuchungen, wie z. B. Gesichtsfelduntersuchungen zur Feststellung eines Glaukoms und Audiogramme zur Feststellung eines Hörverlusts, liegen zwischen diesen beiden Extremen. Auch wenn diese Untersuchungen nicht so schwierig wie eine Koloskopie sind und sorgfältig durchgeführt werden, sind sie wahrscheinlich zu komplex, um als Screening geeignet zu sein.

Die finanziellen „Kosten" des Tests hängen nicht nur von den Kosten (oder Gebühren) für die Maßnahme selbst ab, sondern auch von den Kosten der nachfolgenden Untersuchungen, die bei Patienten mit positiven Testergebnissen durchgeführt werden. Folglich beeinflussen Sensitivität, Spezifität und der prädiktive Wert die Kosten. Die Kosten werden auch dadurch beeinflußt, ob der Test einen besonderen Arztbesuch erfordert oder nicht. Screeningtests, die durchgeführt werden, während der Patient seinen Arzt aus anderen Gründen aufsucht (wie das häufig bei Blutdruckmessungen geschieht), sind viel billiger als Untersuchungen, die extra einen Arztbesuch, Fernbleiben von der Arbeit und zusätzlichen Transport erfordern.

8.4.3
Sicherheit

Es ist sinnvoll und ethisch vertretbar, ein gewisses Risiko bei der Anwendung von diagnostischen Tests an kranken Menschen, die auf Grund besonderer Beschwerden Hilfe suchen, zu akzeptieren. Der Patient kommt mit der Bitte um Hilfe, manchmal wegen eines Problems, über das wenig bekannt ist. Der Arzt kann die Behandlung nicht aufschieben und tut sein Bestes. Es ist eine völlig andere Sache, vermutlich gesunde Menschen einem Risiko auszusetzen, wenn keinerlei Beschwerden bekannt sind. Unter solchen Umständen sollte das Verfahren besonders sicher sein, zum Teil deshalb, weil die Wahrscheinlichkeit, bei gesunden Menschen eine Krankheit festzustellen, sehr gering ist. So kann z. B. die Koloskopie, obwohl sie bei Patienten mit gastrointestinalen Beschwerden kaum für ein „gefährliches" Verfahren gehalten wird, wegen der Möglichkeit einer Darmperforation zu gefährlich sein, um sie als Screeninguntersuchung einzusetzen. Wenn die Koloskopie mit einer Perforationsrate von 0,2% als Screeningverfahren genutzt werden würde, um Frauen im fünften Lebensjahrzehnt auf kolorektales Karzinom zu untersuchen, würden in der Tat auf jedes festgestellte Karzinom fast zwei Perforationen entfallen. Bei Frauen im siebten Lebensjahrzehnt würde sich das Verhältnis umkehren, weil das kolorektale Karzinom in diesem Alter sehr viel häufiger ist (7).

8.4.4 Akzeptanz bei Patienten und Ärzten

Die Bedeutung der Akzeptanz wird durch die Erfahrung mit Tests auf Zervixkarzinom und Kolonkarzinom in ihren frühen Stadien veranschaulicht. Bei Frauen mit dem größten Risiko für ein Zervixkarzinom besteht die geringste Wahrscheinlichkeit, mit einem Routine-Pap-Abstrich dieses Karzinom festzustellen, weil sie nicht zu dieser Untersuchung gehen. Dasselbe Problem trifft für das kolorektale Karzinom zu. Studien lassen erkennen, daß asymptomatische Nordamerikaner eine starke Abneigung empfinden, sich regelmäßigen Untersuchungen des unteren Gastrointestinaltrakts zu unterziehen, ein Ergebnis, das nicht überraschend sein sollte.

Tabelle 8.2 zeigt die Akzeptanz einer Screeninguntersuchung auf kolorektales Karzinom bei verschiedenen Personengruppen. Menschen, die freiwillig in eine Klinik zur Untersuchung auf kolorektales Karzinom kamen, waren äußerst kooperativ; sie waren bereit, Stuhlproben zu sammeln, die Proben auf guajakolimprägnierte Papierstreifen zu streichen und diese Streifen an ihre Ärzte zur Auswertung zu schicken. Patienten, die nicht freiwillig teilnahmen, waren weniger kooperativ. Ältere Menschen, die für kolorektales Karzinom auf Grund ihres Alters am meisten gefährdet sind, waren am wenigsten bereit, diesen Screeningtest durchführen zu lassen. Beträchtliche zusätzliche Bemühungen können dazu führen, daß mehr Menschen (aber immer noch weniger als die Hälfte) teilnehmen.

Tab. 8.2: Akzeptanz der Screeningtests durch die Patienten: Responseraten für die Rückgabe von guajakolimprägnierten Papierstreifen in verschiedenem Umfeld[1]

Umfeld	Teilnehmer, die die Streifen zurückgaben (in Prozent)
Screeningprogramm für kolorektales Karzinom	85
Screeningprogramm für Brustkrebs	70
Mitglieder der HMO [2] im Alter von 50 bis 74 Jahren	27
Mitglieder der HMO [2] im Alter von 50 bis 74 Jahren, denen das Untersuchungsmaterial, Erinnerungsschreiben und eine Broschüre zur Selbsthilfe zugesendet und die zur Instruktion und zur Erinnerung angerufen wurden	48

[1] Daten aus Myers RE, Ross EA, Wolf TA, Balshem A, Jepson C, Millner L. Behavioral interventions to increase adherence in colorectal screening. Med Care 1991;29:1039–1050; and Fletcher SW, Dauphinee WD. Should colorectal carcinoma be sought in periodic health examinations? An approach to the evidence. Clin Invest Med 1981;4:23–31.

[2] HMO: Health management organization (Krankenversicherungsgesellschaft in den USA)

Die Akzeptanz eines Test durch die Ärzte ist ein Kriterium, das gewöhnlich von allen übersehen wird, außer von den Betroffenen. Nach einer großen, gut geleiteten Studie zum Nutzen des Screenings wurde auf die Sigmoidoskopie verzichtet, weil die Ärzte, die die Untersuchung durchführten – noch dazu Gastroenterologen – es für zu lästig und zeitaufwendig hielten, auf das Ergebnis zu warten (8). (Die Akzeptanz durch die Patienten war mit 38% auch nicht gut.)

8.4.5 Etikettierung

Der *Etikettierungseffekt* beschreibt die psychische Wirkung von Untersuchungsergebnissen oder Diagnosen auf Patienten. Studien zum Etikettierungseffekt lassen erkennen, daß Untersuchungsergebnisse manchmal wichtige psychische Auswirkungen auf Patienten haben können.

Die Etikettierung kann Patienten entweder helfen oder schaden. Ein positiver Etikettierungseffekt kann auftreten, wenn einem Patienten mitgeteilt wird, daß alle Ergebnisse der Screeningtests normal sind. Die meisten Ärzte haben schon einmal Antworten gehört wie: „Großartig, das bedeutet also, daß ich noch ein Jahr weiter arbeiten kann." Wenn einem Menschen gute Gesundheit bescheinigt wird, fördert das die positive Haltung zu den täglichen Pflichten, d. h. ein positiver Etikettierungseffekt ist aufgetreten.

Wenn einem Menschen andererseits mitgeteilt wird, daß irgend etwas nicht in Ordnung ist, kann das eine negative psychische Wirkung haben. Eine Studie an Frauen, die falschpositive Mammographieergebnisse hatten (Frauen mit verdächtigem Mammographiebefund, bei denen in der anschließenden Auswertung festgestellt wurde, daß sie keinen Krebs hatten), hat ergeben, daß mehrere Monate später fast die Hälfte der Frauen über Angst vor Mammographie (47%) und Brustkrebs (41%) berichtete; 17% sagten, daß diese Ängste ihr tägliches Leben negativ beeinflußt haben (9).

Etikettierungseffekte von Screeningtests können mit Weiterentwicklung des genetischen Screenings zu einem großen Problem werden. Für die Huntington-Chorea ist das ursächliche Gen identifiziert worden. Jetzt kann man Verwandte des betroffenen Patienten untersuchen, um festzustellen, ob sie Träger des dominanten, im allgemeinen letalen Gens sind. Eine solche Untersuchung kann Menschen helfen, die wissen wollen, ob sie heiraten und Kinder haben sollten oder nicht. Komplizierter sind die weitaus häufigeren Situationen, in denen Gene mit einem Risiko, nicht aber mit der Gewißheit einer zukünftigen Erkrankung assoziiert sind. Es ist z. B. bekannt, daß verschiedene Gene mit kolorektalem Karzinom oder Brustkrebs assoziiert sind. Dabei erkranken viele Personen mit diesen Genen nicht an Krebs und viele ohne die betreffenden Gene erkranken an einem Karzinom. Weil diese Ereignisse erst in der Zukunft auftreten, müssen die Menschen, denen mitgeteilt worden ist, daß sie eines dieser Gene haben, lange mit der Möglichkeit des Eintritts eines schrecklichen Ereignisses leben.

Negative Etikettierungseffekte sind ethisch besonders bedenklich, wenn sie bei Patienten mit falschpositiven Untersuchungen auftreten. In solchen Situationen könnten Screeninguntersuchungen eher ein Gefühl der Gefährdung anstelle von besserer Gesundheit bedingen und mehr Schaden als Nutzen hervorbringen.

8.4.6 Risiko eines falschpositiven Ergebnisses

Die vorhergehende Diskussion bezieht sich auf den einzelnen Screeningtest, der vom Arzt während einer regelmäßigen Früherkennungsuntersuchung durchgeführt werden könnte. Die meisten Ärzte aber führen nicht nur ein oder zwei Tests bei den Patienten durch, die zu Routinekontrollen kommen. In einer Studie waren praktizierende Internisten der Meinung, daß 57 verschiedene Tests im Laufe regelmäßiger Gesundheitskontrollen durchgeführt werden sollten (10). Die moderne Technologie und vielleicht die Androhung von Gerichtsverfahren hat die Neigung bestärkt, „nichts zu übersehen und alles abzudecken". Automatisierte Blutuntersuchungen gestatten es den Ärzten, mehrere Dutzend Untersuchungen mit wenigen Blutentnahmen in Auftrag zu geben.

Wenn die Messungen der Screeningtests auf Intervallskalen ausgedrückt werden, wie das meistens der Fall ist, und wenn *normal* definiert ist durch den Bereich, der 95% der Ergebnisse umfaßt (was auch üblich ist), dann ist das Risiko eines falschpositiven Ergebnisses um so größer, je mehr Tests der Arzt anordnet. Wenn der Arzt nur genügend Tests anordnet, werden in der Tat bei praktisch allen gesunden Menschen „Abweichungen von der Norm" festgestellt, wie die Tabelle 8.3 zeigt.

Tab. 8.3: Zusammenhang zwischen der Anzahl der angeordneten Tests und dem Prozentsatz gesunder Personen mit wenigstens einem von der Norm abweichenden Testergebnis[1]

Anzahl der Tests	Personen mit wenigstens einer Normabweichung (in Prozent)
1	5
5	23
20	64
100	99,4

[1] Aus Sackett DL. Clinical diagnosis and the clinical laboratory. Clin Invest Med 1978:1:37-43.

8.5 Effektivität der Therapie

Unter „therapeutischen Maßnahmen“ zur Primärprävention versteht man Impfungen, wie z. B. Tetanustoxoid zur Verhütung von Wundstarrkrampf, oder Arzneimittel, wie z. B. Aspirin zur Prophylaxe eines Herzinfarkts und Beratungsgespräche, wie z. B. Ratschläge für Patienten, das Rauchen aufzugeben, oder auf Kost mit niedrigem Cholesterolgehalt zu achten. Jede therapeutische Intervention sollte wirksam sein (in idealen Situationen nützliche Ergebnisse erzielen) und effektiv sein (unter alltäglichen Bedingungen ein nützliches Ergebnis hervorbringen). Wirksamkeit und Effektivität von Arzneimitteln sind in aller Regel besser dokumentiert, als das bei Interventionen mittels Beratung der Fall ist. In den USA, aber auch in Europa und speziell in Deutschland, fordern Gesetze den strengen Nachweis für die Wirksamkeit von Arzneimitteln, bevor sie zur Anwendung zugelassen werden. Für Methoden der Beratung trifft das nicht zu, aber Ärzte sollten wissenschaftliche Belege fordern, bevor sie die regelmäßige Beratung in die Routinebetreuung einbeziehen. Das Gesundheitsverhalten ist eine der wichtigsten Determinanten der Gesundheit in der modernen Gesellschaft. Effektive Beratungsmethoden könnten die Gesundheit mehr fördern, als das meiste andere, das ein Arzt tun kann. Beratung aber, die nicht funktioniert, bedeutet Zeitverschwendung, kostet Geld und kann dem Patienten schaden.

Beispiel

Zwei unterschiedliche Strategien für Beratungen zur Beendigung des Rauchens – wöchentliche Gruppenberatung in einstündigen Sitzungen über die Dauer von 8 Wochen und wöchentliche Einzelberatung von 10–20 Minuten Dauer über 8 Wochen – wurden mit der Nikotinpflastertherapie kombiniert und ihre Effektivität bei der Förderung der Beendigung des Rauchens bewertet (11, 12). Verglichen mit den Patienten, die randomisiert den Kontrollgruppen zugeordnet worden waren, erwiesen sich die Patienten mit therapeutischen Interventionen als erfolgreicher, wobei ein Drittel der Patienten mit Gruppenberatungssitzungen im Verlaufe von 6 Monaten das Rauchen aufgegeben hatte. Dagegen hörten nur weniger als 20% der Patienten mit Einzelberatung auf zu rauchen. Die Autoren haben außerdem festgestellt, daß die meisten Fehlschläge nach 6 Monaten für die Patienten vorausgesagt werden konnten, die innerhalb der ersten 2 Wochen, nachdem sie mit dem Versuch begannen, mit dem Rauchen aufzuhören, gelegentlich geraucht hatten. Diese Ergebnisse legen nahe, daß Beratungen „anfangslastig" sein sollten. Durch sorgfältige Evaluierung von Beratungsgesprächen innerhalb von Studien wie dieser kann man feststellen, welche Verfahren funktionieren.

Therapeutische Maßnahmen der Sekundärprävention sind im allgemeinen dieselben wie in der kurativen Medizin. Sie sollten wie die Interventionen in der Primärprävention sowohl wirksam als auch effektiv sein. Wenn eine frühzeitige Behandlung nicht effektiv ist, lohnt es sich nicht, eine Krankheit mittels Screeninguntersuchung zu entdecken, unabhängig davon, wie leicht sie nachgewiesen werden könnte, weil die zeitigere Feststellung allein die Zeitdauer, in der bekannt ist, daß die Krankheit vorliegt, verlängert, ohne dem Patienten zu helfen.

Ein weiteres wichtiges Kriterium für therapeutische Maßnahmen in der Sekundärprävention ist, daß der Endzustand für den Patienten besser sein muß, wenn die Krankheit durch die Sreeninguntersuchung zu einem Zeitpunkt gefunden wird, wenn sie noch asymptomatisch ist, als wenn sie später festgestellt wird, nachdem das symptomatische Stadium erreicht ist und der Patient selbst medizinische Hilfe sucht. Wenn der Endzustand in beiden Situationen derselbe ist, ist eine Screeninguntersuchung nicht nötig.

Beispiel

In einer Studie über den Nutzen von Thoraxröntgen und Sputumzytologie als Screeninguntersuchung auf Lungenkrebs hatten männliche Zigarettenraucher, die alle 4 Monate untersucht und sofort behandelt wurden, falls Krebs gefunden wurde, keine bessere Prognose als diejenigen, denen keine Screeninguntersuchung angeboten worden war (13). Am Ende der Studie waren die Sterberaten an Lungenkrebs in den beiden Gruppen gleich: 3,2 pro 1 000 Personenjahre bei den mit Screening untersuchten Männern gegen 3,0 pro 1 000 Personenjahre bei Männern, denen die Screeninguntersuchung nicht angeboten worden war. Frühzeitige Feststellung und Therapie haben den Patienten mit Lungenkrebs nicht mehr geholfen als die Therapie zu dem Zeitpunkt, an dem die Patienten mit Symptomen beim Arzt erschienen.

8.5.1 Bias

Wie in Kapitel 7 festgestellt wurde, ist die beste Art und Weise, die Wirksamkeit einer Therapie festzustellen, eine randomisierte kontrollierte Studie. Das trifft auf alle therapeutischen Maßnahmen zu, besonders aber auf die frühzeitige Therapie nach einer Screeninguntersuchung. Es dauert in aller Regel Jahre und erfordert eine große Anzahl von zu untersuchenden Menschen, um nachzuweisen, daß eine präventive therapeutische Maßnahme wirksam ist. Beispielsweise kann die frühzeitige Behandlung nach der Screeninguntersuchung auf kolorektales Karzinom die Anzahl der Todesfälle durch dieses Karzinom auf etwa ein Drittel senken. Um aber diesen Effekt aufzuzeigen, war eine Studie mit einer Nachbeobachtungszeit von 13 Jahren notwendig (5). Der „klinische Eindruck“ des Effekts einer Screeninguntersuchung allein reicht in dieser Situation nicht aus.

Sorgfältige Studien sind auch wegen verschiedener Typen von Verzerrungen nötig, die für Studien zur Effektivität von Screeningprogrammen charakteristisch sind. Drei dieser Biastypen werden im folgenden beschrieben.

Lead-time-Bias

Lead time (Vorverlegungszeit) ist die Zeitspanne zwischen der Feststellung eines medizinischen Zustandes durch eine Screeninguntersuchung und dem Zeitpunkt, an dem er normalerweise diagnostiziert werden würde, weil der Patient Symptome bemerkt und um eine medizinische Behandlung nachsucht (Abb. 8.4). Die Dauer der Lead time für eine bestimmte Krankheit hängt sowohl von der biologischen Progressionsrate der Krankheit als auch von der Fähigkeit des Screeningtests ab, die Krankheit frühzeitig festzustellen. Wenn die Lead time sehr kurz ist, wie das derzeit bei Lungenkrebs der Fall ist, ist die Therapie der medizinischen Zustände, die bei einer Screeninguntersuchung festgestellt wurden, wahrscheinlich nicht effektiver als die Behandlung nach dem Auftreten von Symptomen. Wenn die Lead time andererseits lang ist, wie das bei Zervixkarzinom der Fall ist (im Durchschnitt dauert die Entwicklung von einem Carcinoma in situ bis zur klinisch-invasiven Krankheit etwa 30 Jahre), kann die Therapie des medizinischen Zustandes, der bei einer Screeninguntersuchung gefunden wurde, sehr effektiv sein.

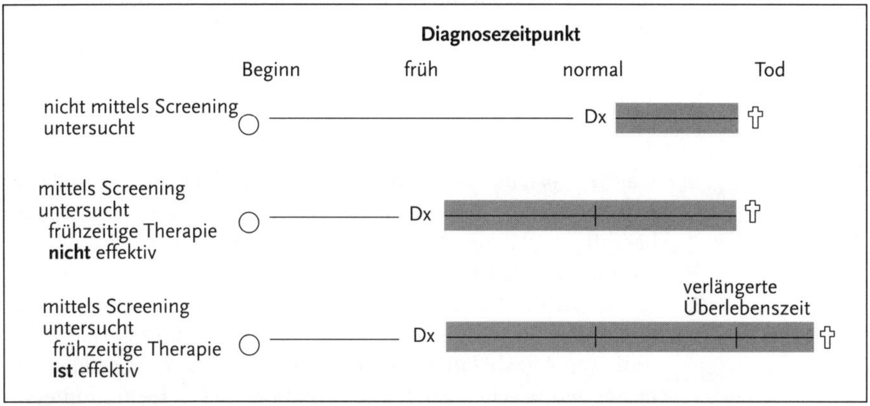

Abb. 8.4: Wie die Vorverlegungszeit (lead time) die Überlebenszeit nach der Screeninguntersuchung beeinflußt. Die schraffierten Flächen zeigen die Überlebenszeit nach Diagnosestellung (Dx) an.

Wie kann die Lead time in einer Studie zur Wirksamkeit einer frühzeitigen Therapie verzerrte Ergebnisse verursachen? Auf Grund der Screeninguntersuchung wird eine Krankheit früher festgestellt, als das der Fall gewesen wäre, nachdem der Patient Symptome entwickelt hatte, wie Abbildung 8.4 demonstriert. Folglich überleben Menschen, bei denen mittels Screeninguntersuchung die Diagnose einer letalen Krankheit gestellt worden ist, im Durchschnitt länger vom Zeitpunkt der Diagnose an als Menschen, bei denen eine Diagnose erst nach Auftreten von Symptomen gestellt wurde, selbst dann, wenn die frühzeitige Therapie nicht effektiver ist als eine Therapie bei klinischem Nachweis. In dieser Situation würde die Screeninguntersuchung den Menschen scheinbar helfen, länger zu leben, in Wirklichkeit würde ihnen aber nicht mehr „Überlebenszeit“, sondern mehr „Krankheitszeit“ gegeben werden.

Eine geeignete Methode der Analyse, um einen Lead-time-bias zu vermeiden, besteht darin, sowohl eine mit dem Screeningtest untersuchte Gruppe von Personen als auch eine Kontrollgruppe von Patienten zu analysieren und die altersspezifischen Mortalitätsraten anstelle der Überlebenszeiten vom Zeitpunkt der Diagnose an zu vergleichen. Wir können sicher sein, daß frühzeitige Diagnose und Therapie des kolorektalen Karzinoms effektiv sind, weil Studien nachgewiesen haben, daß die Mortalitätsraten von Personen, die mit dem Screeningtest untersucht wurden, niedriger sind als die einer vergleichbaren Gruppe ohne den Screeningtest (5).

Length-Bias

Der *Length-Bias* (*Verzerrung durch die Zeitdauer der Erkrankung*) (s. Abb. 8.5 und 8.6) ist ein weiterer Bias, der Screeningstudien beeinflussen kann. Length-Bias entsteht, weil der Anteil sich langsam entwickelnder Läsionen, die bei der Screeninguntersuchung diagnostiziert werden, größer ist als bei üblichen medizinischen Behandlungen. Der Effekt der Einbeziehung einer größeren Anzahl langsam wachsender Karzinome läßt allein dadurch den falschen Eindruck entstehen, daß Screeninguntersuchungen und frühzeitige Therapie effektiver sind als die übliche Behandlung.

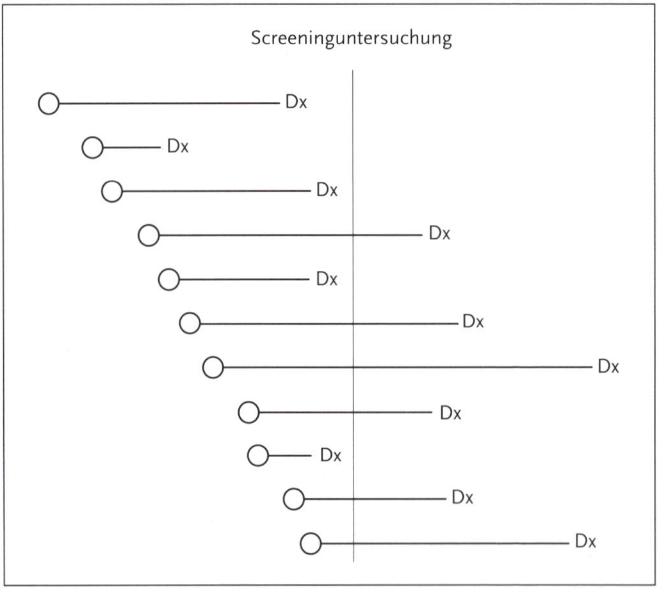

Abb. 8.5: Zeitdauerbias (Length-Bias). Fälle, die vom Beginn (O) bis zum Auftreten der ersten Symptome und der Diagnosestellung (Dx) schnell fortschreiten, werden während einer Screeninguntersuchung mit geringerer Wahrscheinlichkeit festgestellt.

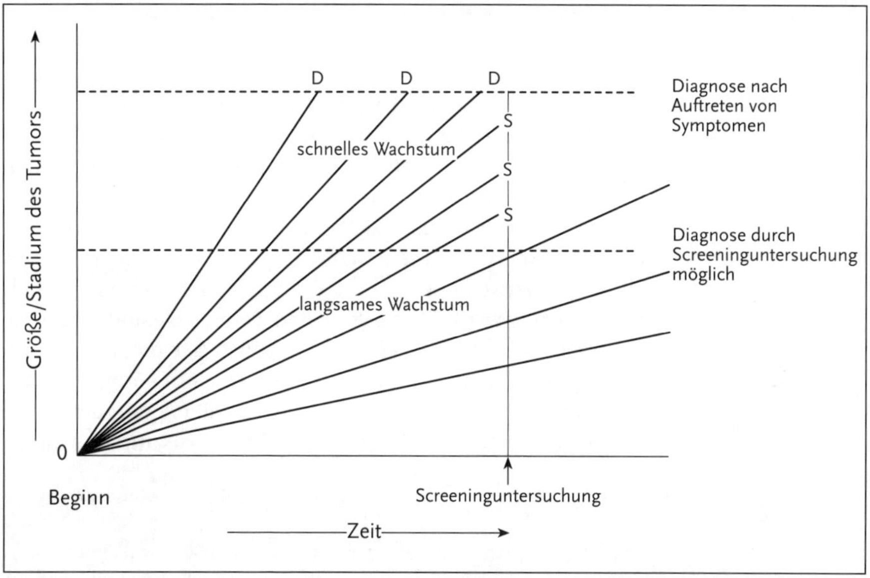

Abb. 8.6: Zeitdauerbias (Length-Bias). Schnell wachsende Tumoren gelangen in medizinische Behandlung, bevor ein Screening durchgeführt wird, während bei langsamer wachsenden Tumoren mehr Zeit zur Diagnosestellung verbleibt. D: Diagnosestellung nach Auftreten von Symptomen, S: Diagnosestellung nach Screening.

Der Length-Bias tritt auf folgende Art und Weise auf. Screening funktioniert am besten, wenn sich ein Krankheitsbild langsam entwickelt. Die meisten Karzinome aber zeigen ein breites Spektrum an Wachstumsraten. Einige Karzinome wachsen langsam, andere sehr schnell. Screeningtests stellen wahrscheinlich hauptsächlich langsam wachsende Tumoren fest, weil diese bereits über längere Zeit vorhanden sind, bevor sie Symptome verursachen. Schnell wachsende Tumoren verursachen viel wahrscheinlicher Symptome, die in dem Zeitraum zwischen den Screeninguntersuchungen zur Diagnose führen. Deshalb tendieren Screeninguntersuchungen dazu, Tumoren mit einer schon von Natur aus besseren Prognose herauszufinden. Folglich können die Mortalitätsraten von Karzinomen, die durch Screening festgestellt werden, niedriger sein als von denjenigen, die mittels Screening nicht gefunden werden, ein Effekt, der aber nicht die Folge des Screenings an sich ist.

Compliance-Bias

Compliance-Bias ist der dritte bedeutende Typ eines Bias, der in Effektivitätsstudien zu präsymptomatischen Therapien auftreten kann. Er resultiert daraus, inwieweit die Patienten dem ärztlichen Rat Folge leisten. Patienten mit guter Compliance tendieren dazu, eine bessere Prognose unabhängig vom Screening zu haben. Wenn eine Studie die Endzustände einer Krankheit bei freiwilligen Teilnehmern an einem Screeninguntersuchungsprogramm mit den Endzuständen in einer Gruppe von Personen, die sich nicht freiwillig zur Verfügung stellten, vergleicht, sind die besseren Ergebnisse für die freiwilligen Teilnehmer möglicherweise nicht auf die Therapie zurückzuführen, sondern können das Ergebnis anderer Faktoren sein, die mit der Befolgung der ärztlichen Anweisungen, also mit der Compliance, zusammenhängen.

Beispiel

In einer Studie zur Bewertung des Effekts eines Programms zur Gesundheitsfürsorge war eine Patientengruppe zu einer regelmäßigen jährlich durchzuführenden Überprüfung des Gesundheitszustandes aufgefordert worden und eine andere vergleichbare Gruppe nicht (14). Im Laufe der Zeit haben aber einige aus der Kontrollgruppe um regelmäßige Kontrolle ihres Gesundheitszustandes gebeten. Wie in Abbildung 8.7 zu erkennen ist, hatten die Patienten der Kontrollgruppe, die die Untersuchung aktiv angestrebt hatten, geringere Mortalitätsraten als die Patienten, die zur Untersuchung aufgefordert worden waren. In der letzteren Gruppe waren nicht nur Patienten mit guter Compliance, sondern auch solche, die zur Teilnahme überredet werden mußten.

Length-Bias und Compliance-Bias können vermieden werden, indem man sich auf randomisierte kontrollierte Studien verläßt, die sämtliche klinische Endzustände in den Gruppen berücksichtigen, unabhängig von der Methode der Diagnosestellung oder dem Grad der Teilnahme am Screening. Gruppen, denen die Patienten nach dem Zufallsprinzip, also randomisiert, zugeordnet wurden, haben eine vergleichbare Anzahl an langsam und schnell wachsenden Tumoren und im Durchschnitt ein vergleichbares Niveau der Compliance. Diese Gruppen sollten besser hinsichtlich der Mortalitätsraten und nicht hinsichtlich der Überlebenszeiten verglichen werden, um einen Lead-time-Bias zu vermeiden.

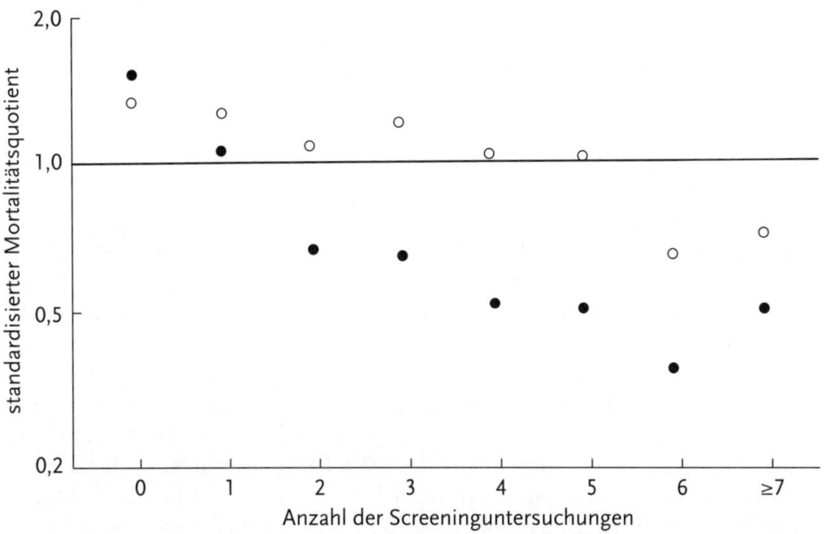

Abb. 8.7: Einfluß der Kooperation (Compliance) der Patienten auf ein Screeningprogramm. Die Kontrollgruppe der Patienten (●) hatte einen niedrigeren standardisierten Mortalitätsquotienten (beobachtete : erwartete Todesfälle, standardisiert nach dem Alter) als die Studiengruppe mit dem Angebot (o) einer Screeninguntersuchung; aber in die Kontrollgruppe waren nur Patienten einbezogen, die eine Screeninguntersuchung erbeten hatten, während die Studiengruppe alle Patienten umfaßte, denen die Screening-Untersuchung angeboten worden war. MHCs Multiphasic health checkups. (Nach Friedman GD, Collen MF; Fireman BH. Multiphasic health checkup evaluation: a 16-year follow-up. J Chron Dis 1986;39:453–463.)

Weil randomisierte kontrollierte Studien schwer durchzuführen sind, lange dauern und viel Geld kosten, versuchen Untersucher manchmal, andere Arten von Studien, wie z. B. Kohortenstudien (Kap. 5) oder Fall-Kontroll-Studien (Kap. 10) anzuwenden, um präventive Maßnahmen und die Effektivität der Therapie nach einer Screeninguntersuchung zu beurteilen.

Beispiel

Um festzustellen, ob regelmäßige Screeninguntersuchungen mittels Sigmoidoskopie die Mortalität an kolorektalem Karzinom im Rektosigmoid reduzieren oder nicht, untersuchten Selby et al. (15) die Häufigkeit der Screeninguntersuchung mittels Sigmoidoskopie für die vergangenen 10 Jahre bei Patienten, die an kolorektalem Karzinom verstorben waren, und bei Gesunden, gematcht nach Alter und Geschlecht. Um einen Lead-time-Bias und einen Length-Bias zu vermeiden, werteten sie nur das Screening bei Menschen aus, von denen bekannt war, daß sie an einem kolorektalen Karzinom verstorben waren (Fallgruppe) oder nicht an kolorektalem Karzinom verstorben sind (Kontrollgruppe). Zur Vermeidung des Compliance-Bias adjustierten sie ihre Ergebnisse auf die Anzahl der periodischen Gesundheitskontrollen, die bei jeder Person durchgeführt wurden. Sie adjustierten die Ergebnisse auch auf den Nachweis gesundheitlicher Probleme, die sowohl zu häufigeren Screeninguntersuchungen als auch zu einer erhöhten Wahrscheinlichkeit eines kolorektalen Karzinoms geführt haben könnten. Für die Patienten, die an Rektumkarzinom oder Sigmakarzinom verstarben, war es weniger wahrscheinlich, daß sie sich einer Screeninguntersuchung mittels Sigmoidoskopie in den vergangenen 10 Jahren unterzogen hatten (8,8%) als für die Patienten in der Kontrollgruppe (24,2%). Durch die Sigmoidoskopie, gefolgt von einer rechtzeitigen Therapie, sind fast 60% der Todesfälle durch distales kolorektales Karzinom verhindert worden. Außerdem haben die Autoren, indem sie zeigten, daß es gegen das kolorektale Karzinom oberhalb des Gebietes, das durch Sigmoidoskopie erreicht wird, keinen Schutz gibt, darauf hingewiesen, daß „es schwer ist sich vorzustellen, wie diese anatomische Spezifität des beobachteten Effekts durch Confounding erklärt werden könnte“.

Fallserien, in denen eine Gruppe von Menschen, die an einem Screeningprogramm teilnimmt, über eine Zeitspanne nachbeobachtet wird, sind eine häufig angewandte, aber ungeeignete Methode zur Bewertung der Effektivität von Screeningprogrammen. Dabei treten alle hier beschriebenen Biasformen auf (mehr zu Fallserien s. Kap. 10).

8.6 Nutzen-Schaden-Verhältnis

Die Gesundheitsförderung und die Prävention von Krankheiten erlangen immer größere Bedeutung. Das Ziel, Menschen so gesund wie möglich zu erhalten, ist lobenswert. Wie aber dieses Kapitel aufzeigt, sind die konzeptionellen Vorstellungen, die hinter diesem Ziel stehen, komplexer Natur. Noch gravierender ist, daß die Aktivitäten zur Gesundheitsförderung auch Schäden verursachen können. Es ist wahrscheinlich korrekt festzustellen, daß sie in aller Regel Nachteile mit sich bringen, wenngleich völlig unbeabsichtigt. Zumindest kosten sie Geld, die Zeit des Patienten und verursachen oft Unannehmlichkeiten. Schlimmstenfalls können sie seltene ernsthafte körperliche Schäden bei einem Patienten verursachen, entweder auf Grund von Komplikationen des Screeningtests selbst oder auf Grund negativer Folgen nachfolgender Untersuchungen oder der Therapie, besonders bei Patienten mit falschpositiven Testergebnissen. Falschpositive Tests können auch psychischen Schaden anrichten. Deshalb ist es wichtig, daß der Arzt solide Belege dafür hat, wieviel Nutzen und wieviel Schaden Aktivitäten zur Gesundheitsförderung bringen können. Es reicht nicht aus, gute Absichten zu haben.

Bevor bei einem Patienten eine Maßnahme zur Gesundheitsförderung ergriffen wird, besonders wenn das Verfahren unter Experten umstritten ist, sollte der Arzt sowohl das Für (Wahrscheinlichkeit eines bekannten und erhofften Nutzens für die Gesundheit) als auch das Wider (Wahrscheinlichkeit unbeabsichtigter Wirkungen) des Verfahrens mit dem Patienten besprechen.

Beispiel

Obgleich klinische Untersuchungen der Brust und Screeninguntersuchungen mittels Mammographie auf Brustkrebs allgemein für ältere Frauen empfohlen werden, bestehen Meinungsverschiedenheiten über das Screening von Frauen im Alter von 40 bis 49 Jahren. Randomisierte kontrollierte Studien zeigen, daß ein Screening in dieser Altersgruppe nicht sicher effektiv ist, wenngleich ein protektiver Effekt in der Größenordnung von etwa 15% nach vielen Jahren noch möglich ist. Expertengruppen sind in ihren Empfehlungen geteilter Meinung. Wenn dieses Problem mit einer Patientin besprochen wird, ist es hilfreich, sowohl den Nutzen als auch die möglichen Schäden aufzuzeigen, die sich aus einer Screeninguntersuchung ergeben (Abb. 8.8). Dieses Vorgehen ist nicht nur ehrlicher zu der Patientin, sondern hilft auch, die Situation für sie zu erklären, so daß ihre Entscheidung, unabhängig davon, wofür sie sich entscheidet, wirklich auf einer „informierten Einwilligung (informed consent)“ beruht. Eine Kosten-Nutzen-Analyse formalisiert dieses Vorgehen in der gesundheitspolitischen Debatte (16).

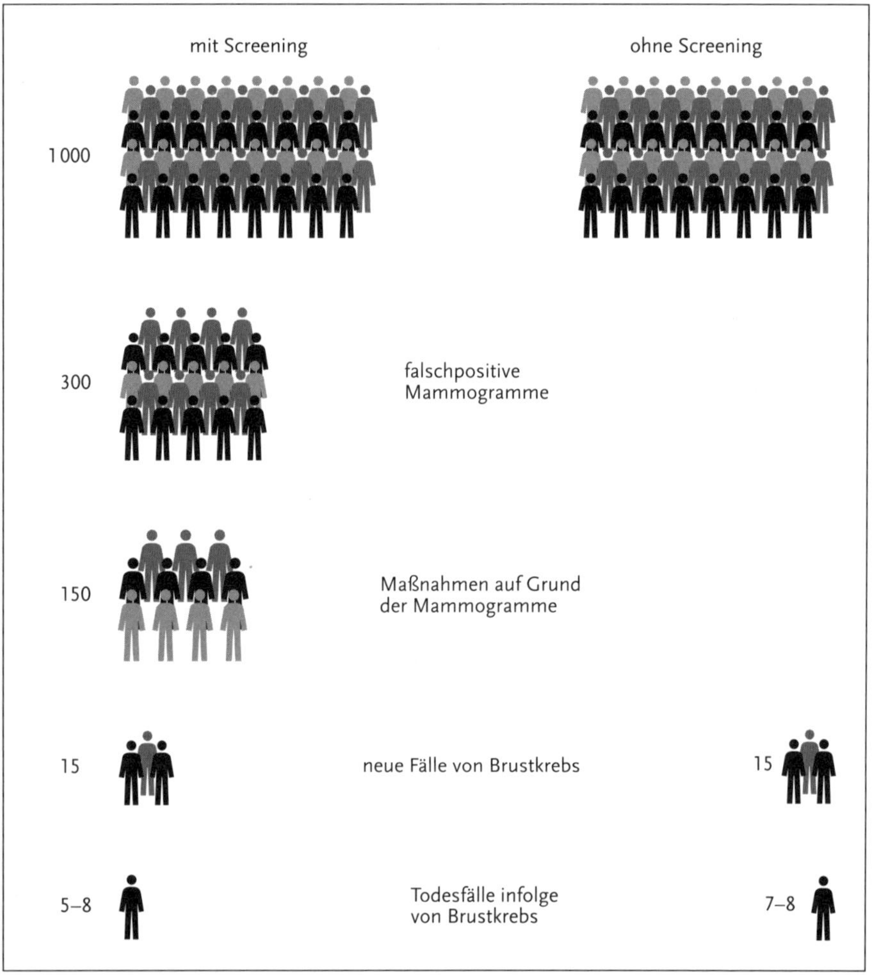

Abb. 8.8: Abwägung von Nutzen und Schaden von Screeninguntersuchungen. Jährliche Mammographie bei 1 000 Frauen im Zeitraum von 10 Jahren, beginnend im Alter von 40 Jahren, und deren Konsequenzen.

8.7 Aktuelle Empfehlungen

Mit Fortschritten auf dem Gebiet einer wissenschaftlichen Prävention unterscheiden sich die aktuellen Empfehlungen zur Gesundheitsfürsorge außerordentlich von denen in der Vergangenheit. Verschiedene Organisationen haben empfohlen, auf die jährlichen Routineuntersuchungen zu verzichten zugunsten eines selektiven Vorgehens, bei welchem die durchzuführenden Untersuchungen vom Alter, Geschlecht und den klinischen Charakteristika einer Person abhängen (wodurch Prävalenz und positiver prädiktiver Wert erhöht werden). Sie tendieren auch dazu zu empfehlen, weniger Tests als früher durchzuführen (wodurch der prozentuale Anteil von Patienten mit falschpositiven Ergebnissen gesenkt wird). Verschiedene Organisationen haben ihre Aufmerksamkeit auf den Selektionsprozeß gelenkt, um entscheiden zu können, nach welchen Krankheiten gesucht werden sollte. Es besteht ein zunehmendes Interesse an der klaren Darstellung der Kriterien, denen Screeningtests entsprechen sollten, ehe sie in regelmäßige Gesundheitsüberprüfungen einbezogen werden. Organisationen mit fest formulierten Kriterien zur Auswahl von speziellen Krankheiten für diese Routineuntersuchungen sind in ihren Empfehlungen konservativer als Organisationen ohne solchen Kriterien.

8.8 Zusammenfassung

Einer Krankheit kann in erster Linie vorgebeugt werden, wenn man ihren Ausbruch verhindert (Primärprävention). Dazu dienen interventionelle Maßnahmen, wie z. B. Impfungen und Beratungsgespräche. Solche Maßnahmen sollten bezüglich ihrer Effektivität genauso exakt wie andere Arten von klinischen Interventionen beurteilt werden.

Schwerwiegende Folgen einer Krankheit können mittels Screeningtests zu einer Zeit verhindert werden, in der die präsymptomatische Therapie effektiver ist als eine spätere Therapie zu einem Zeitpunkt, wenn bereits Symptome aufgetreten sind (Sekundärprävention). Ein Screeningtest sollte durchgeführt werden, falls die Krankheit einen wesentlichen Leidensdruck verursacht, falls ein guter Screeningtest zur Verfügung steht und falls eine präsymptomatische Therapie effektiver ist als eine Therapie zur üblichen Zeit. Screeningtests sollten sensitiv genug sein, daß sie die meisten Krankheitsfälle, nach denen gesucht wird, herausfinden, sie sollten spezifisch genug sein, daß nicht zu viele falschpositive Ergebnisse entstehen, sie sollten kostengünstig und sicher sein und sowohl von Patienten als auch von Ärzten gut akzeptiert werden.

Bei der Sekundärprävention gefährden drei mögliche Biasformen die Studien zur Effektivität der präsymptomatischen Therapie: der Lead-time-Bias, der aus der frühen Feststellung der Krankheit resultiert, die Tendenz, eine unverhältnismäßige Anzahl langsam fortschreitender Fälle bei einem Screening prävalenter Fälle zu entdecken (Length-Bias) und das Confounding des Effekts der präventiven Intervention selbst durch eine gute Prognose, die mit einer guten Compliance assoziiert ist.

Auf der Grundlage dieser Kriterien kann man eine begrenzte Anzahl von Interventionen der Primärprävention und von Screeningtests für die Sekundärprävention zur Gesundheitsfürsorge entsprechend Alter, Geschlecht und dem klinischen Status des Patienten empfehlen.

Kapitel 9

Zufall

Beim Versuch, aus klinischer Erfahrung zu lernen, sei es durch gezielte Forschung oder im Laufe der Behandlung von Patienten, treten zwei Arten von Problemen auf: Bias und Zufall. Wie wir bereits besprochen haben (Kap. 1), ist ein Bias ein systematischer Fehler, allgemein das Ergebnis eines jeden Prozesses, der systematische Abweichungen der beobachteten Werte von den wahren Werten verursacht. In der klinischen Forschung ist ein großer Teil der Anstrengungen darauf gerichtet, einen Bias zu vermeiden, wo es möglich ist, bzw. den Bias zu kontrollieren oder seine Wirkungen abzuschätzen, wenn Bias unvermeidbar ist.

Zufällige Fehler sind andererseits allen Beobachtungen eigen. Sie können möglichst gering gehalten, aber insgesamt niemals völlig vermieden werden. Zufallsschwankungen können sich aus dem Prozeß der Messung selbst oder aus dem biologischen Phänomen, das gemessen wird (Kap. 2), ergeben. Diese Fehlerquelle wird „zufällig" genannt, weil sie im Durchschnitt ebenso wahrscheinlich zu beobachteten Werten führt, die sowohl auf der einen wie auch auf der anderen Seite des wahren Wertes liegen.

Im allgemeinen ist man versucht, bei der Auswertung von Daten die Bedeutung des Zufalls im Verhältnis zu einem Bias überzubewerten. Viele neigen dazu zu sagen, „wenn $p < 0{,}001$ ist, kann ein geringer Bias nicht viel Schaden anrichten!" Wenn aber Daten mit unerkanntem Bias zusammengetragen worden sind, kann keinerlei statistische Manipulation ein valides Ergebnis retten. Ein Wissenschaftler hat diesen Gedanken, wenn er dabei auch möglicherweise einen extremen Standpunkt vertritt, wie folgt ausgedrückt: „Eine gut geplante, sorgfältig durchgeführte Studie ergibt meist Ergebnisse, die auch ohne formale Analyse offensichtlich sind, und wenn im Studiendesign oder bei der Durchführung der Studie wesentliche Fehler auftreten, wird auch eine formale Analyse nicht helfen" (1).

In diesem Kapitel wird der Zufall im Rahmen einer kontrollierten klinischen Studie erörtert, weil das eine einfache Art und Weise ist, die konzeptionellen Grundlagen darzustellen. Die Anwendung dieser Konzepte ist aber nicht auf Therapievergleiche in klinischen Studien begrenzt. Die Statistik wird angewendet, sooft man aus Informationen von Stichproben auf Populationen schließen möchte.

9.1 Zufälliger Fehler

Auf Grund der Zufallsschwankungen in den beiden verglichenen Gruppen kann man nicht erwarten, daß die in einer klinischen Studie beobachteten Differenzen zwischen behandelten Patienten und Kontrollpatienten die wahren Unterschiede exakt widerspiegeln. Statistische Tests stellen ein Hilfsmittel dar, um abzuschätzen, wie gut sich die beobachtete Differenz der wahren Differenz annähert. Warum mißt man dann den Unterschied nicht direkt und beseitigt so die Unsicherheit? Weil die wissenschaftliche Untersuchung normalerweise an einer Stichprobe von Patienten durchgeführt werden muß und nicht alle Patienten mit der interessierenden Krankheit untersucht werden können. Folglich besteht immer die Möglichkeit, daß die erhobene Stichprobe von Patienten in einer Studie, auch wenn sie mittels eines verzerrungsfreien Verfahrens ausgewählt wurde, der Population von Patienten als ganzer nicht gleicht.

Es werden zwei allgemein übliche Verfahrensweisen genutzt, um die Rolle des Zufalls bei klinischen Beobachtungen abzuschätzen. Die erste, die *Hypothesenprüfung* genannt wird, untersucht unter Anwendung statistischer Tests, ob ein Effekt (ein Unterschied) vorhanden ist oder nicht, um die Hypothese zu prüfen, daß kein Unterschied existiert („Nullhypothese"). Das ist die traditionelle Art und Weise, die Rolle des Zufalls zu beurteilen. Sie ist seit der Einführung statistischer Testverfahren zu Beginn unseres Jahrhunderts weit verbreitet und mit den geläufigen „*p*-Werten" assoziiert. Die andere Methode, *Schätzverfahren* genannt, benutzt statistische Methoden, um den Wertebereich zu schätzen, der vermutlich den wahren Wert einschließt. Dieses Verfahren hat in jüngster Zeit weite Verbreitung gefunden und wird jetzt von den meisten Zeitschriften aus Gründen, die im folgenden beschrieben werden, bevorzugt.

Zunächst folgt die Darstellung des traditionellen Verfahrens.

9.2 Hypothesentests

In der üblichen Situation, in der die hauptsächlichen Schlußfolgerungen einer Studie in dichotomen Begriffen ausgedrückt werden (z. B. die Therapie wird für erfolgreich oder nicht erfolgreich gehalten) und die Ergebnisse des statistischen Tests auch dichotom sind (das Ergebnis ist entweder „statistisch signifikant", d. h. wahrscheinlich nicht rein zufällig, oder „nicht signifikant"), gibt es vier Möglichkeiten, wie Schlußfolgerungen der Untersuchung zur Realität in Beziehung stehen können (Abb. 9.1).

		wahrer Unterschied	
		vorhanden	nicht vorhanden
Ergebnis des statistischen Tests	signifikant	korrekt	Fehler 1. Art (α)
	nicht signifikant	Fehler 2. Art (β)	korrekt

Abb. 9.1: Zusammenhang zwischen den Ergebnissen eines statistischen Tests und dem wahren Unterschied zwischen zwei Therapiegruppen. (*Nicht vorhanden* ist eine Vereinfachung. Eigentlich ist gemeint, daß der wahre Unterschied nicht größer als eine festgelegte Größe ist.)

Zwei der vier Möglichkeiten führen zu korrekten Schlußfolgerungen:

a) wenn die geprüften Therapieformen tatsächlich unterschiedliche Wirkungen aufweisen und das auch Ergebnis der Studie ist, und
b) wenn die Therapieverfahren tatsächlich die gleichen Wirkungen haben und die Studie diesen Schluß ebenfalls zieht.

Es gibt zwei Möglichkeiten, sich zu irren:

a) Die Therapieformen, die mit der Studie untersucht werden sollen, können tatsächlich gleiche Wirkungen haben, aber es wird geschlußfolgert, daß die in der Studie untersuchte Therapie die bessere ist. Ein Fehler dieser Art, der zu der „falschpositiven" Schlußfolgerung führt, daß die Behandlung wirksam ist, wird α-Fehler oder *Fehler 1. Art* genannt. Alpha ist die Wahrscheinlichkeit der Aussage, daß eine Differenz in den Therapiewirkungen besteht, wenn es eine solche in Wirklichkeit gar nicht gibt.

b) Andererseits könnte die Therapie wirksam sein, aber in der Studie wird geschlußfolgert, daß sie das nicht ist. Diese „falschnegative" Schlußfolgerung wird β-Fehler oder *Fehler 2. Art* genannt. Beta ist die Wahrscheinlichkeit der Aussage, daß kein Unterschied zwischen den Therapiewirkungen existiert, wenn er in Wirklichkeit aber doch existiert. „Kein Unterschied" ist eine vereinfachte Form der Aussage, daß der wahre Unterschied wahrscheinlich nicht größer ist als eine vorbestimmte Größe. Es gibt keine Möglichkeit zu belegen, daß es überhaupt keinen Unterschied zwischen zwei Therapieformen gibt.

Abbildung 9.1 entspricht der Vierfeldertafel, die die Ergebnisse eines diagnostischen Tests mit der tatsächlichen Diagnose vergleicht (Kap. 3). Mit „Test" wird hier das Ergebnis einer klinischen Studie bezeichnet, das auf einem statistischen Test der Ergebnisse aus einer Stichprobe von Patienten beruht. Das reale Ergebnis ist der wahre relative Unterschied der verglichenen Therapieformen, wenn es möglich wäre, z. B. alle Patienten mit der in der Studie zu untersuchenden Krankheit oder eine große Anzahl von Patienten zu beobachten. Der α-Fehler entspricht einem falschpositiven und der β-Fehler einem falschnegativen Testergebnis. Bei Fehlen eines Bias ist allein die Zufallsschwankung für die Unsicherheit im Ergebnis eines statistischen Tests verantwortlich.

Weil die Zufallsschwankung bei allen Beobachtungen eine Rolle spielt, ist es eine zu grobe Vereinfachung zu fragen, ob der Zufall für die Ergebnisse verantwortlich ist oder nicht. Vielmehr ist es eine Frage, wie wahrscheinlich die Zufallsschwankung *allein* für die Befunde unter den bestimmten Bedingungen der Studie verantwortlich ist. Die Wahrscheinlichkeit einer Fehlaussage infolge der Zufallsschwankung wird mittels *schließender Statistik* geschätzt. Diese Inferenzstatistik ist ein quantitativer Wissenschaftszweig, die auf Annahmen über die mathematischen Eigenschaften der Daten beruht und Berechnungen der Wahrscheinlichkeit erlaubt, daß die Ergebnisse allein durch Zufall aufgetreten sein könnten.

Die Statistik ist ein Spezialgebiet mit eigenem Wortschatz („Nullhypothese, Varianz, Regression, Trennschärfe, Modellierung"), der vielen Ärzten nicht vertraut ist. Läßt man aber die tatsächliche Komplexität der statistischen Methoden beiseite, so kann die Inferenzstatistik schließlich auch von einem Nichtexperten als nützliches Mittel betrachtet werden. Statistische Tests sind die Methode zur Schätzung der Wirkungen einer Zufallsschwankung.

In den nächsten beiden Abschnitten werden der α- und der β-Fehler diskutiert. Es soll versucht werden, in einem Anwendungszusammenhang die Prüfung der Nullhypothese und die Schätzung dieser Fehler darzustellen. Wir werden jedoch vermeiden, diese Themen in strenger, quantitativer Weise zu besprechen. Dazu wird der Leser auf die ausgezeichnete Literatur zur Biostatistik verwiesen (s. „empfohlene Literatur" am Ende des Buches).

9.2.1 Schluß auf die Wirksamkeit einer Therapie

Die meisten statistischen Anwendungen, denen man in der gegenwärtigen medizinischen Literatur begegnet, befassen sich mit der Wahrscheinlichkeit eines α-Fehlers und werden durch den vertrauten *p*-Wert ausgedrückt. Der *p*-Wert ist eine quantitative Schätzung der Wahrscheinlichkeit, daß beobachtete Differenzen in den Therapiewirkungen in der speziellen vorliegenden Studie allein durch Zufall hätten auftreten können, wobei angenommen wird, daß zwischen den Gruppen tatsächlich keine Differenz besteht. Eine weitere Möglichkeit, das auszudrücken, besteht darin, daß *p* die Antwort auf die Frage ist: „Wenn es in Wirklichkeit keine Unterschiede zwischen den Therapiearmen gäbe und man den Therapievergleich viele Male wiederholen könnte, welcher Anteil der Therapievergleiche würde dann zu der Schlußfolgerung führen, daß die Differenz der Therapieeffekte genauso groß oder größer ist, als es in der Studie festgestellt wurde?"

Nennen wir den *p*-Wert „p_α", um ihn von Schätzungen des anderen Fehlers infolge der Zufallsschwankung, den β-Fehler zu unterscheiden, den wir „p_β" bezeichnen wollen. Wenn man in der wissenschaftlichen Literatur ein einfaches *p* findet, ist das gewöhnlich das, was wir unter p_α verstehen.

Diese Art von Fehler, der durch p_α geschätzt wird, findet immer dann Anwendung, wenn geschlußfolgert wird, daß eine

Therapie wirksamer ist als die andere. Wenn sich ergibt, daß p_α eine bestimmte Grenze überschreitet und demzufolge kein Unterschied zwischen den Therapieformen besteht, dann ist der bestimmte Wert von p_α nicht so relevant; in einer solchen Situation ist p_β (Wahrscheinlichkeit des β-Fehlers) von Interesse.

9.2.2 Dichotome und exakte *p*-Werte

Es ist allgemeine Praxis geworden, den *p*-Werten, die unter 0,05 liegen, eine besondere Bedeutung beizumessen, weil man im großen und ganzen übereingekommen ist, daß eine Chance von weniger als 1 zu 20 ein geringes Risiko darstellt, sich zu irren. Eine Rate von 1 zu 20 ist tatsächlich so klein, daß es berechtigt ist zu schlußfolgern, daß diese Erscheinung wahrscheinlich nicht durch Zufall allein aufgetreten ist. Sie könnte durch Zufall entstanden sein, und zwar in einem von 20 Fällen; aber das ist unwahrscheinlich.

Differenzen, die mit einem p_α von kleiner als 0,05 assoziiert sind, werden „statistisch signifikant" genannt. Es ist aber wichtig, daran zu denken, daß das Festlegen eines Grenzwertes bei 0,05 völlig willkürlich ist. Es ist möglich, daß manche Wissenschaftler höhere Werte akzeptieren oder auf niedrigeren bestehen könnten in Abhängigkeit von den Konsequenzen eines falschpositiven Ergebnisses in einer bestimmten Situation.

Um die verschiedenen Meinungen darüber, was unwahrscheinlich und noch wahrscheinlich ist, miteinander zu vereinbaren, geben einige Untersucher lieber die exakten Wahrscheinlichkeiten von p_α an (z. B. 0,03; 0,07; 0,11 usw.), als sie jeweils in eine der beiden Kategorien $< 0,05$ oder $\geq 0,05$ zusammenzufassen. Die Interpretation dessen, was statistisch signifikant ist, wird dann dem Leser überlassen. Die *p*-Werte jedoch, die größer als 1 von 5 sind, werden in der Regel einfach als $p > 0,20$ angegeben, weil fast jeder zustimmen kann, daß die Wahrscheinlichkeit eines α-Fehlers, der mehr als ein Fünftel beträgt, unannehmbar hoch ist. Unterhalb sehr niedriger *p*-Werte (wie $p < 0,001$) ist dementsprechend der Zufall eine sehr unwahrscheinliche Erklärung für die beobachtete Differenz, und es ist wenig informativ, diesen niedrigen *p*-Wert genauer zu beschreiben.

9.2.3 Statistische Signifikanz und klinische Relevanz

Eine statistisch signifikante Differenz, ganz gleich, wie klein der *p*-Wert ist, bedeutet nicht, daß diese Differenz klinisch von Bedeutung ist. Ein $p < 0{,}0001$ vermittelt ein hohes Maß an Vertrauen, daß eine Differenz tatsächlich existiert, wenn sich dieser *p*-Wert aus einer gut geplanten Studie ergibt. Aber dieser *p*-Wert sagt nichts über die Größe dieser Differenz oder ihre klinische Bedeutung aus. In der Tat können völlig triviale Differenzen statistisch hochsignifikant sein, wenn eine genügend große Anzahl von Patienten untersucht worden ist.

Beispiel

Anfang der 90er Jahre wurde eine heiße Diskussion darüber geführt, welche der beiden thrombolytischen Substanzen, Streptokinase oder Tissue plasminogen activator (tPA) bei einem akuten Myokardinfarkt am effektivsten ist. Große Studien hatten einen Unterschied in der Reperfusionsrate, nicht aber in der Mortalität nachgewiesen. Die beiden Therapieformen wurden (zusammen mit subkutanem oder intravenösem Heparin) in einer großangelegten randomisierten kontrollierten Studie, GUSTO genannt, die 41 021 Patienten in 15 Ländern einschloß, verglichen (2). Der tPA wurde mittels eines aggressiveren Therapieschemas als in früheren Studien eingesetzt. Die Sterberate innerhalb von 30 Tagen war bei Patienten, die tPA erhielten, niedriger (6,3%) als bei denen, die mit Streptokinase behandelt wurden (7,2% bzw. 7,4% in Abhängigkeit davon, wie Heparin verabreicht wurde), und es war höchst unwahrscheinlich, daß diese Differenz durch Zufall verursacht wurde ($p < 0{,}001$). Die Differenz ist aber nicht groß; man müßte ungefähr 100 Patienten mit tPA anstelle von Streptokinase behandeln, um einen Tod in der Frühphase nach akutem Myokardinfarkt zu verhindern. Weil tPA sehr viel teurer ist als Streptokinase – die Therapie würde etwa 250 000 Dollar kosten, um diesen einen Tod zu verhindern (3) – und weil tPA viel wahrscheinlicher Hirnblutungen verursacht als Streptokinase, haben einige die Frage gestellt, ob dieser marginale Nutzen von tPA lohnend ist, d.h. ob die Differenz in der Mortalität zwischen der Therapie mit tPA und der Therapie mit Streptokinase, wenn man alles in Betracht zieht, „klinisch signifikant" ist.

Andererseits können sich wenig eindrucksvolle *p*-Werte in Studien ergeben, die markante Therapieeffekte zeigen, wenn nur wenige Patienten an der Studie teilnehmen (s. folgenden Abschnitt).

9.2.4 Statistische Tests

Meist werden die gebräuchlichen, vielen Lesern vertrauten statistischen Tests angewendet, um die Wahrscheinlichkeit eines α-Fehlers zu schätzen. Die Tests werden auf die Daten angewendet, um eine Teststatistik zu erhalten, die wiederum genutzt werden kann, um die Irrtumswahrscheinlichkeit zu ermitteln (Abb. 9.2). Die Tests sind *Null-Hypothesen-Tests,* d. h. sie werden unter der Annahme, daß es keinen echten Unterschied im Endresultat zwischen den beiden Therapiegruppen gibt, durchgeführt. Diese Annahme beruht auf mathematischen Gründen, nicht darauf, daß „kein Unterschied" die wissenschaftliche Arbeitshypothese der Studie ist. Letztendlich lehnt man die Nullhypothese ab (d. h. man schlußfolgert, daß ein Unterschied besteht) oder man lehnt sie nicht ab (d. h. man schlußfolgert, daß kein Unterschied besteht).

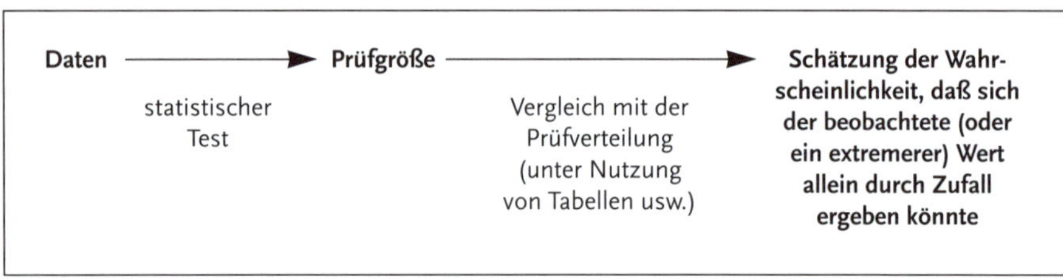

Abb. 9.2: Statistisches Testen

Einige häufig verwendete statistische Tests sind in Tabelle 9.1 aufgelistet. Die Gültigkeit eines jeden Tests hängt von bestimmten Annahmen zu den Daten ab. Wenn die vorliegenden Daten diesen Annahmen nicht entsprechen, kann der resultierende p_α-Wert irreführend sein. Eine Diskussion darüber, wie diese statistischen Tests abgeleitet und wie sie berechnet werden und über die Annahmen, auf denen diese Tests beruhen, kann man in jedem Biostatistikbuch nachlesen.

Beispiel

Der χ^2-Test für Nominaldaten (Anzahlen) ist leichter zu verstehen als die meisten anderen Tests und kann deshalb zur Veranschaulichung genutzt werden, wie statistische Tests funktionieren. Man betrachte die folgenden Daten aus einer randomisierten Studie über zwei alternative Möglichkeiten zur Einleitung der Antikoagulation mit Heparin: gewichtsabhängige Dosierung nach einem Nomogramm im Vergleich zum Standardverfahren (4). Der geprüfte Endpunkt war die Anzahl von Patienten mit einer partiellen Thromboplastinzeit (PTT), die den therapeutischen Schwellenwert innerhalb von 24 Stunden nach Beginn der Antikoagulation überstieg. In der Nomogrammgruppe war das bei 60 von 62 Patienten (97%) der Fall; in der Gruppe mit dem Standardverfahren bei 37 von 48 Patienten (77%) (s. Tab. 9.2).

Tab. 9.1: Einige in der klinischen Forschung häufig genutzten statistischen Verfahren

	zur Prüfung der statistischen Signifikanz einer Differenz
χ^2-Test	zwischen zwei oder mehr Teilen (wenn eine große Anzahl von Beobachtungen vorliegt)
Fishers exakter Test	zwischen zwei Teilen (wenn eine kleine Anzahl von Beobachtungen vorliegt)
Mann-Whitney-*U*-Test	zwischen zwei Medianwerten
t-Test nach Student	zwischen zwei Mittelwerten
F-Test	zwischen zwei oder mehr Mittelwerten
	zur Beschreibung des Ausmaßes einer Assoziation
Regressionskoeffizient	zwischen einer unabhängigen Variablen und einer abhängigen Variablen
Korrelationskoeffizient *r* nach Pearson	zwischen zwei Variablen
	zur Modellierung der Effekte von multiplen Variablen
logistische Regression	auf eine dichotome Zielgröße
Cox' Proportional-hazards-Modell	auf eine ereignisfreie Zeit (mit möglichen Zensierungen) (time-to-event outcome)

Tab. 9.2: Beobachtete Anzahlen

	PTT oberhalb des Schwellenwertes		
	ja	nein	gesamt
Nomogramm	60	2	62
Standardbetreuung	37	11	48
gesamt	97	13	110

Wie wahrscheinlich ist es für eine Studie diesen Umfangs, einen Unterschied zwischen den Raten zu beobachten, der ebenso groß ist wie der beobachtete oder größer, wenn es in Wahrheit gar keine Unterschiede in der Wirkung gäbe? Das hängt davon ab, inwieweit die beobachteten Ergebnisse davon abweichen, was erwartet werden würde, wenn die Therapieverfahren gleichwertig wären und nur die Zufallsschwankung die Ursache dafür wäre, daß sie sich in den untersuchten Stichproben unterscheiden. Wenn die Therapie keine Auswirkung auf das Endresultat hätte, ergibt der Bezug der Erfolgsrate für die Patienten insgesamt (88%) auf die Anzahl der Patienten in jeder Therapiegruppe die erwartete Anzahl der Erfolge in jeder Gruppe (Tab. 9.3).

Tab. 9.3: Erwartete Anzahlen (auf die nächste ganze Zahl gerundet)

	PTT oberhalb des Schwellenwertes		
	ja	nein	gesamt
Nomogramm	55	7	62
Standardbetreuung	42	6	48
gesamt	97	13	110

Die χ^2-Statistik, die ein Maß für den Unterschied zwischen den beobachteten und den erwarteten Anzahlen darstellt, ist die Summe über alle vier Felder des folgenden Ausdrucks:

$$\frac{(\text{beobachtete Anzahl} - \text{erwartete Anzahl})^2}{\text{erwartete Anzahl}}$$

Die Größe von χ^2 wird dadurch bestimmt, wie sich alle beobachteten Anzahlen unterscheiden von den Anzahlen, die man erwarten würde, wenn es keinen Therapieeffekt gäbe. Weil die Ausdrücke ins Quadrat erhoben werden, ist es gleich, ob die beobachteten Raten die erwarteten überschreiten oder unterschreiten. Durch Division der quadrierten Differenz in jedem Feld durch die erwartete Anzahl wird die Differenz für dieses Feld nach der Anzahl der Patienten in diesem Feld adjustiert.

Die χ^2-Teststatistik (Prüfgröße) für diese Daten errechnet sich nach:

$$\frac{(60-55)^2}{55} + \frac{(2-7)^2}{7} + \frac{(37-42)^2}{42} + \frac{(11-6)^2}{6} = 8{,}79$$

Dieses χ^2 wird dann mit einer Tabelle (in Büchern und Computerprogrammen verfügbar) verglichen, die χ^2-Werte zu Wahrscheinlichkeiten bei gegebener Anzahl von Zellen in Beziehung setzt, um eine Wahrscheinlichkeit zu erhalten für das Auftreten eines χ^2-Wertes dieser Größe oder größer. Es ist intuitiv offensichtlich, daß je größer χ^2 ist, desto weniger wahrscheinlicher es ist, daß der Zufall allein für die beobachteten Unterschiede verantwortlich ist. Das Ergebnis im genannten Fallbeispiel ist p=0,004, was die Wahrscheinlichkeit einer falschpositiven Schlußfolgerung darstellt der Art, daß die beiden Therapieverfahren unterschiedliche Wirkungen haben.

9.2.5 Schluß auf die Wirkungslosigkeit einer Therapie

Einige Studien kommen zu der Schlußfolgerung, daß keine der Therapien besser ist als die andere. Es gibt einige sehr eindrückliche Beispiele, darunter Studien, die zeigen, daß Koronararterien-Bypassoperationen das Leben von Patienten mit chronischer stabiler Angina pectoris (ausgenommen diejenigen mit Okklusion des Hauptastes der linken Koronararterie) nicht verlängern, daß Antioxidantien ein Karzinom nicht verhindern und daß Antikörper gegen Endotoxin die Prognose der meisten Patienten mit septischem Schock nicht verbessern.

Es erhebt sich die Frage, ob solche Ergebnisse auch allein durch Zufall aufgetreten sein könnten? Wäre es möglich, daß die Befunde solcher Studien die Wahrheit verfehlt haben, weil diese speziellen Studien unglücklicherweise eigentlich relativ unwahrscheinliche Resultate erbrachten? Speziell ist zu fragen, wie hoch die Wahrscheinlichkeit eines falschnegativen Ergebnisses (ein β-Fehler oder Fehler 2. Art) ist. Das Risiko eines falschnegativen Ergebnisses ist in Studien mit relativ kleinen Patientenzahlen besonders groß.

Dem β-Fehler wird aus verschiedenen Gründen weniger Aufmerksamkeit gewidmet als dem α-Fehler. Er ist schwieriger zu berechnen. Außerdem bevorzugen die meisten von uns einfach Dinge, die funktionieren. Negative Ergebnisse sind unwillkommen: Es ist weniger wahrscheinlich, daß Autoren negative Studien bei Zeitschriften einreichen, und wenn über negative Studien überhaupt berichtet wird, ziehen es die Autoren vor, Untergruppen von Patienten hervorzuheben, in denen Therapiedifferenzen festgestellt werden, selbst wenn die Unterschiede statistisch nicht signifikant sind. Gelegentlich wird auch herausgestrichen, warum tatsächlich bestehende Differenzen übersehen worden sein könnten, und dabei der Zufall außer acht gelassen. Ganz gleich, aus welchem Grund die Wahrscheinlichkeit eines β-Fehlers nicht in Betracht gezogen wird, stellt er das Hauptproblem dar, das behandelt werden sollte, wenn die Ergebnisse einer Studie keinen Unterschied anzeigen.

Die Wahrscheinlichkeit, daß eine Studie eine statistisch signifikante Differenz finden wird, wenn eine Differenz tatsächlich existiert, wird *statistische Trennschärfe* der Studie genannt.

statistische Trennschärfe = $1 - p_\beta$

Statistische Trennschärfe und p_β sind komplementäre Wege, um dasselbe Konzept auszudrücken. Statistische Trennschärfe kann analog zur Sensitivität eines diagnostischen Tests interpretiert werden. In der Tat sagt man von einer Studie, sie sei trennscharf, wenn sie eine hohe Wahrscheinlichkeit besitzt, den Unterschied zwischen Therapieverfahren nachzuweisen, wenn diese Therapien auch tatsächlich unterschiedlich sind.

9.2.6 Wie viele Patienten werden gebraucht?

Angenommen, man liest eine klinische Studie, die eine vielversprechende neue Therapie mit der derzeitigen Behandlungsform vergleicht. Man weiß, daß die Zufallsschwankung der Grund für alle beobachteten Unterschiede sein kann und will nun wissen, ob die Anzahl der Patienten (*Stichprobengröße*) in dieser Studie groß genug ist, um den Zufall als unwahrscheinliche Erklärung für den beobachteten Effekt ansehen zu können. Wie viele Patienten wären nötig, um einen adäquaten Vergleich der Effekte der beiden Therapien ziehen zu können? Die Antwort hängt von vier Eigenschaften der Studie ab: von der Größe der Differenz im Endresultat zwischen den Therapiegruppen, von p_α und p_β und von der Natur der Studiendaten. Diese Eigenschaften muß man berücksichtigen, wenn man die Studie plant und wenn dann der Leser entscheiden soll, ob die Studie eine vernünftige Chance hat, eine brauchbare Antwort zu geben.

Effektgröße

Der Stichprobenumfang hängt von der Größe der Differenz ab, die man entdecken will. Prinzipiell kann man nach Differenzen jeder Größe suchen. Natürlich hofft man, auch sehr kleine Differenzen aufzufinden. Um kleine Differenzen nachweisen zu können, sind aber mehr Patienten nötig, unter der Bedingung, daß alles andere gleich ist. Deshalb ist es am besten, nur danach zu fragen, ob eine ausreichende Anzahl von Patienten in die Studie eingeschlossen wurde, um den geringsten Grad der Besserung, der klinisch bedeutungsvoll wäre, nachzuweisen. Wenn man andererseits daran interessiert ist, nur sehr große Differenzen zwischen Therapiegruppe und Kontrollgruppe festzustellen (d. h. deutliche Therapieeffekte), dann brauchen nur wenige Patienten untersucht zu werden.

α-Fehler

Der Stichprobenumfang steht auch in Beziehung zum Risiko eines α-Fehlers (bei dem geschlußfolgert wird, daß die Therapie wirksam ist, wenn sie es in Wirklichkeit aber nicht ist). Die akzeptable Größe für ein Risiko dieser Art anzugeben, enthält ein Werturteil; das Risiko kann prinzipiell zwischen 0 und 1 liegen. Wenn man sich darauf einläßt, die Konsequenzen eines großen Risikos für den falschen Schluß, daß die Therapie wertvoll ist, zu akzeptieren, kann man mit relativ wenigen Patienten Ergebnisse erzielen. Wenn man andererseits nur ein geringes Risiko eingehen möchte, sich auf diese Weise zu irren, ist eine größere Anzahl von Patienten erforderlich. Wie wir bereits erörtert haben, ist es üblich, die Irrtumswahrscheinlichkeit p_α bei 0,05 (1 von 20) oder manchmal 0,01 (1 von 100) anzusetzen.

β-Fehler

Das gewählte Risiko eines β-Fehlers ist eine weitere Determinante des Stichprobenumfangs. Eine akzeptable Wahrscheinlichkeit dieses Fehlers ist auch ein Werturteil, das je nach individuellem Geschmack frei gefällt und geändert werden kann. Die Wahrscheinlichkeit von β wird oft bei 0,20 angesetzt, d. h. es besteht eine Chance von 20%, die wahren Differenzen in einer gegebenen Studie zu übersehen. Konventionelle β-Fehler sind viel größer als α-Fehler, was den höheren Wert widerspiegelt, der gewöhnlich dafür angesetzt wird, sicher zu sein, daß eine Wirkung wirklich existiert, wenn man sagt, daß das der Fall ist.

Charakteristika der Daten

Die statistische Trennschärfe einer Studie wird auch bestimmt durch die Natur der Daten. Wenn das Endresultat auf einer Nominalskala ausgedrückt wird und folglich durch Anzahlen oder Anteile von Ereignissen beschrieben wird, hängt die statistische Trennschärfe der Studie von der Häufigkeit der Ereignisse ab: Je größer die Anzahl der Ereignisse, desto größer ist die statistische Trennschärfe für eine gegebene Anzahl von Personen unter Risiko. Peto et al. (5) haben das so ausgedrückt:

> In klinischen Studien mit dem Endpunkt Zeit bis zum Tod (oder Zeit bis zu einem definierten „Ereignis" – Rezidiv, Metastase, erste Thrombose, Schlaganfall oder Zeit bis zum Tod an einer speziellen Ursache) hängt die Fähigkeit der Studie, zwischen den Erfolgen von zwei Therapieformen zu unterscheiden, mehr davon ab, wie viele Patienten versterben (oder ein relevantes Ereignis erleiden) als von der Anzahl der teilnehmenden Patienten. Eine Studie mit 100 Patienten, von denen 50 sterben, ist annähernd genauso sensitiv wie eine Studie mit 1 000 Patienten, von denen 50 sterben.

Wenn das Endresultat eine kontinuierliche Variable ist, wie z. B. Blutdruck oder Serumcholesterol, wird die statistische Trennschärfe durch den Grad, in dem sich die Patienten voneinander unterscheiden, beeinflußt: Je größer die Variation von Patient zu Patient in bezug auf das gemessene Merkmal ist, desto schwieriger ist es, sicher zu sein, daß die beobachteten Differenzen (oder das Fehlen einer Differenz) zwischen den Gruppen nicht auf diese Zufallsschwankung zurückzuführen sind, sondern eher eine wahre Differenz in den Therapiewirkungen widerspiegeln. Mit anderen Worten, je größer die Variation zwischen den Patienten ist, desto geringer ist die statistische Trennschärfe.

Bei der Studienplanung kann der Untersucher die Größe des Therapieeffekts, der klinisch von Bedeutung ist, und die Größe der Fehler 1. und 2. Art festlegen. Es ist möglich, Studien zu planen, die die statistische Trennschärfe für eine gegebene Stichprobengröße maximieren, z. B. durch die Auswahl von Patienten mit einer hohen Ereignisrate oder ähnlichen Charakteristika, solange diese Studien die wissenschaftliche Fragestellung beantworten können. Aber wenn einmal die Studiendaten gegeben und die Studienhypothese formuliert ist, kann der Untersucher die Art und Weise, in der die Eigenschaften der Daten die statistische Trennschärfe der Studie bestimmen, nicht mehr kontrollieren.

9.2.7 Gegenseitige Abhängigkeiten

Die gegenseitigen Abhängigkeiten zwischen den vier Größen, die oben erörtert wurden, sind in Tabelle 9.4 zusammengefaßt. Die Größen müssen gegeneinander abgewogen werden. Im allgemeinen besteht für eine gegebene Anzahl von Patienten in der Studie eine Balance zwischen dem α- und dem β-Fehler. Wenn alles sonst gleich ist, ist man um so mehr bereit, einen Fehler zu akzeptieren, je weniger es nötig ist, den anderen zu riskieren. Keine Fehlerart ist von Natur aus schlechter als die andere. Die Konsequenzen des Akzeptierens fehlerhafter Aussagen hängen von der klinischen Situation ab. Wenn eine bessere Therapie dringend gebraucht wird (z. B. wenn die Krankheit sehr gefährlich ist und keine zufriedenstellende alternative Therapie zur Verfügung steht) und die vorgeschlagene Therapie nicht gefährlich ist, ist es sinnvoll, ein relativ hohes Risiko für die Schlußfolgerung zu akzeptieren, daß eine neue Therapie wirksam ist, auch wenn das in der Tat nicht der Fall ist (großer α-Fehler), um die Möglichkeit, eine wertvolle Therapie zu übersehen auf ein Minimum herabzusetzen (kleiner β-Fehler). Wenn die Krankheit andererseits weniger ernst ist, alternative Therapieverfahren zur Verfügung stehen oder die neue Therapie teuer oder gefährlich ist, kann man das Risiko, die neue Therapieform zu akzeptieren, obwohl sie tatsächlich unwirksam ist, möglichst gering halten (geringer α-Fehler); und das sogar auf Kosten eines relativ großen Risikos, eine wirksame Therapie zu übersehen (großer β-Fehler). Es ist natürlich möglich, sowohl den α- als auch den β-Fehler zu reduzieren, wenn die Anzahl der Patienten erhöht wird, die Endereignisse häufiger sind, die Variabilität herabgesetzt werden kann oder ein größer gewählter minimaler Therapieeffekt angestrebt wird.

Tab. 9.4: Determinanten der Stichprobengröße

	festgelegt durch		
	den Untersucher		die Daten
n varriiert mit	$\frac{1}{\Delta}, \frac{1}{p_\alpha}, \frac{1}{p_\beta}$	und	V oder P $(1-P)$

wobei n = Anzahl der untersuchten Patienten, Δ = Größe der kleinsten klinisch wesentlichen zu entdeckenden Differenz zwischen den Gruppen, p_α = die Wahrscheinlichkeit eines α-Fehlers (1. Art), d. h. falschpositiver Ergebnisse, p_β = die Wahrscheinlichkeit eines β-Fehlers (2. Art), d. h. eines falschnegativen Ergebnisses, V = Variabilität der Beobachtungen (für Intervalldaten), und P = Anteil der Patienten, bei denen das interessierende Endresultat auftritt (für Nominaldaten).

Für konventionelle Werte von p_α und p_β wird die Beziehung zwischen der Größe des Therapieeffekts und der Anzahl von Patienten, die für eine Studie gebraucht werden, in den folgenden Beispielen verdeutlicht. Das eine Beispiel beschreibt eine Situation, in der eine relativ kleine Anzahl von Patienten ausreichte, und in dem anderen ist eine sehr große Anzahl von Patienten erforderlich.

Beispiel

Kleiner Stichprobenumfang: Fallstudien lassen vermuten, daß das nichtsteroidale antientzündliche Medikament Sulindac gegen Kolonpolypen wirksam ist. Diese Möglichkeit wurde in einer randomisierten Studie untersucht (6). Eine Gesamtheit von 22 Patienten mit familiärer Polyposis wurde randomisiert; 11 Patienten erhielten Sulindac und 11 Placebo. Nach 9 Monaten hatten die Patienten, die Sulindac erhalten hatten, im Durchschnitt 44% weniger Polypen als die Patienten mit Placebo. Diese Differenz war statistisch signifikant (p=0,014). Auf Grund der Effektgröße und der großen Anzahl von Polypen pro Patient (manche hatten über 100 Polypen) wurden nur wenige Patienten gebraucht, um zu sichern, daß der Effekt der Therapie nicht zufallsbedingt war. (In dieser Analyse war es erforderlich anzunehmen, daß die Therapie die Polypen unabhängig davon beeinflußte, bei welchem Patienten sie auftraten – eine unwahrscheinliche, aber sicherlich unschädliche Annahme.)

Beispiel

Großer Stichprobenumfang: Die GUSTO-Studie, die oben beschrieben worden ist, war für 41 000 Patienten geplant, bei denen eine 90%ige Chance bestand, eine Senkung der Mortalität von 15% oder eine Reduktion der Mortalitätsrate von 1% (welcher von beiden Effekten auch immer höher war) festzustellen im Vergleich zwischen der Therapiegruppe und der Kontrollgruppe mit einem p_α von 0,05 und der Annahme, daß die Mortalitätsrate bei den Kontrollpatienten wenigstens 8% betrug (2). Die Stichprobe mußte so groß sein, weil nur bei einem relativ kleinen Anteil von Patienten der Endzustand (Tod) eintrat, die Effektgröße klein war (15%) und die Untersucher eine relativ große Sicherheit haben wollten, den Effekt nachzuweisen, falls ein solcher wirklich bestünde (90%).

Für die meisten therapeutischen Fragen, die heutzutage aktuell sind, ist eine erstaunlich hohe Anzahl von Patienten erforderlich. Der Effekt dramatisch wirksamer Therapieverfahren, wie z. B. Insulin für die diabetische Ketoazidose oder ein chirurgischer Eingriff bei Appendizitis, könnte dagegen durch die Untersuchung einer kleinen Anzahl von Patienten nachgewiesen werden. Aber solche therapeutischen Verfahren kommen selten vor und viele davon haben bereits ihren festen Platz in der Therapie. Es verbleiben Krankheiten, von denen viele chronisch verlaufen und die vielfältige, sich gegenseitig beeinflussende Ursachen haben, bei denen die Wirksamkeit neuer Therapieverfahren im allgemeinen gering ist. Dadurch ist von besonderer Bedeutung, ob die Größe der klinischen Studie adäquat ist, um reale, tatsächliche Wirkungen von zufälligen Wirkungen zu unterscheiden.

Ärzte sollten in der Lage sein, die statistische Trennschärfe publizierter Studien einschätzen zu können. Zu diesem Zweck veranschaulicht die Abbildung 9.3 die Beziehung zwischen Stichprobenumfang und Therapieunterschied für verschiedene Ausgangsraten des Eintretens des Endereignisses in der Vergleichsgruppe. Es ist offensichtlich, daß Studien, die weniger als 100 Patienten einbeziehen, eine ziemlich geringe Chance haben, statistisch signifikante Differenzen selbst bei großen Therapieeffekten zu entdecken. Außerdem ist es schwierig, eine Effektgröße von weniger als 25% nachzuweisen. In der Praxis kann die statistische Trennschärfe einer Studie mit Hilfe leicht zugänglicher Formeln, Tabellen, Nomogramme oder Computerprogramme geschätzt werden.

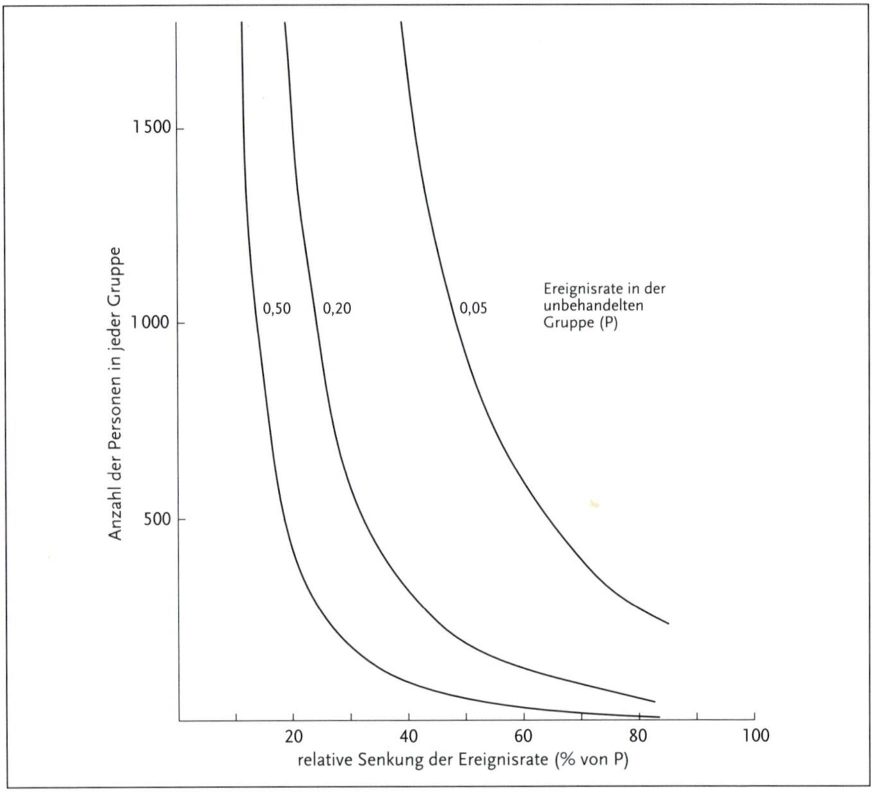

Abb. 9.3 Die Anzahl der Personen, die in jeder der beiden Therapiegruppen (von gleicher Größe) bei einer 80%igen Chance zum Nachweis einer Differenz zwischen behandelten und unbehandelten Patienten bei einer gegebenen Ereignisrate (P) (p_α=0,05) erforderlich sind, dargestellt für unterschiedliche Ereignisraten in der unbehandelten Gruppe. (berechnet nach der Formel in Weiss NS. Clinical epidemiology. The study of the outcome of illness. New York: Oxford University Press, 1986.)

9.3 Punktschätzungen und Konfidenzintervalle

Die Effektgröße (z. B. der Therapieeffekt in einer klinischen Studie oder das relative Risiko in einer Kohortenstudie), die in einer bestimmten Studie beobachtet wurde, wird *Punktschätzung* des Effekts genannt. Das ist die beste Schätzung aus der Studie für die wahre Größe des Effekts und ist die statistische Kennziffer, die in Publikationen in den Vordergrund gestellt wird.

Es ist jedoch unwahrscheinlich, daß die wahre Größe des Effekts exakt diejenige ist, die in der Studie beobachtet wurde. Auf Grund von Zufallsschwankungen wird wahrscheinlich in jeder Studie ein etwas anderes Ergebnis gefunden, eines, das höher oder niedriger als der wahre Wert ist. Daher wird ein zusammenfassendes Maß für das Ausmaß der Schwankung, die infolge des Zufalls erwartet werden kann, gebraucht.

Die statistische Präzision (Stabilität der Schätzung) eines beobachteten Effekts wird als *Konfidenzintervall* um die Punktschätzung, in der Regel das 95%-Konfidenzintervall, bezeichnet. Konfidenzintervalle um eine Effektgröße werden wie folgt interpretiert: Wenn die Studie unverzerrt ist, besteht eine 95prozentige Wahrscheinlichkeit, daß das Intervall die wahre Effektgröße einschließt. Je schmaler das Konfidenzintervall ist, desto sicherer kann man hinsichtlich der wahren Effektgröße sein. Der wahre Wert liegt sehr wahrscheinlich dicht an der Punktschätzung, weniger wahrscheinlich in der Nähe der äußeren Grenzen des Intervalls und könnte (in 5 von 100 Fällen) auch gänzlich außerhalb dieser Grenzen liegen. Die statistische Präzision steigt mit der statistischen Trennschärfe der Studie.

Die Konfidenzintervalle liefern Informationen, die denen der statistischen Signifikanz ähnlich sind. Wenn der Wert, der dem Zustand „kein Effekt" entspricht (wie z. B. ein relatives Risiko von 1 oder ein Therapieeffekt von 0), außerhalb des 95%-Konfidenzintervalls für den beobachteten Effekt liegt, sind die Ergebnisse auf dem 0,05-Niveau statistisch signifikant. Wenn das Konfidenzintervall diesen Punkt einschließt, sind die Ergebnisse statistisch nicht signifikant.

Konfidenzintervalle haben aber darüber hinaus Vorteile. Sie betonen, was auch richtig ist, die Größe des Effekts. Konfidenzintervalle erlauben es dem Leser, einen Bereich glaubhafter Werte abzustecken und folglich zu entscheiden, ob eine Effektgröße, die sie für klinisch bedeutungsvoll halten, mit den Daten verträglich ist oder durch die Daten ausgeschlossen wird (7). Sie geben auch eine Information über die statistische Trennschärfe. Wenn das Konfidenzintervall nur knapp den Wert einschließt, der der Situation „kein Effekt" entspricht und wenn das Konfidenzintervall relativ breit ist, könnte man vermutlich einen signifikanten Unterschied finden, wenn die Studie eine größere statistische Trennschärfe gehabt hätte.

Beispiel

Abbildung 9.4 veranschaulicht Punktschätzungen und Konfidenzintervalle für das geschätzte relative Risiko exogener Östrogene für drei Krankheiten: Endometriumkarzinom, Brustkrebs und Oberschenkelhalsfraktur. (Es ist zu beachten, daß das relative Risiko auf einer logarithmischen Skala aufgetragen ist.) Die Schätzung des relativen Risikos für Endometriumkarzinom (nach 8 oder mehr Jahren Östrogentherapie) beträgt 8,22. Aber der wahre Wert wird nicht exakt geschätzt und könnte nach oben 10,61 oder nach unten 6,25 betragen. Auf jeden Fall ist es unwahrscheinlich, daß das relative Risiko 1,0 ist. Im Gegensatz dazu legt die dargestellte Studie zum Brustkrebs nahe, daß Östrogene wahrscheinlich kein Risiko für Brustkrebs bedeuten. Die beste Schätzung des relativen Risikos ist nahe bei 1,0, obwohl die Daten sowohl mit einer geringen schädigenden als auch einer geringen protektiven Wirkung verträglich sind. Schließlich schützen Östrogene wahrscheinlich vor einer Oberschenkelhalsfraktur. Daß die obere Grenze des Konfidenzintervalls unter 1,0 liegt, drückt auf andere Weise aus, daß die protektive Wirkung auf dem 0,05-Niveau statistisch signifikant ist.

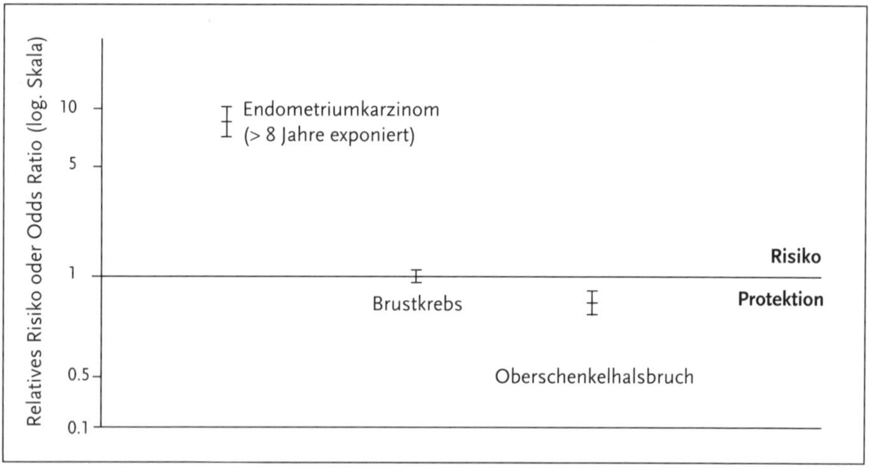

Abb. 9.4 Punktschätzungen und Konfidenzintervalle (I): Risiken und Nutzen exogener Östrogene für Frauen in der Postmenopause. (Daten nach: Grady D, Rubin SM, Petitti DB, Fox GS, Black D, Ettinger B, Emster VL, Cummings SR: Hormonal therapy to prevent disease and prolong life in postmenopausal women. Ann Intern Med 1992;117:1016–1037).

Punktschätzungen und Konfidenzintervalle werden angewandt, um die statistische Präzision von Raten (Inzidenz und Prävalenz), Effektmaßen (relatives und attributables Risiko) und anderen statistischen Kennziffern zu charakterisieren. Einzelne Studien haben z. B. gezeigt, daß 34% der Erwachsenen in den USA unkonventionelle Therapiemethoden angewendet haben (95%-Konfidenzintervall 31%–37%) (8), daß die intensivierte Therapie bei insulinpflichtigem Diabetes mellitus das Risiko für die Entwicklung einer Retinopathie um 76% (9) im Vergleich zur konventionellen Therapie senkt (95%-Konfidenzintervall 62%–85%), und daß die Sensitivität der klinischen Untersuchung für eine Splenomegalie 27% (95%-Konfidenzintervall 19%–36%) beträgt (10).

Konfidenzintervalle sind auf Grund ihrer vielen Vorteile gegenüber den Hypothesentests (*p*-Werten) zur verbreitetsten Methode der Darstellung der Hauptergebnisse klinischer Forschung geworden. Die *p*-Werte werden aus Tradition und Bequemlichkeit immer noch angewendet, wenn viele Ergebnisse mitzuteilen sind und es nicht handhabbar ist, für alle Ergebnisse Konfidenzintervalle anzugeben.

9.4 Statistische Trennschärfe vor und nach Durchführung einer Studie

Die Berechnung der statistischen Trennschärfe einer Studie, basierend auf der Prüfung der Nullhypothese, wird von den Untersuchern angestellt, bevor eine Studie in Angriff genommen wird, um sicher zu sein, daß genügend Patienten einbezogen werden, um eine gute Chance zu haben, einen klinisch bedeutsamen Effekt nachzuweisen, falls es ihn gibt. Wenn die Studie aber beendet ist, ist dieses Verfahren nicht mehr von solcher Bedeutung (11). Es besteht keine Notwendigkeit, die Effektgröße, die Raten des Eintretens des Endereignisses und die Variabilität zwischen den Patienten zu schätzen; sie sind jetzt bekannt.

Daher ist für die Untersucher, die über die Ergebnisse von Studien berichten, und für die Leser, die versuchen, deren Bedeutung zu verstehen, die Angabe von Konfidenzintervallen von größerer Bedeutung. Die Aufmerksamkeit sollte weg von der statistischen Trennschärfe für eine in gewisser Weise willkürlich gewählten Effektgröße, die im Planungsstadium von Bedeutung sein kann, hin auf die tatsächliche Effektgröße, wie sie in der Studie beobachtet wurde, und auf die statistische Präzision der Schätzung des wahren Wertes gelenkt werden.

9.5 Nachweis seltener Ereignisse

Es ist manchmal wichtig, ein relativ ungewöhnliches Ereignis (z. B. von der Größenordnung 1/1 000) nachzuweisen, besonders wenn dieses Ereignis schwerwiegend ist, wie z. B. aplastische Anämie oder lebensbedrohliche Arrhythmie infolge eines Medikaments. Unter solchen Umständen müssen sehr viele Personen beobachtet werden, um eine gute Chance zu haben, selbst nur ein solches Ereignis zu entdecken. Viel weniger Personen müssen beobachtet werden, um eine relativ stabile Schätzung der Häufigkeit eines solchen Ereignisses zu erhalten.

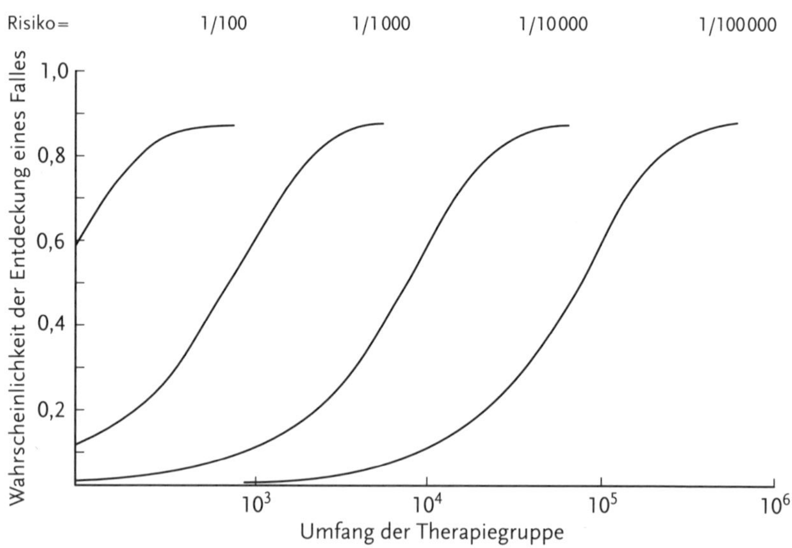

Abb. 9.5: Wahrscheinlichkeit, ein Ereignis zu entdecken, in Abhängigkeit von der Ereignisrate und der Anzahl der beobachteten Personen. (Aus: Guess HA, Rudnick SA. Use of cost effectiveness analysis in planning cancer chemoprophylaxis trials. Control Clin Trials 1983;4:89–100.)

Abbildung 9.5 demonstriert die Wahrscheinlichkeit der Entdeckung eines Ereignisses als Funktion der Anzahl von Personen, die beobachtet werden müssen. Eine Faustregel lautet folgendermaßen: Um eine gute Chance zu haben, ein 1/x-Ereignis nachzuweisen, muß man 3 x-Personen beobachten (12). Um beispielsweise ein 1/1 000-Ereignis zu entdecken, würde man 3 000 Menschen beobachten müssen.

9.6 Multiple Vergleiche

Die statistischen Schlüsse aus Untersuchungen haben den Anschein einer Autorität, die sich über Angriffe, besonders von Nichtexperten, hinwegsetzt. Wie viele Skeptiker aber argwöhnen, ist es sehr wohl möglich, „mit Hilfe von Statistik zu lügen", selbst wenn dies unbeabsichtigt geschieht. Noch schlimmer, das ist sogar dann möglich, wenn die Untersuchung gut geplant ist, die Mathematik fehlerlos ist und die Absichten der Untersucher über jeden Tadel erhaben sind.

Statistische Schlüsse können fehlerhaft sein, weil die Aussagekraft statistischer Tests von der Anzahl der in der Studie geprüften Hypothesen und davon, wann diese Hypothesen geprüft werden, abhängt. Wenn viele Vergleiche zwischen den Variablen in einem großen Datensatz angestellt werden, wird der *p*-Wert für jeden einzelnen Vergleich eine zu niedrige Schätzung für die Wahrscheinlichkeit darstellen, wie oft sich das Resultat dieses Vergleichs, unter den anderen Vergleichen, allein durch Zufall ergibt. So wenig plausibel es auch erscheinen mag, die Interpretation des *p*-Wertes auf der Grundlage eines einzigen statistischen Tests hängt von dem Zusammenhang ab, in dem er durchgeführt worden ist.

Um zu verstehen, wie das vor sich gehen könnte, soll das folgende Beispiel betrachtet werden. Angenommen, eine großangelegte Studie ist durchgeführt worden, in der es zahlreiche Untergruppen von Patienten und viele verschiedene klinische Endzustände gibt. Es könnte z. B. eine klinische Studie zum Wert der Therapie einer Koronararterienkrankheit sein, wozu die Patienten in verschiedenen klinisch bedeutungsvollen Gruppen zusammengefaßt sind (z. B. 1-, 2- und 3-Gefäßerkrankung, gute und schlechte ventrikuläre Funktion, Nachweis von Arrhythmien sowie verschiedene Kombinationen dieser Krankheiten) und verschiedene klinische Endzustände(z. B. Tod, Myokardinfarkt und Angina pectoris) betrachtet werden. Nehmen wir weiter an, daß in Wahrheit keine Assoziation zwischen den Therapien und dem klinischen Endzustand in irgendeiner der Untergruppen und für irgendeinen der klinischen Endzustände existiert. Nehmen wir schließlich an, daß die Therapieeffekte für jede Subgruppe und für jeden klinischen Endzustand einzeln beurteilt werden – ein Prozeß, der sehr viele Vergleiche einschließt. Wie weiter oben in diesem Kapitel beschrieben wurde, ist im Mittel 1 von 20 dieser Vergleiche auf dem Niveau von 0,05 statistisch signifikant. Im allgemeinen Fall würde sich im Durchschnitt ein Vergleich als statistisch signifikant ergeben, wenn 20 Vergleiche durchgeführt werden würden; bei 100 Vergleichen würden sich wahrscheinlich etwa 5 als signifikant herausstellen usw. Folglich wird es, wenn sehr viele Vergleiche durchgeführt worden sind, einige Vergleiche geben, die auf Grund der Zufallsschwankung so große Effekte ergeben, daß sie statistische Signifikanz erreichen, selbst wenn in der Realität keine Assoziationen zwischen den Variablen existieren. Je mehr Vergleiche angestellt werden, desto wahrscheinlicher ist es, daß sich einer von ihnen als statistisch signifikant herausstellt.

Dieses Phänomen wird das Problem der *multiplen Vergleiche* genannt. Auf Grund dieses Problems hängt die Beweiskraft der klinisch-wissenschaftlichen Untersuchung davon ab, wie gezielt die Fragen zu Beginn der Untersuchung gestellt wurden.

Es ist leider nicht immer möglich zu wissen, wie viele Vergleiche tatsächlich durchgeführt worden sind, wenn die Untersuchungsergebnisse vorgestellt werden. Oft werden interessierende Befunde aus einer größeren Anzahl nicht interessierender Ergebnisse ausgewählt. Der Prozeß der Entscheidung darüber, was aus einer Fülle von Daten wichtig ist und was nicht, kann eine beträchtliche Verzerrung der Realität mit sich bringen.

Wie können statistische Effekte von multiplen Vergleichen berücksichtigt werden, wenn die wissenschaftliche Untersuchung ausgewertet wird? Obwohl Verfahren der Adjustierung von p_α vorgeschlagen worden sind, ist es wahrscheinlich die beste Empfehlung, dieses Problem stets zu bedenken und die positiven Befunde der Studien, in denen multiple Vergleiche durchgeführt wurden, mit Vorsicht zu akzeptieren. Ein Statistiker (13) hat das wie folgt ausgedrückt:

Wenn man Daten tiefgründig und oft genug untersucht, findet man etwas Auffälliges. Viele dieser absonderlichen Befunde sind die Folge des Zufalls. Ich möchte nicht sagen, daß die Durchleuchtung von Daten keine Beschäftigung für ehrenwerte Personen sei, sondern vielmehr darauf hinweisen, daß Entdeckungen, die nicht von Anfang an erklärtes Hauptziel der Studie waren, mit äußerster Vorsicht behandelt werden sollten. Die statistische Theorie kann uns zu gegebener Zeit zeigen, wie diese zufälligen Befunde zu berücksichtigen sind. Ich glaube, im Augenblick ist es das Beste, Vorsicht walten zu lassen und zu versuchen, die Ergebnisse durch weitere Studien bestätigen oder widerlegen zu lassen.

Hinweise zur Beurteilung der Validität statistisch signifikanter Ergebnisse in Subgruppen wurden in Kapitel 7 gegeben.

9.7 Beschreibung von Assoziationen

Statistik wird auch angewandt, um den Grad der Assoziation zwischen Variablen zu beschreiben, z. B. die Beziehung zwischen Körpermasse und Blutdruck. Bekannte Ausdrücke für die Assoziation sind der Produkt-Moment-Korrelationskoeffizient (*r*) nach Pearson und der Rank-Korrelationskoeffizient nach Spearman. Jedes dieser statistischen Verfahren drückt quantitativ aus, in welchem Maße der Wert einer Variablen mit dem Wert einer anderen assoziiert ist. Jedes Verfahren hat einen korrespondierenden statistischen Test, um zu prüfen, ob die beobachtete Assoziation größer ist, als sie allein durch Zufall hätte entstehen können.

9.8 Multivariable Methoden

Die meisten klinischen Endzustände sind das Ergebnis vieler Variabler, die in komplexer Art und Weise zusammenwirken. Die koronare Herzkrankheit z. B. ist das gemeinsame Resultat von Normabweichungen des Lipidstoffwechsels, von Hypertonie, Zigarettenkonsum, der Familienanamnese, eines Diabetes mellitus, der körperlichen Aktivität und vielleicht auch der Persönlichkeit. Es ist angemessen, zuerst diese Beziehungen durch relativ einfache statistische Beschreibung der Daten zu verstehen,

z. B. mit der Vierfeldertafel (jeweils für eine Variable) oder größerer Kontingenztafeln (stratifizierte Analysen, Prüfung, ob die Wirkung einer Variablen durch Nachweis oder Nichtnachweis einer oder mehrerer anderer Variabler verändert wird), weil es leichter fällt, die Daten zu verstehen, wenn sie in dieser Art und Weise dargestellt werden. In der Regel ist es aber nicht möglich, mehr als einige wenige Variable mit dieser Methode darzustellen, weil es nicht genügend Patienten mit jeder Kombination der Charakteristika gibt, um stabile Schätzungen der Raten zu erlauben. Wenn z. B. 120 Patienten untersucht werden würden, 60 in jeder Therapiegruppe, und nur eine zusätzliche dichotome Variable in Betracht gezogen würde, wären höchstens nur etwa 15 Patienten in jeder Subgruppe. Wenn die Patienten ungleichmäßig auf die Gruppen aufgeteilt würden, wären in einigen Gruppen noch weniger Patienten.

Was in Ergänzung zu Kontingenztafeln dann gebraucht wird, ist ein Verfahren zur Prüfung der gleichzeitigen Wirkungen der verschiedenen Variablen. Das wird durch die *multivariable Modellierung* erreicht, womit man einen mathematischen Ausdruck für die zusammengefaßte Wirkung vieler Variabler erhält. Die Modellierung ist „multivariabel", weil sie die Wirkungen multipler Variabler simultan untersucht. Es ist eine „Modellierung", weil es eine mathematische Konstruktion einer Gleichung betrifft, deren Parameter auf der Grundlage der Daten berechnet werden, eine Gleichung, die aber auch auf vereinfachenden Annahmen über die Charakteristika der Daten beruht (z. B. daß die Variablen alle normalverteilt sind und dieselbe Varianz haben).

Mathematische Modelle können in explanativen Studien genutzt werden, wenn man den eigenständigen Effekt einer Variablen durch Adjustierung bezüglich der Effekte verschiedener anderer, fremder Variabler bestimmen möchte. Solche Modelle können angewendet werden, um exaktere Voraussagen zu treffen, als es einzelne Variable erlauben, indem verschiedene Variable gemeinsam in einem prädiktiven Modell zusammengefaßt werden.

Die Grundstruktur eines multivariablen Modells ist:

$$\text{Variable des Endzustandes} = \text{konstant} + (\beta_1 \times \text{Variable}_1) + (\beta_2 \times \text{Variable}_2) + \ldots$$

wobei β_1, β_2, ... die Koeffizienten sind, die durch die Daten bestimmt werden, und Variable_1, Variable_2, ... sind prädiktive Variable, die mit dem Endzustand in Beziehung stehen könnten. Die besten Schätzungen der Koeffizienten werden mathematisch bestimmt und hängen von der Leistungsfähigkeit moderner Computer ab.

Die Modellbildung umfaßt die folgenden Schritte.

- Alle Variablen, die mit dem interessierenden Endzustand in Beziehung stehen könnten, sind zu identifizieren und zu beobachten.
- Die Anzahl der in dem Modell zu untersuchenden Variablen ist auf eine handhabbare Menge, in der Regel nicht mehr als einige wenige, zu reduzieren. Das geschieht oft durch die Auswahl der Variablen, die, wenn sie einzeln untersucht werden, in enger Beziehung zu dem Endzustand stehen. Wenn in dieser Phase ein statistisches Kriterium angewendet wird, entsteht in der Regel auf der Seite der einzuschließenden Variablen ein Fehler, z. B. durch Auswählen aller Variablen, die eine Assoziation zu dem interessierenden Endzustand zeigen mit einer Signifikanzschwelle von $p < 0{,}10$. Auch Belege für die biologische Bedeutung der Variablen werden bei der Auswahl in Betracht gezogen.
- Einige Variable können in einer engen Beziehung zueinander stehen. Wenn das so ist, wird nur eine Variable einbezogen, weil beide etwa die gleiche Information enthalten.
- Die verbleibenden Variablen gehen in das Modell ein in der Reihenfolge, die durch die wissenschaftliche Fragestellung bestimmt wurde. Wenn z. B. der interessierende Effekt bezüglich kausaler Kovariabler kontrolliert werden muß, werden diese als erste in das Modell aufgenommen, gefolgt von der Variablen, die von primärem Interesse ist. Das Modell identifiziert dann den eigenständigen Effekt der Hauptvariablen. Wenn der Untersucher andererseits eine Vorhersage treffen will, die auf mehreren Variablen beruht, können die Variablen in der Reihenfolge der Stärke ihrer Assoziation zu der Variablen des Endzustandes aufgenommen werden, wie es durch das Modell festgelegt ist.

Statistische Modelle sind heutzutage in der medizinischen Literatur nicht ungewöhnlich. Man findet sie in etwa 18% der Artikel in größeren Zeitschriften (14) und in fast allen großangelegten explanativen Studien. Einige allgemein genutzte Modelle sind die logistische Regressionsanalyse (für dichotome Variable des Endzustandes, wie z. B. in Fall-Kontroll-Studien) und das Cox' Proportional-hazards-Modell (Überlebenszeitanalyse-Studien).

Die multivariable Modellbildung ist ein notwendiger Bestandteil vieler klinischer Studien. Es gibt keinen anderen Weg bezüglich vieler Variabler gleichzeitig zu adjustieren oder diese gleichzeitig auszuwerten. Dieser Vorteil hat aber seinen Preis. Modelle sind oft eine „Black box" und es ist schwer, Licht in sie zu bringen und zu verstehen, wie sie funktionieren. Ihre Validität beruht auf Annahmen zu den Daten, die vielleicht gar nicht zutreffen. Modelle sind schwerfällig beim Erkennen von Effektmodifikationen, d. h. Wechselwirkungseffekten (verschiedenen Effekten in Subgruppen von Patienten). Eine Einflußgröße kann in enger Beziehung zu dem Endzustand stehen, aber wenn sie selten vorkommt, wird sie vielleicht nicht im Modell vertreten sein – und es gibt wenig direkte Informationen über die statistische Aussagekraft des Modells für diese Variable. Schließlich sind die Modellschätzungen durch „kuriose Daten", die die Folge der Zufallsschwankung in den Charakteristika der Patienten von Stichprobe zu Stichprobe sind, leicht zu beeinflussen. Es ist z. B. gezeigt worden, daß in ein Modell häufig ein unterschiedlicher Satz von Variablen mit unterschiedlicher Reihenfolge bei unterschiedlichen Zufallsstichproben aus demselben Datensatz aufgenommen wird (15). Um sich gegen diese Möglichkeit abzusichern, gibt es eine Faustregel, die besagt, daß es wenigstens 10 Ereignisse des Endzustandes für jede Einflußgröße in dem Modell geben sollte.

Aus diesen Gründen können die Modelle selbst nicht als Standard für die Validität genommen werden. Sie sind unabhängig zu validieren. Im allgemeinen geschieht das, indem geprüft wird, ob das Modell das vorhersagt, was in einer anderen unabhängigen Patientenstichprobe festgestellt wird (s. Kap. 12). Die Ergebnisse des ersten Modells werden als Hypothese betrachtet, die mit Hilfe neuer Daten geprüft werden muß. Wenn die Zufallsschwankung hauptsächlich für die Ergebnisse des ersten Modells verantwortlich ist, ist es unwahrscheinlich, daß dieselben Zufallseffekte auch in dem Datensatz auftreten, der zur Validierung des Modells genutzt wurde. Ein weiterer Beleg für die Validität eines Modells ist seine biologische Plausibilität und seine Übereinstimmung mit einfacheren, besser überschaubaren Analysen der Daten, wie z. B. stratifizierten Auswertungen.

9.9 Zusammenfassung

Klinische Information beruht auf Beobachtungen von Patientenstichproben. Selbst Stichproben, die verzerrungsfrei ausgewählt wurden, können die Verhältnisse in einer größeren Population solcher Patienten auf Grund der Zufallsschwankung falsch darstellen.

Zwei allgemein übliche Verfahren, die Rolle des Zufalls bei klinischen Beobachtungen zu bewerten, sind die Hypothesenprüfung und die statistische Schätzung. Bei der Hypothesenprüfung werden statistische Tests genutzt, um die Wahrscheinlichkeit dafür zu schätzen, daß das beobachtete Ergebnis allein durch Zufall zustande gekommen ist. Wenn zwei Therapieformen verglichen werden, gibt es zwei Fehlermöglichkeiten: Die Therapieformen unterscheiden sich möglicherweise nicht, aber es wird geschlossen, daß eine der beiden Behandlungen besser ist; oder eine der beiden Therapieformen ist möglicherweise besser, es wird aber geschlossen, daß kein Unterschied besteht. Die Wahrscheinlichkeiten, daß diese Fehler in einer gegebenen Situation auftreten, werden p_α bzw. p_β genannt.

Die Trennschärfe eines statistischen Tests ($1 - p_\beta$) ist die Wahrscheinlichkeit, einen statistisch signifikanten Unterschied nachzuweisen, wenn eine Differenz von gegebener Größe wirklich existiert. Die statistische Trennschärfe steht in Beziehung zur Anzahl der Patienten in der Studie, der Größe der Therapiewirkung, p_β, der Rate der Ereignisse des Endzustandes und der Variabilität der Reaktionen zwischen den Patienten. Wenn alles andere gleich ist, kann die statistische Trennschärfe gesteigert werden durch die Erhöhung der Anzahl der Patienten in einer Studie, was aber nicht immer machbar ist.

Schätzung bedeutet Nutzung der Daten, um den Wertebereich festzulegen, in dem die wahre Effektgröße wahrscheinlich liegt. Punktschätzungen (der beobachteten Effekte) und Konfidenzintervalle werden genutzt. Dieses Verfahren hat gegenüber der Hypothesenprüfung viele Vorteile: Es hebt die Effektgröße hervor, nicht den p-Wert, gibt den Bereich plausibler Werte für den Effekt an, was der Nutzer zu klinisch bedeutsamen Effekten in Beziehung setzen kann, und liefert Informationen zur statistischen Trennschärfe.

Einzelne Studien haben ein erhöhtes Risiko, ein falschpositives Ergebnis zu vermitteln, wenn viele Untergruppen von Daten verglichen werden. Für sie besteht ein erhöhtes Risiko für falschnegative Ergebnisse, wenn ihnen statistische Trennschärfe fehlt, in der Regel, weil sie zu wenig Patienten umfassen oder die Ereignisse des klinischen Endzustandes selten sind.

Die meisten klinischen Studien befassen sich mit den Effekten sich gegenseitig beeinflussender multipler Variabler. Mit der multivariablen Modellbildung ist es möglich, alle Variablen gleichzeitig zu berücksichtigen, entweder, um den Datensatz bezüglich äußerer Variabler in einer explanativen Studie zu kontrollieren oder eine genauere Vorhersage zu treffen, als das durch Einbeziehung jeweils einer einzelnen Variablen gegeben wäre. Diese Modelle müssen aber mit Vorsicht interpretiert werden, weil ihre innere Funktionsweise relativ schwer zu durchschauen ist, sie gegenüber Zufallsschwankungen empfindlich sind und auf möglicherweise nicht prüfbaren Annahmen beruhen.

Kapitel 10

Fallstudien

Each case has its lesson – a lesson which may be but is not always learned.
Sir William Osler

Der größte Teil des medizinischen Wissens stammt aus dem intensiven Studium kranker Menschen. Der erschöpfte, aber in Gedanken versunkene Arzt am Bett eines fiebrigen Kindes, das Kinn auf die Hand gestützt, ist ein beliebtes Bild in der Medizin. Darstellung und Diskussion eines „Falles" sind das Fundament moderner medizinischer Ausbildung. Die meisten klinisch-pathologischen Konferenzen und großen Gesprächsrunden beginnen mit der Vorstellung eines interessanten Falls und nutzen diesen dann zur Erläuterung allgemeiner Prinzipien und Zusammenhänge. Folglich nimmt das Studium von Fällen auch in der medizinischen Literatur viel Raum ein, sei es durch erzählende Beschreibung einer Handvoll von Fällen (Fallberichte), durch quantitative Analysen größerer Patientengruppen (Fallserien) oder durch Vergleiche von Gruppen von Fällen mit Nicht-Fällen (Fall-Kontroll-Studien).

10.1 Fallberichte

Fallberichte sind detaillierte Darstellungen eines einzelnen Falles oder einer Handvoll von Fällen. Sie sind eine wichtige Methode, mit deren Hilfe die Aufmerksamkeit der medizinischen Öffentlichkeit auf neue oder ungewöhnliche Krankheiten oder Erscheinungsformen bzw. Syndrome gerichtet wird. Etwa 20%–30% der Originalartikel, die in bedeutenden allgemeinmedizinischen Zeitschriften veröffentlicht werden, sind Studien über 10 oder weniger Patienten.

10.1.1 Nutzen von Fallberichten

Fallberichte dienen mehreren unterschiedlichen Zielen. Erstens sind sie praktisch unser einziges Mittel, seltene klinische Ereignisse zu beschreiben. Deshalb sind sie eine reiche Quelle für Vorstellungen (Hypothesen) über ein Krankheitsbild, über Risiken, Prognose und Therapie. Fallberichte können kaum genutzt werden, um diese Hypothesen zu prüfen, aber sie stellen diese der medizinischen Öffentlichkeit vor und lösen oft entscheidende Studien aus. Krankheitsbilder, die zum erstenmal durch Fallberichte bekannt wurden, sind z. B. Mißbildungen durch Thalidomid, das fetale Alkoholsyndrom, das toxische Schocksyndrom, die Lyme-Krankheit und die Hantavirusinfektion.

Fallberichte dienen auch der Aufklärung von Krankheitsmechanismen und der Therapie, indem über äußerst detaillierte und methodologisch anspruchsvolle klinische und Laborstudien eines Patienten oder einer kleinen Patientengruppe berichtet wird. In diesem Fall begrenzen die Komplexität, die Kosten und oft der experimentelle Charakter der Untersuchungen ihre Anwendung auf eine kleine Anzahl von Patienten. Studien dieser Art haben einen großen Beitrag zu unserem Verständnis des genetischen, metabolischen und physiologischen Hintergrundes von menschlichen Krankheiten geleistet. Diese Studien bilden die Brücke zwischen Laborforschung und klinischen Untersuchungen und haben einen festen Platz in den Annalen des medizinischen Fortschritts.

Es folgt ein Beispiel dafür, wie ein einzelner Fall sehr viel zur Kenntnis über den Mechanismus einer Krankheit beitragen kann.

Beispiel

Es wurde angenommen, daß das Anästhetikum Halothan Hepatitis verursacht. Weil aber die Häufigkeit von Hepatitis nach der Anwendung von Halothan niedrig war und es sehr viele andere Ursachen für eine Hepatitis nach einem chirurgischen Eingriff gab, wurde die Hypothese „Halothanhepatitis" kontrovers diskutiert.

Die Erfahrung mit einem einzigen Patienten half, das Problem zu klären (1). Bei einem Anästhesisten wurde beobachtet, wie eine rezidivierende Hepatitis zur Leberzirrhose führte. Attacken einer Hepatitis traten regelmäßig innerhalb von

Stunden nach Arbeitsaufnahme auf. Sobald er kleinen Dosen von Halothan unter experimentellen Bedingungen ausgesetzt wurde, trat die Hepatitis bei ihm wieder auf und konnte durch klinische Beobachtungen, biochemische Untersuchungen und Leberhistologie gut dokumentiert werden.

Auf Grund dieses ungewöhnlichen Falles war es klar, daß Halothan eine Hepatitis verursachen kann. Aber der Fallbericht gab keine Information darüber, ob diese Reaktion selten oder weit verbreitet war. Nachfolgende Studien zeigten, daß das keine seltene Reaktion war, was dazu beitrug, daß Halothan durch weniger hepatotoxische Stoffe ersetzt wurde.

Zweitens werden Fallberichte auch dazu genutzt, ungewöhnliche Manifestationen einer Krankheit zu beschreiben. Manchmal kann das zu einem Kompendium medizinischer Kuriosa mit dem Reiz des unglaublichen Falles werden. Je größer die Schädigung und je ausgefallener der Fremdkörper ist, desto wahrscheinlicher findet ein Fallbericht den Weg in die Literatur. Kuriositäten, die einfach bizarre Abweichungen vom üblichen Verlauf der Ereignisse sind, können Interesse erregen, sind aber in der Regel von geringerer klinischer Bedeutung als andere Arten von Studien.

Einige sogenannte Kuriositäten aber sind das Ergebnis einer neuen, tieferen Einblick gewährenden Betrachtungsweise eines Problems, und es hat sich herausgestellt, daß sie der erste Beleg einer später nützlichen Entdeckung gewesen sind. Das Problem für den Leser besteht aber darin, zwischen einer einzelnen Kuriosität und einer neuen Einsicht in die Dinge zu unterscheiden. Dafür gibt es keine Regel. Wenn alles nichts hilft, kann man sich nur auf den gesunden Menschenverstand und ein gut entwickeltes Gespür für die notwendige Skepsis verlassen.

10.1.2 Berichte mit systematischem Fehler

Weil Fallberichte eine kleine und hochselektionierte Gruppe von Patienten umfassen, sind sie für einen Bias besonders anfällig. Fallberichte über eine erfolgreiche Therapie z. B. können irreführend sein, weil es unwahrscheinlich ist, daß Zeitschriften

Fallberichte über eine erfolglose Therapie erhalten oder veröffentlichen. Vielleicht ist es bei der Beschäftigung mit einem Fallbericht am klügsten, diesen Bericht als ein Signal zu betrachten, nach weiteren Belegen des beschriebenen Phänomens in der Literatur oder unter den eigenen Patienten zu suchen.

Beispiel

In einem Fallbericht (2) wird eine 23jährige Frau beschrieben, die während der Therapie mit Enalapril wegen einer essentiellen Hypertonie starke Bauchschmerzen bekommen hat. Eine erhöhte Serumlipase führte zur Diagnose einer Pankreatitis. Kurz nach Absetzen des Medikaments klangen die Symptome ab und die Lipase ging auf ihren normalen Wert zurück. Die Untersucher fanden nur einen veröffentlichten Fall und begannen eine umfangreiche Suche nach veröffentlichter und unveröffentlichter Literatur. Durch diese Suche wurden noch weitere 60 Fälle gefunden; die meisten von ihnen waren unveröffentlichte Fälle, die an den Arzneimittelhersteller weitergeleitet worden waren. Diese zusätzlichen Fälle bekräftigten die Möglichkeit eines kausalen Zusammenhangs zwischen der Therapie mit Enalapril und einer Pankreatitis.

Mit sehr wenigen Ausnahmen sollten Fallberichte allein nicht als Grundlage dafür dienen, die klinische Praxis zu ändern, weil sie nicht in der Lage sind, die Häufigkeit der beschriebenen Erscheinung oder die Rolle von Bias und Zufall abzuschätzen.

10.1.3 Kombiniertes Auftreten seltener Ereignisse

Fallberichte beschreiben oft das kombinierte Auftreten ungewöhnlicher Ereignisse, besonders wenn die beobachtete Assoziation zu einer interessanten biologischen Erklärung führt. Aber selbst seltene Ereignisse treten manchmal allein durch Zufall zusammen auf; die einfache Beobachtung dieser Erscheinung bedeutet nicht, daß sie in einem biologischen Zusammenhang stehen. Ein Autor (3) hat das so ausgedrückt: „In einer großen Population besteht das Problem nicht darin, ob seltene Ereignisse auftreten, sondern ob sie häufiger als durch Zufall erwartet auftreten."

Tabelle 10.1 veranschaulicht, wie oft zwei relativ ungewöhnliche Zustände – Niereninsuffizienz im Endstadium und die Anwendung eines bestimmten nichtsteroidalen antientzündlichen Medikaments – nur durch Zufall zusammen auftreten könnten. Wenn keine biologische Assoziation zwischen den beiden vorliegen würde (wie weiter unten in diesem Kapitel besprochen wird, kann diese Assoziation sehr wohl existieren), dann ist die Wahrscheinlichkeit, daß sie gemeinsam vorkommen würden, das Produkt ihrer jeweils einzelnen relativen Häufigkeiten. Allein in den USA gibt es davon 100 Fälle jährlich, mehr als genug, um einige Fallberichte zusammenzutragen.

Tab. 10.1: Das gemeinsame Auftreten von zwei seltenen Ereignissen: Eine Schätzung der relativen Häufigkeit und der Fallzahl des gemeinsamen Auftretens der Einnahme von nichtsteroidalen antientzündlichen Medikamenten und einer Niereninsuffizienz im Endstadium, wenn keine biologische Assoziation zwischen beiden besteht[1]

separate Häufigkeiten	
Prävalenz der Anwendung des Medikaments (hypothetisch)	1/100 Personen
Inzidenz der Niereninsuffizienz im Endstadium	40/1 000 000/Jahr
Inzidenz des gemeinsamen Auftretens	1/100 x 40/1 000 000/Jahr = 4/10 000 000/Jahr
Bevölkerungszahl der Vereinigten Staaten	250 000 000
Fälle in den Vereinigten Staaten	4/10 000 000/Jahr x 250 000 000 = 100/Jahr

[1] Angaben aus: Hiatt RA, Friedman GD. Characteristics of patients referred for treatment of end-stage renal disease in a defined population. Am J Public Health 1982;72:829–833.

Es gibt auch Gründe dafür, warum die Häufigkeit, mit der diese Fälle in medizinischen Zentren gesehen werden, und die Anzahl der Berichte über sie in der medizinischen Literatur in keinem Verhältnis zu ihrer Häufigkeit in der Population im allgemeinen steht. So kann es wahrscheinlicher sein, daß Patienten mit zwei schweren Krankheiten eher in ein Krankenhaus kommen als diejenigen mit nur einer Krankheit, einfach deshalb, weil sie kränker sind. Es ist auch gezeigt worden, daß zwei Krankheiten, die in der Allgemeinbevölkerung nicht miteinander assoziiert sind, in Krankenhäusern assoziiert sein können, wenn Patienten mit zwei Krankheiten unterschiedlich häufig eingewiesen werden (4). Außerdem sind Patienten mit zwei Krankheiten interessanter und deshalb ist es wahrscheinlicher, daß sie in Artikeln beschrieben, diese an Zeitschriften eingereicht und zur Publikation angenommen werden.

Deshalb sollte man skeptisch gegenüber Berichten zur Assoziation von Krankheiten sein, die nur auf Fallberichten beruhen. Sie sind lediglich Hypothesen, die mittels besserer Methoden geprüft werden müssen, bevor man ihnen glauben kann.

10.2 Fallserien

Eine *Fallserie* ist eine Studie an einer größeren Patientengruppe (z. B. 10 oder mehr Patienten) mit einer bestimmten Krankheit. Die größere Anzahl von Fällen erlaubt dem Untersucher, den Einfluß des Zufalls zu beurteilen, und im Gegensatz zu Fallberichten finden sich in Fallserien oft *p*-Werte und andere statistische Berechnungen. Eine Fallserie ist eine häufig genutzte Möglichkeit, das klinische Bild einer Krankheit zu beschreiben und erfüllt diesen Zweck gut, wenngleich mit wesentlichen Einschränkungen.

Fallserien leiden an dem Fehlen einer Vergleichsgruppe. Gelegentlich ist das kein allzu großes Problem.

Beispiel

Zwischen Juni 1981 und Februar 1983, einige wenige Jahre, nachdem Aids zum erstenmal registriert worden war und während die Manifestationen der Krankheit definiert wurden, haben die Untersucher aus den Centers for Disease Control Informationen über 1 000 Patienten gesammelt, die in den USA lebten und den damaligen Definitionskriterien dieser Krankheit entsprachen. Sie beschrieben demographische und Verhaltenscharakteristika der Patienten sowie Komplikationen der Krankheit.

Eine *Pneumocystis-carinii-Pneumonie* (PCP) wurde bei 50%, ein Kaposi-Sarkom in 28% und beides bei 8% der Patienten gefunden, 14% hatten opportunistische Infektionen (außer PCP). Bis auf 6% der Patienten konnten alle in eine oder mehrere der folgenden Gruppen klassifiziert werden: homo- oder bisexuelle Männer, Personen mit intravenösem Drogenmißbrauch, eingeborene Haitianer und Patienten mit Hämophilie (5).

Dieser Bericht enthält keine Vergleichsgruppe von Menschen ohne Aids. Außerdem hat die Definition der Krankheit einige Patienten ausgeschlossen, die nach späterem Standard Aids haben. Weil aber die Komplikationen bei sonst gesunden Menschen so ungewöhnlich sind und die Charakterisierung gefährdeter Gruppen so überzeugend ist, hat dieser Bericht unser Bild von Aids geprägt und den Weg für detailliertere Studien zu Erscheinungsformen und Risikofaktoren der Krankheit bereitet.

Andererseits haben eine relativ häufige Assoziation und das Fehlen einer Vergleichsgruppe oft zu irrtümlichen Schlußfolgerungen geführt.

Beispiel

Viele Ärzte führen Schmerzen im unteren Rückenbereich auf eine Protrusion einer oder mehrerer Bandscheiben zurück. Verschiedene Fallserien nutzten die Magnetresonanztomographie (MRT), um die Anatomie der lumbosakralen Wirbelsäule bei Patienten mit Schmerzen im unteren Rückenbereich darzustellen. Diese Studien haben ergeben, daß die Mehrheit der Patienten Bandscheibenabnormalitäten hatte, was die Bedeutung von Bandscheibenabnormalitäten bei Schmerzen im unteren Rückenbereich offensichtlich bestätigte. Wie aber in Kapitel 3 beschrieben worden ist, haben MRT-Studien an asymptomatischen Personen ähnliche Prävalenzen von Bandscheibenabnormalitäten gefunden und damit das Argument untergraben, daß eine Bandscheibenprotrusion, die mittels MRT festgestellt worden ist, die Ursache von Rückenschmerzen sein müsse (6).

Eine weitere Einschränkung von Fallserien besteht darin, daß sie generell die klinischen Manifestationen einer Krankheit und ihre Therapie an einer Gruppe von Patienten beschreiben, die zu einem bestimmten Zeitpunkt zusammengestellt wurde, also an einer Überlebendenkohorte (s. Kap. 6). Sie müssen daher von Kohortenstudien oder Therapiestudien unterschieden werden, für die eine Ausgangskohorte von Patienten mit einer Krankheit über einen Zeitraum mit dem Ziel beobachtet wird, die klinischen Endzustände der Krankheit zu erfassen. Fallserien blicken oft zeitlich zurück und das schränkt ihren Wert als Mittel zum Studium der Prognose oder der Ursache-Wirkungs-Beziehungen ein.

10.3 Fall-Kontroll-Studien

Um herauszufinden, ob ein Befund oder eine mögliche Ursache bei Patienten mit einer bestimmten Krankheit tatsächlich häufiger vorkommt, wird eine Studie, die bestimmte Anforderungen erfüllt, gebraucht. Erstens und vor allen Dingen muß es außer einer Fallserie eine Vergleichsgruppe geben, die die Krankheit nicht hat. Zweitens müssen an der Studie genügend Personen teilnehmen, so daß der Zufall nicht die Hauptrolle bei den beobachteten Ergebnissen spielt. Drittens müssen die Gruppen einander genügend ähnlich sein, auch wenn die eine Gruppe nichtkranke Personen enthält, um einen glaubhaften Vergleich zu gestatten. Viertens schließlich ist es notwendig, alle anderen wichtigen Unterschiede bei der Auswertung unter Kontrolle zu halten, wenn man zeigen will, daß ein Risikofaktor von anderen unabhängig und deshalb eine mögliche Ursache ist.

Fallberichte und Fallserien können uns da nicht weiter bringen. Kohortenstudien können das in vielen Situationen auch nicht, weil es unmöglich ist, genügend Fälle zu bekommen, um einen Zufallseffekt auszuschließen. Fall-Kontroll-Studien, also Studien, die die Häufigkeit eines potentiellen Risikofaktors in einer Gruppe von Fällen und in einer Gruppe von Kontrollen vergleichen, erfüllen diese Anforderungen.

10.3.1 Planung

Der grundlegende Plan einer Fall-Kontroll-Studie ist in Abbildung 10.1 als Diagramm dargestellt. Patienten, die die Krankheit haben, und eine Gruppe sonst ähnlicher Menschen, die die Krankheit nicht haben, werden ausgewählt. Die Untersucher blicken dann zeitlich zurück, um die Häufigkeit des Risikofaktors in den beiden Gruppen festzustellen. Diese Daten werden genutzt, um das relative Risiko der Krankheit, das mit dem interessierenden Merkmal in Zusammenhang steht, zu schätzen.

Beispiel

Erhöht die Anwendung nichtsteroidaler Antirheumatika (NSAR) das Risiko einer Nierenerkrankung? Diese Frage wurde unter Anwendung einer Fall-Kontroll-Studie untersucht (7). Wie wurde die Studie angestellt?

Erstens mußte die Nierenkrankheit definiert und eine ziemlich große Gruppe von Fällen gefunden werden, die für eine Befragung verfügbar waren. Aus erklär-

lichen Gründen gingen die Untersucher in Alters- und Pflegeheime, in denen viele solcher Fälle vorhanden sind. Natürlich wurden als Fälle nur Patienten eingeschlossen, bei denen die Diagnose im Laufe der üblichen medizinischen Behandlung gestellt worden war. Es war deshalb wenig wahrscheinlich, daß unter den Fällen zum Beispiel asymptomatische Patienten mit leichter Niereninsuffizienz eingeschlossen wurden.
Nachdem die Fälle zusammengestellt waren und die Diagnose sich bestätigte, wurde eine Vergleichs- oder Kontrollgruppe[1] ausgewählt. Bevor man sich entscheiden konnte, welche Personen als Kontrollen ausgewählt werden sollten, mußte man sich das Ziel der Studie in Erinnerung rufen. Es sollte herausgefunden werden, ob Patienten mit Niereninsuffizienz mit größerer Wahrscheinlichkeit eine NSAR-Therapie in der Vergangenheit erhalten hatten als eine ähnliche Gruppe von Menschen ohne Nachweis einer Nierenkrankheit.
Die Untersucher haben unter Verwendung von Daten über die Expositionsraten bei den Fällen und bei den Kontrollen festgestellt, daß das geschätzte relative Risiko durch NSAR-Exposition für eine Niereninsuffizienz 2,1 betrug und daß das Exzeßrisiko größtenteils auf ältere Männer beschränkt war.

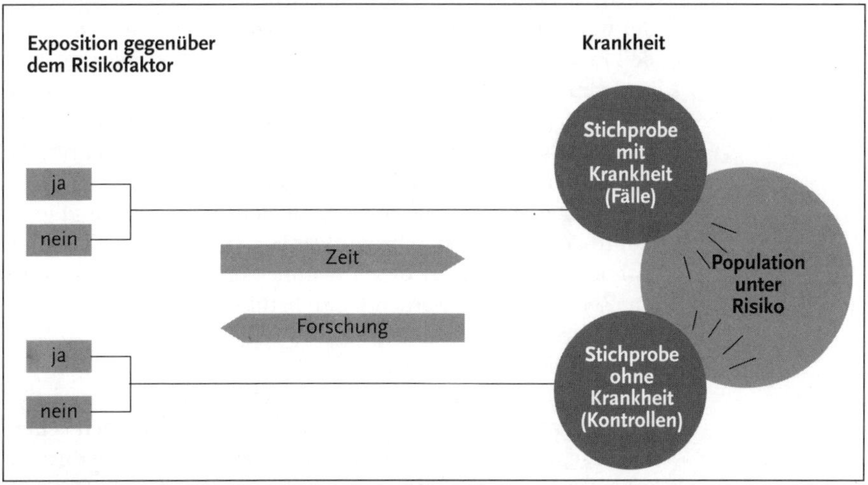

Abb. 10.1: Das Studiendesign von Fall-Kontroll-Studien

[1] Zum weiteren Gebrauch des Wortes *Kontrolle* s. S. 179.

Was ist mit der Forderung einer *ähnlichen* Kontrollgruppe gemeint? Dazu gibt es Kontroversen. In einer Kohortenstudie zum Risiko von NSAR für eine Nierenkrankheit würde Ähnlichkeit die Zugehörigkeit zu der Kohorte bedeuten, in der sich die Fälle entwickelt haben, die zu Beginn der Studie keine Nierenkrankheit hatten, z. B. Menschen, die in derselben Gemeinde lebten oder aus derselben Gesundheitseinrichtung stammten. Gibt es eine natürliche Kohorte, aus der eine Fallgruppe, die in einem bestimmten Alters- oder Pflegeheim betreut wird, entstehen kann?

Auf Grund von Spezialsprechstunden wohnen die Fälle, die sich in Krankenhäusern und anderen Behandlungszentren befinden, in der Regel in vielen verschiedenen Ortschaften, werden von vielen Ärzten betreut und gehören zu keiner definierten Bevölkerungsgruppe, bevor sie krank werden. Deshalb gab es keine offensichtlich ähnliche Gruppe von Menschen ohne Nierenkrankheit, weswegen eine solche Gruppe geschaffen werden mußte.

Das wurde gemacht, indem durch Zufallsstichproben Menschen ausgewählt wurden, die jeweils in der Nähe eines Krankenhauses wohnten. Auf diese Weise wurden Kontrollen zusammengestellt, von denen man hoffte, daß sie eine exakte Schätzung der wahrscheinlichen Prävalenz der Anwendung von NSAR bei den Fällen liefern würden, wenn keine Assoziation zwischen Nierenkrankheit und dem Gebrauch der Medikamente bestünde (8).

Nachdem die Fälle und die Kontrollen ausgewählt waren und ihre Zustimmung gegeben hatten, war der nächste Schritt, die Exposition gegenüber dem interessierenden Risikofaktor zu erfassen. Die Medikamentenanamese eines jeden Falls und jeder Kontrolle mußte rekonstruiert werden. Im Gegensatz zu einer Kohortenstudie, in der die Einnahme von Medikamenten über die Zeit beobachtet werden kann, beruhte die Bestimmung der Medikamentenexposition in dieser Fall-Kontroll-Studie auf der Erinnerung der Probanden.

Es ist oft die Vergangenheit, die in Fall-Kontroll-Studien wichtig ist, und darin liegt ein Potential für einen systematischen Fehler. Es ist schwer, die Vergangenheit nicht aus der Sicht der gegenwärtigen Umstände eines Menschen zu interpretieren. Das trifft ganz besonders für die Fälle zu, wenn in der Gegenwart eine so schwere Krankheit wie eine Niereninsuffizienz vorliegt. Man kann versuchen, einen Bias zu vermeiden durch Nutzung objektiver Daten, wie z. B. auf Computer gespeicherten Medikamentendokumentationen, durch einen Blindversuch bezüglich des Zieles der Studie für die Patienten und Kontrollen oder für die Untersucher bezüglich des Fallstatus, wenn dies möglich ist, und durch die Anwendung sorgfältig definierter Kriterien für die Entscheidung, welche der Fälle und Kontrollen früher eine NSAR-Therapie erhalten haben.

10.3.2 Vergleich von Kohortenstudien und Fall-Kontroll-Studien

Sowohl Kohortenstudien als auch Fall-Kontroll-Studien sind Beobachtungsstudien zu Risikofaktoren. Manchmal werden beide verwechselt. Ein Unterscheidungsmerkmal besteht darin, daß bei einer Fall-Kontroll-Studie die Fälle den interessierenden klinischen Endzustand zu der Zeit haben, zu der die Information über Risikofaktoren erfaßt wird. Bei der Kohortenstudie ande-

Tab. 10.2: Zusammenfassung der Charakteristika von Kohorten-, Fall-Kontroll- und Prävalenzstudien

Kohortenstudie	Fall-Kontroll-Studie	Prävalenzstudie
beginnt mit einer definierten Population unter Risiko	Population unter Risiko oft nicht definiert	beginnt mit einer definierten Population
Fälle nicht selektiert, aber durch kontinuierliche Beobachtung ermittelt (Erfassung aller Fälle angestrebt)	Fälle durch den Untersucher aus einem zur Verfügung stehenden Patientenbestand selektiert	Fälle nicht selektiert, aber durch eine einzelne Untersuchung der Population ermittelt
Kontrollen, Vergleichsgruppe (d. h. Nicht-Fälle), nichtselektiert – entwickeln sich natürlich	Kontrollen durch den Untersucher selektiert (oft ähnlich den Fällen)	Nicht-Fälle schließen diejenigen ein, die bei der einzelnen Untersuchung frei von der bestimmten Krankheit sind
Exposition wird vor der Entwicklung der Krankheit erfaßt	Exposition wird erfaßt, rekonstruiert oder aus der Erinnerung wiedergegeben, zeitlich nach der Entwicklung der Krankheit	Exposition wird erfaßt, rekonstruiert oder aus der Erinnerung wiedergegeben, zeitlich nach der Entwicklung der Krankheit
Risiko oder Inzidenz der Krankheit und relatives Risiko sind direkt angebbar	Risiko oder Inzidenz der Krankheit sind nicht aus der Studie bestimmbar: das relative Expositionsrisiko kann durch das Odds Ratio geschätzt werden	Risiko oder Inzidenz der Krankheit sind nicht aus der Studie bestimmbar: das relative Expositionsrisiko kann durch das Odds Ratio geschätzt werden

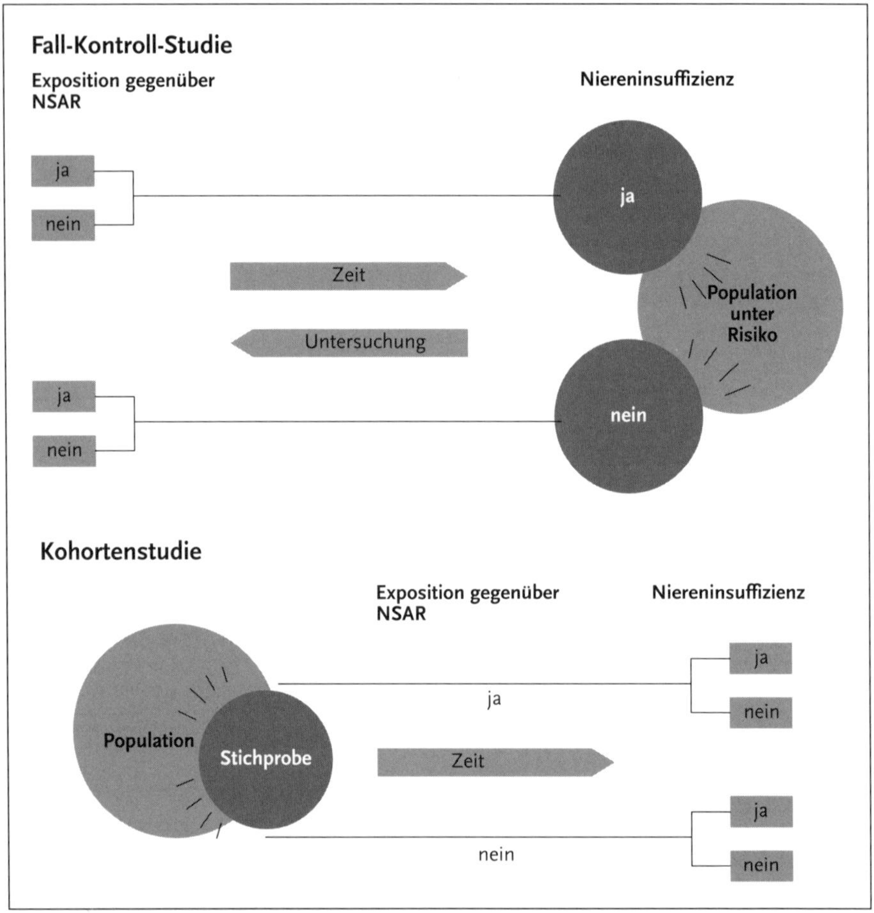

Abb. 10.2: Vergleich von Fall-Kontroll- und Kohortenstudien. Studien zu NSAR als Risikofaktor für Niereninsuffizienz.

rerseits haben die Probanden zu Beginn der Beobachtung, wenn die Registrierung des Risikofaktors durchgeführt wird, die betreffende Krankheit nicht. Abbildung 10.2 faßt die Unterschiede zwischen Fall-Kontroll-Studie und Kohortenstudie zusammen. Da die zeitliche Beziehung zwischen vermeintlicher Ursache und Wirkung ein wichtiges Kriterium für die Kausalität ist (s. Kap. 11), sind Kohortenstudien eine sicherere Basis für eine kausale Interpretation.

Tabelle 10.2 faßt die wesentlichen Charakteristika von Studienplänen für Kohorten-, Fall-Kontroll- und Prävalenzstudien zusammen und verdeutlicht ihre Unterschiede. Wie im folgenden diskutiert wird, sind es gerade diese Unterschiede, die die Fall-Kontroll-Studie gegenüber einem Bias besonders anfällig machen.

10.3.3 Odds Ratio

Wie entscheiden wir, ob ein erhöhtes Risiko besteht? Abbildung 10.3 zeigt die Berechnung des Risikos für Kohorten- und Fall-Kontroll-Studien. In einer Kohortenstudie wird die untersuchte „anfällige" Population zu Beginn in zwei Gruppen unterteilt: gegenüber NSAR exponierte Probanden (A+B) und gegenüber NSAR nichtexponierte Probanden (C+D). Fälle mit einer Nierenkrankheit entwickeln sich im Verlaufe der Zeit in der exponierten Gruppe (A Fälle) und in der nichtexponierten Gruppe (C Fälle). Dadurch erhält man sowohl entsprechende Zähler als auch Nenner, um die Inzidenzen der Nierenkrankheit in der expo-

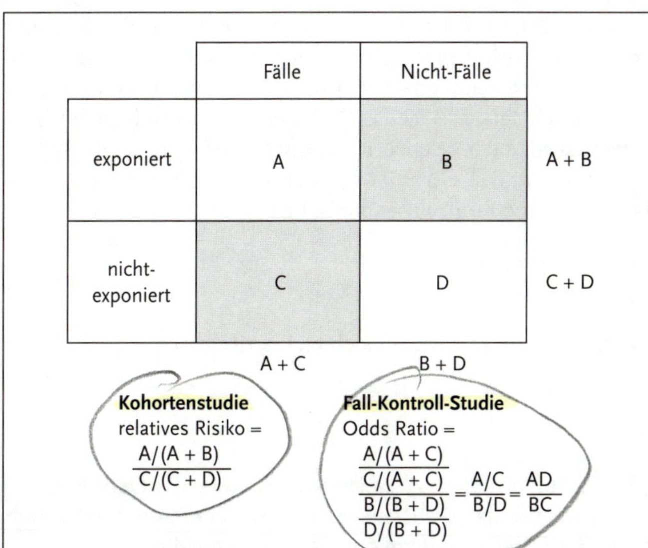

Abb. 10.3: Berechnung des relativen Risikos für eine Kohortenstudie und des Odds Ratios (geschätztes relatives Risiko) für eine Fall-Kontroll-Studie.

nierten [A/(A+B)] und der nichtexponierten Gruppe [C/(C+D)] der Kohorte zu berechnen. Es ist damit auch möglich, das relative Risiko zu berechnen.

$$\text{Relatives Risiko} = \frac{\text{Inzidenz der Krankheit bei Exponierten}}{\text{Inzidenz der Krankheit bei Nichtexponierten}} = \frac{A/(A+B)}{C/(C+D)}$$

Fall-Kontroll-Studien andererseits beginnen mit der Auswahl einer Gruppe von Fällen mit der Nierenkrankheit (A+C) und einer Gruppe von Kontrollen (B+D). Es gibt keine Möglichkeit, die Krankheitsraten zu erfahren, weil diese Gruppen nicht natürlich festgelegt sind, sondern durch die Auswahlkriterien der Untersucher bestimmt werden. Deshalb kann die Inzidenzrate der Krankheit bei denen, die NSAR-Therapie eingenommen haben, und denen, die sie nicht eingenommen haben, nicht berechnet werden. Daraus folgt, daß es nicht möglich ist, ein relatives Risiko durch den Quotienten aus der Inzidenz bei NSAR-Exponierten und der Inzidenz bei Nichtexponierten zu erhalten. Was allerdings von Bedeutung ist, sind die relativen Häufigkeiten von Menschen, die NSAR einnahmen sowohl bei den Fällen als auch bei den Kontrollen.

Es ist gezeigt worden, daß es ein Verfahren zum Vergleich der Expositionshäufigkeit von Fällen und Kontrollen gibt, das konzeptionell und rechnerisch ein dem relativen Risiko ähnliches Effektmaß liefert. Das ist das *Odds Ratio*, zu deutsch auch Chancenverhältnis oder relative Risikoquote, definiert als die Odds[2] (Quote) dafür, daß ein Fall exponiert ist, geteilt durch die Odds dafür, daß eine Kontrolle exponiert ist.

$$\frac{[A/(A+C) : C/(A+C)]}{[B/(B+D) : D/(B+D)]}$$

Das Odds Ratio vereinfacht sich rechnerisch zu

$$\frac{A/C}{B/D} \text{ oder } \frac{AD}{BC}$$

Wie in Abbildung 10.3 zu sehen ist, kann man das Odds Ratio erhalten, indem man die Diagonalen in der Tafel multipliziert und dann diese Kreuzprodukte durcheinander dividiert.

[2] Als Erinnerung zur Bedeutung von Odds s. S. 88

Es ist zu beachten, daß das Odds Ratio 1 überschreitet und ein damit erhöhtes Risiko anzeigt, wenn die Expositionshäufigkeit bei den Fällen höher ist. Je enger also die Assoziation zwischen Exposition und Krankheit ist, desto höher ist das Odds Ratio. Umgekehrt ist das Odds Ratio unter 1 und zeigt einen protektiven Effekt an, wenn die Expositionshäufigkeit bei den Fällen niedriger ist. Die Bedeutung des Odds Ratio ist daher dem relativen Risiko, das aus Kohortenstudien hervorgeht, analog. Die Ähnlichkeit der Information, die durch das Odds Ratio und das relative Risiko ausgedrückt wird, hat einige Untersucher veranlaßt, die Odds Ratios als „geschätzte relative Risiken" oder einfach als „relative Risiken" darzustellen.

Das Odds Ratio ist dem relativen Risiko aber nur dann annähernd gleich, wenn die Inzidenz der Krankheit niedrig ist. Das folgt aus den Annahmen, die für die Berechnungen gemacht werden müssen. Wie niedrig müssen die Raten sein? Die Antwort hängt teilweise von der Größe des relativen Risikos ab (9). Im allgemeinen wird das relative Risiko dann nennenswert verzerrt, wenn die Krankheitsraten bei den nichtexponierten Personen mehr als 1/100 betragen. Glücklicherweise sind die meisten Krankheiten, besonders diejenigen, die mittels Fall-Kontroll-Studien untersucht werden, wesentlich seltener als diese Rate.

10.3.4 Vorteile von Fall-Kontroll-Studien

Das Fall-Kontroll-Studiendesign ist eine häufige und wichtige Methode geworden, die genutzt wird, um ätiologische und klinische Fragestellungen zu untersuchen. Worin bestehen die Vorteile dieses Verfahrens? Erstens können die Untersucher die Fälle unabhängig von der natürlichen Häufigkeit der Krankheit rekrutieren und dennoch einen Vergleich anstellen. Kohortenstudien sind für diesen Zweck völlig ungeeignet. Um z. B. eine Information über das Risiko der Anwendung von NSAR bei 100 Menschen mit einer Nierenkrankheit im Endstadium zu erhalten, müßte man eine Kohorte von 1 000 000 Menschen über etwa 2,5 Jahre beobachten (s. Tab. 10.1). Auf Grund der Kosten und der logistischen Schwierigkeiten einer solchen Studie wäre dies offensichtlich in aller Regel nicht durchführbar. Im Gegensatz dazu ist es relativ billig und leicht gewesen, 100 oder mehr Fälle aus Krankenhäusern und anderen medizinischen Einrichtungen zusammenzutragen, ähnliche Gruppen ohne die Krankheit zu finden und die Häufigkeiten der Einnahme von NSAR in der Vergangenheit zu vergleichen. Auf diese Weise können mehrere hundert Probanden innerhalb von Wochen oder Monaten befragt werden, und das Resultat kostet nur einen Bruchteil der Ausgaben für eine Kohortenstudie.

Ein wirklicher Vorteil einer Fall-Kontroll-Studie bei der Erforschung des Effekts einiger kausaler oder prognostischer Faktoren besteht darin, daß man nicht lange auf das Ergebnis warten muß. Viele Krankheiten haben eine lange Latenzzeit (Zeitspanne zwischen der Einwirkung eines Risikofaktors und der sichtbaren Manifestation seiner pathologischen Wirkungen). Es ist z. B. geschätzt worden, daß wenigstens 10–20 Jahre vergehen müssen, bevor die Kanzerogenität verschiedener Chemikalien zu manifesten Krebserkrankungen führt. Man würde sowohl einen äußerst geduldigen Untersucher als auch eine geduldige wissenschaftliche Öffentlichkeit brauchen, die so viele Jahre warten, um feststellen zu können, ob ein vermutetes Gesundheitsrisiko bestätigt werden kann.

Fall-Kontroll-Studien spielen auf Grund ihrer Fähigkeit, wichtige Fragen schnell und wirksam zu bearbeiten, eine zunehmend herausragende Rolle in der medizinischen Literatur. Wenn man Ursache-Wirkungs-Beziehungen mittels einer relativ soliden Methode untersuchen will, ist das Verfahren einer Fall-Kontroll-Studie für einige Krankheiten die einzige praktische Möglichkeit. Fall-Kontroll-Studien machen einen immer größer werdenden Prozentsatz aller Originalartikel und die Mehrzahl der epidemiologischen Zeitschriftenartikel aus. Ihre schnelle Verfügbarkeit und ihre geringen Kosten rechtfertigen ihre große Verbreitung, solange ihre Ergebnisse zuverlässig sind. Und hier liegt das Problem, weil Fall-Kontroll-Studien besonders zu verzerrten Ergebnissen neigen. Die dabei auftretenden Biasarten werden im nächsten Abschnitt diskutiert.

10.4 Vermeidung von Bias in Fall-Kontroll-Studien

In vielen Fall-Kontroll-Studien ziehen es die Untersucher vor, die Vergleichsgruppen selbst zu konstruieren, statt die Natur bestimmen zu lassen, wer in einer Population ein Fall wird und wer ein Nicht-Fall oder ein Kontrollproband bleibt, wie es in Kohorten- oder Prävalenzstudien üblich ist. Diese Manipulation ist ein notwendiges Übel, weil die Validität einer Fall-Kontroll-Studie von der Vergleichbarkeit der Fälle und Kontrollen abhängt.

Fälle und Kontrollen sind vergleichbar, wenn die Kontrollen als Fälle genommen worden wären, falls sie die zu untersuchende Krankheit entwickelt hätten. Mit anderen Worten, um vergleichbar zu sein, müssen Fälle und Kontrollen Teile derselben Population sein. Ein zweites, mehr umstrittenes Problem besteht darin, daß Fälle und Kontrollen dieselbe Möglichkeit der Exposition haben müssen, um vergleichbar sein (10). Beispielsweise wäre die Möglichkeit, NSAR erhalten zu haben (wie weiter oben diskutiert wurde), bei denjenigen größer, die regelmäßig medizinisch betreut wurden, und vielleicht noch größer bei denen mit Gelenksymptomen. Sollten Fälle und Kontrollen ähnliche Symptome und ähnliche Kontakte mit der medizinischen Betreuung haben? Die Meinungen dazu gehen auseinander. Wenn man darauf besteht, daß Fälle und Kontrollen den gleichen Schweregrad arthritischer Symptome und denselben Arzt haben, ist klar, daß es unmöglich sein kann, das interessierende Risiko zu bewerten, wenn die daran beteiligten Ärzte dazu tendieren, den meisten ihrer Patienten mit den üblichen Ursachen muskuloskeletärer Schmerzen NSAR zu verschreiben.

Deshalb erfordert die Bedingung der Vergleichbarkeit zwischen Fällen und Kontrollen die sorgfältige Beachtung der Umstände, unter denen ein Individuum exponiert wird.

10.4.1 Auswahl von Fällen

In der Vergangenheit wurden die meisten Fallgruppen in Fall-Kontroll-Studien unter Patienten ausgewählt, die in Krankenhäusern oder anderen medizinischen Behandlungseinrichtungen betreut wurden. Die starke Zunahme von Krankheitsregistern, wie z. B. das National Cancer Institute's Cancer Surveillance System, und computerisierte diagnostische Daten von Gesundheitsprogrammen hat es viel leichter gemacht, alle Fälle oder eine repräsentative Stichprobe der Fälle, die in einer definierten Population auftreten, auszuwählen. Populationsbasierte Fälle sollten typischer sein und ein breiteres Spektrum der Schwere einer Krankheit einschließen als einfache Krankenhausfälle.

Die Fälle in Fall-Kontroll-Studien sollten möglichst neue (inzidente) Fälle und keine bereits vorbestehenden (prävalenten) Fälle sein. Die Gründe dafür beruhen auf dem in Kapitel 4 diskutierten Konzept. Die Prävalenz einer Krankheit zu einem Zeitpunkt ist eine Funktion sowohl der Inzidenz als auch der Dauer dieser Krankheit. Die Dauer wiederum wird durch die Rate bestimmt, in der die Patienten den Erkrankungsstatus verlassen (entweder durch Heilung oder durch Tod) oder darin verbleiben auf Grund des langsamen Verlaufs der Krankheit oder einer erfolgreichen palliativen Therapie. Aus diesen Beziehungen ergibt sich, daß Risikofaktoren für prävalente Krankheiten entweder Risikofaktoren für die Inzidenz und die Dauer oder für beides sein können; den relativen Anteil der beiden kann man nicht unterscheiden. Eine Exposition, die eine besonders letale Form der Krankheit verursacht und damit den Anteil der exponierten prävalenten Fälle senkt, würde zu einem herabgesetzten relativen Risiko führen, wenn prävalente Fälle untersucht werden würden. Wenn die erhaltenen Odds Ratios bei Fällen von kurzer und langer Dauer gleich sind, kann man recht sicher sein, daß die Ergebnisse einer Fall-Kontroll-Studie nicht durch die Auswahl prävalenter Fälle verzerrt sind.

10.4.2 Auswahl von Kontrollen

Eine große Gefahr für einen Bias besteht in vielen Fall-Kontroll-Studien, weil die Kontrollen keine natürlich definierte Gruppe sind, sondern von den Untersuchern für die Studie konstruiert werden. Welche Kontrollen sind im Vergleich zu den Fällen geeignet?

Es gibt verschiedene Strategien zur Wahl der richtigen Kontrollen. Erstens besteht die beste Möglichkeit, den Selektionsbias so niedrig wie möglich zu halten, in der Auswahl sowohl der Fälle als auch der Kontrollen aus derselben definierten Population. Wenn die Fallgruppe alle Fälle oder eine unverzerrte Stichprobe aller Fälle umfaßt, die in einer Population entstehen, ob für eine Kohortenstudie oder in einer statistischen Erhebung zur Prävalenz, dann können Kontrollen eine Zufallsstichprobe aller anderen Personen in derselben Population sein. Diese Strategie wird *populationsbasierte Fall-Kontroll-Studie* (oder eingenistete, in die Kohorte eingebettete Fall-Kontroll-Studie) genannt (engl. nested case-control study). Die Kontrollen sollten denselben allgemeinen Ein- und Ausschlußkriterien wie die Fälle entsprechen und sie sollten aus der Population oder aus der Kohorte zu etwa derselben Zeit wie die Fälle als Stichprobe ausgewählt werden.

Beispiel

Schützt gewohnheitsmäßige starke körperliche Aktivität vor primärem Herzstillstand bei Menschen ohne offensichtliche Herzkrankheit? Ein medizinisches Notfallinformationssystem ermöglichte die Durchführung einer populationsbasierten Fall-Kontroll-Studie zur Beantwortung dieser Frage (11). Die Fälle wurden aus 1250 Menschen, die in Seattle und dem Vorstadtbezirk King County, Washington, lebten und außerhalb eines Krankenhauses während einer definierten Zeitspanne einen primären Herzstillstand (primary cardiac arrest – PCA) erlitten hatten, ausgewählt. Die Fälle wurden aus den Berichten von Arzthelfern ausgewählt, die in dieser Zeit fast alle Fälle mit primärem Herzstillstand in dieser Region aufsuchten.

Die Kontrollen wurden ausgewählt, indem zufällig Telefonnummern in derselben Region angerufen wurden; die meisten Menschen in diesem Gebiet hatten ein Telefon in ihrer Wohnung. Sowohl die Fälle als auch die Kontrollen mußten den Aufnahmekriterien entsprechen: Alter 25–75 Jahre; keine klinisch erkennbare Herzkrankheit; keine frühere Erkrankung, die die körperliche Aktivität eingeschränkt hat; einen Ehepartner, der über gewohnheitsmäßige körperliche Bewegung, die interessierende Exposition, Auskunft geben konnte. Die Kontrollen wurden passend zu den Fällen in Alter, Geschlecht, Familienstand und Wohnsitz in Stadt oder Vorstadt ausgewählt („gematcht"). Die Ehepartner der Fälle und der Kontrollen wurden zu Freizeitaktivitäten befragt. Die Aufnahmekriterien sollten sichern, daß sowohl Fälle als auch Kontrollen Teil derselben Population waren und die Gelegenheit hatten, sich an körperlichen Aktivitäten zu beteiligen.

Die Ergebnisse, die auf 163 gematchten Fällen und Kontrollen beruhten, bestätigten frühere Studien. Das Risiko eines PCA war bei Personen mit sehr intensiven Freizeitaktivitäten um 65%–75% niedriger als bei Personen mit mehr im Sitzen ausgeübten Tätigkeiten.

Obwohl die Selektion von Fällen und Kontrollen aus einer definierten Population oder Kohorte vorzuziehen ist, ist ihre Auswahl aus Krankenhäusern oder anderen Gesundheitseinrichtungen oft einfacher möglich. Aber bei der Durchführung von Studien an Patienten in Einrichtungen des Gesundheitswesens sind auch leichter Fehler möglich, weil Patienten in der Regel eine verzerrte Stichprobe aller in der jeweiligen Region lebenden Menschen sind, auf die die Ergebnisse angewendet werden sollten.

Eine zweite Gruppe von Strategien, um mit den Fällen vergleichbare Kontrollen zu erhalten, umfaßt die in diesem Kapitel an Beispielen veranschaulichten und in Kapitel 6 vorgestellten Methoden: Restriktion, Matching, Stratifikation und Adjustierung. Matching bereitet die größten Probleme und wird hier diskutiert.

Die Fälle können mit den Kontrollen *„gematcht“* werden, so daß für jeden Fall eine oder mehr Kontrollen ausgewählt werden, die mit dem Fall gemeinsame Charakteristika haben. Die Untersucher matchen im allgemeinen bezüglich Alter, Geschlecht und Wohnsitz, weil diese häufig mit der Krankheit in Beziehung stehen. Aber Matching geht oft über diese demographischen Charakteristika hinaus, wenn man weitere wichtige Faktoren kennt. Matching steigert die auswertbaren Informationen, die man aus einer Menge von Fällen und Kontrollen erhalten kann, weil dadurch die Unterschiede zwischen den Gruppen bezüglich weiterer Determinanten der Krankheit, außer der untersuchten, reduziert werden und so eine trennschärfere (sensitivere) Prüfung der Assoziation möglich ist. Aber Matching hat ein Risiko. Wenn der Untersucher für einen Faktor „matcht“, der selbst mit der zu untersuchenden Exposition in Beziehung steht, besteht ein erhöhtes Risiko, daß die gematchten Fälle und Kontrollen denselben Verlauf unter der Exposition haben. Wenn z. B. Fälle und Kontrollen gematcht würden bezüglich des Vorliegens arthritischer Symptome, die gewöhnlich mit NSAR behandelt werden, würden mehr gematchte Paare wahrscheinlich denselben Verlauf der Anwendung von NSAR haben. Dieser Prozeß, der *Overmatching* genannt wird, belastet das Odds Ratio mit einem Bias in Richtung zur 1 und verringert die Fähigkeit einer Studie, ein signifikant erhöhtes oder vermindertes Odds Ratio zu entdecken.

Eine dritte Strategie besteht darin, mehr als eine Kontrollgruppe zu wählen. Auf Grund der Schwierigkeiten, wirklich vergleichbare Kontrollgruppen auszuwählen, kann ein systematischer Fehler im Odds Ratio für jede einzelne der Kontrollgruppen entstehen. Ein Verfahren, sich vor dieser Möglichkeit zu schützen, ist, mehr als eine Kontrollgruppe mit unterschiedlicher Herkunft[3] zu wählen. Ein Verfahren, das genutzt wird, wenn die Fälle aus einem Krankenhaus rekrutiert werden, besteht darin, eine Kontrollgruppe aus anderen Patienten desselben Krankenhauses zu wählen und eine zweite Kontrollgruppe aus der Umgebung, in der die Fälle leben. Wenn man gleiche Odds Ratios bei Nutzung verschiedener Kontrollgruppen erhält, ist das ein Beleg gegen einen Bias, weil es unwahrscheinlich ist, daß ein Bias diese ungleichen Gruppen in dieselbe Richtung und im selben Ausmaß beeinflussen würde. Wenn die Schätzungen der Odds Ratios unterschiedlich sind, ist das ein Zeichen dafür, daß eine oder beide mit einem systematischen Fehlern belastet sind. Man kann dann untersuchen, wo der Bias zu finden ist.

Beispiel

In einer Fall-Kontroll-Studie zu Östrogen und Endometriumkarzinom wurden die Fälle aus einem einzigen akademischen Lehrkrankenhaus ausgewählt. Es wurden zwei Kontrollgruppen zusammengestellt: eine aus den gynäkologischen Einweisungen in dasselbe Krankenhaus und die zweite aus einer Zufallsstichprobe von Frauen, die in dem Einzugsgebiet des Krankenhauses wohnten.
Andere Krankheiten, z. B. Hypertonie, Diabetes mellitus und Krankheiten der Gallenblase waren bei den Fällen und der Krankenhauskontrollgruppe viel häufiger, was vermutlich die verschiedenen Einflüsse, die zur Krankenhauseinweisung geführt haben, widerspiegelte. Trotz dieser Unterschiede fand sich in beiden Kontrollgruppen eine weitaus geringere Langzeitanwendung von Östrogen als bei den Fällen, und beide Kontrollgruppen ergaben sehr ähnliche Odds Ratios (4,1 und 3,6).
Die Autoren (12) schlußfolgerten, daß „diese Übereinstimmung der Ergebnisse bei zwei sehr verschiedenen Vergleichsgruppen vermuten läßt, daß keine Gruppe wesentlich verzerrt ist und daß die Ergebnisse ...eine vertretbare Genauigkeit haben“.

[3] Die Wahl von zwei oder mehr Kontrollgruppen pro Fallgruppe unterscheidet sich von der Wahl von zwei oder mehr Kontrollen pro Fall. Letzteres wird getan, um die statistische Trennschärfe (oder die Präzision der Schätzung des Odds Ratios) zu erhöhen. Im allgemeinen führt der Einsatz von mehr als einer Kontrollperson pro Fall zu einer geringen, aber nützlichen Erhöhung der statistischen Trennschärfe, aber mehr als drei oder vier Kontrollen pro Fall ergeben wenig zusätzlichen Nutzen.

Möglichkeiten für die Auswahl von Fällen und Kontrollen sind in Abbildung 10.4 zusammengefaßt. Wenn die Fälle insgesamt in einer definierten Population auftreten (oder eine repräsentative Stichprobe aller Fälle sind), dann sollten von dort auch die Kontrollen herstammen. Das ist eine optimale Situation. Wenn die Fälle eine verzerrte Stichprobe aller Fälle sind, wie in den meisten Krankenhausstichproben, dann sollten die Kontrollen mit ähnlichem Bias ausgewählt werden.

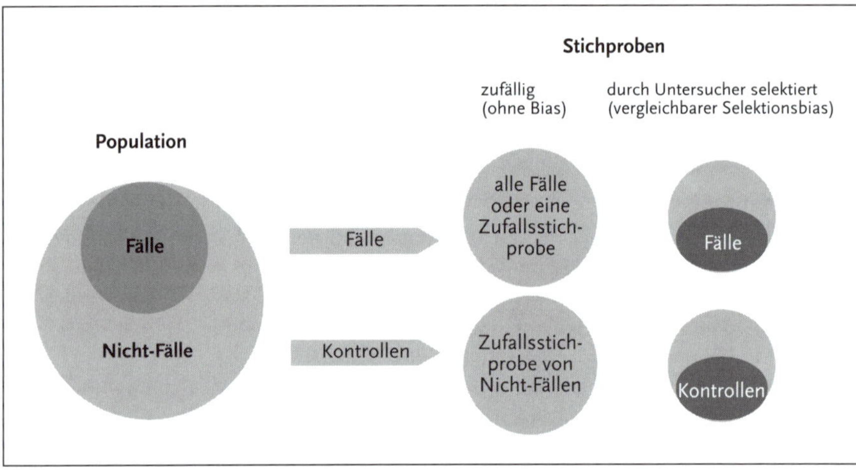

Abb. 10.4: Zwei Strategien für die Selektion von Fällen und Kontrollen aus der Allgemeinbevölkerung: Stichproben ohne Bias und mit vergleichbarem Selektionsbias.

10.4.3 Erfassung der Exposition

Selbst wenn der Selektionsbias bei der Auswahl von Fällen und Kontrollen vermieden werden kann, wird der Untersucher mit Problemen konfrontiert, die mit der zuverlässigen Erfassung der Exposition assoziiert sind, nachdem die Krankheit oder der klinische Endzustand aufgetreten ist, d. h. mit der Vermeidung eines Informationsbias. Fall-Kontroll-Studien sind für drei Arten von Informationsbias anfällig, weil die Exposition nach Auftreten der zu untersuchenden Krankheit oder des klinischen Endzustandes erhoben wird:

1. Der klinische Endzustand beeinflußt die Exposition direkt,
2. Der klinische Endzustand beeinflußt die Erinnerung der untersuchten Person an die Exposition,
3. Der klinische Endzustand beeinflußt die Messung oder die Registrierung der Exposition.

Der erste Bias ist besonders problematisch, wenn die zu untersuchende Exposition eine medizinische Behandlung ist, da frühe Manifestationen der Erkrankung zu einer Therapie führen könnten. Der resultierende Bias wird manchmal Confounding durch Indikation genannt. Beispielsweise wurde ein Fall-Kontroll-Ansatz genutzt, um herauszufinden, ob Betarezeptorenblocker einen ersten Myokardinfarkt bei Patienten, die wegen Hypertonie behandelt werden, verhindern können (13). Weil Angina pectoris eine Hauptindikation für die Anwendung von Betarezeptorenblockern ist, haben die Untersucher sorgfältig alle Personen mit einer Anamnese, in der der Verdacht auf Angina pectoris oder andere Manifestationen einer koronaren Herzkrankheit besteht, ausgeschlossen. Sie haben festgestellt, daß Hypertoniepatienten, die mit Betarezeptorenblockern behandelt werden, dennoch ein bedeutend vermindertes Risiko für einen nichttödlichen Myokardinfarkt hatten, selbst dann, wenn Patienten mit Angina pectoris oder einem anderen Hinweis auf eine koronare Herzkrankheit sorgfältig ausgeschlossen worden waren.

Zweitens können sich Menschen mit einer Krankheit anders an eine Exposition erinnern als Menschen ohne die Krankheit. Bei dem hohen Bekanntheitsgrad, den die möglichen Risiken verschiedener Umwelteinflüsse oder Medikamente haben, ist es ohne weiteres möglich, daß sich die Opfer einer Krankheit genauer an eine zurückliegende Exposition erinnern als Personen, die der Krankheit nicht zum Opfer fielen, und damit ihre Exposition sogar überschätzen. Der Einfluß der Krankheit auf das Erinnerungsvermögen, Erinnerungsbias (Recall-Bias) genannt, muß in Betracht gezogen werden, wenn sich die Erhebung der Exposition auf das Gedächtnis der Probanden stützt.

Es gibt zwei Möglichkeiten, sich vor einem Recall-Bias zu schützen. Erstens sollte es zusätzliche externe Quellen für dieselbe Information geben, entweder schriftliche Dokumente, wie z. B. medizinische oder andere Aufzeichnungen, oder Befragungen von Angehörigen oder anderen gut informierten Personen. Zweitens sollte der besondere Zweck der Studie den an der Studie Beteiligten nicht bekannt sein. Es wäre unethisch, die Teilnehmer nicht über den allgemeinen Charakter der Fragestellung der Studie zu informieren. Sie aber detailliert über die spezifischen Hypothesen zu unterrichten, könnte auf diese Weise die sich ergebenden Informationen mit einem systematischen Fehler belasten, so daß ein anderer Verstoß gegen ethische Normen begangen würde, nämlich die Einbeziehung von Personen in ein wertloses Forschungsprojekt.

Das dritte Problem, ob das klinische Endresultat die Art und Weise der Messung oder Registrierung der Exposition beeinflußt, sollte allen Studenten der klinischen Diagnostik verständlich sein. Wenn ein niedergelassener Arzt, der einen Patienten mit einer Nierenkrankheit in ein Krankenhaus einweist, sich des möglichen Zusammenhangs zwischen der Anwendung von NSAR und Niereninsuffizienz bewußt ist, könnte man erwarten, daß dieser Arzt den Patienten intensiver zur Einnahme von Analgetika in der Vergangenheit befragt und die Informationen sorgfältiger aufzeichnet. Diejenigen, die eine Befragung durchführen und sich der möglichen Beziehung zwischen Exposition und Krankheit bewußt sind und auch den Status des klinischen Endzustandes des Befragten kennen, würden tatsächlich Unglaubliches leisten, wenn sie identische Interviews bei Fällen und Kontrollen zustande brächten. Die Möglichkeiten des Schutzes vor diesen Biasquellen sind dieselben wie oben erwähnt: mehrfache Informationsquellen und diejenigen, die die Daten für die Studie erarbeiten, nicht über die Hypothesen der Studie zu informieren, d. h. sie diesbezüglich „blind" zu halten.

10.4.4 Wissenschaftliche Standards für Fall-Kontroll-Studien

Es ist vorgeschlagen worden, daß man die Validität einer Fall-Kontroll-Studie beurteilen sollte, indem man zuerst überlegt, wie eine randomisierte kontrollierte Studie mit derselben Fragestellung durchgeführt werden müßte (14). Natürlich kann man die Studie nicht tatsächlich so durchführen. Aber eine randomisierte kontrollierte Studie ist der wissenschaftliche Standard, an dem man die Auswirkungen der verschiedenen Kompromisse, die bei einer Fall-Kontroll-Studie einzugehen sind, zu bewerten hat.

Man würde in eine kontrollierte klinische Studie nur die Patienten aufnehmen, die die interessierende therapeutische Intervention wählen könnten, wenn sie ihnen angeboten würde. In gleicher Weise würde man für eine Fall-Kontroll-Studie die Fälle und Kontrollen auswählen, die exponiert gewesen sein könnten. Eine Studie z. B. darüber, ob NSAR eine Ursache der Niereninsuffizienz sind, würde Frauen und Männer einschließen, bei denen für die Einnahme von NSAR keine Kontraindikationen, wie z. B. ein peptisches Ulkus, bestehen. Dementsprechend sollten sowohl bei den Fällen als auch bei den Kontrollen die gleichen Anstrengungen unternommen worden sein, eine Nierenkrankheit festzustellen, wenn sie vorliegen würde. Diese und andere Parallelen zwischen klinischen Studien und Fall-Kontroll-Studien können ausgenutzt werden, wenn man versucht zu durchdenken, was schief gehen könnte, wie ernst ein solches Problem ist und was dagegen getan werden kann.

Es hat auch Bemühungen gegeben, Kriterien für exakte Fall-Kontroll-Studien aufzustellen (15). Die Anwendung dieser Richtlinien erfordert ein tiefes Verständnis der vielen möglichen Determinanten sowie den Nachweis von Exposition und Krankheit in praktischen klinischen Situationen.

10.4.5 Anwendung von Fall-Kontroll-Studien in Studien zur Überprüfung von Gesundheitssystemen

Das Hauptanwendungsgebiet von Fall-Kontroll-Studien ist die Prüfung von Hypothesen über die Ätiologie einer Krankheit. In jüngster Vergangenheit haben Untersucher die Vorteile des Fall-Kontroll-Studiendesigns ausgenutzt, um Fragen, die mit der Bereitstellung und der Qualität des Gesundheitswesens in Zusammenhang stehen, zu untersuchen.

Beispiel

Sind zerebrale Lähmung und fetaler Tod vermeidbar? Britische Untersucher (16) haben ein Fall-Kontroll-Studiendesign genutzt, um die präpartale Betreuung von 141 Babys, die eine zerebrale Lähmung entwickelten, und 62 Babys, die unter der Geburt oder als Neugeborene starben, zu vergleichen. Jeder Fall wurde

„gematcht" mit zwei gesunden Babys, die zur selben Zeit und am selben Ort geboren wurden. Ein Ausfall der Reaktion auf Zeichen einer schweren fetalen Notsituation war bei den Fällen häufiger als bei den Kontrollen, aber nur für einen sehr kleinen prozentualen Anteil der Babys mit zerebraler Lähmung verantwortlich.

Weil schwerwiegende Nebenwirkungen einer medizinischen Betreuung von schlechter Qualität relativ selten sind, ist das Fall-Kontroll-Studiendesign eine wirksame Methode für die Untersuchung der Beziehung zwischen den Abweichungen von Richtlinien oder anderen Protokollen und schlechten klinischen Ergebnissen.

10.5 Zusammenfassung

Große Teile des Fortschritts in der Medizin beruhen auf dem sorgfältigen Studium kranker Menschen. Fallberichte sind Studien an nur wenigen, z. B. bis zu 10 Patienten. Sie sind ein nützliches Mittel zur Beschreibung seltener Erscheinungsformen einer Krankheit, zur Untersuchung der Mechanismen einer Krankheit und für das Aufstellen von Hypothesen über Ursachen und therapeutische Maßnahmen. Fallberichte sind jedoch besonders anfällig für Bias und Zufall. Fallserien sind Studien an größeren Patientengruppen. Auch sie haben den Nachteil, daß eine Referenzgruppe fehlt, mit der die Erfahrung der Fälle zu verschiedenen Zeiten im Verlauf ihrer Krankheit zu vergleichen ist.

In Fall-Kontroll-Studien wird eine Gruppe von Fällen mit einer ähnlichen Gruppe von Nicht-Fällen (Kontrollen) verglichen. Ein Hauptvorteil liegt in der Möglichkeit, die Fälle aus Behandlungszentren oder Krankheitsregistern rekrutieren zu können, statt sie in einer definierten gefährdeten Population zu suchen oder warten zu müssen, bis sie sich dort entwickeln. Deshalb sind Fall-Kontroll-Studien viel weniger kostenaufwendig und viel schneller durchzuführen als Kohortenstudien und die einzige mögliche Strategie, Risikofaktoren für seltene Krankheiten zu untersuchen. Das relative Risiko kann mit Hilfe des Odds Ratio geschätzt werden, obgleich es nicht möglich ist, Inzidenzen oder das relative Risiko direkt zu berechnen. Die Nachteile des Fall-

Kontroll-Studiendesigns insgesamt beziehen sich auf seine beträchtliche Anfälligkeit gegenüber einem Bias. Dabei sind hauptsächlich zwei Eigenschaften von Fall-Kontroll-Studien von Belang. Erstens sind die zu vergleichenden Gruppen im allgemeinen vom Untersucher konstruiert worden und nicht natürlich entstanden; zweitens wird die Exposition gemessen, nachdem die Krankheit schon aufgetreten ist.

Wenn die Achillesferse von Fall-Kontroll-Studien der systematische Fehler ist, welchen Platz nehmen sie dann in der klinischen epidemiologischen Forschung ein? Für manche sind Fall-Kontroll-Studien unwissenschaftlich, unlogisch und ein Unglück. Andererseits werden sie als notwendiger erster Schritt in der Untersuchung vieler medizinisch wichtiger Fragen angesehen. Es besteht eine fast universelle Übereinstimmung darüber, daß Kohortenstudien exaktere, zuverlässigere Ergebnisse liefern und das Verfahren der Wahl sind, wann immer das möglich ist. Aber mit der entsprechenden Aufmerksamkeit für potentielle Biasquellen können Fall-Kontroll-Studien eine gültige und wirksame Methode sein, viele klinische und das Gesundheitswesen betreffende Fragen zu beantworten.

Kapitel 11

Ursache

Beispiel

Vor einigen Jahren wurde Medizinstudenten eine Studie über den Zusammenhang zwischen dem Zigarettenrauchen von Geburtshelfern und der Lebensfähigkeit der Säuglinge, die sie entbunden hatten, vorgestellt. Die Lebensfähigkeit der Säuglinge wird mittels Apgar-Score bewertet; eine hohe Punktzahl (9–10) zeigt an, daß der Säugling gesund ist, während eine niedrige Punktzahl darauf hinweist, daß das Baby in Gefahr sein könnte und strenger Überwachung bedarf. Die Studie ergab Hinweise, daß das Rauchen der Geburtshelfer (nicht im Kreißsaal!) einen negativen Einfluß auf den Apgar-Score bei Neugeborenen hat. Die Medizinstudenten wurden dann aufgefordert, dazu Stellung zu nehmen, was an der Studie falsch sei. Nach vielen Vermutungen sagte schließlich jemand, daß diese Schlußfolgerung ganz einfach keinen Sinn ergäbe.

Es wurde dann zugegeben, daß in der Studie, obwohl sie wirklich durchgeführt worden war, aber die „Exposition" und die „Krankheit" für die Diskussion verändert worden waren. Anstelle des Vergleichs des Rauchverhaltens der Geburtshelfer mit dem Apgar-Score bei Neugeborenen befaßte sich die Studie, die 1843 von Oliver Wendell Holmes (damals Professor für Anatomie und Physiologie und später Dekan der Harvard Medical School) veröffentlicht wurde, mit den Angewohnheiten der Geburtshelfer bezüglich des Händewaschens und des daraufhin entstehenden Kindbettfiebers bei den Müttern. Die Beobachtungen führten Holmes (1) zur Schlußfolgerung: „Die Krankheit, die als Kindbettfieber bekannt ist, ist insofern ansteckend, als sie oft von einer Patientin auf die andere durch Ärzte und Schwestern übertragen wird."

Eine Reaktion Mitte des 19. Jahrhunderts auf die Behauptung von Holmes, daß ungewaschene Hände Kindbettfieber verursachten, glich der der Medizinstudenten außerordentlich: Die Ergebnisse ergäben keinen Sinn. „Ich schreibe sie [die Fälle von Kindbettfieber] eher dem Zufall oder der Vorsehung zu, wovon ich eine Vorstellung habe, als einer Ansteckung, von der ich mir keine klare Vorstellung machen kann, wenigstens diese konkrete Krankheit betreffend", schrieb Dr. Charles D. Meigs, Professor für Geburtshilfe und Frauen- und Kinderkrankheiten am Jefferson Medical College (1).

Holmes und Meigs stellten sich die Frage nach der Ursache. Holmes war durch seine Daten davon überzeugt, daß die Verbreitung von Kindbettfieber durch die Geburtshelfer verursacht wurde, die sich zwischen den Entbindungen nicht die Hände wuschen. Er konnte jedoch den pathogenetischen Mechanismus, durch den das Waschen der Hände mit der Krankheit in Zusammenhang stand, nicht erklären, weil Bakterien noch nicht entdeckt worden waren. Meigs ließ sich deshalb nicht überzeugen, daß die Ursache für das Kindbettfieber gefunden worden war (und hat sich vermutlich keine Gedanken über das Waschen seiner eigenen Hände gemacht).

Ärzte werden oft mit Informationen über mögliche kausale Zusammenhänge konfrontiert. Der größte Teil dieses Buches hat sich tatsächlich mit Methoden befaßt, die zur Ermittlung von Ursachen angewendet werden, obwohl wir diesem Begriff bisher keine besondere Aufmerksamkeit gewidmet haben.

In diesem Kapitel werden konzeptionelle Grundlagen zum Begriff der Ursache in der klinischen Medizin besprochen. Dann werden die Arten der Argumentation herausgearbeitet, die es zunehmend wahrscheinlich machen, daß eine vorhandene statistische Assoziation einen kausalen Zusammenhang repräsentiert. Es wird auch kurz ein Untersuchungsdesign dargestellt, das in diesem Buch bislang noch nicht berücksichtigt wurde: Studien, in denen die Exposition gegenüber einer möglichen Ursache nur für Gruppen bekannt ist und nicht für die Individuen in den Gruppen.

11.1 Begriff der Ursache

Im Wörterbuch von Webster (2) wird *Ursache* definiert als „etwas, das eine Wirkung oder ein Ergebnis hervorbringt". In medizinischen Lehrbüchern wird Ursache in der Regel unter Überschriften wie „Ätiologie", „Pathogenese", „Mechanismen" oder „Risikofaktoren" diskutiert.

Das Ursachenkonzept ist für praktizierende Ärzte in erster Linie wichtig zur Begründung ihrer Herangehensweise an drei klinische Aufgaben: Prävention, Diagnose und Therapie. Das klinische Beispiel zu Beginn dieses Kapitels veranschaulicht, wie die Kenntnis der Ursache-Wirkungs-Beziehung zu erfolgreichen präventiven Strategien führen kann. In gleicher Weise reagieren wir dadurch, daß wir den Blutdruck der Patienten regelmäßig messen, auf den Nachweis, daß Hypertonie Morbidität und Mortalität verursacht und daß die Therapie der Hypertonie Schlaganfälle und einen Myokardinfarkt vermeidet. Der diagnostische Prozeß, besonders bei einer Infektionskrankheit, umfaßt häufig die Suche nach dem ursächlichen Agens. Weniger direkt hängt oft der diagnostische Prozeß von der Kenntnis der Ursache ab, wenn Risikofaktoren genutzt werden, um Patientengruppen zu identifizieren, bei denen die Krankheitsprävalenz hoch ist (s. Kap. 3). Schließlich liegt jeder therapeutischen Maßnahme in der klinischen Medizin der Glaube an einen kausalen Zusammenhang zugrunde. Wir würden nicht Penicillin bei einer Pneumokokkenpneumonie verordnen, wenn wir nicht der Meinung wären, daß Penicillin eine Heilung verursachen würde. Oder würden wir einem Patienten mit einem metastasierenden Karzinom raten, sich einer Chemotherapie zu unterziehen, wenn wir nicht glauben könnten, daß der Antimetabolit eine Regression der Metastasen, eine Verlängerung der Überlebenszeit, ein verbessertes Wohlbefinden und/oder die Fähigkeit, die täglichen Pflichten weiter zu erledigen, verursachen könnte?

Im großen und ganzen sind Ärzte mehr an behandelbaren oder reversiblen als an unveränderlichen Ursachen interessiert. Andererseits könnten Forscher auch daran interessiert sein, ursächliche Faktoren, für die keine wirksame Therapie oder Prävention existiert, zu untersuchen in der Hoffnung darauf, präventive oder therapeutische Maßnahmen in späterer Zukunft entwickeln zu können.

11.1.1 Einzelne und multiple Ursachen

Im Jahre 1882, also 40 Jahre nach der Konfrontation zwischen Holmes und Meigs, stellte Robert Koch vier Postulate dafür auf, daß ein infektiöses Agens die Ursache für eine Krankheit ist. Die Grundlage für sein Herangehen war die Annahme, daß eine bestimmte Krankheit eine Ursache hat und eine bestimmte Ursache zu einer Krankheit führt. Er stellte zur Bedingung, daß:

1. der Organismus in jedem einzelnen Krankheitsfall vorhanden sein muß,

2. der Organismus isoliert worden und in Reinkultur gezüchtet worden sein muß,
3. der Organismus eine spezifische Krankheit verursachen muß, wenn er in ein Tier eingeimpft wurde; und
4. der Organismus dann aus dem Tier wiedergewonnen und identifiziert werden muß.

Interessanterweise hat Koch die Wirkung der Therapie bei den Postulaten zur Sicherung einer Ursache-Wirkungs-Beziehung nicht in Betracht gezogen. Das hätte er ein Jahrhundert später vermutlich hinzugefügt, weil dann wirksame therapeutische Maßnahmen in der Medizin breiter verfügbar geworden waren.

Die Koch-Postulate leisteten einen großen Beitrag zum Begriff der Ursache in der Medizin. Vor Koch glaubte man, daß viele verschiedene Bakterien eine spezielle Krankheit verursachen würden. Die Anwendung seiner Postulate hat dazu beigetragen, Ordnung in das Chaos zu bringen. Sie sind noch heute nützlich. Daß ein bestimmter Organismus eine bestimmte Krankheit verursacht, war im Jahre 1977 die Grundlage für die Entdeckung, daß die Legionärskrankheit durch ein gramnegatives Bakterium verursacht wird, und in den 80er Jahren für die Feststellung, daß das neu entdeckte HIV die Ursache von Aids ist.

Für die meisten Krankheiten aber kann die Ursache nicht einfach durch Kochs Regeln ermittelt werden. Manchmal führte zu viel Vertrauen in Kochs Herangehensweise die medizinische Wissenschaft in Schwierigkeiten, indem es die eigene Sichtweise verengte. Es wäre schön, wenn eine Krankheit so simpel wäre, daß wir immer diese Beziehung von einer einzigen Ursache zu einer einzigen Krankheit hätten. Rauchen verursacht Lungenkrebs, die chronische obstruktive Lungenkrankheit, peptische Geschwüre, Blasenkrebs und Koronararterienerkrankungen. Eine Koronararterienerkrankung hat multiple Ursachen, darunter Nikotinkonsum, Hypertonie, Hypercholesterolämie und hereditäre Faktoren. Es ist auch möglich, eine Koronararterienerkrankung ohne einen dieser bekannten Risikofaktoren zu haben.

In der Regel wirken viele Faktoren zusammen, um eine Krankheit zu verursachen, was „kausales Netz" (3) genannt wird. Was ein kausales Netz ist, ist bei Zuständen wie z. B. einer Koronararterienerkrankung gut zu verstehen. Ein kausales Netz ist aber auch bei Infektionskrankheiten zu finden, wo der Nachweis des infektiösen Agens für die Krankheit *notwendig*, aber nicht unbedingt *hinreichend* ist. Aids kann ohne Exposition gegenüber HIV nicht auftreten, aber die Exposition gegenüber dem Virus führt nicht unbedingt zur Krankheit. Die Exposition gegenüber HIV z. B. führt nach Nadelstichen selten zu Aids (3 oder 4/1 000), weil das Virus nicht annähernd so infektiös ist wie beispielsweise das Hepatitis-B-Virus.

11.1.2 Nähe der Ursache zur Wirkung

Wenn biomedizinische Grundlagenwissenschaftler Ursachen untersuchen, forschen sie in der Regel nach dem grundlegenden pathogenetischen Mechanismus oder der endgültigen Kausalkette der Krankheit. Die Sichelzellanämie ist ein Beispiel, bei dem es mit der genetischen Veränderung, die mit Hämoglobin S (HbS) assoziiert ist, zur Polymerisation und zur sichelzellartigen Deformation der Erythrozyten kommt, wenn HbS seinen Sauerstoff abgibt. Die Aufklärung der Pathogenese dieser Krankheit hat eine entscheidende Rolle bei dem Fortschritt der medizinischen Wissenschaften in diesem Jahrhundert gespielt.

Eine Krankheit wird aber auch durch weniger spezifische, eher entfernte Ursachen oder Risikofaktoren bestimmt, wie z. B. durch das Verhalten der Menschen oder durch Eigenschaften ihrer Umwelt. Diese Faktoren können sogar wichtigere Ursachen für eine Krankheit sein als es pathogenetische Mechanismen sind. Beispielsweise kann ein großer Anteil von Todesfällen auf Grund kardiovaskulärer Krankheiten und Krebs in den USA auf Verhaltens- und Umweltfaktoren zurückgeführt werden. Die Ausbreitung von Aids ist in erster Linie dem Sexualverhalten und dem Drogenkonsum zuzuschreiben; Todesfälle durch Gewaltanwendung und Unfälle haben ihre Wurzeln in den sozialen Bedingungen, im Zugang zu Waffen, Alkoholkonsum und im nachlässigen Gebrauch von Sicherheitsgurten.

Die Ursachen in der Medizin ausschließlich in zellulären oder subzellulären Prozessen zu sehen, schränkt die Möglichkeiten für nützliche klinische Interventionen ein. Wenn der pathogenetische Mechanismus unklar ist, kann die Kenntnis der Risikofaktoren dennoch zu sehr effektiven therapeutischen und präventiven Maßnahmen führen. So hatte Holmes mit seiner

Aussage recht, daß sich die Geburtshelfer die Hände waschen sollten, obgleich er über Bakterien wenig wußte.

Bei vielen Krankheiten sind sowohl pathogenetische Mechanismen als auch unspezifische Risikofaktoren bei ihrer Ausbreitung und Kontrolle von Bedeutung. Manchmal beeinflussen sich die vielen unterschiedlichen Ursachen auf komplizierte Art und Weise gegenseitig.

Beispiel

Kochs Postulate wurden ursprünglich dazu verwendet, die Ansicht durchzusetzen, daß Tuberkulose durch die Inokulation des säurefesten Bacillus *Mycobacterium tuberculosis* in einen empfänglichen Wirt verursacht wird. Das letzte Glied in der Kausalkette der Tuberkulose ist die Invasion der Bakterien in das Gewebe des Wirtes. Aus pathogenetischer Sicht erfordert die Überwindung der Krankheit Antibiotika oder Impfstoffe, die gegen die Bakterien effektiv wären. Durch Anstrengungen auf dem Gebiet der biomedizinischen Forschung ist beides erreicht worden.

Die Entwicklung der Krankheit Tuberkulose ist jedoch viel komplizierter. Andere wichtige Ursachen sind die Empfänglichkeit des Wirtes und der Grad der Exposition (Abb. 11.1). In der Tat entscheiden diese Ursachen, ob eine Invasion in das Gewebe des Wirtsorganismus stattfinden kann.

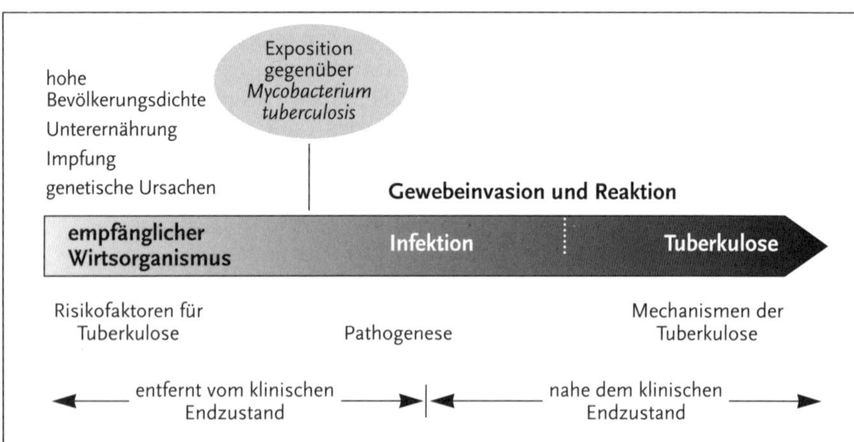

Abb. 11.1: Ursachen der Tuberkulose.

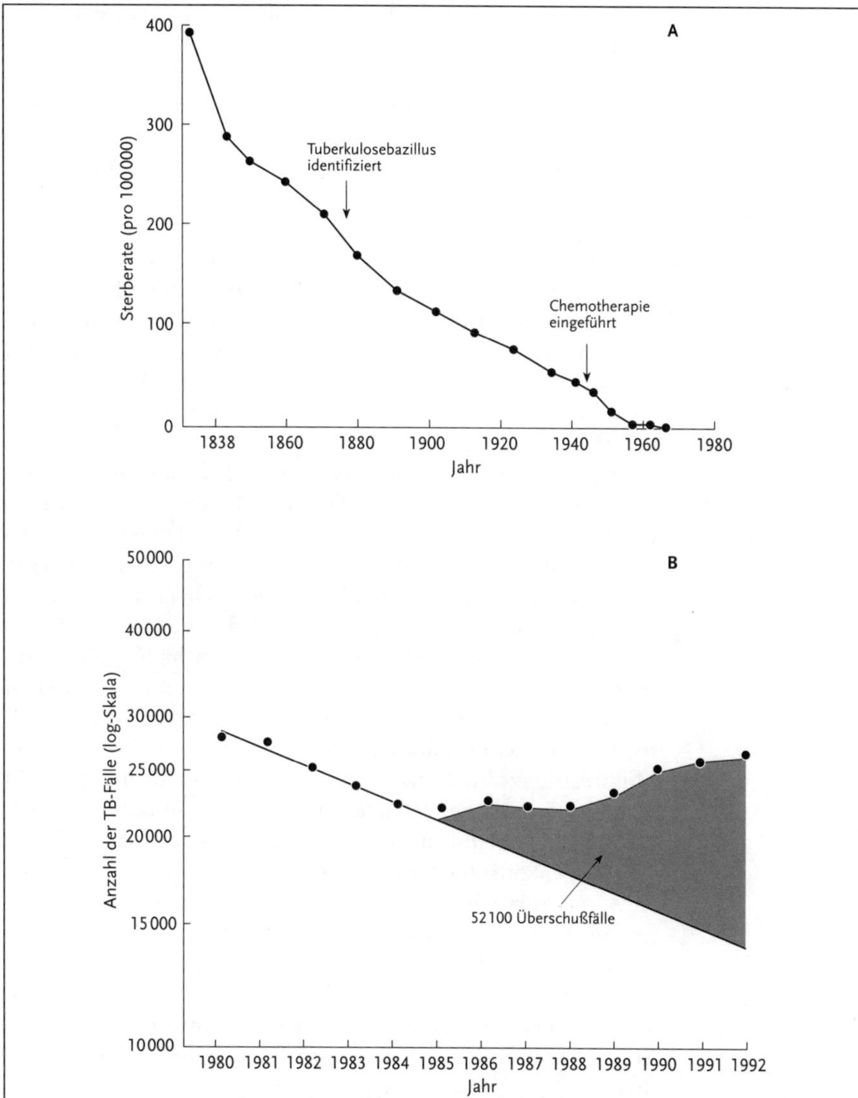

Abb. 11.2: A Sinkende Sterberate an Lungentuberkulose in England und Wales während der vergangenen 150 Jahre. (Aus: McKeown T. The role of medicine: dream, mirage or nemesis. London: Nuffield Provincial Hospital Trust, 1976.) B Tuberkulosefälle in den Vereinigten Staaten 1985–1992. Differenz zwischen der erwarteten und der beobachteten Anzahl der Fälle. Punktierte Linie: beobachtete Fälle, durchgehende Linie: erwartete Fälle. (Aus: Cantwell MF, et al. Epidemiology of tuberculosis in the United States, 1985 through 1992. JAMA 1994;272:535–539.)

Einige Ärzte würden zögern, die Empfänglichkeit des Wirtsorganismus und den Grad der Exposition als Ursachen der Tuberkulose zu bezeichnen, gleichwohl sind sie sehr wichtige Komponenten der Ursache. Tatsächlich haben soziale und wirtschaftliche Entwicklungen, die die Empfänglichkeit des Wirtsorganismus beeinflussen, wie z. B. weniger beengter Lebensraum und bessere Ernährung, eine bedeutendere Rolle für die Abnahme der Tuberkuloseraten in den entwickelten Ländern gespielt als therapeutische Maßnahmen, die auf der Grundlage eines biomedizinisch-pathogenetischen wissenschaftlichen Modells entwickelt worden sind. Die Abbildung 11.2A zeigt, daß die Sterberate an Tuberkulose dramatisch gesunken ist, lange bevor Antibiotika eingeführt worden waren. (Der Impfstoff kam sogar noch später.)

Seit 1985 ist die Zahl der Tuberkulosefälle in den USA gestiegen (4) (Abb. 11.2B). Warum ist das so? Ein Anteil von 60% des Anstiegs trat bei im Ausland geborenen Personen auf. HIV-Infektionen sind ebenfalls ein Einflußfaktor für die steigende Anzahl empfänglicher Personen, da sich Aids ausbreitet und das Immunsystem seiner Opfer schwächt. Diese empfänglichen Wirte sind der Tuberkulose mit größerer Wahrscheinlichkeit ausgesetzt als die allgemeine Population, weil sowohl Aids als auch Tuberkulose in wirtschaftlich notleidenden Populationen häufiger vorkommen. Schließlich sind mit der Entwicklung von multiresistenten Stämmen Veränderungen in den Tuberkelbazillen selbst aufgetreten. Um das Bild noch weiter zu komplizieren, ist auch die Multiresistenz durch ein Geflecht von Umständen verursacht worden. Genetische Veränderungen des *Mycobacterium* treten bei Medikamenten-Noncompliance viel häufiger auf (5), die bei i.-v.-Drogenkonsumenten, einer wichtigen Risikogruppe für Aids, mit größerer Wahrscheinlichkeit vorkommt. Veränderungen in der genetischen Struktur des Bakteriums können auch mit hohen Replikationsraten bei immundefekten Wirtsorganismen in Zusammenhang stehen. So kann das Wechselspiel zwischen Umwelt, Verhaltensweise und subzellulärer Biologie äußerst komplexer Natur sein, wenn man über die Ursachen nachdenkt.

Ein weiteres Beispiel für die Bedeutung sowohl pathogenetischer als auch epidemiologischer Erklärungen zur Ursache ist in jüngster Vergangenheit der Rückgang der Todesfälle auf Grund einer koronaren Herzkrankheit in den USA.

Beispiel

Während der vergangenen zwei Jahrzehnte ist die Sterberate auf Grund von koronaren Herzkrankheiten um mehr als ein Drittel gesunken. Diese Abnahme geht mit einer gesunkenen Exposition gegenüber verschiedenen Risikofaktoren für kardiovaskuläre Herzkrankheiten in der Population insgesamt einher: Ein größerer Anteil von Personen mit Hypertonie wird wirksam behandelt, Männer im mittleren Alter rauchen weniger und der Verbrauch von Fett und Cholesterol wurde eingeschränkt. Diese Entwicklung war wenigstens teilweise das Ergebnis sowohl epidemiologischer als auch biomedizinischer Studien und hat Zehntausenden von Menschen pro Jahr das Leben gerettet. Es muß bezweifelt werden, daß sich diese Entwicklung ohne das Verständnis der Krankheitsmechanismen im engeren Sinne einerseits als auch der Ursachen für eine kardiovaskuläre Erkrankung im weiteren Sinne andererseits vollzogen hätte (6).

11.1.3 Wechselspiel multipler Ursachen

Wenn mehrere Ursachen zusammenwirken, kann das sich ergebende Risiko größer oder kleiner sein, als man es durch einfaches Kombinieren der Wirkungen der einzelnen Ursachen erwarten würde. Wenn der kombinierte Effekt größer ist als die Summe der Effekte der einzelnen Ursachen, nennt man dieses Phänomen Synergismus, wenn der kombinierte Effekt kleiner ist, Antagonismus.[1]

Beispiel

Abbildung 11.3 veranschaulicht die Wahrscheinlichkeit der Entwicklung einer kardiovaskulären Erkrankung über einen 8-Jahres-Zeitraum bei Männern im Alter von 40 Jahren. Personen, die Nichtraucher waren, niedrige Serumcholesterol- und niedrige systolische Blutdruckwerte hatten, standen in einem geringen

[1] Eine statistische *Wechselwirkung* liegt vor, wenn die Kombination von Variablen in einem mathematischen Modell zusätzlich zu den Nettoeffekten der einzelnen prädiktiven Variablen zur Erklärungskraft des Modells beiträgt. Sie steht konzeptionell mit biologischem Synergismus und biologischem Antagonismus in Zusammenhang, ist aber eine mathematische Konstruktion und kein in der Realität zu beobachtendes Phänomen.

Risiko, die Krankheit zu entwickeln (12/1 000). Das Risiko erhöhte sich in einem Bereich von 20/1 000 bis auf 61/1 000, wenn die verschiedenen Faktoren allein vorlagen. Wenn aber alle drei Faktoren zusammen vorlagen, war das absolute Risiko für eine kardiovaskuläre Erkrankung (317/1 000) fast dreimal höher als die Summe der einzelnen Risiken (7).

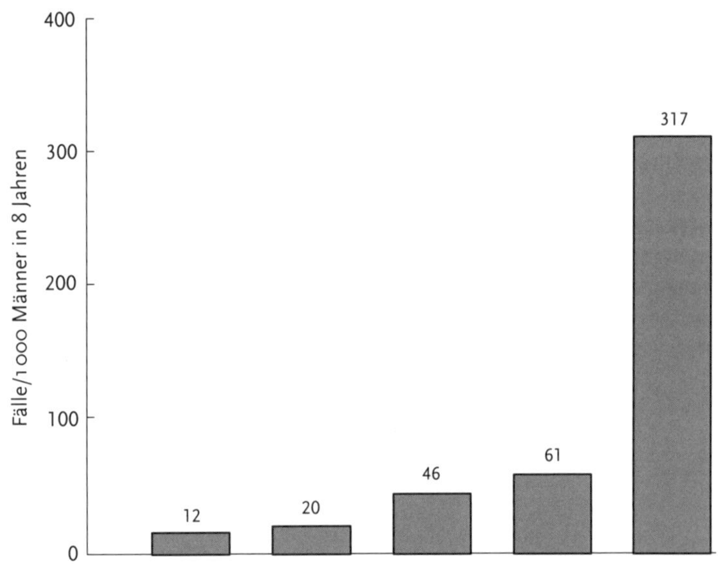

Serumcholesterol (mg%)	185	185	185	335	335
systolischer Blutdruck (mm Hg)	105	105	195	105	195
Zigarettenkonsum	0	+	0	0	+

Abb. 11.3 Wechselwirkung mehrerer Ursachen einer Krankheit. Das Risiko der Entwicklung einer kardiovaskulären Herzkrankheit bei Männern entsprechend dem Grad verschiedener Risikofaktoren allein und in Kombination. Nichtnormale Werte sind schraffiert dargestellt. (Nach Kannel WB. Preventive cardiology. Postgrad Med 1977;61:74–85.)

Die Aufklärung der Ursache ist schwieriger, wenn viele Faktoren eine Rolle spielen, als wenn ein einziger Faktor vorherrscht. Wenn aber multiple kausale Faktoren vorliegen und interaktiv wirken, kann es möglich sein, durch die Veränderung nur einer oder einer geringen Anzahl der Ursachen einen wesentlichen Einfluß auf die Gesundheit des Patienten zu nehmen. In dem vorhergehenden Beispiel könnte also das Risiko der Entwicklung einer kardiovaskulären Erkrankung bei Männern wesentlich gesenkt werden, wenn man sie dazu bringen könnte, das Rauchen aufzugeben, und wenn man die Hypertonie behandelt, selbst dann, wenn andere kausale Faktoren fortbestehen.

11.1.4 Effektmodifikation

Effektmodifikation ist eine spezielle Art der Wechselwirkung. Sie liegt vor, wenn sich die Stärke des Einflusses einer Variablen auf eine andere entsprechend der Ausprägung einer dritten Variablen, die *Effektmodifikator* genannt wird, ändert.

Beispiel

Auf Grund widersprüchlicher Ergebnisse von Studien, die die Wirksamkeit von Thiaziddiuretika für die Prävention einer koronaren Herzkrankheit beurteilen, wurde eine Studie durchgeführt, um festzustellen, ob ein Zusammenhang zwischen der Dosis von Thiazid und dem Risiko eines plötzlichen Herztodes besteht und ob das Hinzufügen einer kaliumsparenden Therapie die Wirkung modifiziert. Abbildung 11.4 faßt die Ergebnisse zusammen. Die Thiaziddosis bestimmt deren Wirkung, wobei eine niedrige Dosis von 25 mg vor plötzlichem Herztod schützt und eine hohe Dosierung mit 100 mg die Möglichkeit eines plötzlichen Herztodes erhöht. Eine zusätzliche kaliumsparende Therapie modifiziert den Effekt bei mehreren Dosiswerten durch Hinzufügung eines protektiven Effekts (8).

Therapie	**Odds Ratio (95% CI)**
100 mg Thiazid	2,4 (0,7–8,0)
50 mg Thiazid	1,1 (0,5–2,5)
25 mg Thiazid	0,7 (0,2–2,5)
50 mg Thiazid und ein kaliumsparendes Diuretikum	0,5 (0,1– 2,2)
25 mg Thiazid und ein kaliumsparendes Diuretikum	0,3 (0,1–1,0)

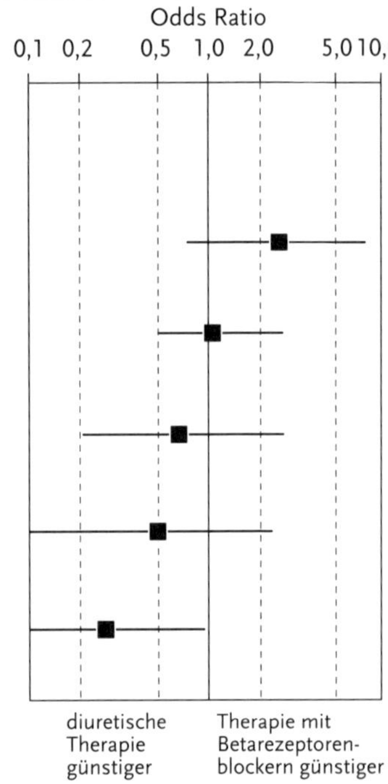

Abb. 11.4: Beispiel für eine Effektmodifikation: wie sich das Risiko eines Herzstillstands bei Patienten unter Therapie mit Thiaziddiuretika (bezogen auf das Risiko eines Herzstillstands bei Patienten, die Betarezeptorenblocker erhalten) entsprechend der Anwendung von kaliumsparenden Diuretika verändert. Die Odds Ratios – mit 95%-Konfidenzintervallen (CI) – steigen mit erhöhter Dosis des Diuretikums, so daß man annehmen könnte, daß es sicherer ist, Betarezeptorenblocker anzuwenden als Thiaziddiuretika. Durch Hinzufügen von kaliumsparenden Diuretika aber verursachen Thiazid-Diuretika ein geringeres Risiko für einen Herzstillstand als die Therapie mit Betarezeptorenblockern. (Aus: Siscovick DS et al. Diuretic therapy for hypertension and the risk of primary cardiac arrest. New Engl J Med 1994;330:1852–1857.)

11.2 Nachweis einer Ursache

In der klinischen Medizin ist es nicht möglich, über jeden Zweifel erhabene kausale Zusammenhänge zu beweisen. Es ist nur möglich, die Glaubwürdigkeit einer Ursache-Wirkungs-Beziehung mittels empirischer Belege so weit zu bekräftigen, daß für alle daraus abzuleitenden Absichten und Zwecke die Ursache als ausreichend sicher feststeht. Umgekehrt können Belege gegen eine Ursache so lange zusammengetragen werden, bis eine Ursache-Wirkungs-Beziehung unglaubwürdig wird. Die Möglichkeit einer postulierten Ursache-Wirkungs-Beziehung sollte mit Hilfe so vieler unterschiedlicher Verfahren wie möglich untersucht werden. Das bedeutet in der Regel, daß mehrere Studien durchgeführt werden müssen, um ausreichend Beweismaterial für oder gegen eine Ursache zusammenzutragen.

11.2.1 Assoziation und Ursache-Wirkungs-Beziehung

Zwei Faktoren – die vermutete Ursache und die Wirkung – müssen offensichtlich den Anschein erwecken, miteinander verbunden zu sein, wenn sie als Ursache und Wirkung betrachtet werden sollen. Aber nicht alle Assoziationen sind kausale Zusammenhänge. Abbildung 11.5 stellt andere Arten der Assoziation heraus, die ausgeschlossen werden müssen. Erstens muß entschieden werden, ob eine offensichtliche Assoziation zwischen einer angeblichen Ursache und einer Wirkung real ist oder nur einen Artefakt infolge von Bias oder Zufallsschwankung darstellt. Selektions- und Informationsbias und Zufall führen am

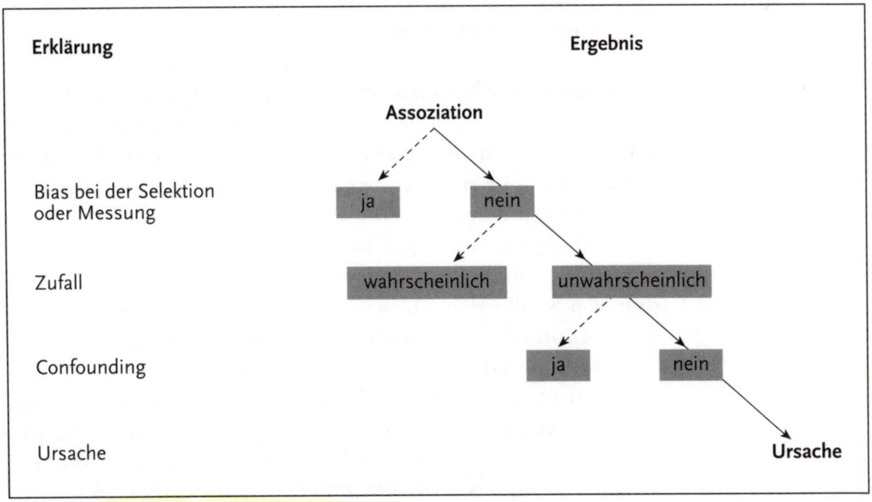

Abb. 11.5: Assoziation und Ursache-Wirkungs-Beziehung.

wahrscheinlichsten zu scheinbaren Assoziationen, die in der Realität nicht existieren. Wenn diese Probleme als unwahrscheinlich betrachtet werden können, besteht eine wahre Assoziation. Bevor aber entschieden wird, daß eine Assoziation kausal ist, ist es notwendig zu wissen, ob die Assoziation indirekt durch einen anderen Faktor (einen Confounder) oder direkt entsteht. Wenn man kein Confounding findet, ist ein kausaler Zusammenhang wahrscheinlich.

Es könnte zukünftig noch ein Faktor gefunden werden, der in direkterer Weise kausal wirkt. So haben z. B. verschiedene Studien gefunden, daß es Frauen nach koronarer Bypassoperation schlechter ging als Männern, und man nahm an, daß das Geschlecht mit der postoperativen Prognose in Zusammenhang steht. In weiteren Studien hat man festgestellt, daß eine kleine Körperoberfläche, die mit einem kleinen Durchmesser der Koronararterien korrelierte, eine wichtige Variable ist, die zu Herzversagen und Tod führt, und kein Problem des weiblichen Geschlechts an sich ist (9). So stellt sich manchmal heraus, daß Faktoren, die zunächst als Ursachen betrachtet wurden, indirekt mit der Krankheit zusammenhängen, wenn später mehr Belege verfügbar sind.

11.2.2 Untersuchungsdesign

Wenn ein möglicher kausaler Zusammenhang in Betracht gezogen wird, ist die Leistungskraft des zu seinem Nachweis angewandten Untersuchungsdesigns ein wichtiger Teil des Beweises.

Zu den in diesem Buch behandelten Untersuchungsdesigns, die die besten Belege für eine Ursache-Wirkungs-Beziehung liefern, gehören gut durchgeführte randomisierte kontrollierte Studien mit einer adäquaten Anzahl von Patienten, mit Verblindung der Studie (d. h. für Behandler, Patienten und Forscher) sowie mit sorgfältig standardisierten Methoden der Messung und Analyse. Randomisierte kontrollierte Studien schützen vor Differenzen in den zu vergleichenden Gruppen hinsichtlich von Faktoren, von denen bekannt ist, daß sie einen Einfluß haben, und die auch mit anderen Methoden bewältigt werden könnten, als auch besonders hinsichtlich unbekannter Confounder.

Randomisierte kontrollierte Studien werden in aller Regel angewandt, um kausale Zusammenhänge für therapeutische und präventive Maßnahmen zu belegen. Wie jedoch in Kapitel 6 hervorgehoben wurde, sind randomisierte kontrollierte Studien selten anwendbar, um die Ursachen einer Krankheit zu untersuchen. Statt dessen muß man Beobachtungsstudien durchführen.

Allgemein ausgedrückt, je weiter man sich im Design von randomisierten Studien entfernen muß, desto weniger schützt das Untersuchungsdesign vor möglichen systematischen Fehlern und desto schwächer ist die Beweiskraft für eine Ursache-Wirkungs-Beziehung. Gut durchgeführte Kohortenstudien sind das nächstbeste Verfahren, weil sie in einer Art und Weise durchgeführt werden können, die sowohl Confounding durch bekannte Faktoren als auch Selektions- und Informationsbias auf ein Mindestmaß reduziert. Querschnittsstudien sind besonders anfällig, weil sie keinen direkten Beleg für die Abfolge der Ereignisse liefern. Wahre Prävalenzstudien – Querschnittsstudien in einer definierten Population – schützen vor Selektionsbias, unterliegen aber dem Informationsbias und der Einwirkung von Confoundern. Fall-Kontroll-Studien sind ebenfalls bezüglich eines Selektionsbias anfällig. Die schwächsten aller Studien sind die Fallserien, weil sie keine definierte Population und keine Vergleichsgruppe haben.

Diese Hierarchie des Untersuchungsdesigns ist nur eine grobe Richtlinie, die auf dem Ausmaß der Anfälligkeit gegen Bias beruht. Die Art und Weise, in der eine einzelne Studie durchgeführt wird, kann sehr viel zur Erhöhung oder Verminderung ihrer Validität beitragen, unabhängig von der Art des verwendeten Designs.

11.2.3 Populationsstudien

Bis jetzt haben wir die Beweiskraft von Studien besprochen, bei denen Exposition und Krankheitsstatus für jeden Teilnehmer in der Studie bekannt sind. In einer anderen Art der Untersuchung, die am häufigsten für epidemiologische Studien großer Populationen angewendet wird, ist die Exposition nur für die Gruppen bekannt, nicht aber für die Individuen in den Gruppen.

Studien, in denen die Einwirkung eines Risikofaktors durch die durchschnittliche Exposition der Gruppe charakterisiert ist, zu der die Individuen gehören, werden *aggregative Studien* genannt. Andere Begriffe dafür sind *ökologische Studien* (die Menschen werden durch den allgemeinen Grad der Exposition in ihrer Umgebung klassifiziert) oder *Korrelationsstudien*.

Beispiel

Welche Faktoren sind mit der Herzkreislaufmortalität in den entwickelten Ländern assoziiert? St. Leger et al. (10) haben Daten über die Mortalitätsraten an ischämischen Herzkrankheiten in 18 Industrieländern gesammelt, um den Beitrag verschiedener Variablen aus Wirtschaft, Gesundheitswesen und Ernährung zu untersuchen. Ein Befund, der nicht erwartet wurde, war eine ausgeprägte negative Assoziation zwischen dem Tod an ischämischer Herzkrankheit und dem Weinkonsum (Abb. 11.6).

Diese Studie führte zur Hypothese, daß Alkohol vor ischämischer Herzkrankheit schützt. Seitdem haben Studien an Individuen gezeigt, daß die Serumkonzentrationen von High-Density-Lipoprotein, die einen protektiven Faktor für kardiovaskuläre Krankheiten darstellen, durch Alkoholkonsum erhöht werden.

Aggregative Studien sind selten in sich und von sich aus schlüssig. Das Hauptproblem ist ein potentieller Bias, der *ökologischer Trugschluß* (aggregativer Bias) genannt wird: Man hat keine Informationen darüber, ob betroffene Individuen in einer höher exponierten Gruppe selbst dem Risiko ausgesetzt gewesen sind. Außerdem wird meist die Exposition nicht das einzige Merkmal sein, das die Personen in der exponierten Gruppe von denen in der nichtexponierten Gruppe unterscheidet, d. h. es kann Confounding vorliegen. Deshalb sind aggregative Studien im wesentlichen zur Generierung von Hypothesen dienlich, die dann aber durch exaktere Untersuchungen geprüft werden müssen.

11.2.4 Zeitreihenstudien

Die Belege aus aggregativen Studien dafür, daß ein Faktor tatsächlich für einen Effekt verantwortlich ist, können erhärtet werden, wenn Beobachtungen an mehr als zwei Zeitpunkten (vorher und nachher) und an mehr als einem Ort durchgeführt werden. In einer *Zeitreihenstudie* wird die Wirkung an verschiedenen

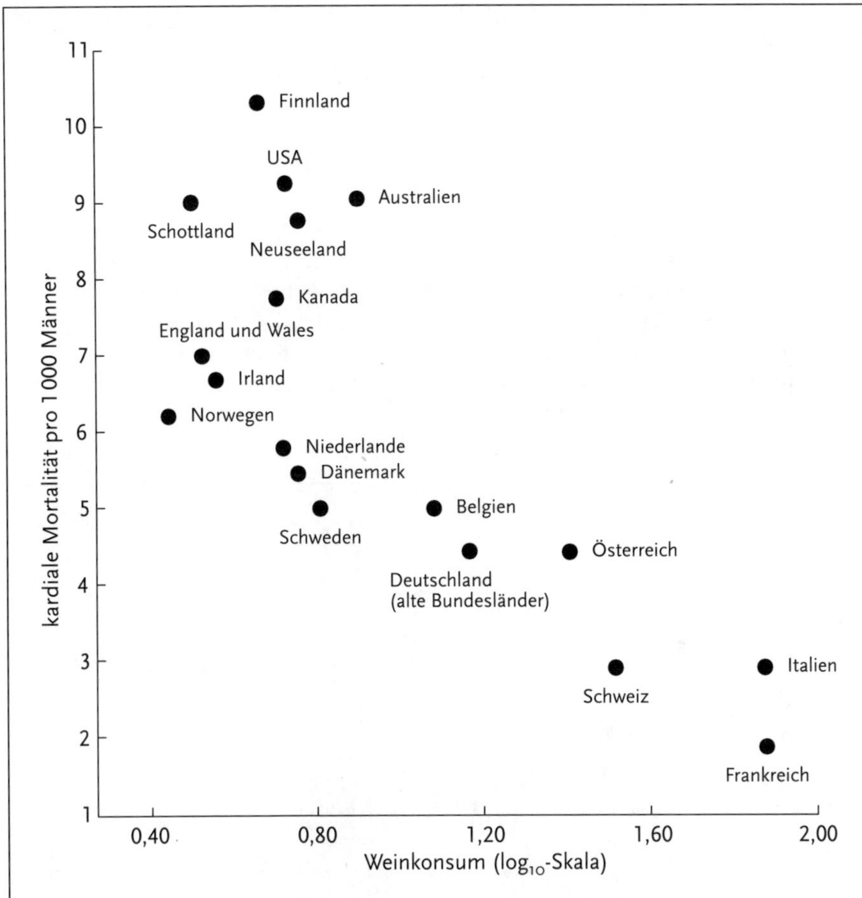

Abb. 11.6: Beispiel für eine aggregative Risikostudie: Zusammenhang zwischen Weinkonsum und der Mortalität bei Herzkrankheiten in hochentwickelten Ländern. (Aus: St. Leger AS, Cochrane AL, Moore F. Factors associated with cardiac mortality in developed countries with particular reference to the consumption of wine. Lancet 1979;1:1017–1020.)

Zeitpunkten, bevor und nachdem die vermutete Ursache aufgetreten ist, gemessen. Es ist dann möglich festzustellen, ob sich die Wirkung in der erwarteten Weise verändert. Wenn auf Veränderungen der vermuteten Ursache Veränderungen der vermuteten Wirkung folgen, ist es weniger wahrscheinlich, daß die Assoziation nur scheinbar ist.

Beispiel

Es ist gezeigt worden, daß das Risiko einer *Clostridium-difficile*-assoziierten Diarrhö und pseudomembranösen Kolitis mit der Anwendung von Antibiotika, besonders Clindamycin, Ampicillin und Cephalosporinen, in Zusammenhang steht. Eine Epidemie der C.-difficile-Diarrhö, die 1990 in einem Krankenhaus nach Therapie mit Clindamycin ausgebrochen war, breitete sich dramatisch aus (Abb. 11.7) (11). Aufklärung, Infektionskontrollen und Maßnahmen der Umwelthygiene wurden sofort ergriffen, aber die Epidemie bestand unvermindert fort. Dann wurde Clindamycin aus dem Arzneimittelverzeichnis des Krankenhauses gestrichen und parallel zum Rückgang des Gebrauchs von Clindamycin sank die Zahl der Fälle der *C.-difficile*-Diarrhö. Um diese Assoziation weiter untersuchen zu können, führten die Autoren eine Fall-Kontroll-Studie durch, die die Ergebnisse der Zeitreihenanalyse bestätigte.

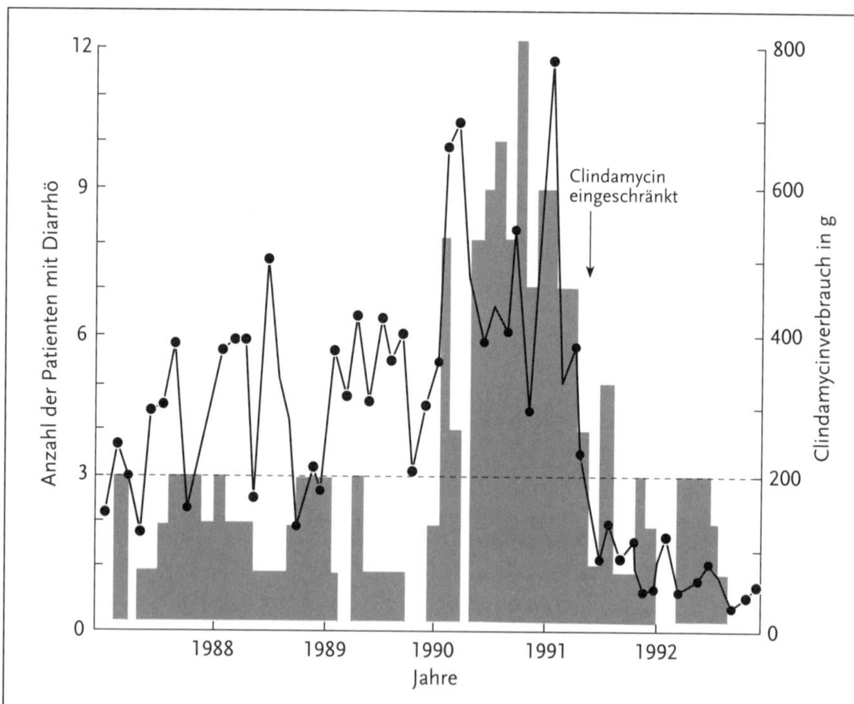

Abb. 11.7: Eine Zeitreihenstudie zum Zusammenhang zwischen der Anwendung von Clindamycin und der Clostridium-difficile-assoziierten Diarrhö. (Aus: Pear SM, Williamson TH, Bettin KM, Gerding DN, Galgiani JN. Decrease in nosocomial Clostridium difficile-associated diarrhea by restricting clindamycin use. Ann Intern Med 1994;120:272–277.)

In einer *multiplen Zeitreihenstudie* werden mehrere unterschiedliche Gruppen zu verschiedenen Zeiten gegenüber einer vermuteten Ursache exponiert. Dann werden Messungen der Wirkung durchgeführt, um festzustellen, ob die Wirkung in derselben Reihenfolge auftritt, in der die vermutete Ursache eingeführt worden war. Wenn die Wirkung regelmäßig der Exposition gegenüber der vermuteten Ursache folgt, und das zu verschiedenen Zeiten und an verschiedenen Orten, ist das ein strengerer Beleg für die Ursache, als wenn dieses Phänomen nur einmal beobachtet wird. Denn es ist doch eher unwahrscheinlich, daß derselbe externe Faktor (oder dieselbe Menge externer Faktoren) gleichzeitig im Zusammenhang mit der Ursache an vielen verschiedenen Orten und zu verschiedenen Zeiten auftritt.

Beispiel

Weil es keine randomisierten kontrollierten Studien zu Screeningprogrammen für das Zervixkarzinom gab, bevor diese breite Akzeptanz fanden, mußte ihre Effektivität mittels Beobachtungsstudien beurteilt werden. Eine multiple Zeitreihenstudie hat einige der überzeugendsten Belege für ihre Effektivität erbracht (12). Es wurden Daten über Screeningprogramme gesammelt, die in verschiedenen Provinzen Kanadas zu verschiedenen Zeiten begonnen und über einen Zeitraum von 10 Jahren in den sechziger und siebziger Jahren durchgeführt worden waren. Die Senkung der Mortalität folgte der Einführung von Screeningprogrammen regelmäßig und unabhängig von Zeit und Ort. Mit diesen Daten wurde die Schlußfolgerung gezogen, daß „Screening einen signifikanten Effekt auf die Senkung der Mortalität an Zervixkarzinomen hat".

11.2.5 Kriterien für oder gegen die Ursache

Der britische Statistiker Sir Austin Bradford Hill (13) hat 1965 eine Reihe von Kriterien vorgeschlagen, die bei der Entscheidungsfindung darüber, ob der Zusammenhang zwischen einer Krankheit und einem bestimmten äußeren Faktor kausal oder nur eine statistische Assoziation ist, bedacht werden sollten. Seine Vorschläge fanden breite Anwendung, gelegentlich mit Modifikationen (Tab. 11.1). Wir werden die einzelnen Kriterien kurz darstellen. Sie sind nicht alle von gleichrangiger Bedeutung für das Urteil über die Ursache.

Tab. 11.1: Nachweis, daß eine beobachtete Assoziation eine Ursache-Wirkungs-Beziehung beschreibt[1]

Kriterien	Anmerkungen
zeitlicher Zusammenhang	die Ursache geht der Wirkung voran
Stärke der Assoziation	großes relatives Risiko
Dosis-Wirkungs-Beziehung	größere Exposition gegenüber der Ursache ist assoziiert mit höheren Krankheitsraten
Reversibilität	Reduktion der Exposition ist mit niedrigeren Krankheitsraten assoziiert
Konsistenz	wiederholt beobachtet von verschiedenen Untersuchern an verschiedenen Orten, unter verschiedenen Umständen und zu verschiedenen Zeiten
biologische Plausibilität	ergibt Sinn entsprechend dem biologischen Wissen der Zeit
Spezifität	eine Ursache führt zu einer Wirkung
Analogie	die Ursache-Wirkungs-Beziehung ist bereits für eine ähnliche Exposition oder Krankheit belegt

[1] Modifiziert nach Hill, A. B. The environment and disease: association and causation. Proc R Soc Med 1965;58:295-300

Zeitlicher Zusammenhang zwischen Ursache und Wirkung

Die Ursachen sollten den Wirkungen offenkundig vorangehen. Dieses grundlegende Prinzip scheint selbstverständlich zu sein, aber es kann bei der Interpretation der meisten Querschnitts- und Fall-Kontroll-Studien übersehen werden, in denen sowohl die vermutete Ursache als auch die Wirkung zum gleichen Zeitpunkt gemessen werden. Es wird manchmal angenommen, daß eine Variable der anderen vorangeht, ohne tatsächlich zu sichern, daß das so ist. In anderen Fällen kann es schwierig sein festzustellen, welche Variable zuerst kam.

Beispiel

Es ist seit langem bekannt, daß für übergewichtige Personen ein höheres Sterberisiko, besonders infolge einer kardiovaskulären Erkrankung, besteht als für Personen mit normalem Körpergewicht. Folglich ist es logisch anzunehmen, daß eine Gewichtsreduktion für Personen mit Übergewicht protektiv wirken müßte. Verschiedene Kohortenstudien haben jedoch eine Exzeßmortalität bei Menschen nachgewiesen, die abgenommen haben, selbst bei Personen ohne jegliche offensichtliche vorbestehende Krankheit. Diese beunruhigenden Befunde könnten erklärt werden, wenn der Gewichtsverlust der subtile präklinische Befund einer letalen Krankheit ist (14). So könnte eine ernste Erkrankung den Gewichtsverlust verursachen und nicht umgekehrt. (Diese Möglichkeit könnte ausgeschlossen werden, wenn man wüßte, ob der Gewichtsverlust bei den Personen, die abnahmen, freiwillig war.)

Obwohl es in der klinischen Medizin absolut notwendig ist, daß eine Ursache einer Wirkung vorangeht und das Fehlen dieser Reihenfolge ein starker Beleg gegen die Ursache ist, ist eine entsprechende zeitliche Abfolge allein nur ein schwacher Beleg für die Ursache.

Stärke der Assoziation

Eine enge Assoziation zwischen einer vermuteten Ursache und einer Wirkung, wie sie durch ein großes relatives Risiko oder eine große Risikodifferenz ausgedrückt wird, ist ein besserer Beleg für einen kausalen Zusammenhang als eine schwache Assoziation. So ist z. B. die 4- bis 16fach höhere Inzidenz von Lungenkrebs bei Rauchern als bei Nichtrauchern in vielen unterschiedlichen prospektiven Studien ein viel aussagekräftigerer Beweis dafür, daß Rauchen Lungenkrebs verursacht, als die Ergebnisse in denselben Studien, daß Rauchen mit Nierenkrebs in Zusammenhang stehen kann, wofür die relativen Risiken viel kleiner sind (1,1–1,6) (15). Weil das relative Risiko einer Hepatitis-B-Infektion für ein hepatozelluläres Karzinom fast 300 beträgt, bleibt in ähnlicher Weise kaum Zweifel, daß dieses Virus eine Ursache für Leberkrebs ist (16). Bias kann manchmal zu einem großen relativen Risiko führen. Es ist jedoch eher unwahrscheinlich, daß ein unerkannter Bias solche großen relativen Risiken hervorruft.

Dosis-Wirkungs-Beziehungen

Eine Dosis-Wirkungs-Beziehung besteht, wenn variierende Größenordnungen der vermuteten Ursache mit einem variierenden Ausmaß der Wirkung in Zusammenhang stehen. Wenn eine Dosis-Wirkungs-Beziehung nachgewiesen werden kann, ist das ein starkes Argument für Ursache und Wirkung. Abbildung 11.8 zeigt eine eindeutige Dosis-Wirkungs-Kurve, wenn die Sterberaten (Wirkung) für Lungenkrebs über der Anzahl der gerauchten Zigaretten (Dosis) graphisch dargestellt werden.

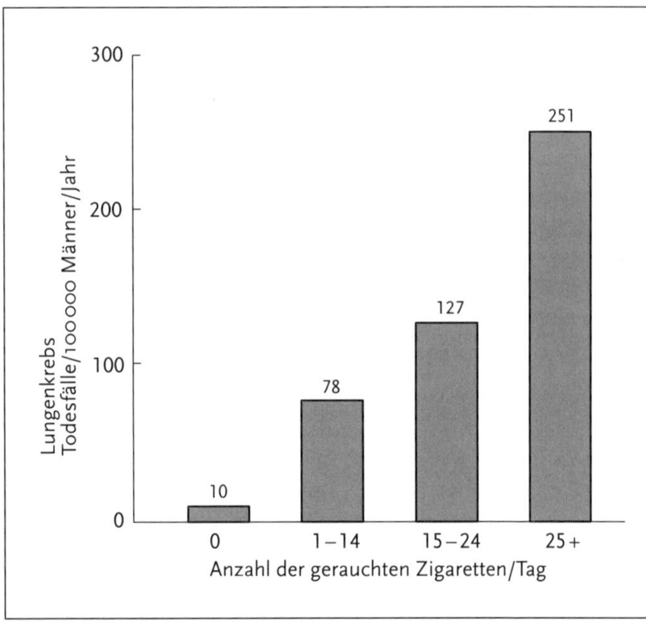

Abb. 11.8: Beispiel für eine Dosis-Wirkungs-Beziehung: Tod an Lungenkarzinom in Abhängigkeit von der Menge konsumierter Zigaretten bei männlichen Ärzten. (Nach Doll R, Peto R. Mortality in relation to smoking: 20 years' observations on male British doctors. Br Med J 1976;2:1525–1536.)

Obwohl eine Dosis-Wirkungs-Kurve ein guter Beleg für eine kausale Beziehung ist, besonders, wenn sie mit einem großen relativen Risiko einhergeht, schließt eine solche Dosis-Wirkungs-Beziehung Confounding nicht aus.

Beispiel

Sowohl die enge Assoziation zwischen Rauchen und Lungenkrebs als auch die Dosis-Wirkungs-Beziehung sind von der Tabakindustrie in Zweifel gezogen und als Beispiele für Confounding bezeichnet worden. Dieser Behauptung folgend müßte es eine unbekannte Variable geben, die sowohl die Menschen veranlaßt zu rauchen als auch ihr Risiko für die Entwicklung eines Lungenkrebses erhöht. Je mehr dieser Faktor vertreten wäre, desto mehr würde sowohl Rauchen als auch Lungenkrebs festgestellt – und dadurch die Dosis-Wirkungs-Beziehung folgen. Dieses Argument ist eine theoretisch mögliche Erklärung für die Assoziation zwischen Rauchen und Lungenkrebs, obwohl der entscheidende Punkt, nämlich das, was der Confounder sein könnte, nie geklärt worden ist. Aus Mangel an randomisierten kontrollierten Studien (die die Personen mit dem Confounder im Durchschnitt gleichermaßen auf Raucher- und Nichtrauchergruppen verteilen würden) ist es schwer, das Confoundingargument vollständig zu widerlegen.[1]

Reversible Assoziationen

Es ist wahrscheinlicher, daß ein Faktor die Ursache einer Krankheit ist, wenn seine Beseitigung zu einem niedrigeren Erkrankungsrisiko führt, d. h. daß die Assoziation zwischen der vermuteten Ursache und der Wirkung reversibel ist. Abbildung 11.9 demonstriert, daß die Wahrscheinlichkeit, an Lungenkrebs zu erkranken, sinkt, wenn Menschen das Rauchen aufgeben.

Reversible Assoziationen sind ein starker, aber kein unfehlbarer Beleg für einen kausalen Zusammenhang. Es wäre denkbar, daß ein Confounder eine reversible Assoziation erklären könnte. In Abbildung 11.9 ist es z. B. möglich (aber unwahrscheinlich), daß Personen, die gewillt sind, das Rauchen aufzugeben, in geringerem Ausmaß gegenüber dem nicht identifizierten, im oben stehenden Beispiel genannten Faktor exponiert sind als die, die weiter rauchen.

[1] Anmerkung der deutschen Herausgeber: Dessenungeachtet besteht heute kein vernünftiger wissenschaftlicher Zweifel an der gesundheitsschädigenden Wirkung des Rauchens.

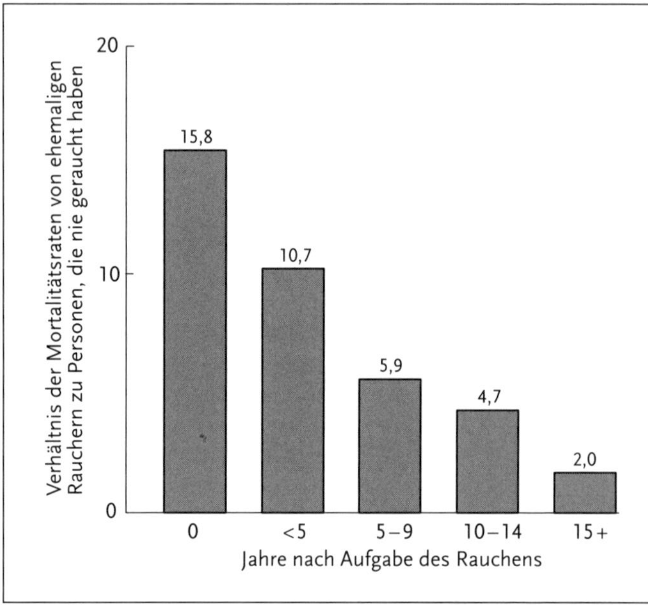

Abb. 11.9: Reversible Assoziation: sinkende Mortalität an Lungenkarzinom bei ehemaligen Zigarettenrauchern. Die Daten schließen Personen aus, die mit dem Rauchen aufgehört haben, nachdem Krebs festgestellt wurde. (Aus: Doll R, Peto R. Mortality in relation to smoking: 20 years' observations on male British doctors. Br Med J 1976;2:1525–1536.)

Konsistenz

Wenn verschiedene Studien, die zu unterschiedlichen Zeiten in unterschiedlicher Umgebung und mit unterschiedlichen Patienten durchgeführt wurden, alle zu demselben Ergebnis kommen, bekräftigt das die Beweiskraft für einen kausalen Zusammenhang. Es wird glaubhafter, daß ein Screening auf kolorektales Karzinom effektiv ist, wenn sowohl eine randomisierte kontrollierte Studie zum Nachweis von okkultem Blut im Stuhl (17) als auch eine Fall-Kontroll-Studie zur Sigmoidoskopie (18) eine protektive Wirkung nachweisen. Die Kausalität wird besonders unterstützt, wenn Studien, die mehrere verschiedene Untersuchungsdesigns nutzen, alle zu demselben Ergebnis führen, weil Studien, die dasselbe Verfahren nutzen, auch denselben Fehler machen können.

Es ist oft der Fall, daß unterschiedliche Studien unterschiedliche Ergebnisse liefern. Eine fehlende Konsistenz der Ergebnisse bedeutet nicht unbedingt, daß die Ergebnisse einer bestimmten Studie nicht valide sind. Eine gute Studie sollte mehrere mangelhafte Studien aufwiegen.

Biologische Plausibilität

Der Frage, ob die Annahme eines Ursache-Wirkungs-Zusammenhangs mit unseren Erkenntnissen der Krankheitsmechanismen, so wie sie heute verstanden werden, übereinstimmt, wird bei der Beurteilung der Kausalität oft großes Gewicht beigemessen. Wenn wir absolut keine Vorstellung davon haben, wie eine Assoziation entstanden sein könnte, neigen wir dazu, daran zu zweifeln, daß die Assoziation tatsächlich existiert. Diese Skepsis leistet uns oft gute Dienste. Beispielsweise wurde in den frühen 80er Jahren für die Substanz Laetrile als Heilmittel gegen Krebs Werbung betrieben. Die medizinische Wissenschaft war jedoch davon nicht überzeugt, weil kein biologischer Grund dafür erkennbar war, warum ein Extrakt aus Aprikosensteinen, der chemisch keine Beziehung zu Stoffen mit bekannter Aktivität gegen Krebs hat, gegen Krebszellen wirksam sein sollte. Um das Problem zu klären, wurde Laetrile schließlich einer randomisierten kontrollierten Studie unterzogen, in der gezeigt wurde, daß die Substanz tatsächlich ohne Einfluß auf die untersuchten Karzinome war (19).

Es ist aber wichtig, daran zu denken, daß das, was für biologisch plausibel gehalten wird, vom Stand des medizinischen Wissens zu der bestimmten Zeit abhängt. Zu Zeiten von Meigs waren ansteckende Krankheiten biologisch nicht glaubhaft. Heutzutage hat es uns die Kenntnis des biologisch plausiblen Mechanismus der Entstehung des Kindbettfiebers, die Folge einer Streptokokkeninfektion, erleichtert, die Beobachtungen von Holmes zu akzeptieren. Andererseits ist der Mechanismus, durch den die Akupunktur eine Anästhesie verursacht, weitaus unklarer. Vielen Wissenschaftlern in der westlichen Welt erscheint der Gedanke, daß eine Anästhesie erzielt wird, indem Nadeln in den Körper gestochen und gedreht werden, als biologisch nicht plausibel, und folglich glauben sie nicht an die Wirksamkeit der Akupunktur.

Mit einem Wort, biologische Plausibilität unterstreicht die Kausalität. Wenn die Plausibilität fehlt, sollte ein anderer Beleg für die Kausalität gesucht werden. Ist dieser andere Beleg aussagekräftig, kann das Fehlen der biologischen Plausibilität eher die Grenzen medizinischen Wissens anzeigen als das Fehlen eines kausalen Zusammenhangs.

Spezifität

Spezifität – eine Ursache führt zu einer Wirkung – ist häufiger bei akuten Infektionskrankheiten (wie z. B. Poliomyelitis und Tetanus) und bei angeborenen Stoffwechseldefekten (wie z. B. Gicht, Ochronosis und familiäre Hypercholesterolämie) zu finden. Wie bereits dargestellt wurde, gibt es bei chronischen degenerativen Krankheiten oft viele Ursachen für dieselben Wirkungen oder viele Wirkungen infolge derselben Ursache. Lungenkrebs wird durch Zigarettenkonsum, Asbest und Strahleneinwirkung verursacht. Zigarettenkonsum verursacht nicht nur Lungenkrebs, sondern auch Bronchitis, peptische Ulkuskrankheit, Paradontose und faltige Haut. Der Nachweis der Spezifität ist ein starkes Argument für die Ursache, dagegen ist das Fehlen von Spezifität ein schwaches Argument gegen eine Ursache-Wirkungs-Beziehung.

Analogie

Die Argumentation für eine Ursache-Wirkungs-Beziehung wird bekräftigt, wenn Beispiele für gut belegte Ursachen vorliegen, die der in Frage stehenden Ursache analog sind. Wenn wir z. B. wissen, daß eine Slow-Virus-Infektion eine chronische degenerative Krankheit des Zentralnervensystems (eine subakute sklerosierende Panenzephalitis) verursachen kann, ist es leichter zu akzeptieren, daß ein anderes Virus die Degeneration des Immunsystems verursachen könnte (Aids). Im allgemeinen jedoch ist die Analogie ein schwacher Beleg für eine Ursache.

11.3 Wichtung des Beweismaterials

Der größte Teil dieses Kapitels war eine Diskussion darüber, wonach in den einzelnen Studien zu suchen ist, wenn die Möglichkeit einer kausalen Beziehung in Betracht gezogen wird. Wenn man aber über eine Ursache eine Entscheidung zu fällen hat, muß man alle verfügbaren Beweismittel aus allen verfügbaren Studien bedenken. Nach der Prüfung der vorliegenden Belege kann für den gegebenen Fall eine Kausalität bestätigt oder abgelehnt werden. Das setzt ein gutes Urteilsvermögen voraus, besonders dann, wenn sich die Belege aus verschiedenen Studien widersprechen. In diesen Fällen müssen die Fachleute entscheiden, auf welcher Seite sich das größere Gewicht des Beweismaterials befindet.

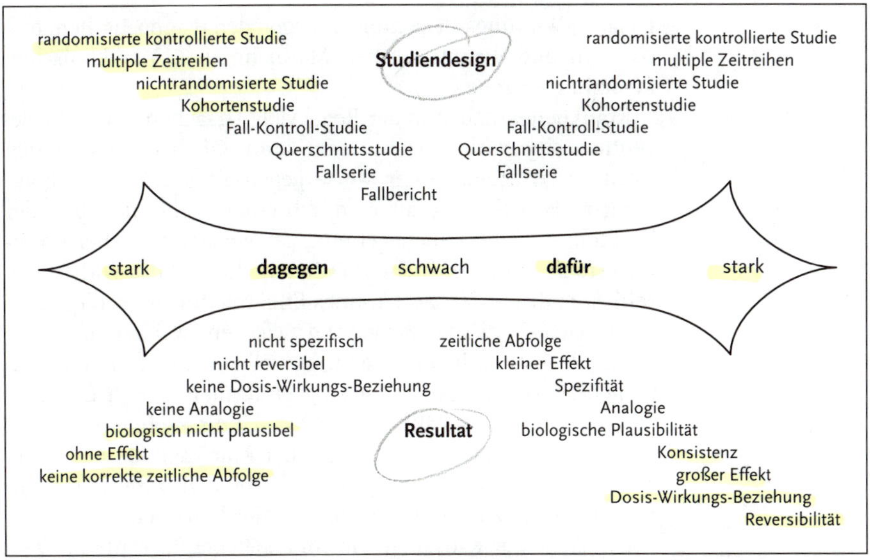

Abb. 11.10: Relative Aussagekraft der einzelnen Belege für und gegen einen kausalen Effekt. Es ist zu beachten, daß bei den Studiendesigns, außer bei Fallberichten und Zeitreihen, die Aussagekraft des Belegs für einen Kausalzusammenhang ein Spiegelbild des jeweiligen Gegenübers ist. Bei Befunden widerspiegelt der Beleg für eine Kausalwirkung den Beleg gegen einen Effekt dagegen nicht.

Abbildung 11.10 faßt die unterschiedlichen Arten von Belegen für und gegen eine Ursache zusammen. Sie hängen von dem Untersuchungsdesign und den Eigenschaften, die den Beleg für die Ursache bestätigen oder entkräften, ab. Die Abbildung zeigt in groben Zügen die relative Stärke der Hilfsmittel für die Annahme oder Ablehnung einer Kausalhypothese. So ist z. B. eine sorgfältig durchgeführte Kohortenstudie, die eine starke Assoziation und eine Dosis-Wirkungs-Beziehung zeigt, ein aussagekräftiger Beleg für eine Ursache, während eine Querschnittsstudie, die keine Wirkung feststellt, ein schwacher Beleg gegen eine Ursache ist.

11.4 Zusammenfassung

Ursache-Wirkungs-Beziehungen liegen den diagnostischen, präventiven und therapeutischen Maßnahmen in der klinischen Medizin zugrunde.

Krankheiten haben in der Regel viele Ursachen, obwohl gelegentlich eine vorherrschend sein kann. Oft beeinflussen sich mehrere Ursachen in der Weise gegenseitig, daß das Erkrankungsrisiko höher ist, als es durch einfache Kombination der Wirkungen der einzelnen, getrennt betrachteten Ursachen erwartet werden würde. In anderen Fällen modifiziert das Vorhandensein einer dritten Variablen, eines Effektmodifikators, die Stärke der Ursache-Wirkungs-Beziehung zwischen zwei Variablen.

Krankheitsursachen können unmittelbare, direkt wirkende pathogenetische Mechanismen oder entferntere genetische Umwelt- oder Verhaltensfaktoren sein. Medizinische Interventionen zur Verhütung oder Beseitigung einer Krankheit können an jeder Stelle ihrer Entwicklung ansetzen, von den entfernteren Anfängen bis hin zu den unmittelbaren Mechanismen.

Die Frage der Kausalität wird in der Regel im Laufe der Zeit durch mehrere unterschiedliche Studien geklärt. Die Entscheidung beruht dabei in erster Linie auf der Aussagekraft der zu seinem Nachweis benutzten Untersuchungsdesigns. Weil nur selten die Möglichkeit besteht, die Ursache mit Hilfe randomisierter kontrollierter Studien festzustellen, sind Beobachtungsstudien notwendig. Durch einige Studien an Populationen (Zeitreihen- und multiple Zeitreihenstudien) können kausale Zusammenhänge vermutet werden, wenn auf eine bestimmte Exposition von Personengruppen eine bestimmte Wirkung folgt.

Zu den Kriterien, die ausschlaggebend für eine Ursache-Wirkungs-Beziehung sind, gehören eine entsprechende zeitliche Beziehung, eine enge Assoziation zwischen der vermuteten Ursache und der Wirkung, das Vorhandensein einer Dosis-Wirkungs-Beziehung, die Verminderung des Risikos, wenn die vermutete Ursache beseitigt ist, und übereinstimmende Ergebnisse zwischen verschiedenen Studien. Biologische Plausibilität und Übereinstimmung mit bekannten Fakten sind andere Kriterien, die für einen kausalen Zusammenhang sprechen.

KAPITEL 12

Zusammenfassung

Where is the knowledge we have lost in information?
T.S. Eliot, „The Rock“

Der Nutzen klinischer Forschung hängt von ihrer wissenschaftlichen Glaubwürdigkeit, vom Vertrauen in aufmerksame, unvoreingenommene Wissenschaftler und von ihrer Bedeutung für die Probleme ab, mit denen Ärzte und ihre Patienten konfrontiert werden. Sowohl Ärzte, die sich bei ihren Entscheidungen auf die medizinische Literatur stützen, als auch die Forscher, die diese Literatur verfassen, müssen verstehen, was der Beweiskraft wissenschaftlicher Forschung dient oder ihr schadet.

Zur Beurteilung der wissenschaftlichen Glaubwürdigkeit müssen die Leser eine aktive Rolle spielen. Sie müssen entscheiden, was sie in der medizinischen Literatur herausfinden wollen, und dann prüfen, ob die Information vorhanden ist und ihrem Standard der wissenschaftlichen Glaubwürdigkeit entspricht. Durch passives Lesen allein ohne systematische und vorausblickende Beachtung der grundlegenden wissenschaftlichen Prinzipien ist es wenig wahrscheinlich, daß sie Mängel bemerken, sondern viel wahrscheinlicher, daß sie in die Irre geleitet werden.

In diesem Kapitel wird beschrieben, wie die methodischen Prinzipien, die in den vorhergehenden Kapiteln diskutiert worden sind, von vielbeschäftigten Ärzten für deren lebenslange Aufgabe angewendet werden können, Evidenz-basierte Medizin (EBM; engl. evidence-based medicine) zu praktizieren. Erstens erörtern wir, wie man Forschungsartikel, die sich auf eine bestimmte klinische Frage beziehen, auffindet und wie man die Anzahl der gefundenen Artikel auf eine handhabbare Menge reduzieren kann, ohne notwendige Informationen opfern zu müssen. Zweitens fassen wir Grundregeln zur Beurteilung der Aussagekraft einzelner Artikel zusammen. Dieser Abschnitt beschäftigt sich mit den Konzepten, die im ganzen Buch besprochen worden sind. Drittens wird dargelegt, wie die vielen Artikel zu einem bestimmten Forschungsproblem als Gruppe zusammengefaßt werden können, um herauszufinden, wie die beste verfügbare Schätzung des wahren Effekts lautet. Es ist gerade diese Schätzung, worauf die Ärzte ihre klinischen Entscheidungen stützen müssen, bis bessere Informationen zur Verfügung stehen. Im gesamten folgenden Kapitel wird überlegt, wie diese Schritte – Auffinden der Artikel, Bewertung einer Studie und Zusammenfassung des Beweismaterials – im Zusammenhang stehen mit den Strategien, als Arzt sein Leben lang mit der Literatur auf dem laufenden zu bleiben.

Wie auch immer die Aussagekraft des besten zur Verfügung stehenden Beweismaterials ist, die Ärzte müssen das Vorhandene als Grundlage für ihr Handeln benutzen (manchmal ein ziemlich kühnes Handeln). Und dennoch kann es fehlerhaft sein und der Korrektur bedürfen. Ein Wissenschaftler (1) hat zwischen „Entscheidungen" und „abschließenden Ergebnissen" unterschieden. Wir treffen die Entscheidung, daß etwas wahr ist, wenn wir handeln wollen, und tun so, als wäre das der Fall, und zwar solange, bis bessere Informationen zur Verfügung stehen. Abschließende Ergebnisse andererseits sind gelöste Probleme, und man erwartet, daß sie von längerer Dauer sind. Ärzte sind hauptsächlich damit beschäftigt, Entscheidungen zu treffen. Die Integrität eines wissenschaftlichen Unterfangens beruht auf der Bereitschaft der Beteiligten, sich mit vorurteilsfreien, fundierten Argumenten für und gegen eine aktuelle Sicht der Dinge zu engagieren, neue Belege zu akzeptieren und eigene Ansichten zu ändern.

12.1 Methoden zum Literaturstudium

Ärzte beschäftigen sich mit der medizinischen Literatur entsprechend ihren Aufgabenstellungen unter verschiedenen Gesichtspunkten. Sie überfliegen die Literatur, um festzustellen, was interessant ist, lesen Artikel von klinischem Interesse, um auf dem laufenden zu bleiben, suchen Antworten auf spezielle klinische Fragen und sehen die Literatur zu klinischen Problemen systematisch durch, um eine klinische Strategie zu entwickeln oder zu verändern. Nachfolgend werden Ausführungen hauptsächlich zur systematischen Durchsicht der Literatur gemacht. Es ist klar, daß Ärzte selten die Zeit haben, die vorhandenen Informationen in vollem Umfang zu studieren. Wenn sie jedoch die Grundprinzipien verstehen, nach denen Literaturstudien betrieben werden, sind sie in einer günstigeren Lage, die glaubwürdigen Artikel schnell zu finden und die Ergebnisse für sich zu beurteilen, wenn sie die Literatur überfliegen, bestimmte Stellen lesen oder gezielt Informationen suchen.

12.1.1 Welche Artikel sind von Bedeutung für die klinische Entscheidungsfindung?

Nicht alle Artikel sind für die klinische Entscheidungsfindung gleichermaßen von Bedeutung. Aufmerksame Ärzte müssen die fundiertesten Artikel angesichts einer fast nicht zu bewältigenden Masse an verfügbaren Informationen finden und bewerten.

Abbildung 12.1 faßt das Vorgehen für die Unterscheidung von Artikeln, die für die klinische Entscheidungsfindung von grundlegender Bedeutung sind, von solchen, die das nicht sind, zusammen. Viele Artikel, Übersichtsarbeiten, Lehrbeiträge und Leitartikel, werden verfaßt, um zu beschreiben, was im allgemeinen für richtig gehalten wird. Sie sind aber selbst keine Berichte über eine eigene, mit dem Ziel des Findens neuer Belege durchgeführte Forschung. Diese Artikel sind eine geeignete Quelle einer zusammenfassenden Information, aber sie sind Interpretationen der vorhandenen Wissensbasis und keine selbständigen Beiträge dazu. Außerdem sind sie in der Regel von Personen mit einem festen Standpunkt geschrieben, so daß dabei durchaus die Möglichkeit für einen Bias besteht.

Beispiel

Wie gut fassen Übersichtsartikel und Lehrbuchkapitel die verfügbare Masse des wissenschaftlichen Wissens über eine klinische Frage zusammen? Untersucher haben Schätzungen zur Wirksamkeit verschiedener therapeutischer Maßnahmen, um die Morbidität und Mortalität an Myokardinfarkt (MI) zu reduzieren, ermittelt, indem sie Metaanalysen (die später in diesem Kapitel beschrieben werden) von randomisierten klinischen Studien durchführten (2). Die Schätzungen wurden mit Expertenempfehlungen verglichen, die zur gleichen Zeit in Übersichtsartikeln und Lehrbuchkapiteln veröffentlicht wurden. Es wurde festgestellt, daß die „Expertenmeinung" im allgemeinen hinter dem kumulierten Studienergebnis um mehrere Jahre zurückblieb und oft nicht damit übereinstimmte. Beispielsweise gab es bis 1980 12 randomisierte kontrollierte Studien in der Literatur, die die Wirksamkeit einer prophylaktischen Lidocaintherapie in der Behandlung eines akuten Myokardinfarkts untersucht hatten. Im wesentlichen haben alle nachgewiesen, daß die Therapie mit Lidocain nicht besser und oft schlechter als Placebo war. Dennoch wurde in der Mehrzahl der Übersichtsartikel und Lehrbuchkapitel, die in den 80er Jahren veröffentlicht wurden, die Routine- oder selektive Anwendung von Lidocain weiter empfohlen.

Andere Beiträge sind Originalartikel, die die in den Laboratorien zum Zwecke des Erkenntnisgewinns zur Biologie einer Krankheit durchgeführte Forschung beschreiben. Diese Studien sind die beste Quelle für neue Hypothesen über Gesundheit und Krankheit. Aber Forschung am Schreibtisch und im Labor kann nicht ohne weiteres auf den Menschen übertragen werden. Denn die Phänomene bei realen Patienten, die komplexe Organismen in einer ebenfalls komplexen physikalischen und sozialen Umwelt sind, umfassen verschiedene Variable, die bewußt aus Laborexperimenten ausgeschlossen wurden.

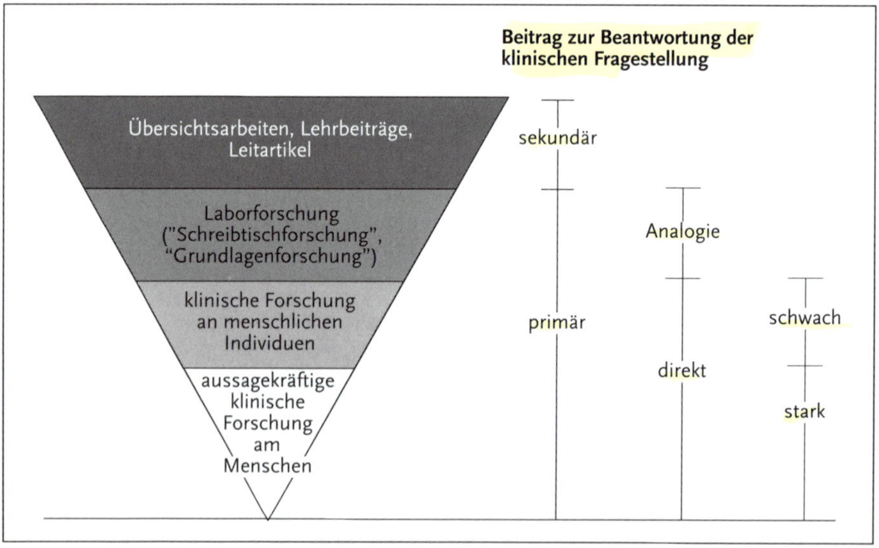

Abb. 12.1: Die Literatur zu einer wissenschaftlichen Fragestellung: der relative Wert der verschiedenen Arten von Artikeln zur Beantwortung einer klinischen Frage.

Forschungsprojekte, die den ganzen Menschen betrachten und darauf ausgerichtet sind, Regeln für die klinische Entscheidungsfindung aufzustellen („klinische Forschung"), werden natürlich mit unterschiedlicher wissenschaftlicher Akribie betrieben. Selbst wenn man einfache Standards anlegt, sind die meisten Studien relativ schwach. Ein neuerer Bericht z. B. über die Methoden klinischer Studien in drei chirurgischen Zeitschriften hat ergeben, daß mehr als 80% keine Vergleichsgruppe und noch weniger eine randomisierte Kontrollgruppe hatten (3).

Das ganze Buch hindurch ist hervorgehoben worden, daß die Validität der klinischen Forschung von der Stärke ihrer Methoden abhängt (interne Validität) und davon, wie sie auf eine bestimmte klinische Situation (Verallgemeinerungsfähigkeit, Übertragbarkeit) angewendet werden kann. Wenn das so ist, sind wenige gute Artikel wertvoller als viele schwache oder ungeeignete. Demzufolge hängt das Gesamtergebnis aus der medizinischen Literatur oft davon ab, wie diese relativ wenigen Artikel interpretiert werden. Eine Literaturübersicht sollte mit einer sorgfältigen Auswahl dieser Artikel beginnen, ihre wissenschaftlichen Stärken und Schwächen herausfinden und eine Synthese eventuell unterschiedlicher Ergebnisse enthalten.

12.1.2 Auffinden zutreffender Artikel

Bei der systematischen Durchsicht der Literatur besteht die erste Aufgabe darin, Artikel, die nützlich sein könnten, ausfindig zu machen. Das ist die größte Herausforderung bei der Durchsicht der Literatur. Dabei ist es zuerst notwendig, sich durch eine große Anzahl von Titeln, oft Tausende, hindurchzuarbeiten, um die kleine Anzahl von Artikeln zu finden, die nützlich sind. Das Ziel besteht darin, die Fülle der Literatur auf eine überschaubare Menge zu reduzieren, ohne wichtige Artikel zu übersehen. Diese Aufgabe kann furchteinflößend und zeitaufwendig sein. Nachfolgend wird dazu ein Handlungsplan angegeben und als erstes mit der Gesamtdurchsicht der Literatur begonnen.

Der erste Schritt ist, eine Reihe von Kriterien für Suchtitel zu entwickeln, um die Artikel herauszufinden, die von Bedeutung sein können, während eine viel größere Anzahl von Artikeln, die das eindeutig nicht sind, ausgeschlossen werden. Die Kriterien sollten genauso einen sensitiven Test für die Artikel ergeben, die man finden möchte, wie ein Screeningtest sensitiv für eine Krankheit sein sollte, d. h. nur wenige nützliche Artikel sollten übersehen werden. Anfangs kann man bei der Spezifität großzügiger sein, um eine hohe Sensitivität zu erzielen, wobei daraus folgt, viele einzelne „falschpositive" Artikel im Detail bewerten zu müssen, inwieweit sie den Zielkriterien entsprechen. Oft läßt sich ein brauchbarer Screeningalgorithmus durch das Aufnehmen der Kombination weniger kombinierter Schlüsselwörter aus dem Titel, wie z. B. *Sarkoidose, pulmonal* und *Kortikosteroid,* oder *Krebs, pankreatisch* und *Diagnose* definieren.

Zweitens werden die Suchkriterien auf eine Liste von Zeitschriftentiteln angewandt, im allgemeinen die Liste, die von der National Library of Medicine, MEDLINE, aufgestellt wird. Viele Ärzte haben heute über ein Modem, CD-ROM oder andere computerbasierte Systeme einen elektronischen Zugang zur medizinischen Literatur, obwohl diese auch als gebundene Zeitschriften verfügbar ist. Weil bei der Suche per Computer in der Regel wichtige Artikel übersehen werden, sollte man Artikel auch aus anderen Quellen heraussuchen, wie z. B. aus neueren Übersichtsartikeln, anderen Artikeln zum gleichen Thema, Lehrbüchern und nach Empfehlungen von Experten auf diesem Gebiet. Das Ergebnis dieser Suche ist eine große Anzahl von Titeln, von denen einige zu relevanten Artikeln gehören und viele andere nicht.

Drittens muß man besondere Kriterien anwenden, um Artikel, die tatsächlich der vorliegenden Frage entsprechen, zu finden. Drei Kriterien werden meist angewandt:

- Befaßt sich der Artikel mit der speziellen klinischen Frage, die in erster Linie der Grund für die Suche war?
- Stellt der Artikel Originalforschungsergebnisse dar und nicht nur sekundäre Informationen oder Meinungen?
- Wurden die Forschungsergebnisse mit relativ strengen Methoden gewonnen?

Viele ungeeignete Artikel können schon nach Ansicht des vollen Titels ausgeschlossen werden. Oft sind jedoch mehr Informationen erforderlich und das Abstract bzw. die Zusammenfassung leistet für diesen Zweck gute Dienste. Das Durchlesen der Zusammenfassungen sollte dem Leser Klarheit darüber verschaffen, ob in einer Therapiestudie eine Vergleichsgruppe einbezogen wurde und eine randomisierte Zuordnung erfolgte und ob eine Prognosestudie an einer Ausgangskohorte durchgeführt wurde, ob eine Studie genügend statistische Trennschärfe oder Präzision hat usw.

Strukturierte Zusammenfassungen (4), die in vielen der führenden medizinischen Zeitschriften üblich geworden sind, geben eine bessere Möglichkeit zur Beurteilung potentiell nützlicher

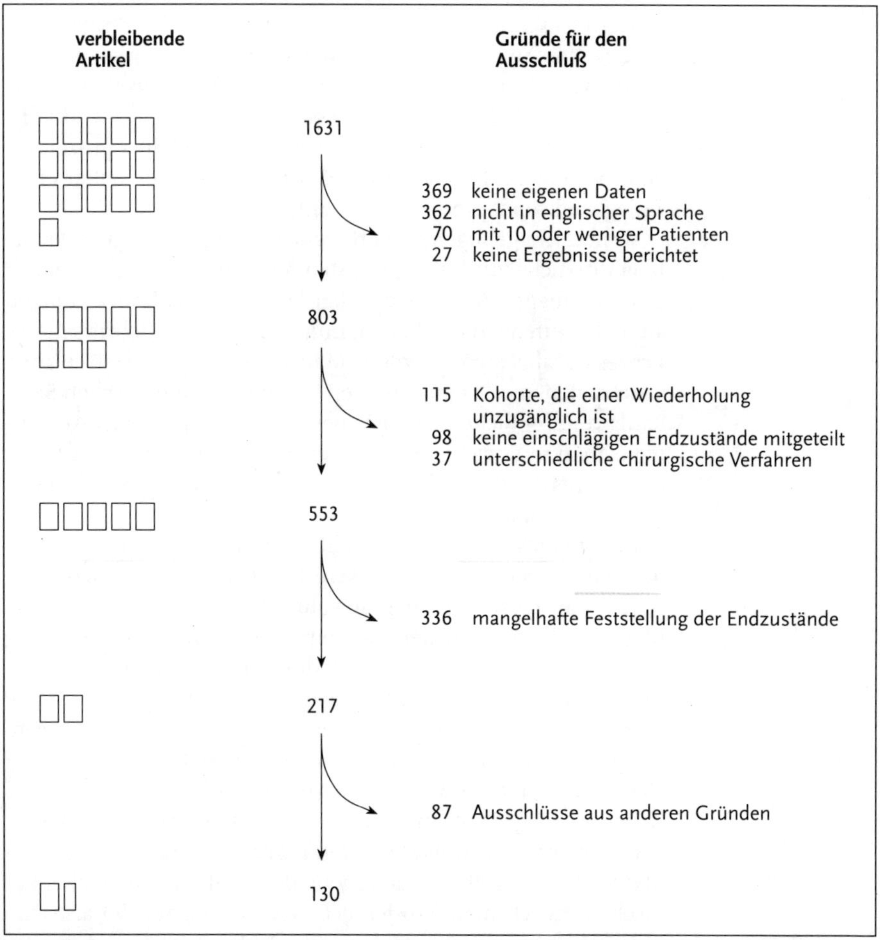

Abb. 12.2: Literaturrecherchen: Identifizierung der wenigen wichtigsten Artikel aus der gesamten medizinischen Literatur. (Callahan CM, Drake BG, Heck DA, Dittus RS. Patient outcome following tricompartmental total knee replacement. A meta-analysis. JAMA 1994;271:1349–1357.)

Artikel. Das strukturierte Abstract faßt in vorgeschriebener Form die Elemente einer Studie zusammen, die zur Unterscheidung valider und informativer Studien von der großen Anzahl derer dienen, die keine Originalarbeiten sind oder nicht exakt genug durchgeführt wurden. Strukturierte Abstracts sollten enthalten: wissenschaftliche Fragestellung, Studiendesign, Studienumfeld, Patienten, interessierende Intervention, Merkmale, Ergebnisse und Schlußfolgerungen.

Viertens schließlich muß man sich wirklich alle übrigen Artikel ansehen, um festzustellen, welche den Zielkriterien entsprechen. Bis dahin sollte die Anzahl der Artikel so weit reduziert worden sein, daß die Aufgabe lösbar ist. Abbildung 12.2 faßt diese Schritte zusammen und veranschaulicht den Suchprozeß für eine bestimmte Fragestellung: das klinische Endresultat einer Kniegelenksendoprothesen-Operation (5).

Wenn nicht genügend Zeit für eine umfangreiche, ausgedehnte Literatursuche zur Verfügung steht oder der Leser die Literatur nur überfliegt oder versucht, bei bedeutenden Entwicklungen auf dem laufenden zu bleiben, müssen die ersten Schritte dieses Prozesses abgekürzt werden. Man kann nur die Zeitschriften durchsehen, die Originalarbeiten mit hohen methodischen Standards veröffentlichen. Das ist aber eine nicht sehr sensitive Strategie: man muß wenigstens 11 der besten Zeitschriften der Welt durchsehen, um gerade 80% der besten Artikel zu einer Fragestellung zu finden (6).

Ein anderes Verfahren besteht darin, die Literatursuche von Experten durchführen zu lassen. Dazu würde man sich wünschen, daß diese Personen sowohl Experten in der klinischen Medizin als auch in der Methodik der klinischen Forschung sind, daß sie alle Artikel der Welt durchsehen und ihre Kriterien für die Auswahl explizit zugänglich machen. Die Zeitschrift *ACP Journal Club* stellt strukturierte Zusammenfassungen von wissenschaftlich exakten klinisch relevanten Originalarbeiten auf dem Gebiet der Inneren Medizin zusammen, die mittels expliziter Kriterien ausgewählt und in jeder Ausgabe veröffentlicht werden. Die auf diese Weise erzielten Ergebnisse der Selektion sind überwältigend: 1993 wurden mehr als 6 Millionen Artikel in klinischen Zeitschriften veröffentlicht, von denen etwa 350, also eine überschaubare Anzahl, den Kriterien entsprachen. Eine zusätzliche Alternative stellt die Cochrane Collaboration dar. Expertengruppen aus der ganzen Welt arbeiten darin zusammen, um die besten Studien zu klinischen Interventionen auszuwählen, sie in standardisierter Form zusammenzufassen, die Informationen elektronisch zu verbreiten, die Datenbasis zu korrigieren, wenn Fehler gefunden werden, und sie auf dem neuesten Stand zu halten. Die Ergebnisse, wenigstens für einige klinische Fragestellungen, stehen seit Mitte der 90er Jahre zur Verfügung.[1]

12.2 Beurteilung einzelner Artikel

Wenn einzelne interessierende Artikel einmal gefunden sind, besteht die nächste Aufgabe darin, die Qualität der Ergebnisse, die sie enthalten, zu bewerten. Dazu werden die wissenschaftlichen Prinzipien, die in diesem Buch beschrieben worden sind, genutzt.

Wir haben grundlegende Kriterien für die wissenschaftliche Glaubwürdigkeit spezieller Forschungsdesigns im Anhang zu diesem Kapitel skizziert. Dort ist eine Reihe von Fragen zusammengestellt, die an die meisten Studien gestellt werden sollten, sowohl von den Untersuchern als auch den Lesern. Sie betreffen den Charakter der Forschungsfragestellung, die Verallgemeinerungsfähigkeit und die klinische Brauchbarkeit der Ergebnisse und zwei Prozesse, die die interne Validität beeinflussen können: Bias und Zufall. Es wurden Grundregeln für Studien zu Diagnose, Häufigkeit, Prognose, Therapie und Ursache berücksichtigt. Der Anhang beschreibt Grundprobleme, die bei der Entscheidung beachtet werden sollten, ob ein Artikel genügend aussagekräftig ist, um für eine Literaturübersicht brauchbar zu sein. Diese Regeln sind auch bei der Aufstellung von Kriterien für die Wichtung von Artikeln zu beachten, wenn man eine Zusammenfassung der Ergebnisse von mehreren Artikeln vorbereitet.

---

[1] Anmerkung der deutschen Herausgeber: Die Cochrane Collaboration stellt als wichtigstes Ergebnis ihrer Bemühungen eine ständig aktualisierte Datenbasis von systematischen Übersichten zu wesentlichen klinischen Fragestellungen, die sog. Cochrane Library, zusammen. Nähere Informationen dazu findet man z. B. beim Cochrane Zentrum Deutschland in Freiburg (im Internet unter http://www.imbi.uni-freiburg.de/cochrane/).

12.2.1 Entspricht das Studiendesign der Fragestellung?

Man kann nicht von „guten“ oder „schlechten“ Forschungsdesigns im allgemeinen sprechen, ohne auf die Fragestellung Bezug zu nehmen, die sie beantworten sollen. Viele klinisch orientierte, methodologische Beurteilungsschemata ordnen den Beobachtungsstudien, wie z. B. einer Prävalenzerhebung, einen geringeren Stellenwert zu. Das mag gerechtfertigt sein, wenn die klinische Fragestellung präventive oder therapeutische Maßnahmen betrifft, ist aber ungeeignet, wenn Studien zu diagnostischen Untersuchungen betrachtet werden. Tabelle 12.1 stellt den klinischen Fragestellungen die besten Forschungsdesigns, die zu ihrer Behandlung genutzt werden, gegenüber. Die Tabelle soll eine Richtlinie anbieten; sie sollte andere, hier nicht aufgeführte neuentwickelte und zugleich wissenschaftlich korrekte Verfahren nicht ausschließen. Beispielsweise stammt das beste verfügbare Beweismaterial dafür, daß regelmäßige Untersuchungen mittels Sigmoidoskopie die Todesfälle infolge eines kolorektalen Karzinoms reduzieren können, aus einer gründlich durchgeführten Fall-Kontroll-Studie (7). Auf Grund der großen Anzahl von Patienten und der sehr langen Beobachtungszeit, die erforderlich sind, um die Wirksamkeit der Sigmoidoskopie in einer randomisierten Studie zu untersuchen, ist das wohl auf absehbare Zeit die einzige Möglichkeit eines wissenschaftlichen Belegs.

Tab. 12.1: Zuordnung des jeweils strengsten Studiendesigns zur jeweiligen klinischen Fragestellung

Fragestellung	Studienplanung
Diagnose	Prävalenzstudie
Prävalenz	Prävalenzstudie
Inzidenz	Kohortenstudie
Risiko	Kohortenstudie Fall-Kontroll-Studie
Prognose	Kohortenstudie
Therapie	kontrollierte klinische Studie
Prävention	kontrollierte klinische Studie
Ursache	Kohortenstudie Fall-Kontroll-Studie

12.2.2 Generierung oder Prüfung einer Hypothese

Die Ergebnisse einer einzelnen Forschungsarbeit kann man einordnen auf einem Glaubwürdigkeitsspektrum entsprechend der Strenge der angewandten wissenschaftlichen Strategie (s. Kap. 11). An einem Ende des Spektrums stehen Berichte, die auf möglicherweise wichtige Zusammenhänge nur hindeuten, ohne aber diese Hypothesen einer Prüfung zu unterziehen. Die meisten Fallberichte haben diese Funktion. Die Ergebnisse dieser Studien sind provisorisch, viele werden später widerlegt. Am anderen Ende des Spektrums sind Studien, z. B. große randomisierte kontrollierte Studien, die die Hypothesen einer exakten Prüfung unterzogen haben. Ergebnisse aus diesen Studien sind endgültigerer Art. Die meisten Studien liegen zwischen diesen Extremen.

A-priori-Hypothesen sind wichtig. Ohne sie können falschpositive Ergebnisse auf folgende Art und Weise in die Literatur eingehen. Angenommen, man untersucht eine große Anzahl von Variablen in einem Datensatz, von denen keine mit irgendeiner der anderen Variablen tatsächlich assoziiert ist. Wenn eine große Anzahl von Assoziationen zwischen den Variablen geprüft wird, sind einige von ihnen per Zufall so groß, daß sie scheinbar „real" sind, selbst wenn die Assoziationen nur durch Zufall zustande kommen (s. Kap. 9). Auf dem üblichen Niveau statistischer Signifikanz von $p < 0,05$ ist etwa 1 Vergleich unter 20 solchen Vergleichen der Definition nach statistisch signifikant. Natürlich sind die beobachteten Assoziationen für den vorliegenden Datensatz „real", nicht aber unbedingt in der dahinter stehenden Population, weil die aktuelle Stichprobe die Menge der Stichproben aus der interessierenden Population falsch repräsentieren könnte.

Weiter angenommen, daß einer dieser Vergleiche aus der größeren Menge aller möglichen Vergleiche ausgewählt und besonders hervorgehoben würde, möglicherweise deshalb, weil er gut zu den vorhandenen biomedizinischen Theorien paßt. Angenommen, die anderen Vergleiche werden im Schlußbericht bagatellisiert. In diesem Fall kann die Assoziation, die aus dem Zusammenhang gerissen wurde, als sehr bedeutend erscheinen. Dieser Prozeß, ein zufälliges Auftreten von Assoziationen, gefolgt von einer systematisch verzerrten Auswahl der interessierenden Assoziationen, ist in der publizierten wissenschaftlichen Forschung nicht ungewöhnlich.

Es gibt verschiedene Anhaltspunkte, die den Grad, in welchem eine vorliegende Studie eher hypothesenprüfenden als hypothesengenerierenden Charakter hat, anzeigen (Tab. 12.2).

Tab. 12.2: Charakteristika von Studien zur Hypothesenprüfung bzw. Hypothesengenerierung

Charakteristikum	Hypothesengenerierung	Hypothesenprüfung
Design	wenig aussagekräftig	aussagekräftig
Hypothesen	keine (oder nachdem die Daten gesammelt und analysiert wurden)	aufgestellt, bevor die Studie begonnen wurde
Vergleiche	viele	wenige
p-Wert	hoch	niedrig
Ergebnisse an einem gesonderten Datensatz bestätigt	nein	ja

Der erste Punkt, das überzeugende Forschungsdesign, ist dabei kein streng von den anderen isoliertes Kriterium. Hypothesen im voraus aufzustellen und die Anzahl der zu untersuchenden Vergleiche zu begrenzen, reduziert die Anzahl der scheinbar „signifikanten“ Vergleiche, die sich aus einer Studie ergeben. Die Suche nach Wirkungen in verschiedenen Subgruppen einer größeren Studienpopulation ist eine übliche analytische Strategie, die zu zufälligen oder scheinbaren Assoziationen führen kann. Wenn Hypothesen, die im voraus aufgestellt wurden (die A-priori-Hypothesen), bestätigt werden, kann man den Ergebnissen mehr Vertrauen schenken. Alternativ können Untersucher die Anzahl der Vergleiche, die nach Datenerhebung formuliert werden, begrenzen, so daß für die Studie insgesamt eine geringere Möglichkeit besteht, falschpositive Befunde zu erhalten. Oder sie können auf einem definiert kleineren *p*-Wert bestehen, ehe sie den Zufall bei der Erklärung bestimmter Ergebnisse ausschließen.

Eine andere Strategie, sich vor fälschlicher Annahme von zufälligen oder scheinbaren Assoziationen zu schützen, besteht darin, Hypothesen für einen Datensatz aufzustellen und sie an einem anderen, separaten Datensatz zu testen (Abb. 12.3). Die Verfügbarkeit großer Datensätze und statistischer Computersoftware macht es relativ leicht, multiple Variable, entweder einzeln oder alle zusammen in Modellen, in die Auswertung einzubeziehen. Die Analyse von multiplen Variablen sollte als Generierung von Hypothesen betrachtet werden, weil die Untersucher nur selten detailliert im voraus angeben, was das Modell finden soll, und sie sagen noch viel weniger über das Gewicht, das jedem einzelnen Ergebnis beigemessen wird. Wenn der Datensatz groß genug ist, kann er in zwei zufällige Teile zerlegt werden, wobei der eine Teil zur Entwicklung des Modells genutzt wird und der andere zu seiner Bestätigung. Oder man prüft in einem anderen Umfeld. Dieser letztere Prozeß wird in dem folgenden Beispiel illustriert.

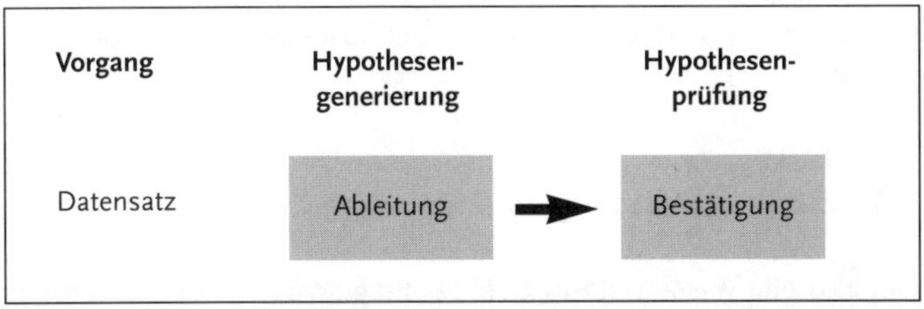

Abb. 12.3: Generierung einer Hypothese anhand eines Datensatzes und Prüfung der Hypothese anhand eines anderen Datensatzes.

Beispiel

Untersucher haben einen Index, der sieben klinische Symptome enthält, zur Vorhersage eines frühen Rezidivs eines akuten Asthmaanfalls nach Entlassung aus einer Notfallabteilung entwickelt (8). Der Index wurde aus Daten von 205 Patienten aus dem medizinischen Zentrum der Untersucher abgeleitet. Bei diesen Patienten hatte der Index eine Sensitivität von 95% und eine Spezifität von 97%. Die Ergebnisse waren so überzeugend, daß man den Index auch anderenorts in die klinische Praxis einführte.
Später testeten unabhängig davon zwei andere Forschungsgruppen den Index in anderem Umfeld (9, 10). Die Ergebnisse waren enttäuschend. Die Sensitivität und Spezifität betrugen 40% bzw. 71% in der einen Studie und 18,1% bzw. 82,4% in der anderen.

Diese Studien veranschaulichen die Gefahr, daß man zu viel Vertrauen in eine Assoziation setzt, die in einem Datensatz gefunden, aber nicht in einem unabhängigen anderen Datensatz geprüft wurde. Es gibt verschiedene mögliche Ursachen für den Unterschied der Ergebnisse. Die Patienten in der ursprünglichen Stichprobe könnten sich systematisch von den Patienten der anderen Stichproben unterscheiden, der Index könnte in den anderen Stichproben anders angewendet worden sein oder der Zufall könnte einen großen Beitrag zu den Ergebnissen in der Ausgangsstudie geleistet haben.

Es bleibt in der Verantwortung des Autors einer Studie klarzumachen, wo eine bestimmte Studie im Spektrum zwischen Hypothesengenerierung und -prüfung steht und warum. Dabei haben die genutzten Methoden zur Erhöhung des hypothesenprüfenden Charakters der Studie eine gewisse Bedeutung. Es ist die Aufgabe der Leser, diese Informationen herauszusuchen oder sie zu rekonstruieren, wenn sie nicht offensichtlich sind. Man sollte aber Studien, die hauptsächlich Hypothesen generieren, nicht verwerfen; sie sind wichtig, nur nicht abschließend gültig.

12.3 Zusammenfassung der Ergebnisse vieler Studien

Der aktuelle Wissensstand zu einer Frage wird in der Regel mehr durch das Muster der Ergebnisse aus allen Studien, die sich mit dieser Frage auseinandersetzen, als durch eine bestimmte einzelne Studie geprägt. Bis vor kurzem war die üblichste Art und Weise, dieses Muster darzustellen, die „implizite Bewertung", d. h. die Darstellung einer Meinung, ohne vorher die Grundregeln festzulegen, nach denen die Beiträge einzelner Studien gewichtet werden würden. Urteile dieser Art treten oft in Form eines traditionellen („narrativen") Übersichtsartikels eines Experten auf dem betreffenden Gebiet auf oder in Form eines Konsens von Wissenschaftlern, die die unterschiedlichen Aspekte, die einer wissenschaftlichen Fragestellung eigen sind, vertreten (Konsensuskonferenz), z. B. die National Institutes of Health's Consensus Development Conferences.

Heute wird eine Vielzahl strukturierterer Methoden zur Zusammenfassung publizierter Forschungsergebnisse angewandt. Diese Methoden haben den Vorteil, daß die Annahmen, die hinter den relativen Gewichten, die den verschiedenen Studien zugeordnet werden, explizit angegeben werden. Sie folgen auch in direkterer Weise der wissenschaftlichen Methodik: Aufstellen von Kriterien im voraus, Sammeln von Daten (in diesem Fall der Ergebnisse einzelner Studien), Analyse der Daten und Ableitung von Ergebnissen auf der Grundlage der Kriterien und Daten.

12.3.1 Metaanalysen

Der Prozeß der Zusammenfassung der Forschungsergebnisse zu einer Fragestellung unter Anwendung strukturierter Methoden wird *Metaanalyse* (wörtlich Analyse der Analysen) oder *Informationssynthese* genannt. Dieses Verfahren ist besonders sinnvoll, wenn zu einer bestimmten Fragestellung wenigstens einige wenige relativ exakte Studien mit scheinbar unterschiedlichen Ergebnissen vorliegen. Anwendungen von Metaanalysen sind in den letzten Jahren sprunghaft angestiegen. MEDLINE hat zwischen 1990 und Mitte 1994 fast 2 000 Artikel unter dem Sachwort „meta-analysis" aufgeführt.

Es gibt drei allgemeine Schritte für die Durchführung einer Metaanalyse. Erstens müssen die besten Artikel aus allen möglichen Artikeln herausgefunden werden, wie in diesem Kapitel bereits beschrieben wurde. Zweitens muß jede Studie danach bewertet werden, wie gut sie den methodischen Kriterien entspricht, die im voraus festgelegt wurden. In einigen Metaanalysen führt diese Bewertung zur Festlegung einer Gesamtpunkteskala der Qualität; in anderen werden qualitätsbezogene Charakteristika der Studie, Anzahl und Herkunft der Patienten und Methoden der Datensammlung getrennt berücksichtigt. Der dritte Schritt ist, die Resultate vieler Studien zahlenmäßig zusammenzufassen, um letztlich eine Studie mit größerer statistischer Trennschärfe, als sie jede einzelne der Studien allein hat, zu bilden. Jede einzelne Studie wird über ihre Stichprobengröße gewichtet, d. h. große Studien erhalten höheres Gewicht als solche mit einer geringeren Anzahl von Patienten. In Ergänzung dazu beziehen viele Metaanalysen auch den Qualitätsscore als Wichtungsfaktor ein. Dann werden statistische Methoden, in der Regel eine bestimmte Form der Regressionsanalyse, angewendet, um ein Gesamteffektmaß zu schätzen, wie z. B. ein relatives Risiko oder die prozentuale Mortalitätsreduktion. Publikationen von Metaanalysen umfassen sowohl graphische Darstellungen der Ergebnisse der einzelnen Studien als auch das Gesamteffektmaß. Obgleich die Metaanalyse der Standard geworden ist, an dem andere Verfahren der Literatursynthese gemessen werden, bestehen weiterhin Meinungsverschiedenheiten über viele Einzelheiten, besonders die Qualitätsbewertung und ihre Einbeziehung in das Gesamturteil. Qualitätsscores tragen dazu bei, Unterschiede zwischen den Studien zu erklären, obwohl dabei grundverschiedene methodische Charakteristika der Studien in einer einzigen Zahl zusammengefaßt werden.

Beispiel

Obwohl die BCG-Impfung zur Prävention der Tuberkulose seit mehr als 50 Jahren und in vielen Ländern angewandt wird, ist ihre Wirksamkeit umstritten. Das ist teilweise auf die verschiedenen großangelegten klinischen Studien zur Bewertung der BCG-Impfung zurückzuführen, die widersprüchliche Ergebnisse gezeigt haben. Eine vor Jahren durchgeführte Metaanalyse hat die Methoden, die in diesen Studien angewendet wurden, mit deren Ergebnissen verglichen (11). Die Untersucher haben herausgefunden, daß die Feststellung von Tuberkulose in den BCG- und in den Kontrollgruppen ohne einen systematischen Fehler nur bei den drei Studien zutraf, die über eine Wirksamkeit von 75% oder mehr berichteten.

Eine neuere Metaanalyse zur gleichen Fragestellung hat die Ergebnisse der Studien, die die Wirksamkeit des Impfstoffes untersuchten, zusammengefaßt (12). Abbildung 12.4 zeigt die Ergebnisse der sieben randomisierten und der sechs nichtrandomisierten Studien sowie die Gesamtergebnisse der zehn Fall-Kontroll-Studien. Insgesamt wurde in den Studien, die eines der drei Studiendesigns angewendet haben, festgestellt, daß das Tuberkuloserisiko um etwa die Hälfte für diejenigen, die geimpft worden waren, reduziert werden konnte im Vergleich zu denen, die nicht geimpft wurden. Um die Unterschiede in der beobachteten Größe des Effekts erklären zu helfen, entwickelten die Untersucher einen Gesamtpunktescore zur Bewertung der Qualität der Methoden jeder Studie. Mittels Regressionsanalyse haben sie festgestellt, daß ein höherer Qualitätsscore prädiktiv für einen größeren Impfstoffeffekt war. Die Metaanalysen haben die Wirksamkeit des BCG-Impfstoffes eindeutig bestätigt.

Oft besteht jedoch keine klare Beziehung zwischen umfassenden Qualitätsbewertungen und den Resultaten der Studien. In solchen Fällen müssen sich die Untersucher, die eine Metaanalyse durchführen, die besonderen methodologischen Merkmale der Studien ansehen, um feststellen zu können, warum diese Studien verschiedene Ergebnisse erzielen (13).

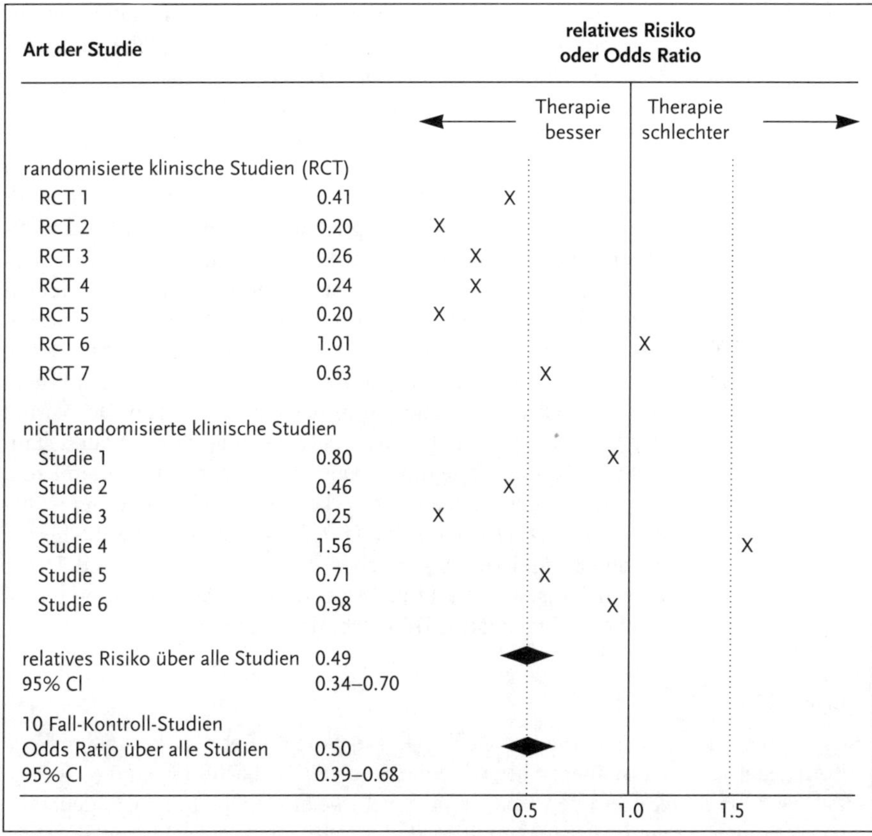

Abb. 12.4: Ergebnisse einer Metaanalyse zur Effektivität der BCG-Impfung für die Prävention der Tuberkulose. CI Konfidenzintervall. (Nach Colditz GA, Brewer TF, Berkey CS, Wilson ME, Burdick E, Fineberg HV, Mosteller F. Efficacy of BCG vaccine in the prevention of tuberculosis: meta-analysis of the published literature. JAMA 1994;271:698–702.)

12.3.2 Gepoolte Auswertung

Es ist nicht außergewöhnlich, daß die Ergebnisse von verschiedenen einzelnen Studien zu keiner Entscheidung führen, weil jede Studie zu wenige Patienten oder zu wenige Ereignisse des untersuchten klinischen Endzustandes enthält, um ausreichende statistische Trennschärfe oder Präzision zu haben. Folglich sind die Schätzungen der Raten aus diesen Studien instabil und der Vergleich der Raten jeder Studie birgt ein inakzeptabel hohes Risiko, tatsächliche Effekte zu übersehen (Fehler 2. Art).

Eine *gepoolte Auswertung* ist die Auswertung der zusammengeführten Daten aus mehreren relativ kleinen Studien zur gleichen Fragestellung, im Endeffekt die Auswertung einer großen Studie. Wenn belegt werden kann, daß die Studien einander genügend ähnlich sind (bezüglich der Patienten, der therapeutischen Interventionen und der klinischen Endzustände), ist es zulässig, sie so zu behandeln, als wären sie Teil einer einzigen Studie. Die gepoolte Auswertung ist der Versuch, genügend Beobachtungen zu sammeln, um eine genauere Schätzung des Gesamteffekts hervorzubringen, wobei Unterschiede in den Ergebnissen zwischen den Studien vernachlässigt werden. Der Vorteil der Poolbildung besteht darin, daß sie zu einer adäquaten statistischen Trennschärfe führen kann, um wesentliche Differenzen, falls diese existieren, auch zu erkennen. Die Poolbildung ist besonders nützlich, wenn die Krankheit und/oder die interessierenden Ereignisse des klinischen Endzustands selten sind. Unter diesen Umständen gibt es keine andere Möglichkeit, eine ausreichende statistische Trennschärfe zu erzielen.

Beispiel

Es gibt viele Berichte über die peptische Ulkuskrankheit unter der Therapie mit Kortikosteroiden. Es ist aber schwierig, auf Grund von Beobachtungsstudien festzustellen, ob Kortikosteroide Ulzera verursachen, weil viele Situationen, in denen sie verordnet werden (z. B. während Streß und in Verbindung mit schleimhautaggressiven Medikamenten) selbst für die peptische Ulkuskrankheit prädisponieren. Außerdem könnte es sein, daß bei Patienten mit Kortikosteroidtherapie sorgfältiger nach Ulzera gesucht wird als bei anderen Patienten, wo sie unentdeckt bleiben. Randomisierte kontrollierte Studien sind die beste Möglichkeit, die Ursache-Wirkungs-Beziehung zu ermitteln. Es sind viele randomisierte Studien durchgeführt worden, in denen Kortikosteroide zur Therapie verschiedener Zustände verabreicht wurden, bei denen die peptische Ulkuskrankheit eine Nebenwirkung war. Keine dieser Studien war selbst groß genug, um die Kortikosteroid-Ulkus-Hypothese prüfen zu können. Aber zusammen ergeben sie eine Möglichkeit, die Rate dieses seltenen Ereignisses zu untersuchen.
In einer Übersichtsarbeit zu 71 kontrollierten Studien zur Kortikosteroidtherapie, in denen die Patienten randomisiert (oder in äquivalenter Weise zugeordnet)

wurden und die peptische Ulkuskrankheit Berücksichtigung fand, waren im Durchschnitt pro Studie 86 Patienten und darunter ein Fall mit peptischer Ulkuskrankheit beteiligt. Nur 31 Studien berichteten überhaupt von Patienten mit Ulkus (14). Die Untersucher poolten die Ergebnisse dieser 71 Studien, um die statistische Trennschärfe zu erhöhen. In der gepoolten Studie waren 6 111 Patienten und etwa 80 Ulzera eingeschlossen. Die Rate der peptischen Ulkuskrankheit betrug 1,8 in der Kortikosteroidgruppe und 0,8 in der Kontrollgruppe (relatives Risiko 2,3; 95%-Konfidenzintervall 1,4–3,7). Die Ergebnisse waren ähnlich, wenn sie getrennt in den Schichten anderer Risikofaktoren durchgeführt wurden (verschiedene Glukokortikoiddosen, Darreichungsform und Therapiedauer, ob die Krankheit lediglich vermutet, infolge einer Blutung nachgewiesen oder spezifisch diagnostiziert wurde).
Auf diese Weise erreichte das kombinierte Ergebnis vieler Studien – jede einzelne von ihnen mit einem relativ korrekten Design, aber zu klein, um die Fragestellung beantworten zu können – eine ausreichende statistische Trennschärfe, um das Risiko nachweisen zu können.

Verfechter gepoolter Auswertungen unterstreichen, daß die Prüfung des Musters des einzelnen Effekts, wenn es geeignet dargestellt wird, neue Einsichten in die Stärken und Schwächen des Beweismaterials vermitteln kann. Eine einzige Abbildung kann z. B. die Anzahl der leistungsfähigen Studien, die Punktschätzung und die statistische Genauigkeit der Effektschätzung jeder einzelnen Studie, die Beziehung zwischen Effektgröße und Genauigkeit sowie Punktschätzung und Genauigkeit der gepoolten Effektschätzung zeigen (s. Abb. 12.4).

Gegner der Poolbildung argumentieren, daß die Art und Weise, in der Patienten, therapeutische Maßnahmen und klinische Endzustände in den verschiedenen Studien ausgewählt wurden, so unterschiedlich sind, daß es nicht vernünftig erscheint, sie zusammenzufassen. „Haarspalter" sind bei gepoolten Auswertungen genausowenig zufriedenzustellen wie diejenigen, die „alles in einen Topf werfen". Außerdem beeinflußt die Poolbildung nur die statistische Trennschärfe. Sie korrigiert keine irgendwie gearteten Verzerrungen, die in den einzelnen Studien vorhanden sein können. Es kann auch nicht angenommen werden, daß sich diese systematischen Fehler gegenseitig aufheben, wenn die Studiendaten zusammengefaßt werden. In jedem Falle ergänzen die Metaanalysen nur und ersetzen nicht die Einsichten, die die sorgfältige Prüfung jeder einzelnen der besten Studien zu einer klinischen Fragestellung ermöglicht.

12.4 Publikation und Bias

Ärzte hören, wie jeder andere auch, gern gute Nachrichten. Deshalb sind Wörter wie *Wirksamkeit, Vorhersage* und *Korrelation* bei Zeitschriftentiteln an der Tagesordnung. Es ist beträchtlich weniger reizvoll, über Dinge nachzudenken, die nicht funktionieren. Solche Beobachtungen werden in der Tat oft als Fehlschlag betrachtet. Forschern, die das Pech haben, solche Beobachtungen zu machen, wird wahrscheinlich von Freunden mit etwas Schadenfreude der Rat gegeben werden, eine Publikationen in der Zeitschrift *Journal of Negative Results* zu versuchen.

Es ist zu vermuten, daß unsere Vorliebe für positive Ergebnisse zu einem Bias in der Auswahl von Artikeln führt, die in medizinischen Zeitschriften veröffentlicht worden sind.

Beispiel

Die endgültigen Fassungen von 285 Studien, die von einem English Research Ethics Committee durchgesehen und von den Untersuchern zu Ende gebracht worden waren, wurden untersucht (15). Statistisch signifikante Ergebnisse fanden sich in 54% der Studien, ein nichtsignifikanter Trend bei 16% und Ergebnisse ohne jeden auffälligen Effekt bei 30% der Studien. Von den Studien mit signifikanten Ergebnissen wurden 85% entweder veröffentlicht oder in anderer Form präsentiert, dagegen nur 56% der Studien ohne signifikante Resultate (Odds Ratio 4,54; 95%-Konfidenzintervall 2,4–8,6). Die Studien ohne signifikante Ergebnisse hatten weder eine schlechtere Qualität, noch war es für sie nicht wahrscheinlicher, wegen potentieller Einwände der Herausgeber nicht veröffentlicht zu werden.

Artikel, die tatsächlich publiziert werden, sind eine verzerrte Stichprobe aller Forschungsergebnisse. Die publizierten Artikel spiegeln die Tendenz wider, den Nachweis von Ursachen, diagnostische Tests und therapeutische Maßnahmen als effektiver darzustellen als sie wirklich sind. Eine Metaanalyse z. B. zur relativen Wirksamkeit der Therapie mit einem einzigen Medikament oder mit einer Medikamentenkombination hat in den veröffentlichten Daten bezüglich der Überlebenszeit einen großen Vorteil bei der Behandlung mit einer Medikamentenkombination festgestellt. Wenn der Untersucher (16) unveröffentlichte Ergebnisse hinzufügte, verschwand der Unterschied. Es gibt keinen Grund dafür zu behaupten, daß solche verzerrten Beurteilungen bewußt durchgeführt werden. Jedermann trägt seinen Teil dazu bei, die „besten" Arbeiten in den Vordergrund zu rücken. Aber das Publizieren ist kein Zufallsprozeß. Es wirken Kräfte, die die positiven Ergebnisse gegenüber den negativen bevorzugen, was völlig unabhängig von den relativen Anteilen dieser Ergebnisse an allen unternommenen Forschungsprojekten ist. Die Leser sollten sich dieses Publikationsbias bewußt sein, damit sie sich nicht leichtfertig von den vielen neuen und vielversprechenden Ergebnissen, die in den medizinischen Zeitschriften erscheinen, beeindrucken lassen.

Einen Publikationsbias kann man vermeiden, indem man den Ergebnissen großer Studien mehr Glauben schenkt als den kleinen. Die meisten Studien erfordern zu ihrer Durchführung große Anstrengungen und Ausgaben. Deshalb werden sie unabhängig davon, ob sie ein positives oder negatives Ergebnis haben, publiziert. Kleinere Studien andererseits brauchen weniger Investitionen und werden deshalb im Selektionsprozeß leichter verworfen.

12.5 Unterschiedliche Antworten: dieselben Fragen?

Bis jetzt ist betont worden, wie Studien zu unterschiedlichen Ergebnissen kommen können, weil sie unterschiedliche Methoden angewandt haben, die für einige Studien besser geeignet sind als für andere. Aber es gibt noch eine andere Möglichkeit der Erklärung: Die Forschungsfragen können, obwohl oberflächlich betrachtet gleich, tatsächlich grundlegend verschieden sein. Es muß nicht sein, daß die eine oder die andere Studie fehlerhaft ist, sie könnten auch beide recht haben. Es kann sein, daß die menschliche Biologie und nicht die Forschungsmethodik für den Unterschied verantwortlich ist.

Beispiel

Verschiedene Autoren (17, 18) haben Metaanalysen zur Beurteilung der Wirksamkeit einer medikamentösen Therapie der Hypertonie durchgeführt. Weiter zurückliegende Studien haben eine wesentliche und statistisch signifikante Verminderung der Schlaganfallsraten, aber einen geringeren und oft statistisch nicht signifikanten Rückgang an koronarer Herzkrankheit (KHK) nachgewiesen (Abb. 12.5). Das Konfidenzintervall für das gepoolte relative Risiko für KHK über alle Studien hinweg schließt die Eins ein.

Studien in jüngster Vergangenheit haben sich auf ältere Erwachsene konzentriert oder sie wenigstens mit einbezogen. Diese neueren Studien, die ebenfalls in Abbildung 12.5 zusammengefaßt sind, zeigten denselben Grad der Risikosenkung für Schlaganfall, aber zugleich höhere und durchweg signifikante Verminderungen des Risikos für koronare Herzkrankheit. Während die größere Wirksamkeit der Therapie, die in neueren Studien beobachtet wurde, vermuten läßt, daß die medikamentöse Therapie der Hypertonie bei älteren Patienten effektiver ist, als früher angenommen wurde, tendierte man aber in diesen neueren Studien zu niedrigeren Dosen der Diuretika und Betarezeptorenblocker, den Hauptmedikamenten in diesen Studien. Auch das könnte zum größeren Erfolg der Therapie der KHK beigetragen haben.

Ursache-Wirkungs-Studien, die scheinbar die gleichen Fragen stellen, können aber in der Tat aus wenigstens vier Gründen unterschiedliche Fragen behandeln: Die Patienten, die therapeutischen Interventionen, die Beobachtungszeit und die Endergebnisse könnten nicht dieselben sein. Unterschiede zwischen den Studien in einem dieser vier Elemente können ausreichen, um unterschiedliche Resultate zu ergeben.

12.6 Andere Informationsquellen

Bis jetzt waren Zeitschriftenartikel, die über Originalforschungsarbeiten und darauf beruhende Metaanalysen berichten, die Hauptquelle für Informationen, die wir berücksichtigt haben. Welche anderen Informationsquellen gibt es?

Lehrbücher sind für die Vermittlung gut gesicherter Fakten geeignet und zuverlässig. Aber sie haben den Nachteil, daß sie nicht aktuell sind (zum Zeitpunkt der Publikation bereits 1 Jahr

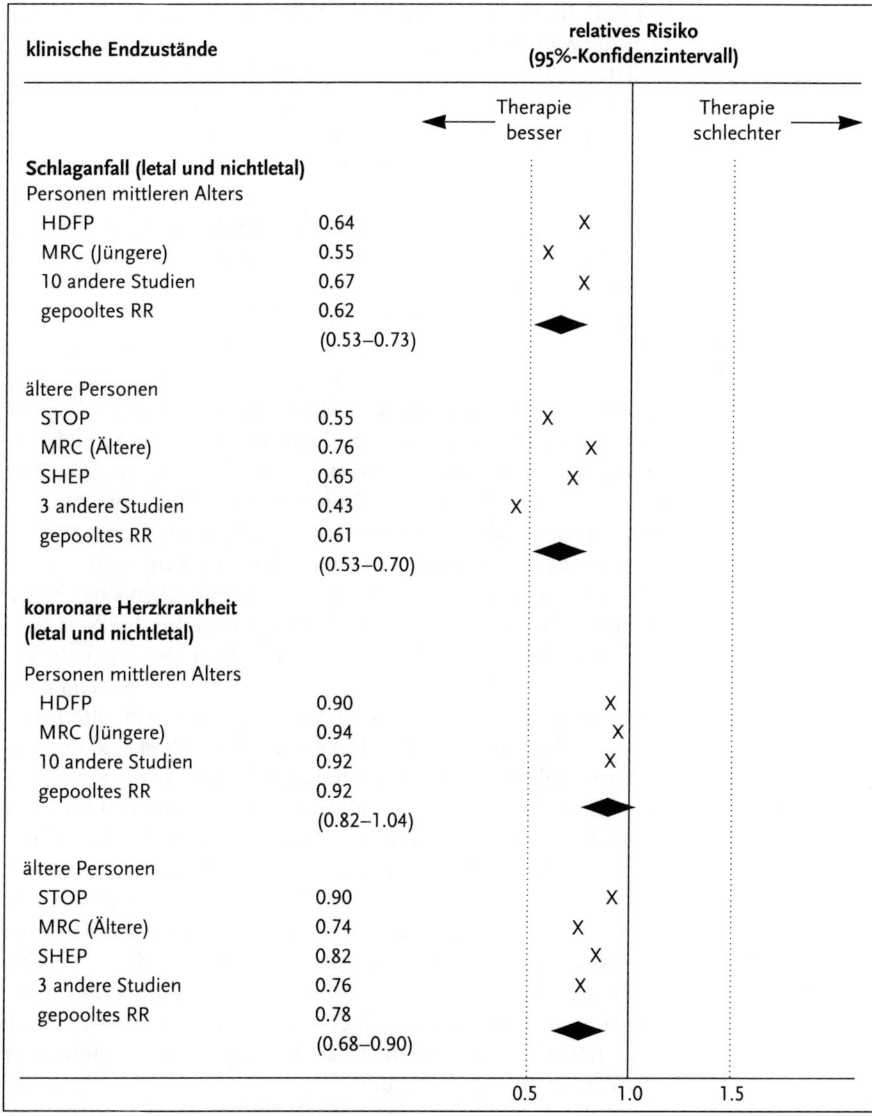

Abb. 12.5: Ergebnisse einer Metaanalyse zur Wirksamkeit der Therapie einer Hypertonie in bezug auf das Risiko eines Schlaganfalls und einer koronaren Herzkrankheit. (Aus: Cutler JA; Psaty BM, MacMahon S, Furberg CD. Public health issues in hypertension control: What has been learned from clinical trials? In: Laragh JH, Brenner BM, eds. Hypertension: physiology, diagnosis, and management. 2nd ed. New York: Raven Press, 1995.)

alt) und die Meinungen einzelner Autoren ohne externe Begutachtung widerspiegeln. Kollegen, besonders diejenigen, die Spezialisten auf dem speziellen klinischen Gebiet sind, sind auch eine praktische Informationsquelle, aber ihre Meinungen sind nur so gut, wie sie selbst, und möglicherweise mit einem Bias durch Anschauungen und finanzielle Interessen ihres Gebietes belastet. Für Gastroenterologen ist es z. B. natürlich, daß sie mehr an die Endoskopie glauben als an röntgenologische Kontrastmitteluntersuchungen, und Chirurgen glauben eher an Chirurgie als an die konservative Therapie.

Immer mehr Datenbanken sind vollständig, auf dem neuesten Stand und überall über Telephon, Fax, Disketten, CD-ROM und e-Mail bzw. das Internet zu erreichen. Beispiele dafür sind: Telephonverbindungen rund um die Uhr zu den Centers for Disease Control and Prevention zwecks Informationen zur Krankheitsprävention, die denen angeboten werden, die in irgendeinen Teil der Welt reisen; Toxline zu Informationen über Vergiftungen (entsprechend den toxikologischen Informationsdiensten in Deutschland); Telephondienste zur aktuellen Information über Chemotherapie bei Krebs; zahlreiche Datenbanken über Medikamente, ihre Toxizität und ihre Dosiseinstellung bei Niereninsuffizienz. Diese Datenbanken enthalten Informationen, die für die praktische Medizin wesentlich sind, aber im einzelnen zu selten gebraucht werden. Es ist auch nicht möglich, alle Informationen im Kopf zu haben. Die Ärzte sollten Möglichkeiten finden, sie an ihrem Arbeitsplatz zugänglich zu machen. Sie sollten diese Datenbanken nutzen und sich dabei aber an die Lektionen dieses Buches erinnern: Die Daten sind nur so gut wie die zu ihrer Auswahl angewendeten Methoden. Viele Datenbanken, wie z. B. die Richtlinien der Agency for Health Care Policy and Research, der U.S. Preventive Services Task Force und des American College of Physicians, sind mittels ausgezeichneter Methoden aufgebaut worden und machen diesen Prozeß deutlich. Einige Datenbanken sind Produkte von Einzelpersonen oder der Industrie, die einem möglichen Interessenkonflikt unterliegen, und sollten daher mit Vorbehalt genutzt werden.

12.7 Klinische Leitlinien

Das ganze Buch hindurch haben wir Argumente gesammelt, die zeigen, daß die klinische Forschung solide Grundlagen für die Einführung neuer Verfahren in die klinische Praxis und zur Entscheidungsfindung des Arztes am Patienten zur Verfügung stellt. Die Abkehr von anekdotischer und persönlicher Erfahrung wird „Evidenz-basierte Medizin“ genannt (19). Ein wichtiges Element der Evidenz-basierten Medizin ist die Übertragung der Forschungsergebnisse in klare, eindeutige Empfehlungen für die Ärzte. Leitlinien für die Praxis sind systematisch entwickelte Aussagen, die den Ärzten bei der Entscheidung über eine geeignete Behandlungsstrategie bei bestimmten klinischen Problemen helfen sollen (19). Ihre Entwicklung und Anwendung sind heute in vielen medizinischen Einrichtungen unterschiedlicher Organisationsstruktur alltäglich. Im günstigsten Fall wird die Validität der Leitlinien dadurch gesichert, daß in das Gremium, das diese Leitlinien erstellt, Personen aufgenommen werden, die alle relevanten Gesichtspunkte der Fragestellung repräsentieren (angefangen von hochspezialisierten Forschern bis zu Ärzten, Ökonomen und Patienten), um alle wichtigen Aspekte der Frage zu erfassen und die sicherlich begründeten Interessen des einen oder anderen Teilnehmers zu berücksichtigen, abzuwägen und gelegentlich gänzlich auszuschalten. Die besten Leitlinien beruhen auf Belegen aus der Forschung (klinische Studien), nicht nur auf Expertenmeinung. Bei ihrer Erstellung werden formale Prozesse der Literaturübersicht und der Synthese genutzt, wie das in diesem Kapitel beschrieben worden ist (20).

Leitlinien sind dazu gedacht, das klinische Vorgehen anzuleiten und nicht vorzuschreiben. Es gibt manchmal gute Gründe dafür, den Leitlinien bei der Behandlung eines einzelnen Patienten nicht zu folgen.

Verändern Leitlinien das Verhalten der Ärzte? Eine Metaanalyse hat 59 publizierte Artikel aufgefunden und zusammengefaßt, die den Einfluß expliziter Leitlinien unter Nutzung strenger Studiendesigns (randomisierte Studien, nichtrandomisierte Vergleichsstudien und unterbrochene Zeitreihenverfahren) bewertet haben (21). Mehr als 90% der Studien haben signifikante Veränderungen in der Behandlung gezeigt in Übereinstimmung mit den Leitlinien und 9 von den 11 Studien, die Patienten-Endresultate untersuchten, haben Verbesserungen nachgewiesen.

12.8 Anhang

12.8.1 Kriterien für die Bestimmung der Validität klinischer Studien

Alle Studien

1. Welche *Art der klinischen Fragestellung* soll die Untersuchung beantworten?
   Das Studiendesign sollte zu der klinischen Frage passen (s. Tab. 12.1)
2. Welche *Patienten, Variablen* und *Endzustände* wurden untersucht?
   Diese Elemente bestimmen die Verallgemeinerungsfähigkeit der Ergebnisse.
3. Wie wahrscheinlich ist es, daß die Ergebnisse Folge eines Bias sind?
   Systematische Unterschiede zwischen den verglichenen Gruppen (z. B. den Patienten innewohnende Merkmale, Interventionen, Risikofaktoren, klinische Endzustände, Meßmethoden) verringern die interne Validität.
4. Wie groß ist der Effekt?
   Klinische Entscheidungen hängen von der Größe (nicht nur vom Vorhandensein) eines Effekts ab.
5. Wie wahrscheinlich ist es, daß die Ergebnisse durch *Zufall* zustande gekommen sind?
   Ärzte müssen den Wertebereich kennen, der den tatsächlichen Effekt wahrscheinlich einschließt (das Konfidenzintervall) oder sie müssen wissen (was aber weniger brauchbar ist), wie wahrscheinlich es ist, daß der beobachtete Effekt allein durch Zufall entstanden sein könnte (*p*-Wert für „positive“ Ergebnisse und statistische Trennschärfe für „negative“ Ergebnisse).

Studien zu diagnostischen Tests

1. Ist der *Test eindeutig beschrieben* (einschließlich des Schwellenwertes, der „nicht mehr normal“ von „normal“ trennen soll)?

Wenn das Testergebnis einen Wertebereich annehmen kann, schwankt die Leistungsfähigkeit entsprechend der Wahl des Schwellenwertes.

2. Ist das wahre Vorliegen oder Nichtvorliegen der Krankheit (*Goldstandard*) für alle Patienten gesichert?
   Man kennt erst dann alle wichtigen Aspekte der Leistungsfähigkeit eines Tests, wenn die Daten für alle vier Felder der Vierfeldertafel vorliegen.
3. Stimmt das *Spektrum der Patienten* in der Studie mit und ohne Krankheit mit den Charakteristika der Patienten überein, auf die der Test angewendet werden wird?
   Die Sensitivität wird oft durch die Schwere der Krankheit beeinflußt und die Spezifität durch die Charakteristika derjenigen in der Studie, die die Krankheit nicht haben.
4. Wurden der Test und der Krankheitsstatus *unverzerrt* bewertet?
   Ein Bias kann entstehen, wenn das Testergebnis in Kenntnis des Krankheitsstatus und umgekehrt ermittelt wird.
5. Wurde die *Leistungsfähigkeit* des Tests durch Sensitivität und Spezifität oder den Likelihood-Quotienten zusammengefaßt?
   Diese Informationen sind nötig, um entscheiden zu können, ob der Test brauchbar ist.
6. Wie beeinflußt die *Verschiebung des Schwellenwertes* die Leistungsfähigkeit des Tests bei einem Test mit einem Bereich von möglichen Werten?
   Die durch den Test vermittelte Aussage hängt vom Grad der Normabweichung ab.
7. Falls ein *prädiktiver Wert* mitgeteilt wird, steht er im Verhältnis zu einer klinisch vernünftigen Prävalenz?
   Der prädiktive Wert hängt von der Prävalenz ab (wie auch die Sensitivität und die Spezifität des Tests). Wenn Personen mit und ohne Krankheit getrennt ausgewählt und nicht in Beziehung zur klinisch vorkommenden Prävalenz gesetzt werden, hat der sich ergebende prädiktive Wert keine klinische Bedeutung.

Prävalenzstudien

1. Welche Kriterien definieren einen *Fall*?
   Die Prävalenz hängt davon ab, wie man einen Fall definiert.

2. In welcher *Population* wurden die Fälle gefunden?
   Die Prävalenz hängt von der Gruppe der Personen ab, für die sie bestimmt wurde.
3. Wurde die Prävalenz für eine *unverzerrte Stichprobe* der Population bestimmt?
   Die Prävalenz für die Stichprobe liefert eine valide Schätzung der Prävalenz für die Population in dem Maße, in dem die Stichprobe ohne Bias ist.

Kohortenstudien

1. Sind alle Mitglieder der Kohorte:
   a) am Anfang der Beobachtungszeit in die Kohorte aufgenommen worden (*Ausgangskohorte*)?
   Anderenfalls werden Personen, denen es außergewöhnlich gut oder schlecht geht, im Ergebnis nicht berücksichtigt.
   b) *unter Risiko* hinsichtlich der Entwicklung des klinischen Endzustandes?
   Es ergibt keinen Sinn zu beschreiben, wie sich klinische Endzustände mit der Zeit bei Personen entwickeln, die schon die Krankheit haben oder bei denen sich die Krankheit nicht entwickeln kann.
   c) an einem gleichen Punkt (*Startzeitpunkt*) im Krankheitsverlauf aufgenommen worden?
   Die Prognose variiert entsprechend dem Zeitpunkt im Krankheitsverlauf, zu dem man mit der Verlaufsbeobachtung beginnt.
2. Ist eine *vollständige Verlaufsbeobachtung* aller Mitglieder der Kohorte möglich?
   Ausfälle (Drop-outs) können einen Bias in den Ergebnissen auslösen, wenn sie im Durchschnitt einen besseren oder schlechteren Verlauf haben als diejenigen, die in der Studie verbleiben.
3. Werden alle Mitglieder der Kohorte *mit derselben Intensität nach den klinischen Endzuständen bewertet?*
   Anderenfalls könnten die Unterschiede in den Raten der klinischen Endzustände von einem Informationsbias herrühren und keine wahren Differenzen sein.
4. Sind die *Vergleiche unverzerrt?* (Würden alle Gruppen von Mitgliedern der Kohorten dieselbe Rate klinischer Endzu-

stände haben, falls die interessierende Variable (Exposition) nicht aufgetreten wäre?)
Um das Endresultat dem interessierenden Faktor zuschreiben zu können, müssen die anderen Determinanten des klinischen Endzustandes in gleicher Weise in den verglichenen Gruppen auftreten (oder diese Vergleichbarkeit muß statistisch während der Auswertung hergestellt worden sein – Adjustierung bezüglich von Drittvariablen).

Randomisierte Studien

1. Sind die *Kriterien für Kohortenstudien* erfüllt?
   Randomisierte klinische Studien sind Kohortenstudien.
2. Wurden die *Patienten* den Therapie- und Kontrollgruppen *zufällig zugeordnet?*
   Das ist die einzige effektive Möglichkeit, einen Therapievergleich völlig verzerrungsfrei durchzuführen.
3. Waren Patienten, die behandelnden Ärzte und die Prüfärzte über die Therapiegruppe, zu der jeder Patient gehörte, in Unkenntnis gelassen worden („Blindstudie")?
   Verblindung trägt dazu bei, daß die Studie nicht mit einem Bias belastet ist.
4. Waren die *Kointerventionen* (Begleittherapien) in beiden Gruppen dieselben?
   Die unterschiedliche Behandlung der Patienten kann die Vergleichbarkeit, die durch die Randomisierung erreicht worden war, zerstören.
5. Wurden die Resultate entsprechend der *zugewiesenen oder der tatsächlich erhaltenen Therapie* beschrieben?
   Wenn nicht alle Patienten die Therapie erhalten, die ihnen zugeordnet wird, gibt es zwei Arten von Analysen mit unterschiedlichen Zielen und unterschiedlicher Aussagekraft. Intention-to-treat-Analysen werden für Behandlungsentscheidungen und an den durch die Zufallszuweisung konstituierten Gruppen durchgeführt. Wirksamkeitsanalysen (Per-protocol-Analysen) sollen die Wirkung der therapeutischen Maßnahme an sich klären, werden mit der tatsächlich erhaltenen Therapie durchgeführt. Aus der randomisierten Studie wird damit eine Kohortenstudie.

Fall-Kontroll-Studien

1. Wurden die Fälle bei *Beginn* der Krankheit in die Studie aufgenommen?
   Risikofaktoren für prävalente Fälle können mit dem Beginn oder der Dauer der Krankheit assoziiert sein.
2. Waren die *Kontrollen den Fällen ähnlich,* die Exposition ausgenommen?
   Eine valide Schätzung des relativen Risikos hängt von einer biasfreien Effektschätzung ab. Die Unverzerrtheit kann auch durch Adjustierung des Effekts während der Auswertung statistisch hergestellt werden.
3. Waren die *Bemühungen, die Exposition nachzuweisen,* gleich und unverzerrt bei den Fällen und bei den Kontrollen?
   Eine mit einem Bias belastete Erfassung der Exposition kann die Schätzung des relativen Risikos fälschlich in beide Richtungen verzerren.

Metaanalysen

1. Ist die *gesamte relevante Forschung* (sowohl publizierte als auch nicht publizierte Studien) bei der Recherche berücksichtigt worden?
   Es ist das Ziel, die Ergebnisse aller abgeschlossenen Untersuchungen zusammenzufassen und nicht nur eine möglicherweise verzerrte Stichprobe davon.
2. Schließt die Metaanalyse *nur wissenschaftlich aussagefähige Studien* (diejenigen mit einer geringen Biaswahrscheinlichkeit) ein?
   Es ist das Ziel, das glaubwürdigste Beweismaterial zusammenzufassen.
3. Wenn eine Gesamtschätzung des Effekts berechnet wird,
   a) sind die Studien *homogen* (sind Patienten, therapeutische Maßnahmen und die klinischen Endzustände vergleichbar)?
   Es ist nicht angebracht, nach einem einzigen Gesamtmaß des Effekts aus an sich unvergleichbaren Studien zu suchen.
   b) wurden die Studien nach ihrem Umfang *gewichtet*?
   Größere Studien (mit höherer Präzision) verdienen eine höhere Wichtung als kleinere (mit einer geringeren Präzision).
4. Stehen *Qualität und Ergebnis* einer Studie *in Zusammenhang?*
   Bessere Studien sind glaubwürdiger.

Literaturverzeichnis aller Kapitel

Kapitel 1

1. White KL. Healing the schism. Epidemiology, medicine and public health. New York: Springer-Verlag, 1991.
2. Fletcher RH. Clinical medicine meets modern epidemiology – and both profit. Ann Epidemiol 1992;2:325–333.
3. Murphy EA. The logic of medicine. Baltimore: Johns Hopkins University Press, 1976.
4. Sackett DL. Bias in analytic research. J Chronic Dis 1979;32: 51–63.
5. Jha PKS, Beral V, Peto J, Hack S, Hermon C, Deacon J, Mant D, Chilvers C, Vessey MP, Pike MC, Muller M, Gissmann L. Antibodies to human papillomavirus and to other genital infectious agents and invasive cervical cancer risk. Lancet 1993;341:1116–1118.
6. Ballard DJ. Abdominal aortic aneurysm [Letter]. New Engl J Med 1993;329:1275.
7. Steering Committee of the Physicians' Health Study Research Group. Final report on the aspirin component of the ongoing Physicians' Health Study. New Engl J Med 1989;321:129–135.
8. Antiplatelet Trialists' Collaboration. Collaborative overview of randomized trials of antiplatelet therapy – 1. Prevention of death, myocardial infarction, and stroke by prolonged antiplatelet therapy in various categories of patients. Br Med J 1994;308:81–106.

Empfohlene Literatur

Andersen B. Methodological errors in medical research. Boston: Blackwell Scientific Publications, 1990.

Eisenberg JM. Clinical economics. A guide to the economic analysis of clinical practices. JAMA 1989;262:2879–2886.

Schriften zu Tatsachen, Abbildungen und Fehlschlüssen

Jolley T. The glitter of the *t* table. Lancet 1993;342:27–29.

Victoria CG. What's the denominator? Lancet 1993;342:97–99.

Grisso JA. Making comparisons. Lancet 1993;342:157–160.

Datta M. You cannot exclude the explanation you haven't considered. Lancet 1993;342:345–347.

Mertens TE. Estimating the effects of misclassification. Lancet 1993;342:418–421.

Leon D. Failed or misleading adjustment for confounding. Lancet 1993;342:479–481.

Sitthi-amorn C, Poshachinda V. Bias. Lancet 1993;343:286–288.

Glynn JR. A question of attribution. Lancet 1993;342:530–532.

Carpenter LM. Is the study worth doing? Lancet 1993;343:221–223.

Feinstein AR. Clinical epidemiology. The architecture of clinical research. Philadelphia:WB Saunders, 1985.

Feinstein AR. Clinimetrics. New Haven, CT: Yale University Press, 1987.

Friedman GD. Primer of epidemiology. 4th ed. New York: McGraw-Hill, 1994.

Gehlbach SH. Interpreting the medical literature. 3rd ed. New York: McGraw-Hill, 1993.

Hennekens CH, Buring JE: Epidemiology in medicine. Boston: Little, Brown & Co, 1987.

Hulley SB, Cummings SR. Designing clinical research. An epidemiologic approach. Baltimore: Williams & Wilkins, 1988.

Jenicek M, Cleroux R. Epidemiologie clinique. Clinimetrie. St-Hyacinthe, Que., Canada: Edisem, 1985.

Kramer MS. Clinical epidemiology and biostatistics. A primer for clinical investigators and decision-makers. New York: Springer-Verlag, 1989.

Riegelman RK, Hirsch RP. Studying and study and testing a test. 2nd Ed. Boston: Little, Brown & Co, 1989.

Sackett DL, Haynes RB, Guyatt GH, Tugwell P. Clinical epidemiology. A basic science für clinical medicine. 2nd ed. Boston: Little, Brown & Co, 1991.

Sox HC, Blatt MA, Higgins MC, Marton KI. Medical decision making. Stoneham, MA: Butterworth, 1988.

Weiss NS. Clinical epidemiology. The study of the outcome of illness. New York: Oxford University Press, 1986.

White KL. Healing the schism. Epidemiology, medicine and public's health. New York: Springer-Verlag, 1991.

Artikelreihe mit Benutzerhinweisen für die medizinische Literatur

Guyatt GH, Rennie D. Users' guides to the medical literature. JAMA 1993;270:2097–2098.

Oxman AD, Sackett DL, Guyatt GH. I. How to get started. JAMA 1993;270:2093–2095.

Guyatt GH, Sackett DL, Cook DJ. II: How to use an article about therapy or prevention. A. Are the results of the study valid? JAMA 1993;270:2598–2601.

Guyatt GH, Sackett DL, Cook DJ. II: How to use an article about therapy or prevention. B. What were the results and will they help me in caring für my patients? JAMA 1994;271:59–63.

Laupacis A, Wells G, Richardson S, Tugwell P. Users' guides to the medical literature. V: How to use an article about prognosis. JAMA 1994;272:234–237.

Jaeschke R, Guyatt GH, Sackett DL. III: How to use an article about a diagnostic test. A. Are the results of the study valid? JAMA 1994;271:389–391.

Jaeschke R, Guyatt GH, Sackett DL. III: How to use an article about a diagnostic test B. What are the results and will they help me in caring für my patients? JAMA 1994;271:703–707.

Levine M, Walter S, Lee H, Haines T, Holbrook A, Moyer V.IV. How to use an article about harm. JAMA 1994;271:1615–1619.

Kapitel 2

1. Feinstein AR. The need for humanized science in evaluating medication. Lancet 1972;2:421–423.
2. Day E, Maddern L, Wood C. Auscultation of fetal heart rate: an assessment of its error and significance. Br Med J 1968;4: 422–424.
3. Morganroth J, Michelson EL, Horowitz LN, Josephson ME, Pearlman AS, Dunkman WB. Limitations of routine long-term electrocardiographic monitoring to assess ventricular ectopic frequency. Circulaton 1978;58:408–414.

4. Elveback LR, Guillier CL, Keating FR. Health, normality, and the ghost of Gauss. JAMA 1970;211:69–75.
5. Elwood PC, Waters WE, Greene WJW, Sweetnam P. Symptoms and circulating hemoglobin level. J Chron Dis 1969;21:615–628.
6. Shaper AG, Wannamethee G, Walker M. Alcohol and mortality in British men: explaining the U-shaped curve. Lancet 1988;2:1267–1273.
7. Epstein KA, Schneiderman LJ, Bush JW, Zettner A. The „abnormal" screening serum thyroxine (T_4): analysis of physician response, outcome, cost and health and effectiveness. J Chron Dis 1981;34:175–190.

Empfohlene Literatur

Department of Clinical Epidemiology and Biostatistics, McMaster University. Clinical disagreement I. How often it occurs and why. Can Med Assoc J 1980;123:499–504.

Department of Clinical Epidemiology and Biostatistics, McMaster University. Clinical disagreement II: How to avoid it and how to learn form one's mistakes. Can Med Assoc J 1980;123: 613–617.

Feinstein AR. Clinical judgment. Baltimore: Williams & Wilkins, 1967.

Feinstein AR. Problems in measurement, clinical biostatistics. St. Louis: CV Mosby, 1977.

Feinstein AR. Clinimetrics. New Haven, CT: Yale University Press, 1987.

Koran LM. The reliability of clinical methods, data and judgment. New Engl J Med 1975;293:642–646, 695–701.

Mainland D. Remarks on clinical „norms". Clin Chem 1971;17: 267–274.

Murphy EA. The logic of medicine. Baltimore: Johns Hopkins University Press, 1976.

Guyatt GH, Feeny DH, Patrick DL. Measuring health-related quality of life. Ann Intern Med 1993;118:622–629.

Kapitel 3

1. Joint National Committee on Detection, Evaluation, and Treatment of High Blood Pressure. The fifth report of the Joint National Committee on Detection, Evaluation, and Treatment of High Blood Pressure (JNC V). Arch Intern Med 1993;153: 154–183.
2. Catalona WJ; et al. Measurement of prostate-specific antigen in serum as a screening test for prostate cancer. New Engl J Med 1991;324:1156–1161.
3. Jensen MC, Brant-Zawadzki MN, Obuchowski N, Modic MT, Malkasian D, Ross JS. Magnetic resonance imaging of the lumbar spine in people without back pain. New Engl J Med 1994;331:69–73.
4. Bartrum RJ Jr, Crow HC, Foote SR. Ultrasonic and radiographic cholecystography. New Engl J Med 1977;296:538–541.
5. Jones TV, Lindsey BA, Yount P, Soltys R, Farani-Enayat B. Alcoholism screening questionnaires: are they valid in elderly medical outpatients? J Gen Intern Med 1993;8:674–678.
6. Fletcher RH. Carcinoembryonic antigen. Ann Intern Med 1986;104:66–73.
7. Voss JD. Prostate cancer, screening, and prostate-specific antigen: promise or peril? J Gen Intern Med 1994;9:468–474.
8. Barry MJ, Mulley AG, Singer DE. Screening for HTLV III antibodies: the relation between prevalence and positive predictive value and its social consequences. JAMA 1985;253:3395.
9. Ward JW, Grindon AJ, Feorino PM, Schable C, Parvin M, Allen JR. Laboratory and epidemiologic evaluation of an enzyme immunoassay for antibodies to HTLV III: JAMA 1986;256: 357–361.
10. Diamond GA, Forrester JS. Analysis of probability as an aid in the clinical diagnosis of coronary artery disease. New Engl J Med 1979;300:1350–1358.
11. Tierney WM, McDonald CJ. Practice databases and their uses in clinical research. Stat Med 1991;10:541–557.
12. Goldstein BJ, Mushlin AI. Use of a single thyroxine test to evaluate ambulatory medical patients for suspected hypothyroidism. J Gen Intern Med 1987;2:20–24.
13. Haddow JE, Palomaki GE, Knight GJ, Williams J, Pulkkinen A, Canick JA, Saller DN Jr, Bowers GB. Prenatal screening for

Down's syndrome with use of maternal serum markers. New Engl J Med 1992;327:588–593.
14. Wagner EH, LaCroix AZ, Grothaus LC, Hecht JA. Responsiveness of health status measures to change among older adults. J Am Geriatr Soc 1993;41:241–248.

Empfohlene Literatur

Cebul RD, Beck LH. Teaching clinical decision making. New York: Praeger, 1985.

Department of Clinical Epidemiology and Biostatistics, McMaster University. Interpretation of diagnostic data. V. How to do it with simple math. Can Med Assoc J 1983;129:22–29. (Reprinted in Sackett DL, Haynes RB, Tugwell P, eds. Clinical epidemiology: a basic science for clinical medicine. Boston: Little, Brown, 1985.)

Fagan TJ. Nomogram for Bayes' theorem [Letter]. New Engl J Med 1975;293:257.

Griner PF, Mayewski RJ, Mushlin AI, Greenland P. Selection and interpretation of diagnostic tests and procedures. Principles and applications. Ann Intern Med 1981;94:557–600.

Griner PF, Panzer RJ, Greenland P. Clinical diagnosis and the laboratory: logical strategies for common medical problems. Chicago: Year Book, 1986.

McNeil BJ, Abrams HL, eds, Brigham and Women's Hospital handbook of diagnostic imaging. Boston: Little, Brown, 1986.

Pauker SG, Kassirer JP. Clinical application of decision analysis: a detailed illustration. Semin Nucl Med 1978;8:324–335.

Sheps SB, Schechter MT. The assessment of diagnostic tests. A survey of current medical research. JAMA 1984;252:2418–2422.

Sox HC Jr. Probability theory in the use of diagnostic tests. An introduction to critical study of the literature. Ann Intern Med 1986;104:60–66.

Sox HC Jr, Blatt M, Higgins MC, Marton KI. Medical decision making. Kent, UK: Butterworth, 1987.

Wasson JH, Sox HC Jr, Neff RK, Goldman L. Clinical prediction rules. Applications and methodological standards. New Engl J Med 1985;313:793–799.

Weinstein MC, Fineberg HV, Elstein AS, Frazier HS, Neuhauser D, Neutra RR, McNeil BJ. Clinical decision analysis. Philadelphia: WB Saunders, 1980.

Kapitel 4

1. Bryant GD, Norman GR. Expressions of probability: words and numbers. New Engl J Med 1980;302:411.
2. Toogood JH. What do we mean by „usually"? Lancet 1980; 1:1094.
3. McConnell JD, Barry MJ, Bruskewitz RC. Benign prostatic hyperplasia: diagnosis and treatment. Clin Pract Guide Quick Ref Guide Clin 1994;8:1–17.
4. Friedman GD. Medical usage and abusage, „prevalence" and „incidence". Ann Intern Med 1976;84:502–503.
5. O'Connor DW, Politt PA, Hyde JB, Fellows JL, Miller ND, Brook CPB, Reiss BB, Roth M. The prevalence of dementia as measured by the Cambridge Mental Disorders of the Elderly Examination. Acta Psychiatr Scand 1989;79:190–198.
6. Paykel ES, Brayne C, Huppert FA, Gill C, Barkley C, Gehlhaar E, Beardsall L, Girling DM, Pollitt P, O'Connor D. Incidence of dementia in a population older than 75 years in the United Kingdom. Arch Gen Psychiatry 1994;51:325–332.
7. Sanders BS. Have morbidity surveys been oversold? Am J Public Health 1962;52:1648–1659.
8. Case definitions for public health surveillance. MMRW 1990; (RR-13):19–21.
9. Matteson EL, Beckett VL, O'Fallon WM, Melton LJ III, Duffy J. Epidemiology of Lyme disease in Olmstead County, MN, 1975–1990. J Rheumatol 1992;19:1743–1745.
10. Spitzer WO, Harth M, Goldsmith CH, Norman GR, Dickie GL, Bass MJ, Newell JP. The arthritic complaint in primary care: prevalence, related disability, and costs. J Rheumatol 1976;3:88–99.
11. Sedlack RE, Whisnant J, Elveback LR, Kurland LT. Incidence of Crohn's disease in Olmstead County Minnesota, 1935–1975. Am J Epidemiol 1980;112:759–763.
12. Fowler FJ, Wennberg JE, Timothy RP, Barry MJ, Mulley AG, Hanley D. Symptom status and quality of life following prostatectomy. JAMA 1988;259:3018–3022.
13. Tompkins RK, Burnes DC, Cable WE. An analysis of the cost-effectiveness of pharyngitis management and acute rheumatic fever prevention. Ann Intern Med 1977;86:481–492.
14. Sox HC, Blatt MA, Higgins MC, Marton KI. Medical decision making. Stoneham, MA: Butterworth, 1988.

15. Barry MJ, Mulley AG, Fowler FJ, Wennberg JW. Watchful waiting vs. immediate transurethral resection for symptomatic prostatism. JAMA 1988;259:3010–3017.

Empfohlene Literatur

Ellenberg JH, Nelxon KB. Sample selection and the natural history of disease: studies of febrile seizures. JAMA 1980;243(1): 377–1340.

Friedman GD. Medical usage and abusage, „prevalence" and „incidence". Ann Intern Med 1976;84:502–503.

Morgenstern H, Kleinbaum DG, Kupper LL. Measures of disease incidence used in epidemiologic research. Int J Epidemiol 1980;9:97–104.

Kapitel 5

1. Weiss NS, Liff JM. Accounting for the multicausal nature of disease in the design and analysis of epidemiologic studies. Am J Epidemiol 1983;117:14–18.
2. Prabhat KSJ, Beral V, Peto J, Hack S, Hermon C, Deacon J. Antibodies to human papillomavirus and to other genital infectious agents and invasive cervical cancer risk. Lancet 1993;341: 1116–1118.
3. Rose G. Sick individuals and sick populations. Int J Epidemiol 1985;14:32–38.
4. Diamond GA, Forrester JS. Analysis of probability as an aid in the clinical diagnosis of coronary-artery disease. New Engl J Med 1979;300:1350–1358.
5. Jaffe HW et al. National case-control study of Kaposi's sarcoma and *Pneumocystis carinii* pneumonia in homosexual men. Part 1, Epidemiologic results. Ann Intern Med 1983;99:145–151.
6. Dawber TR. The Framingham Study. The epidemiology of atherosclerotic disease. Cambridge, MA: Harvard University Press, 1980.
7. Kramer MS, Rooks Y, Pearson HA. Growth and development in children with sickle-cell trait. New Engl J Med 1978;299: 686–689.

8. Psaty BM et al. Risk ratios and risk differences in estimating the effect of risk factors for cardiovascular disease in the elderly. J Clin Epidemiol 1990;43:961–970.
9. Hofman A, Vandenbroucke JP. Geoffrey Rose's big idea. Br Med J 1992;305:1519–1520.

Empfohlene Literatur

Detsky AS, O'Rourke K, Corey PN, Johnston N, Fenton S, Jeejeebhoy KN. The hazards of using active clinic patients as a source of subjects for clinical studies. J Gen Intern Med 1988; 3:260–266.

Feinstein AR: Scientific standards in epidemiologic studies of the menace of daily life. Science 1988;242:1257–1263. Response by Savitz DA, Greenland S, Stolley PD, Kelsey JL. Scientific standards of criticism: a reaction to „Scientific standards in epidemiologic studies of the manace of daily life“ by Feinstein. Epidemiology 1990;1:78–83.

Malenka DJ, Baron JA, Johansen S, Wahrenberger JW, Ross JM. The framing effect of relative and absolute risk. J Gen Intern Med 1993;8:543–548.

Morgenstern H, Kleinbaum DG, Kupper LL. Measures of disease incidence used in epidemiologic research. Int J Epidemiol 1980;9:97–104.

Naylor CD, Chen E, Strauss B. Measured enthusiasm: does the method of reporting trial results alter perceptions of therapeutic efffectiveness? Ann Intern Med 1992;117:916–921.

Kapitel 6

1. Laupacis A. Changes in quality of life and functional capacity in hemodialysis patients treated with recombinant human erythropoietin. The Canadian Erythropoietin Study Group. Semin Nephrol 1990;2 (Suppl 1) 1:11–19.
2. Gelber RD et al. Quality-of-life evaluation in a clinical trial of zidovidine therapy in patients with mildly symptomatic HIV infection. Ann Intern Med 1992;116:961–966.
3. Justice AC, Feinstein AR, Wells CK. A new prognostic staging system for the acquired immunodeficiency syndrome. New Engl J Med 1989;320:1388–1393.

4. Wolmark N et al. The prognostic significance of preoperative carcinoembryonic antigen levels in colorectal cancer. Results from the NSABP clinical trials. Ann Surg 1984;199:375–382.
5. Bridges AJ, Conley C, Wang G, Burns DE, Vasey FB. A clinical and immunologic evaluation of women with silicone breast implants and symptoms of rheumatic disease. Ann Intern Med 1993;118:929–936.
6. Gabriel SE, O'Fallon WM, Kurland LT, Beard CM, Woods JE, Melton LJ III: Risk of connective-tissue diseases and other disorders after breast implantation. New Engl J Med 1994;330: 1697–1702.
7. Thompson KS, Fletcher SW, O'Malley MS, Buckwalter JA. Long-term outcomes of morbidly obese patients treated with gastrogastrostomy. J Gen Intern Med 1986;1:85–99.
8. Paffenbarger RS, Hyde RT. Wing AL, Lee IM, Jung DL, Kampert JB. The association of changes in physical-activity level and other lifestyle characteristics with mortality among men. New Engl J Med 1993;328:583–545.
9. Chambers BR, Norris JW. Outcome in patients with asymptomatic neck bruits. New Engl J Med 1986;315:860–865.
10. Cornfield J. The University Group Diabetes Program. A further statistical analysis of the mortality findings. JAMA 1971; 217:1676–1687.
11. Miller AB, Baines CJ, Teress TE, Wall C. Canadian National Breast Screening Study. 1. Breast cancer detection and death rates among women aged 40 to 49 years. Can Med Assoc J 1992;147:1459–1476.

Empfohlene Literatur

Colton T. Statistics in medicine. Boston: Little, Brown, 1975; 237–250.

Concato J, Feinstein AR, Holford TR. The risk of determining risk with multivariable models. Ann Intern Med 1993;118: 201–210.

Feinstein AR, Sosin DM, Wells CK. The Will Rogers phenomenon – stage migration and new diagnostic techniques as a source of misleading statistics for survival in cancer. New Engl J Med 1985;312:1604–1608.

Guyatt GH, Feeny DH, Patrick DL. Measuring health-related quality of life. Ann Intern Med 1993;118:622–629.

Horwitz RI. The experimental paradigm and observational studies of cause-effect relationships in clinical medicine. J Chron Dis 1987;40:91–99.

Laupacis A, Wells G, Richardson S, Tugwell P. Users' guides to the medical literature. V: How to use an article about prognosis. JAMA 1994;272:234–237.

Peto R et al. Design and analysis of randomized clinical trials requiring prolonged observation of each patient. II: Analysis and examples. Br J Cancer 1977;35:1–39.

Wasson JH, Sox CH, Neff RK, Goldman L. Clinical prediction rules: applications and methodological standards. New Engl J Med 1985;313:793–799.

Weiss NS. Clinical epidemiology: the study of the outcomes of illness. New York: Oxford University Press, 1986.

Kapitel 7

1. EC/IC Bypass Study Group. Failure of extracranial-intracranial arterial bypass to reduce the risk of ischemic stroke. New Engl J Med 1985;313:1191–1200.
2. Mayberg MR, Wilson E, Yatsu F, Weiss DG, Messina L, Hershey LA, Colling C, Eskridge J, Deykin D, Winn HR. Carotid endarterectomy and prevention of cerebral ischemia in symptomatic carotid stenosis. JAMA 1991;266:3289–3294.
3. Opie on the heart [Editorial]. Lancet 1980;1:692.
4. Rubenstein LZ, Robbins AS, Josephson KR, Schulman BL, Osterweil D. The value of assessing falls in an elderly population. A randomized controlled trial. Ann Intern Med 1990;113: 308–316.
5. Fischer RW. Comparison of antipruritic drugs administered orally. JAMA 1968;203:418–419.
6. Ziegler EJ et al. Treatment of gram negative bacteremia and septic shock with HA-1A human monoclonal antibody against endotoxin. New Engl J Med 1991;324:429–436.
7. Coronary Drug Project Research Group. Influence of adherence to treatment and response of cholesterol on mortality in the coronary drug project. New Engl J Med 1980;303:1038–1041.
8. Lipid Research Clinics Program. The Lipid Research Clinics coronary primary prevention trial results. 1. Reduction in incidence of coronary heart disease. JAMA 1984;251:351–364.

9. Byington RP et al. Assessment of double-blindness at the conclusion of the beta-blocker heart attack trial. JAMA 1985;253: 1733–1736.
10. Laupacis A, Sackett DL, Roberts RS. An assessment of clinically useful measures of the consequences of treatment. New Engl J Med 1988;318:1728–1733.
11. Naylor CD, Chen E, Strauss B. Measured enthusiasm: does the method of reporting trial results alter perceptions of therapeutic effectiveness? Ann Intern Med 1992;117:916–921.
12. Malenka DJ, Baron JA, Johansen S, Wahrenberger JW, Ross JM. The framing effect of relative and absolute risk. J Gen Intern Med 1993;8:543–548.
13. McNeil BJ, Pauker SG, Sox HC Jr, Tversky A. On the elicitation of preferences for alternative therapies. New Engl J Med 1982;306:1259.
14. Sackett DL, Gent M. Controversy in counting and attributing events in clinical trials. New Engl J Med 1979;301:1410–1412.
15. Steering Committee of the Physicians' Health Study Research Group. Final report of the aspirin component of the ongoing Physicians' Health Study. New Engl J Med 1989;321:129–135.
16. Guyatt G, Sackett D, Taylor DW, Chong J, Roberts R, Pugsley S. Determining optimal therapy – randomized trials in individual patients. New Engl J Med 1986;314:889–892.
17. Feinstein AR, Sosin DM, Wells CK. The Will Rogers phenomenon. Stage migration and new diagnostic techniques as a source of misleading statistics for survival cancer. New Engl J Med 1985;312:1604–2608.
18. Sacks H, Chalmers TC, Smith H Jr. Randomized versus historical controls for clinical trials. Am J Med 1982;72:233–240.
19. Topol EJ, Califf RM. Scorecard cardiovascular medicine. Its impact and future direction. Ann Intern Med 1994;120:65–70.
20. Ropes M. Systemic lupus erythematosus. Cambridge, MA: Harvard University Press, 1976.
21. Spilker B. Guide to clinical interpretation of data. New York: Raven Press, 1986.

Empfohlene Literatur

Chalmers TC, Smith H Jr, Blackburn B, Silverman B, Schroeder B, Reitman D, Ambroz A. A method for assessing the quality of a randomized control trial. Control Clin Trials 1981;2:31–49.

Department of Clinical Epidemiology and Biostatistics, McMaster University, Hamilton, Ont. How to read clinical journals. V: To distinguish useful from useless or even harmful therapy. Can Med Assoc J 1981;124:1156–1162.

DerSimonian R, Charette LJ, McPeek B, Mosteller F. Reporting on methods in clinical trials. New Engl J Med 1982;306: 1332–1337.

Feinstein AR. An additional basic science for clinical medicine. II: The limitations of randomized trials. Ann Intern Med 1983;99:544–550.

Friedman LM, Furberg CD, De Mets DL. Fundamentals of clinical trials. 2nd ed. Littleton, MA: John Wright PSG, 1985.

Guyatt GH, Sackett DL, Cook DJ. How to read clinical journals. II: How to use an article about therapy or prevention. A. Are the results of the study valid? JAMA 1993;270:2598–2601.

Guyatt GH, Sackett DL, Cook DJ. How to read clinical journals. II: How to use an article about therapy or prevention. B. What were the results and will they help me in caring for my patients? JAMA 1994;271:59–63.

Guyatt G, Sackett D, Taylor DW, Chong J, Roberts R, Pugsley S. Determining optimal therapy – randomized trials in individual patients. New Engl J Med 1986;314:889–892.

Hellman S, Hellman DS. Of mice and men. Problems of the randomized clinical trial. New Engl J Med 1991;324:1585–1589.

Laupacis A, Wells G, Richardson S, Tugwell P. Users' guides to the medical literature. V: How to use an article about prognosis. JAMA 1994;272:234–237.

Lavori PW, Louis TA, Bailar JC III, Polansky M. Design for experiments – parallel comparisons of treatment. New Engl J Med 1983;309:1291–1298.

Meinert CL. Clinical trials: design, conduct and analysis. New York: Oxford University Press, 1986.

Mosteller F, Gilbert JP, McPeek B. Reporting standards and research strategies for controlled trials. Control Clin Trials 1980; 1:37–58.

Oxman AD, Guyatt GH. A consumer's guide to subgroup analysis. Ann Intern Med 1992;116:78–84.

Peto R, Pike MC, Armitage P, Breslow NE, Cox DR, Howard SV, Mantel N, McPherson K, Peto J, Smith PG. Design and analysis of randomized clinical trials requiring prolonged observation of each patient, part 1. Br J Cancer, 1976;34:585–612.

Peto R, Pike MC, Armitage P, Breslow NE, Cox DR, Howard SV, Mantel N, McPherson K, Peto J, Smith PG. Design and analysis of randomized clinical trials requiring prolonged observation of each patient, part 2. Br J Cancer, 1977;35:1–39.

Pocock SJ. Clinical trials: a practical approach. New York; John Wiley & Sons, 1983.

Yusuf S, Collins R, Peto R. Why do we need some large, simple randomized trials? Stat Med 1984;3:409–420.

Kapitel 8

1. Schappert SM. National ambulatory medical care survey: 1991 summary. Advance data from vital and health statistics. No. 230. Hyattsville, MD: National Center for Health Statistics, 1993.
2. Webster's ninth new collegiate dictionary. Springfield, MA: Merriam-Webster, 1991.
3. Ries LAG, Miller BA, Hankey BF, Kosary CL, Harras A, Edwards BK, eds. SEER cancer statistics review, 1973–1991: tables and graphs. NIH Publication No. 94-2789. Bethesda, MD: National Cancer Institute, 1994.
4. Cameron AJ, Ott BJ, Payne WS. The incidence of adenocarcinoma in columnar-lined (Barrett's) esophagus. New Engl J Med 1985;313:857–859.
5. Mandel JS et al. Reducing mortality from colorectal cancer by screening for fecal occult blood. New Engl J Med 1993;328: 1365–1371.
6. Baker LH. Breast Cancer Detection Demonstration Project: five-year summary report. CA 1982;32:195–231.
7. Eddy DM. Screening for colorectal cancer. Ann Intern Med 1990;113:373–384.
8. Dales LG, Friedman GD, Collen MF. Evaluating periodic multiphasic health check-ups: a controlled trial. J Chron Dis 1979; 32:385–404.
9. Lerman C, Trock B, Rimer BK, Boyce A, Jepson C, Engstrom PF. Psychological and behavioral implications of abnormal mammograms. Ann Intern Med 1991;114:657–661.
10. Romm FJ, Fletcher SW, Hulka BS. The periodic health examination: comparison of recommendations and internists' performance. South Med J 1981;74:265–271.

11. Fiore MC, Kenford SL, Jorenby DE, Wetter DW, Smith SS, Baker TB. The nicotine patch: clinical effectiveness with different counseling treatments. Chest 1994;105:524–533.
12. Kenford SL, Fiore MC, Jorenby DE, Smith SS, Wetter D, Baker TB. Predicting smoking cessation: who will quit with and without the nicotine patch. JAMA 1994;271:589–594.
13. Fontana RS, Sanderson DR, Woolner LB, Taylor WF, Miller WE, Muhm JR. Lung cancer screening: the Mayo program. J Occup Med 1986;28:746–750.
14. Friedman GD, Collen MF; Fireman BH. Multiphasic health checkup evaluation: a 16-year follow-up. J Chron Dis 1986;39: 453–463.
15. Selby JV, Friedman GD, Quesenberry CP, Weiss NS. A case-control study of screening sigmoidoscopy and mortality from colorectal cancer. New Engl J Med 1992;326:653–657.
16. Eddy DM, Hasselblad V, McGivney W, Hendee W. The value of mammography screening in women under age 50 years. JAMA 1988;259:1512–1519.

Empfohlene Literatur

Eddy DM (ed). Common screening tests. Philadelphia, American College of Physicians, 1991. Goldbloom RB, Lawrence RS, eds, Preventing disease: beyond the rhetoric. New York: Springer-Verlag, 1990.

Guyatt GH, Sackett DL, Cook DJ. Users's guides to the medical literature. II: How to use an article about therapy or prevention. A. Are the results of the study valid? JAMA 1993;270: 2598–2601.

Guyatt GH, Sackett DL, Cook DJ. Users' guides to the medical literature. II:How to use an article about therapy or prevention. B. What were the results and will they help me in caring für my patients? JAMA 1994;271:59–63.

Hayward RS, Steinberg EP, Ford DE, Roizen MF, Roach KW. Preventive care guidelines: 1991. Ann Intern Med 1991;114: 758–783.

Miller AB, ed. Screening for cancer. Orlando, FL: Academic Press, 1985.

Miller AB, Chamberlain J, Day NE, Hakama M, Prorok PC, eds. Cancer screening. Cambridge, England: International Union Against Cancer, 1991.

Russell LB. Educated guesses: making policy about medical screening tests. Berkeley: University of California Press, 1994.

U.S. Preventive Services Task Force. Guide to preventive services: an assessment of the effectiveness of 169 interventions. Baltimore: Williams & Wilkins, 1989.

Kapitel 9

1. Johnson AF. Beneath the technological fix. Outliers and probability statements. J Chron Dis 1985;38:957–961.
2. The GUSTO Investigators. An international randomized trial comparing four thrombolytic strategies for acute myocardial infarction. New Engl J Med 1993;329:673–682.
3. Farkouh ME, Lang JD, Sackett DL. Thrombolytic agents: the science of the art of choosing the better treatment. Ann Intern Med 1994;120:886–888.
4. Raschke RA, Reilly BM, Guidry JR, Fontana JR, Srinivas S. The weight-based heparin dosing nomogram compared with a „standard care“ nomogram. A randomized controlled trial. Ann Intern Med 1993;119:874–881.
5. Peto R, Pike MC, Armitage P, Breslow NE, Cox DR, Howard SV, Mantel N, McPherson K, Peto J, Smith PG. Design and analysis of randomized clinical trials requiring prolonged observation of each patient. I. Introduction and design. Br J Cancer 1976;34:585–612.
6. Giardiello FM, Hamilton SR, Krush AJ, Piantadosi S, Hylind LM, Celano P, Booker SV, Robinson CR, Offerhaus GJA. Treatment of colonic and rectal adenomas with sulindac in familial adenomatous polyposis. New Engl J Med 1993;328: 1313–1316.
7. Braitman LE. Confidence intervals assess both clinical significance and statistical significance. Ann Intern Med 1991;114: 515–517.
8. Eisenberg DM, Kessler RC, Foster C, Norlock FE, Calkins DR, Delbanco TL. Unconventional medicine in the United States. Prevalence, costs and patterns of use. New Engl J Med 1993; 328:246–252.
9. Diabetes Control and Complications Trial Research Group. The effect of intensive treatment of diabetes on the development and progression of long-term complications in insulin-

dependent diabetes mellitus. New Engl J Med 1993;329: 977–986.
10. Grover SA, Barkun AN, Sackett DL. Does the patient have splenomegaly? JAMA 1993;270:2218–2221.
11. Goodman SN, Berlin JA. The use of predicted confidence intervals when planning experiments and the misuse of power when interpreting results. Ann Intern Med 1994;121:200–206.
12. Sackett DL, Haynes RB, Gent M, Taylor DW. Compliance. In: Inman WHW, ed. Monitoring for drug safety, Lancaster, UK: MTP Press, 1980.
13. Armitage P. Importance of prognostic factors in the analysis of data from clinical trials. Control Clin Trials 1981;1:347–353.
14. Concato J, Feinstein AR, Holford TR. The risk of determining risk with multivariable models. Ann Intern Med 1993;118: 201–210.
15. Diamond GA. Future imperfect: the limitations of clinical prediction models and the limits of clinical prediction. J Am Coll Cardiol 1989;14:12A–22A.

Empfohlene Literatur

Altman DG, Gore SM, Gardner MJ, Pocock SJ. Statistical guidelines for contributors to medical journals. Br Med J 1983;286: 1489–1493.

Bailer JC III, Mosteller F, eds. Medical uses of statistics. Waltham, MA: New England Journal of Medicine Books, 1986.

Cupples LA, Heeren T, Schatzkin A, Colton T. Multiple testing of hypotheses in comparing two groups. Ann Intern Med 1984; 100:122–129.

Detsky AS, Sackett DL. When was a „negative“ clinical trial big enough? How many patients you need depends on what you found. Arch Intern Med 1985;145:709–712.

Friedman GD. Primer of epidemiology. 4th ed. New York: McGraw-Hill, 1993.

Gardner MJ, Altman DG. Statistics with confidence – confidence intervals and statistical guidelines. London: BMJ Books, 1989.

Goodman SN, Berlin JA. The use of predicted confidence intervals when planning experiments and the misuse of power when interpreting results. Ann Intern Med 1994;121:200–206.

Hanley JA, Lipman-Hand A. If nothing goes wrong is everything right? Interpreting zero numerators. JAMA 1983;249:1743.
Hennekens CH, Buring JE. Epidemiology in medicine. Boston: Little, Brown & Co., 1987.
Ingelfinger JA, Mosteller F, Thibodeau LA, Ware JH. Biostatistics in clinical medicine. New York: Macmillan, 1983.
Moses LE. Statistical concepts fundamental to investigations. New Engl J Med 1985;312:890–897.
Riegelman RK, Hirsch RP. Studying and study and testing a test. 2nd ed. Boston: Little, Brown & Co, 1989.
Rothman KJ. A show of confidence. New Engl J Med 1978;299: 1362–1363.
Young MJ, Bresnitz EA, Strom BL. Sample size nomograms for interpreting negative clinical studies. Ann Intern Med 1983; 99:248–251.

Schriftenreihe zu Fakten, Zahlen und Fehlschlüssen

Carpenter LM. Is the study worth doing? Lancet 1993;343:221–223.
Datta M. You cannot exclude the explanation you haven't considered. Lancet 1993;342:345–347.
Glynn JR. A question of attribution. Lancet 1993;342:530–532.
Grisso JA. Making comparisons. Lancet 1993;342:157–160.
Jolley T. The glitter of the t table. Lancet 1993;342:27–29.
Leon D. Failed or misleading adjustment for confounding. Lancet 1993;342:479–481.
Mertens TE. Estimating the effects of misclassification. Lancet 1993;342:418–421.
Sitthi-amorn C, Poshachinda V. Bias. Lancet 1993;343:286–288.
Victoria CG. What's the denominator? Lancet 1993;342:97–99.

Kapitel 10

1. Klatskin G, Kimberg DV. Recurrent hepatitis attributable to halothane sensitization in an anesthetist. New Engl J Med 1969:28046, 515–522.
2. Roush MK, McNutt RA, Gray TF. The adverse effect dilemma: quest for accessible information. Ann Intern Med 1991;114: 298–299.
3. Mulvihill JJ. Clinical ecogenetics. Cancer in families. New Engl J Med 1985;312:1569–1570.

4. Berkson J. Limitations of the application of fourfold table analysis to hospital data. Biomed Bull 1946;2:47–53.
5. Jaffe HW, Bregman DJ, Selik RM. Acquired immune deficiency syndrome in the United States: the first 1,000 cases. J Infect Dis 1983;148:339–345.
6. Jensen MC, Brant-Zawadzki MN, Obuchowski N, Modic MT, Malkasian D, Ross JS. Magnetic resonance imaging of the lumbar spine in people without back pain. New Engl J Med 1994;331:69–73.
7. Sandler DP, Burr FR, Weinberg CR. Non-aspirin nonsteroidal antiinflammatory drugs and risk of chronic renal disease. Ann Intern Med 1991;115:165–172.
8. Schlesselman JJ. Case control studies: design, conduct, analysis. New York: Oxford University Press, 1982.
9. Feinstein AR. The bias caused by high values of incidence for P1 in the odds ratio assumption that 1-P1 $\approx$ 1. J Chron Dis 1986;39:485–487.
10. Wacholder S, McLaughlin JK, Silverman DT, Mandel JS. Selection of controls in case-control studies. Am J Epidemiol 1992;135:1019–1028.
11. Siscovick DS, Weiss MS, Hallstrom AP, Inui TS, Peterson DR. Physical activity and primary cardiac arrest. JAMA 1982; 248:3113–3117.
12. Hulka BS, Fowler WC Jr, Kaufman DG, Greenberg BG, Hogue CJR, Berger GS, Pulliam CC. Estrogen and endometrial cancer: cases and two control groups from North Carolina. Am J Obstet Gynecol 1980;137:92–101.
13. Psaty BM, Koepsell TD, LoGerfo JP, Wagner EH, Inui TS. Beta-blockers and primary prevention of coronary heart disease in patients with high blood pressure. JAMA 1989;261: 2087–2094.
14. Feinstein AR, Horwitz RI. Double standards, scientific methods and epidemiologic research. New Engl J Med 1982;307: 1611–1617.
15. Horwitz RI, Feinstein AR. Methodologic standards and contradictory results in case control research. Am J Med 1979;66: 556–564.
16. Gaffney G, Sellers S, Flavell V, Squier M, Johnson A. Case-control study of intrapartum care, cerebral palsy, and perinatal death. Br Med J 1994;308:743–750.

Empfohlene Literatur

Feinstein AR. Clinical biostatistics XX: the epidemiologic trohoc, the ablative risk ratio, and „retrospective research." Clin Pharmacol Ther 1973;14:291–307.

Feinstein AR, Horwitz RI, Spitzer WO, Battista RN. Coffee and pancreatic cancer: the problems of etiologic science and epidemiological case-control research. JAMA 1981;246:957–961.

Hayden GF, Kramer MS, Horwitz RI. The case-control study. A practical review for the clinician. JAMA 1982;247:326–331.

Ibrahim MA, Spitzer WO. The case-control study: consensus and controversy. New York: Pergamon Press, 1979.

Rothman KJ. Modern epidemiology. Boston: Little, Brown & Co., 1986.

Kapitel 11

1. Holmes OW. On the contagiousness of puerperal fever. Med Classics 1936;1:207–268. [Originally published 1843.]
2. Webster's ninth new collegiate dictionary. Springfield, MA: Merriam-Webster, 1991.
3. MacMahon B, Pugh TF. Epidemiology: principles and methods. Boston: Little, Brown & Co., 1970.
4. Cantwell MF, Snider DE, Cauthen GM, Onorato IM. Epidemiology of tuberculosis in the United States, 1985 through 1992. JAMA 1994;272:535–539.
5. Weis SE et al. The effect of directly observed therapy on the rates of drug resistance and relapse in tuberculosis. New Engl J Med 1994;330:1179–1184.
6. Goldman L. Analyzing the decline in the CAD death rate. Hosp Pract 1988;23(2):109–117.
7. Kannel WB. Preventive cardiology. Postgrad Med 1977;61: 74–85.
8. Siscovick DS et al. Diuretic therapy for hypertension and the risk of primary cardiac arrest. New Engl J Med 1994;330: 1852–1857.
9. O'Conner GT, Morton JR, Diehl MJ, Olmstead EM, Coffin LH, Levy DG. Differences between men and women in hospital mortality associated with coronary artery bypass graft surgery. Circulation 1993;88(1):2104–2110.

10. St. Leger AS, Cochrane AL, Moore F. Factors associated with cardiac mortality in developed countries with particular reference to the consumption of wine. Lancet 1979;1:1017–1020.
11. Pear SM, Williamson TH, Bettin KM, Gerding DN, Galgian JN. Decrease in nosocomial *Clostridium difficile*-associated diarrhea by restricting clindamycin use. Ann Intern Med 1994; 120:272–277.
12. Cervical Cancer Screening Programs. I. Epidemiology and natural history of carcinoma of the cervix. Can Med Assoc J 1976;114:1003–1033.
13. Bradford-Hill AB. The environment and disease: association or causation? Proc R Soc Med 1965;58:295–300.
14. Kuller L, Wing R. Weight loss and mortality. Ann Intern Med 1993;119:630–632.
15. Centers for Disease Control. Highlights of the surgeon general's report on smoking and health. MMWR 1979;28:1–11.
16. Beasley RP, Lin CC, Hwang LY, Chien CS. Hepatocellular carcinoma and hepatitis B virus. Lancet 1981;2:1129–1133.
17. Mandel JS et al. Reducing mortality from colorectal cancer by screening for fecal occult blood. New Engl J Med 1993;328: 1365–1371.
18. Selby JV, Friedman GD, Quesenberry CP, Weiss NS. A case-control study of screening sigmoidoscopy and mortality from colorectal cancer. New Engl J Med 1992;326:653–657.
19. Moertel CG et al. A clinical trial of amygdalin (laetrile) in the treatment of human cancer. New Engl J Med 1982;306:201–206.

Empfohlene Literatur

Buck C. Popper's philosophy for epidemiologists. Int J Epidemiol 1975;4:159–168.

Chalmers AF. What Is this Thing Called Science? 2nd ed. New York: University of Queensland Press, 1982.

Department of Clinical Epidemiology and Biostatistics, McMaster University Health Sciences Centre. How to read clinical journals. IV: To determine etiology or causation. Can Med Assoc J 1981;124:985–990.

Rothman KJ (ed). Causal inference. Chestnut Hill, MA: Epidemiology Resources, 1988.

Kapitel 12

1. Tukey JW. Conclusions and decisions. Technometrics 1960; 2:423–433.
2. Antman EM, Lau J, Kupelnick B, Mosteller F, Chalmers TC. A comparison of results of meta-analyses of randomized trials and recommendations of clinical experts: treatment of myocardial infarction. JAMA 1992;268:240–248.
3. Soloman MJ; McLeod RS. Clinical studies in surgical journals – have we improved? Dis Colon Rectum 1993;36:43–48.
4. Haynes RB, Mulrow CD, Huth EJ, Altman DG, Gardner MJ. More informative abstracts revisited. Ann Intern Med 1990; 113:69–75.
5. Callahan CM, Drake BG, Heck DA, Dittus RS. Patient outcome following tricompartmental total knee replacement. A meta-analysis. JAMA 1994;271:1349–1357.
6. Haynes RB. Where's the meat in clinical journals? [Editorial]. ACP J Club 1993;Nov–Dec:A22–A23. [Originally published in Ann Intern Med 1993;114 (Suppl 1).].
7. Selby JV, Friedman GD, Quesenberry CP Jr, Weiss NS. A case control study of screening sigmoidoscopy and mortality from colorectal cancer. New Engl J Med 1992;326:653–657.
8. Fischl MA, Pitchenik A, Gardner LB. An index predicting relapse and need for hospitalization in patients with acute bronchial asthma. New Engl J Med 1981;305:783–789.
9. Rose CC, Morphy JG, Schwartz JS. Performance of an index predicting the response of patients with acute bronchial asthma to intensive emergency department treatment. New Engl J Med 1984;310:573–577.
10. Centor RM, Yarbrough B, Wood JP. Inability to predict relapse in acute asthma. New Engl J Med 1984;310:577–580.
11. Clemens JD, Chuong JH, Feinstein AR. The BCG controversy: a methodological and statistical reappraisal. JAMA 1983; 249:2362.
12. Colditz GA, Berwer TF, Berkey CS, Wilson ME, Burdick E, Fineberg HV, Mosteller F. Efficacy of BCG vaccine in the prevention of tuberculosis: meta-analysis of the published literature. JAMA 1994;271:698–702.
13. Greenland S. A critical look at some popular meta-analytic methods [Invited Commentary]. Am J Epidemiol 1994;140: 290–296.

14. Messer J, Reitman D, Sacks HS, Smith H Jr, Chalmers TC. Association of adrenocorticosteroid therapy and peptic-ulcer disease. New Engl J Med 1983;309:21–24.
15. Easterbrook PJ, Berlin JA, Gopalan R, Matthews DR. Publication bias in clinical research. Lancet 1991;337:867–872.
16. Simes RJ. Confronting publication bias: a cohort design for meta-analysis. Stat Med 1987;6:11–29.
17. Cutler JA; Psaty BM, MacMahon S, Furberg CD. Public health issues in hypertension control: What has been learned from clinical trials? In: Laragh JH, Brenner BM, eds. Hypertension: physiology, diagnosis, and management. 2nd ed. New York: Raven Press, 1995.
18. Hebert PR, Fiebach NH, Eberlein KA, Taylor JO, Hennekens CH. The community based randomized trials of pharmacological treatment of mild-to-moderate hypertension. Am J Epidemiol 1988;127:581–589.
19. Evidence based medicine working group. Evidence based medicine: a new approach to teaching the practice of medicine. JAMA 1992;268:2420–2425.
20. Hayward RSA, Wilson MC, Tunis SR, Bass EB, Rubin HR, Haynes RB. More informative abstracts of articles describing clinical practice guidelines. Ann Intern Med 1993;118:731–737.
21. Grimshaw JM, Russell IT. Effect of clinical guidelines on medical practice. A systematic review of rigorous evaluations. Lancet 1993;342:1317–1321.

Empfohlene Literatur

Epidemiology Work Group of the Interagency Regulatory Liaison Group. Guidelines for documentation of epidemiologic studies. Am J Epidemiol 1981;114:609–713.

Goldschmidt PG. Information synthesis: a practical guide. Health Services Res 1986;21:215–237.

Haynes RB, McKibbon KA, Fitzgerald D, Guyatt GH, Walker CJ, Sackett DL. How to keep up with the medical literature. I: Why try to keep up and how to get started. Ann Intern Med 1986; 105:149–153.

Haynes RB, McKibbon KA, Fitzgerald D, Guyatt GH, Walker CJ, Sackett DL. How to keep up with the medical literature. II: Deciding which journals to read regularly. Ann Intern Med 1986;105:309–312.

Haynes RB, McKibbon KA, Fitzgerald D, Guyatt GH, Walker CJ, Sackett DL. How to keep up with the medical literature.III: Expanding the number of journals you read regularly. Ann Intern Med 1986;105:474–478.

Haynes RB, McKibbon KA, Fitzgerald D, Guyatt GH, Walker CJ, Sackett DL. How to keep up with the medical literature. IV: Using the literature to solve clinical problems. Ann Intern Med 1986;105:636–640.

Haynes RB, McKibbon KA, Walker CJ, Mousseau J, Baker LM, Fitzgerald D, Guyatt GH, Norman GR. Computer searching of the medical literature: an evaluation of MEDLINE searching systems. Ann Intern Med 1985;103:812–816.

Irwig L, Tosteson AN, Gastonis C, Lau J, Colditz G, Chalmers TC, Mosteller F. Guidelines for meta-analyses evaluating diagnostic tests. Ann Intern Med 1994;120:667–676.

L'Abbe KA, Detsky AS, O'Rourke K. Meta-analysis in clinical research. Ann Intern Med 1987;107:224–233.

Light RJ, Pillmer DB. Summing up. The science of reviewing research. Cambridge, MA: Harvard University Press, 1984.

Mulrow CD. State of the science [The Medical Review Article]. Ann Intern Med 1987;106:485–488.

Thompson SG, Pocock SJ. Can meta-analyses be trusted? Lancet 1991;338:1127–1130.

Sachwortverzeichnis